U0295139

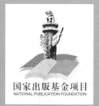

国家出版基金项目
NATIONAL PUBLICATION FOUNDATION

"十三五"国家重点图书出版规划项目

P**recision**
Medicine

精准医学出版工程

精准预防诊断系列

总主编 詹启敏

临床精准分子诊断学

Clinical Precision Molecular Diagnostics

府伟灵 等

编著

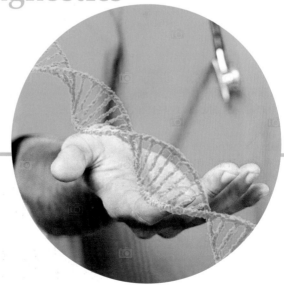

上海交通大学出版社
SHANGHAI JIAO TONG UNIVERSITY PRESS

内容提要

本书为"精准医学出版工程·精准预防诊断系列"图书之一。本书结合作者多年临床研究成果,全面介绍了目前成熟的和发展中的各种分子诊断技术在精准医疗临床检测中的应用。主要内容包括临床精准分子诊断学理论基础、临床精准分子诊断学常用技术、感染性疾病的精准分子诊断、遗传性疾病的精准分子诊断、肿瘤的精准分子诊断、分子诊断技术在移植配型和法医物证鉴定中的应用、临床分子诊断技术在精准医疗中的应用展望、临床分子诊断的质量控制等。本书可以为从事精准分子诊断研究和临床工作的人员提供重要参考。

图书在版编目(CIP)数据

临床精准分子诊断学/府伟灵等编著. —上海:上海交通大学出版社,2018
精准医学出版工程/詹启敏主编
ISBN 978-7-313-20480-6

Ⅰ.①临… Ⅱ.①府… Ⅲ.①分子生物学—实验室诊断 Ⅳ.①R446

中国版本图书馆 CIP 数据核字(2018)第 269025 号

临床精准分子诊断学

LINCHUANG JINGZHUN FENZI ZHENDUANXUE

编　著:府伟灵 等

出版发行:上海交通大学出版社　　　　　地　址:上海市番禺路 951 号

邮政编码:200030　　　　　　　　　　　电　话:021-64071208

印　制:苏州市越洋印刷有限公司　　　　经　销:全国新华书店

开　本:787 mm×1092 mm　1/16　　　　印　张:29.75

字　数:595 千字

版　次:2020 年 5 月第 1 版　　　　　　印　次:2020 年 5 月第 1 次印刷

书　号:ISBN 978-7-313-20480-6

定　价:248.00 元

精准医学出版工程·精准预防诊断系列

编 委 会

总主编

詹启敏(北京大学常务副校长、医学部主任,中国工程院院士)

编 委
(按姓氏拼音排序)

卞修武[中国人民解放军陆军军医大学第一附属医院(西南医院)病理科
主任,全军病理学研究所所长,中国科学院院士]

崔大祥(上海交通大学转化医学研究院副院长,纳米生物医学工程研究所
所长,讲席教授)

段会龙(浙江大学生物医学工程与仪器科学学院教授)

府伟灵[中国人民解放军陆军军医大学第一附属医院(西南医院)检验科
名誉主任,全军检验专科中心主任,教授]

阚　飙(中国疾病预防控制中心传染病预防控制所副所长,研究员)

刘俊涛(北京协和医院妇产科副主任、产科主任,教授、主任医师)

刘烈刚(华中科技大学同济医学院公共卫生学院副院长,教授)

罗荣城(暨南大学附属复大肿瘤医院院长,南方医科大学肿瘤学国家二级
教授、主任医师)

陶芳标(安徽医科大学卫生管理学院院长,出生人口健康教育部重点实验
室、人口健康与优生安徽省重点实验室主任,教授)

汪联辉(南京邮电大学副校长,江苏省生物传感材料与技术重点实验室主
任,教授)

王　慧(上海交通大学医学院公共卫生学院院长,教授)

魏文强(国家癌症中心、中国医学科学院肿瘤医院肿瘤登记办公室主任,
研究员)

邬玲仟(中南大学医学遗传学研究中心、产前诊断中心主任,教授、主任

医师)

邬堂春(华中科技大学同济医学院副院长、公共卫生学院院长,教授)

曾　强(中国人民解放军总医院健康管理研究院主任,教授)

张军一(南方医科大学南方医院精准医学中心副主任,主任医师)

张路霞(北京大学健康医疗大数据国家研究院院长助理,北京大学第一医
　　　院肾内科主任医师、教授)

张　学(哈尔滨医科大学校长、党委副书记,教授)

朱宝生(昆明理工大学附属医院/云南省第一人民医院遗传诊断中心主
　　　任,国家卫健委西部孕前优生重点实验室常务副主任,教授)

学术秘书

张　华(中国医学科学院、北京协和医学院科技管理处副处长)

《临床精准分子诊断学》
编 委 会

主 编

府伟灵[中国人民解放军陆军军医大学第一附属医院（西南医院）检验科名誉主任，全军检验专科中心主任，教授]

副主编

张晓莉[中国人民解放军陆军军医大学第一附属医院（西南医院）检验科副主任，教授]

黄君富[中国人民解放军陆军军医大学第一附属医院（西南医院）检验科副主任，教授]

编 委
（按姓氏拼音排序）

江咏梅（四川大学华西第二医院检验科主任，主任技师）

李伯安（中国人民解放军总医院第五医学中心主任，研究员）

李　维（重庆市急救医疗中心临床实验诊断中心主任兼检验科主任，主任技师）

毛　伟（重庆市血液中心输血研究所所长，主任技师）

缪洪明（中国人民解放军陆军军医大学生物化学与分子生物学教研室副主任，副教授）

王欣茹（中国人民解放军火箭军特色医学中心医学检验科主任，主任技师）

王玉飞（中国人民武装警察部队总医院检验科副主任医师）

王云霞[中国人民解放军陆军军医大学第一附属医院（西南医院）检验科副主任，副教授]

杨　翔[中国人民解放军陆军军医大学第一附属医院（西南医院）检验科讲师]

杨晓莉(中国人民武装警察部队总医院检验科主任,主任技师)

姚　婕[中国人民解放军陆军军医大学第一附属医院(西南医院)检验科副教授]

张立群[中国人民解放军陆军军医大学第二附属医院(新桥医院)检验科主任,副研究员]

张　阳[重庆大学附属肿瘤医院医学检验科主管技师、讲师]

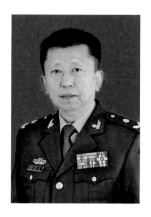

府伟灵，1955年出生。中国人民解放军第三军医大学（现中国人民解放军陆军军医大学）烧伤专业博士，现任中国人民解放军陆军军医大学第一附属医院（西南医院）检验科名誉主任，全军检验专科中心主任，教授、主任医师、博士生导师，国务院政府特殊津贴专家，重庆市首席医学科学家。长期从事太赫兹及拉曼光谱检测技术、分子诊断、病原微生物检测及研究工作。先后主持国家973计划项目、国家仪器重大专项、国家自然科学基金国际合作项目/重点项目、军队后勤重大项目等课题30余项。同时担任中国人民解放军医学科学技术委员会检验医学专业委员会主任委员、中国研究型医院学会检验医学专业委员会主任委员、中华医学会检验医学分会副主任委员、中国医师协会检验医师分会副会长。以第一完成人获得国家科学技术进步奖二等奖、中华预防医学会科学技术奖一等奖、军队科技进步奖一等奖、军队医疗成果奖一等奖、"吴阶平—保罗·杨森医学药学奖"、中华医学科技奖二等奖、"十一五"军队医学科技重大成果奖等多项国家及省部级科技成果奖，获得国际专利技术博览会金牌奖、"中国医学科学家奖"、"国之名医·卓越建树"、中国人民解放军院校育才奖金奖和银奖、"中国优秀研究生导师"等多项荣誉。以第一作者或通讯作者发表论文700余篇（其中SCI收录100余篇），主编及参编学术专著和教材20余部。获得授权的国际、国家发明专利有83件。

"精准"是医学发展的客观追求和最终目标,也是公众对健康的必然需求。"精准医学"是生物技术、信息技术和多种前沿技术在医学临床实践的交汇融合应用,是医学科技发展的前沿方向,实施精准医学已经成为推动全民健康的国家发展战略。因此,发展精准医学,系统加强精准医学研究布局,对于我国重大疾病防控和促进全民健康,对于我国占据未来医学制高点及相关产业发展主导权,对于推动我国生命健康产业发展具有重要意义。

2015年初,我国开始制定"精准医学"发展战略规划,并安排中央财政经费给予专项支持,这为我国加入全球医学发展浪潮、增强我国在医学前沿领域的研究实力、提升国家竞争力提供了巨大的驱动力。国家科技部在国家"十三五"规划期间启动了"精准医学研究"重点研发专项,以我国常见高发、危害重大的疾病及若干流行率相对较高的罕见病为切入点,将建立多层次精准医学知识库体系和生物医学大数据共享平台,形成重大疾病的风险评估、预测预警、早期筛查、分型分类、个体化治疗、疗效和安全性预测及监控等精准预防诊治方案和临床决策系统,建设中国人群典型疾病精准医学临床方案的示范、应用和推广体系等。目前,精准医学已呈现快速和健康发展态势,极大地推动了我国卫生健康事业的发展。

精准医学几乎覆盖了所有医学门类,是一个复杂和综合的科技创新系统。为了迎接新形势下医学理论、技术和临床等方面的需求和挑战,迫切需要及时总结精准医学前沿研究成果,编著一套以"精准医学"为主题的丛书,从而助力我国精准医学的进程,带动医学科学整体发展,并能加快相关学科紧缺人才的培养和健康大产业的发展。

2015年6月,上海交通大学出版社以此为契机,启动了"精准医学出版工程"系列图书项目。这套丛书紧扣国家健康事业发展战略,配合精准医学快速发展的态势,拟出版一系列精准医学前沿领域的学术专著,这是一项非常适合国家精准医学发展时宜的事业。我本人作为精准医学国家规划制定的参与者,见证了我国精准医学的规划和发展,欣然接受上海交通大学出版社的邀请担任该丛书的总主编,希望为我国的精准医学发展及医学发展出一份力。出版社同时也邀请了吴孟超院士、曾溢滔院士、刘彤华院士、贺福初院士、刘昌孝院士、周宏灏院士、赵国屏院士、王红阳院士、曹雪涛院士、陈志南院士、陈润生院士、陈香美院士、徐建国院士、金力院士、周琪院士、徐国良院士、董家鸿院士、卞修武院士、陆林院士、田志刚院士、乔杰院士、黄荷凤院士等医学领域专家撰写专著、承担审校等工作,邀请的编委和撰写专家均为活跃在精准医学研究最前沿的、在各自领域有突出贡献的科学家、临床专家、生物信息学家,以确保这套"精准医学出版工程"丛书具有高品质和重大的社会价值,为我国的精准医学发展提供参考和智力支持。

编著这套丛书,一是总结整理国内外精准医学的重要成果及宝贵经验;二是更新医学知识体系,为精准医学科研与临床人员培养提供一套系统、全面的参考书,满足人才培养对教材的迫切需求;三是为精准医学实施提供有力的理论和技术支撑;四是将许多专家、教授、学者广博的学识见解和丰富的实践经验总结传承下来,旨在从系统性、完整性和实用性角度出发,把丰富的实践经验和实验室研究进一步理论化、科学化,形成具有我国特色的精准医学理论与实践相结合的知识体系。

"精准医学出版工程"丛书是国内外第一套系统总结精准医学前沿性研究成果的系列专著,内容包括"精准医学基础""精准预防""精准诊断""精准治疗""精准医学药物研发"以及"精准医学的疾病诊疗共识、标准与指南"等多个系列,旨在服务于全生命周期、全人群、健康全过程的国家大健康战略。

预计这套丛书的总规模会达到60种以上。随着学科的发展,数量还会有所增加。这套丛书首先包括"精准医学基础系列"的10种图书,其中1种为总论。从精准医学覆盖的医学全过程链条考虑,这套丛书还将包括和预防医学、临床诊断(如分子诊断、分子影像、分子病理等)及治疗相关(如细胞治疗、生物治疗、靶向治疗、机器人、手术导航、内镜等)的内容,以及一些通过精准医学现代手段对传统治疗优化后的精准治疗。此外,这套丛书还包括药物研发,临床诊断路径、标准、规范、指南等内容。"精准医学出版工程"将紧密结合国家"十三五"重大战略规划,聚焦"精准医学"目标,贯穿"十三五"始终,力求打造一个总体量超过60种的学术著作群,从而形成一个医学学术出版的高峰。

本套丛书得到国家出版基金资助,并入选了"十三五"国家重点图书出版规划项目,体现了国家对"精准医学"项目以及"精准医学出版工程"这套丛书的高度重视。这套丛书承担着记载与弘扬科技成就、积累和传播科技知识的使命,凝结了国内外精准医学领域专业人士的智慧和成果,具有较强的系统性、完整性、实用性和前瞻性,既可作为实际工作的指导用书,也可作为相关专业人员的学习参考用书。期望这套丛书能够有益于精准医学领域人才的培养,有益于精准医学的发展,有益于医学的发展。

本套丛书的"精准医学基础系列"10种图书已经出版。此次集中出版的"精准预防诊断系列"系统总结了我国精准预防与精准诊断研究各领域取得的前沿成果和突破,将为实现疾病预防控制的关口前移,减少疾病和早期发现疾病,实现由"被动医疗"向"主动健康"转变奠定基础。内容涵盖环境、食品营养、传染性疾病、重大出生缺陷、人群队列、出生人口队列与精准预防,纳米技术、生物标志物、临床分子诊断、分子影像、分子病理、孕产前筛查与精准诊断,以及健康医疗大数据的管理与应用等新兴领域和新兴学科,旨在为我国精准医学的发展和实施提供理论和科学依据,为培养和建设我国高水平的具有精准医学专业知识和先进理念的基础和临床人才队伍提供理论支撑。

希望这套丛书能在国家医学发展史上留下浓重的一笔!

北京大学常务副校长

北京大学医学部主任

中国工程院院士

2018 年 12 月 16 日

前言

《临床精准分子诊断学》是"精准医学出版工程·精准预防诊断系列"的一个分册。本书系统地阐述了各项分子诊断技术的概念、原理以及具体应用实例,并将分子诊断各项技术整合于疾病诊断、基因鉴定的各个方面,前瞻性地说明了分子诊断的巨大潜力及可能存在的问题。我们希望医疗和科研工作者通过本书可以熟悉分子诊断的基础理论、技术方法以及临床应用,了解国内外最新研究进展与行业发展趋势,明确分子诊断技术的局限性和精准医疗的薄弱环节,为推动个体化诊疗的良性发展助力。

本书主要分为四个部分,共计9章。第一部分是理论部分,为第1~3章。第1章和第2章分别概述了临床精准分子诊断学的概念和理论基础。第3章全面介绍了临床精准分子诊断学成熟的和发展中的常用技术,主要包括临床检测标本制备技术、核酸分子杂交技术及核酸扩增技术、基因测序技术、蛋白质组学和代谢组学分析技术、生物芯片技术以及比较前沿的非标记基因检测技术。第二部分是应用部分,为第4~7章,分别介绍了临床精准分子诊断技术在感染性疾病、遗传性疾病、肿瘤以及移植配型和法医物证鉴定中的应用现状。第三部分是展望部分,为第8章,展望了临床分子诊断技术应用于疾病精准预防、精准诊断和精准治疗的未来之路,并对其面临的问题和发展趋势进行了预测。第四部分是质量控制部分,为第9章,简要概述了临床分子诊断的质量控制,以辅助各临床实验室更规范地使用临床精准分子诊断技术。

自从20世纪70年代后期液相DNA分子杂交技术应用于α-地中海贫血的诊断以来,分子诊断学已经走过40多年的发展历程。随着大数据时代各项分子生物学技术,尤其是基因测序技术的不断革新,分子诊断学迎来了前所未有的发展机遇。2015年初,美国总统奥巴马正式批准"精准医学计划"。同年3月,中国国家卫生计生委(现国家卫生健康委员会,以下简称国家卫健委)和科技部论证启动了我国的精准医学计划,并安排中央财政经费给予专项支持。作为个体诊断的核心,分子诊断技术因具有灵敏度高、特异性强、简便快速、可进行定性和定量检测等优势,为精准医疗的发展奠定了良好的基础。分子诊断逐渐由初期的单一诊断遗传性疾病发展到全新的阶段,广泛应用于感染性疾病、肿瘤、移植配型、法医物证鉴定等多个医学领域。本书的撰写既为了反映当代本领域新技术方法的前沿进展,也为了满足我国的社会需求,为从事相关科学研究和临床工作的医务人员提供参考。精准医学计划刚刚起步,分子诊断学还有很长的路要走,从事精准分子诊断的科研和临床工作者队伍会越来越壮大。我们衷心希望本书的出版可以对读者的科研与临床工作有所帮助。

本书由中国人民解放军陆军军医大学第一附属医院(西南医院)检验科府伟灵教授主持编著,编著工作得到诸多科研院所、高等院校和临床医院的大力支持和帮助。编著人员由中国人民解放军陆军军医大学第一附属医院(西南医院)、中国人民解放军陆军军医大学生物化学与分子生物学教研室、中国人民解放军陆军军医大学第二附属医院(新桥医院)、中国人民解放军火箭军特色医学中心、中国人民武装警察部队总医院、中国人民解放军总医院第五医学中心、四川大学华西第二医院、重庆市急救医疗中心、中国人民解放军总医院第七医学中心、首都医科大学附属北京友谊医院、中国人民解放军疾病预防控制中心、军事科学院军事医学研究院微生物流行病研究所、北京大学医学部公共卫生学院、中国疾病预防控制中心传染病预防控制所、北京大学第三医院生殖医学中心等单位的专家组成。其中第1章由府伟灵、徐含青执笔,第2章由缪洪明执笔,第3章由王欣茹、杨晓莉、王玉飞、姚婕、张立群、王云霞、张阳、陈凤华、张巧云、王岩、时磊、刘羽、林钟劲、刘伟 刘浩、赵祥、杨柯、余闻静、田晖艳、李倩、李梦雅、詹新宇、王翠、葛晓幸、陈健康、刘宁、毛亚萌执笔,第4章由李伯安、刘佳、陈威巍、钟彦伟、刘杰、邹洋、韩黎、刘玮、卢庆彬、熊小路、赵飞、黎浩、覃新程、温博海、褚宸一、蒋宝贵、田曙光执笔,第5章由张晓莉、江咏梅、毛雪莹、王贵宇、钟大平、赵婕、朱静执笔,第6章由易玉婷、杜新华、刘丹、戴平平执笔,第7章由毛伟、李维、杨昭执笔,第8章由杨翔、张阳、杨柯、黄姣祺、陈雪萍、刘羽执笔,第9章由黄君富、杨柯、赵娜执笔。

本书在编撰过程中得到了国家出版基金、科技部国家重点研发计划"精准医学研究"专项(2017YFC0909900)和国家自然科学基金委员会资助国际合作研究项目(81920108024)等的资助与支持,并入选了"十三五"国家重点图书出版规划项目。在此谨对所有关心、支持本书编撰工作的领导、同事及单位致以最衷心的感谢! 此外,本书引用了一些作者的论著及其研究成果,在此向他们表示衷心的感谢!

由于作者水平有限,书中难免存在缺点甚至错误,恳请读者批评指正。

编著者

2018 年 10 月于北京

目录

3 临床精准分子诊断学常用技术 ···················· 043

6 肿瘤的精准分子诊断 ·················· 313

7 分子诊断技术在移植配型和法医物证鉴定中的应用 ·················· 372

8 临床分子诊断技术在精准医疗中的应用展望 ·········· 407

9 临床分子诊断的质量控制 ·········· 423

1

绪　　论

　　精准医学是精确诊断和个体化治疗的结合,是 21 世纪医学发展的重要方向。随着分子生物学技术的发展,越来越多的致病基因被定位,与人类生理、病理以及药物代谢过程相关的基因多态性被揭示,疾病发生的遗传学基础得以阐明,医学模式也逐渐由"经验医学""循证医学"向个体化的"精准医学"转变。分子诊断(molecular diagnosis)是精准医学的基石,是个体化医疗得以实现的核心技术。它是以 DNA、RNA 或蛋白质分子为诊断材料,通过分子生物学方法检查人体内源基因或外源(病原体)基因的存在、缺陷或表达异常,对人体状态或疾病做出特异性诊断的方法或过程。1961 年,Hall 建立的液相分子杂交法标志着人类掌握了通过分子生物学技术对特定核酸序列进行检测的方法,开启了对疾病进行分子诊断的大门。1983 年,Mullis 提出的聚合酶链反应(polymerase chain reaction,PCR)概念,更是给分子诊断技术插上了基因扩增的翅膀,大大提高了基因检测技术的敏感度与特异性,降低了分子诊断的技术门槛。近 20 年来,随着人类基因组计划及后基因组计划的完成和实施,以及以生物芯片、第二代基因测序技术为代表的高通量基因检测技术的进步,分子诊断已进入临床精准分子诊断学(clinical precision molecular diagnostics)时代,并为精准医学提供了坚实的技术手段。

1.1　临床精准分子诊断学的概念、形成与发展

1.1.1　临床精准分子诊断学的概念

　　临床精准分子诊断学是一门以临床疾病的预防、诊断和治疗为目的,应用分子生物学技术如分子杂交、核酸扩增、生物芯片、第二代基因测序等,从分子水平对个体基因组、转录组、蛋白质组及代谢组等进行分析,从而获得人体生物大分子及其体系的结构或表达调控变化水平,为疾病风险预测、早期诊断、分子分型、治疗方案制订、疗效考察以及预后判断等提供信息和个体化决策依据的一门学科。它在感染性疾病、遗传性疾病、肿瘤、个性化用药、移植配型和法医物证鉴定等多个医学领域中都得到广泛的应用,

并产生了巨大的作用。这门学科在生命科学发展中的重要价值注定它必将成为 21 世纪主导临床检验诊断技术的一门新兴学科。

1.1.2 临床精准分子诊断学的形成与发展

随着临床分子诊断技术的出现和不断发展,人类对生命科学的研究从宏观层面深入到微观层面,逐渐开始从分子遗传和表达上深刻理解疾病和机体的相互关系,认识各种疾病的易感因素、发病机制、预后转归等与个体之间的复杂关系,从而提出了精准诊断和个体化治疗的科学性和必要性,并提出了"精准医学"的概念。分子诊断技术在临床医学中的不断发展和广泛应用为精准医学的诞生奠定了技术基础,而精准医学的发展又为分子诊断技术赋予了历史使命。将先进的临床分子诊断技术与现代精准医学指导思想相结合,临床精准分子诊断学应运而生。因此,临床精准分子诊断学的形成与发展是人类对生命科学不断深入探究和理解,医学模式不断转变和完善,分子诊断技术不断创新和突破的过程。

1.1.2.1 医学模式和医学观念的转变和发展

远古时代,人们认为世间的一切都是超自然的,人类的健康与疾病、生存与死亡都由无处不在的神灵掌控,这是人类最早对疾病与健康的认识,即神灵主义的医学模式。随着生产力的发展以及人类对自然认识能力的不断提高,人类开始用自然哲学理论解释疾病与健康,如中国的《内经》和被尊称为"医学之父"的希腊名医希波克拉底的研究成果,他们将疾病和健康与外界环境以及心理活动联系起来进行观察和思考,形成了自然哲学的医学模式。15 世纪,一些生物医学基础科学,如生理学、病理学、免疫学、药理学等不断完善和发展,这些自然科学的系列发现促使人们开始运用生物医学的观点认识各种生命现象,并认为健康是人体、环境与病因三者之间的一种平衡关系。这种维持生态平衡的医学观所形成的医学模式即是生物-医学模式。随着对疾病认识的深入,人们发现一些与人的心理和精神状态有关的疾病,如心脑血管疾病、神经精神疾病、肿瘤等,已经成为人类健康的主要危害。然而,曾经的生物-医学模式对此却不能做出较好的解释。这是因为疾病本身并非只是由生物学因素所导致,而是由生物学因素、社会因素和(或)心理因素的共同作用所导致。于是,出现了综合生物、心理、社会因素对人类疾病与健康影响的更加完善的医学观,即生物-心理-社会医学模式。

随着医学模式的不断发展和转变,临床医学行为也由过去的经验医学向循证医学发展,并走到了现在的精准医学时代。在 20 世纪 80 年代以前,临床实践大多以经验和推论为基础,教科书提供的知识、上级和同行医生的经验教训以及个人临床医疗实践经验是医疗决策的主要依据。这种经验医学模式具有一定的片面性和盲目性。例如,硝苯地平等第一代短效二氢吡啶类钙拮抗剂曾被经验性地广泛用于治疗高血压,甚至被推广用于治疗急性心肌梗死、不稳定型心绞痛和心力衰竭。直到 90 年代中期人们才在循证医学理念指导下,采用病例-对照研究和荟萃(meta)分析方法发现与利尿剂和β受体阻滞剂相比较,硝苯地平等第一代钙拮抗剂虽能有效降低血压,但可能增加患者发生心肌梗死和死亡的风险,剂量越大这种风险的增加越明显,从而否定了短效二氢吡啶类钙拮抗剂在急性心肌梗死等心血管疾病中的应用[1]。经验医学更多以经验为基础,以疾病和医生为中心,根据药物对生理指标的作用推论其疗效,其证据获得是基于小样本、短时间的验证,没有对患者进行长期的随访,忽略了患者的最终结局。随着医学的进步,越来越多的临床证据暴露了经验医学的局限性,循证医学的理论体系和研究方法便逐渐形成和发展起来,并成为临床决策遵循的主要原则。1992 年,David Sackett 教授及其同事,在长期临床流行病学实践的基础上正式提出了循证医学的概念,并在 2000 年几经修正将其定义为:"慎重、准确和明智地应用当前所能获得的最好的研究依据,同时结合临床医生的个人专业技能和多年临床经验,并考虑患者的价值和愿望,将三者完美结合制订出患者的治疗措施"。其核心思想就是在临床医疗实践中,应尽量以客观的科学研究结果为证据,制订患者的诊治决策,将最好的证据应用于临床实践[2]。遵循证据是循证医学的本质所在,而可靠的证据则是循证医学的基石。依据质量和可靠程度不同证据分为五级:1 级为荟萃分析;2 级为样本量足够的随机对照研究;3 级为设有对照但未用随机方法的研究;4 级为无对照组的系统病例观察;5 级为专家意见。其中 1级可信度最高,5 级可信度最低[3]。临床医生可根据证据级别的不同,慎重地做出临床决策。但循证医学理论体系本身仍存在缺陷和不足,它并不能完全弥补基础医学和临床实践之间的鸿沟,通过群体研究所获得的证据难以解决临床工作中针对个体患者进行临床决策时面临的特殊性。因此,学者们尝试改变思维方式,重新思考疾病的本质,尝试结合包括基因组学、蛋白质组学、表观遗传学和细胞信号转导等最新生命科学领域的基础研究结果,在大数据框架下寻找产生疾病的驱动因子和根本因素,对疾病进行更加科学的分类和诊断,从而克服目前循证医学证据获得过程中的某些缺陷,实现对疾病的精准诊断、精准评估,以达到对疾病的精准预防及治疗。由此,精准医学诞生了。

精准医学概念源于美国,是顺应时代和科技发展需求所产生的医学概念。美国国立卫生研究院(National Institutes of Health,NIH)公布的精准医学概念为:建立在了解个体基因、环境以及生活方式基础上的新兴的疾病预防和治疗方法。我国的精准医学概念含义相对更广,狭义的概念是基于个体患者遗传学信息进行个性化疾病预防、诊断和治疗的学科;广义的概念是综合各种疾病诊疗技术和影响因素,进行疾病诊断和精准分类,以实现个性化精准干预的学科[4]。虽然精准医学目前尚处于初级阶段,但已显示出在临床治疗决策方面的优越性。例如,肿瘤化学治疗(化疗)药物曲妥珠单抗(赫赛汀)在乳腺癌患者中的应用。曲妥珠单抗是人类表皮生长因子受体 2(HER2)的人源单克隆抗体,可作用于乳腺癌细胞的 HER2 受体,干扰乳腺癌细胞的生物学反应,导致乳腺癌细胞死亡。在乳腺癌患者中 HER2 过度表达者约为 15%,这些患者的预后较其他乳腺癌患者差,但对曲妥珠单抗治疗的反应良好,因此,HER2 的表达水平可作为临床医生制订治疗方案的重要依据[5]。这比运用循证医学理念通过群体研究获得的证据对个体患者的临床决策有更强的针对性。精准医学与循证医学的长期目标一致,都是为了更好地评估疾病对患者个体的风险,预测疾病的最佳临床干预手段和治疗方法[6],但相对于循证医学,精准医学更侧重于理解疾病的深层产生机制,注重患者分子水平的个体化差异,把人群分为亚群,更具针对性,是临床决策认识上的新飞跃。

1.1.2.2 临床精准分子诊断学的形成和发展

临床精准分子诊断学的形成源于分子诊断技术的发展。分子诊断技术中的核酸分子杂交技术、核酸扩增技术、生物芯片技术、基因测序技术作为该领域发展的里程碑,分别代表了分子诊断技术发展经历的四个阶段。

1975 年,Kan 等用 cDNA/DNA 液相分子杂交技术研究羊水成纤维细胞的 α-珠蛋白基因,证明 α-地中海贫血 HbH 病患者的 α-珠蛋白基因数目只有正常人的 1/4,而巴氏胎儿水肿综合征胎儿完全无 α-珠蛋白基因[7],并于 1976 年正式应用该技术诊断胎儿 α-地中海贫血。1976 年,美籍华裔科学家简悦威等应用液相 DNA 分子杂交技术成功地在分子水平上诊断了镰状细胞贫血。这是临床分子诊断学发展的第一阶段,即通过核酸分子杂交技术对遗传性疾病进行分子诊断。1985 年,美国 PE-Cetus 公司人类遗传研究室的凯利·穆利斯(Kary Mullis)等发明了具有划时代意义的 PCR 技术,使人们梦寐以求的体外无限扩增核酸片段的愿望成为现实。PCR 技术可在体外短时间内将 1个或几个特异性 DNA 片段扩增到百万数量级,被誉为生命科学中的"革命性"技术。20世纪 90 年代后期建立了适合于临床疾病诊断的实时荧光定量 PCR(real-time quantitative PCR,qPCR)技术,这是临床分子诊断学发展的第二阶段。PCR 技术灵敏度高、操作便捷,但是通量不高。1991 年,Affymetrix 公司的 Fodor 博士组织半导体专家和分子生物学专家共同利用光蚀刻技术研制出首个以玻片为载体的微阵列,并在次年对通过原位合成制备的 DNA 芯片进行了首次报道[8]。这是世界上第 1 块基因芯片,标志着生物芯片正式成为可实际应用的分子生物学技术。生物芯片一般指高密度固定在介质表面的生物信息分子(如基因片段、蛋白质或多肽、组织细胞等)的微阵列,阵列中每个分子的序列及位置都是预先设定的已知点阵。生物芯片根据生物分子间相互作用的原理,将生物化学分析过程集成于芯片表面,从而实现对 DNA、RNA、多肽、蛋白质以及其他生物成分准确、快速、高通量检测,这使临床分子诊断学的发展跨入第三阶段。1975 年英国生物化学家弗雷德里克·桑格(Frederick Sanger)等发明的双脱氧链终止法(Sanger 法)和 1977 年美国生物化学家阿伦·马克萨姆(Allan Maxam)和沃尔特·吉尔伯特(Walter Gilbert)发明的化学降解法[9,10]开启了基因测序的征程,在此基础上发展起来的各种基因测序技术统称为第一代基因测序技术。随着人类基因组计划的完成,深度测序和重复测序等大规模基因组测序的需求催生了第二代基因测序技术,即

"下一代基因测序"或"高通量基因测序",其可实现对几十万甚至几百万序列进行大规模平行检测,具有并行性高、操作简单、成本低等优势。因为第二代基因测序技术无法绕过 PCR 扩增环节,且读长很短,给后期的序列组装带来了巨大的压力,所以以单分子测序技术为基础的第三代基因测序技术应运而生。与前两代相比,第三代基因测序技术最大的特点是单分子测序,即在单个细胞、单分子水平上对基因组进行测序[11],因其采用单分子读取技术,有着更快的数据读取速度和巨大的应用潜能,不再需要 PCR 扩增步骤,进一步降低了测序的成本。基因测序作为直接获得核酸序列信息的唯一技术手段,是分子诊断技术的一个重要分支。第二代基因测序技术在无创产前检测(non-invasive prenatal testing,NIPT)、遗传性肿瘤筛查及肿瘤个体化用药指导等方面的应用则是临床分子诊断学发展的第四阶段。

以上分子生物学技术各具特点,在发展的过程中不断改进,并结合发展,如今均在分子诊断的不同领域发挥着重要作用。核酸分子杂交技术发展最为迅猛的 20 年是 20 世纪 60—80 年代,由于当时尚无法对样本中靶基因进行人为扩增,人们只能通过已知基因序列的探针对靶序列进行捕获检测。该技术从 1961 年 Hall 等的工作开始,衍生出许多相关技术,其中最重要的是荧光原位杂交(fluorescence *in situ* hybridization,FISH)技术。该技术可对异常基因进行定位分析,目前仍广泛应用于临床染色体异常的检测。PCR 技术问世后,在研究和应用过程中不断得到发展和创新,衍生出的新形式最为丰富,如反转录 PCR、多重 PCR、巢式 PCR、qPCR、数字 PCR 等多种 PCR 技术,并迅速渗透至分子生物学的各个领域,其中 qPCR 在临床上最为常用,而数字 PCR 的准确性较高。目前 PCR 广泛应用于感染性疾病、遗传性疾病、肿瘤的临床诊断中。虽然分子杂交、定量 PCR 等技术在近几年已得到长足的发展,但对基于特定基因序列检测的分子诊断,基因测序仍是技术上的"金标准"。基因测序可获得最微观且最海量的个人基因信息档案,揭秘个体基因密码,成为精准医学的核心支撑技术。生物芯片的诞生,以其高通量快速检测的特点打破了传统生物检测技术的瓶颈,得到了广泛的应用和长足的发展。利用生物芯片技术可自动、快速地检测出成千上万个基因的表达情况,通过对比健康 DNA 图谱和疾病 DNA 图谱得出病变 DNA 的信息,分析用药前后机体的不同组织、器官基因表达的差异,从而达到基因诊断、药物筛选、个体化治疗等目的,如聋哑基因的检查、结核分枝杆菌耐药基因的检测、肿瘤标志物的检测等。除此之外,流式细胞术、色谱质谱联用技术、生物传感器技术、太赫兹光谱技术、拉曼光谱技术等分子生物学技术也快速发展并逐渐推广开来。

分子生物学技术的快速发展让精准分子诊断成为可能,在精准医学理念的引领下精准分子诊断得到快速发展,使人们从传统的宏观疾病诊断模式向微观分子诊断模式转变,并逐渐走向个体化精准医疗。临床精准分子诊断学的提出就是基于精准医学的要求,希望充分利用分子生物学技术手段实现临床疾病的精准预防、诊断、治疗和评估。

但现状是，仅 2%～6.4% 的癌症患者有靶向治疗药物针对的基因突变；估计仅有 1.5% 的复发和难治性实体癌患者能从精准癌症医学中获益。导致精准癌症医学治疗不够理想的原因包括现有的靶向治疗药物大多数只能部分阻断细胞增殖途径、同一患者的癌细胞具有异质性等[12,13]。因此，精准分子诊断学的发展还任重而道远。

1.2　临床精准分子诊断学与精准医疗

　　临床精准分子诊断学是实现精准医疗的保障，目前广泛应用于疾病的预测预防、早期诊断和分型、个体化治疗以及预后评估等疾病发生与发展的各个环节中，使现代医疗模式不再束缚于疾病表象的分析，苦于无法透过现象看本质，而是可以直面疾病的本质，并从疾病本质出发对其进行有目的的干预或治疗，从而实现预防疾病发生、进行个体化治疗和疗效评估的精准分析和诊疗。

1.2.1　临床精准分子诊断学在疾病预测、预防中的应用

　　临床精准分子诊断学对疾病的预测、预防常应用于遗传性疾病中。遗传性疾病是指由遗传物质发生改变引起的或者是由致病基因控制的疾病，常为先天性的，也可后天发病，具有终身性和亲代向后代遗传的特征，严重影响患者的生活质量。目前，能够分类的遗传性疾病已有数千种，在美国国家生物技术信息中心（NCBI）在线人类孟德尔遗传数据库（Online Mendelian Inheritance in Man，OMIM）中几乎囊括了所有目前已发现的遗传性疾病基因，这些伟大的发现为人类有效避免遗传性疾病带来的各种危害奠定了基础，也带来了希望。绝大多数遗传性疾病都无切实有效的治疗措施，对于重者在产前明确诊断后采取终止妊娠措施是唯一有效的处理方式，如先天性软骨发育不全、马方综合征；对于轻者可以对症治疗，提前干预，提高患儿生存质量和寿命，如对于苯丙酮尿症患儿，可通过基因筛查进行早期诊断，有效控制食物中苯丙氨酸的含量，在保证满足患儿生长发育的条件下减轻脑损害，有望使患儿智力和身体发育都恢复到接近正常水平。很多遗传性疾病在出生一定时间后才发病，有的要经过几年、十几年甚至几十年后才能出现明显症状。通过精准分子诊断技术从基因的角度筛查遗传性疾病，以尽早采取干预措施，改善患者生活质量，延长患者生命，减轻患者家庭经济和精神负担，甚至通过产前基因诊断的方式，避免严重遗传性疾病患儿的出生，并通过家系遗传性疾病基因的检查，指导优生优育。从这个角度来讲，临床精准分子诊断对遗传性疾病的预测、预防和产前筛查具有重要的意义。

1.2.2　临床精准分子诊断学在疾病早期诊断和分型中的应用

　　临床精准分子诊断学在感染性疾病的早期诊断和分型中的应用较好地弥补了传统

培养法的烦琐费时和血清学方法的局限性,已广泛应用于细菌、病毒、真菌、寄生虫等感染性疾病的早期诊断和分型中。细菌感染性疾病的传统实验室检测依靠培养鉴定,但是细菌培养一般需要 3～5 天,不能满足临床快速诊断的需求。精准分子诊断能够快速、准确地对结核分枝杆菌、幽门螺杆菌、淋病奈瑟球菌、霍乱弧菌等致病菌进行鉴定,极大地缩短报告时间。例如结核病,在 20 世纪 80 年代死灰复燃后成为威胁人类健康的重大问题。由于结核杆菌培养需要 3～8 周,若要进行菌种鉴定及药敏试验又需要 1～3 个月,无益于结核病的早期诊断和治疗。因此,结核病的常规诊断依据是临床症状、X 线表现及标本涂片镜下找抗酸杆菌。然而痰菌检测灵敏度和特异性差,检出率常不到 50%,且无法鉴别是结核分枝杆菌还是其他分枝杆菌。随着精准分子诊断学的发展,结核分枝杆菌基因型检测方法逐渐成熟。2010 年 12 月,世界卫生组织(WHO)认可和推荐的 Xpert MTB/RIF 检测技术能直接从患者新鲜痰液中同时检测结核分枝杆菌及其是否具有耐药性,整个检测时间不到 2 小时,且全过程完全自动化,极少产生扩增污染,在克服培养时间长、痰涂片阳性率低的缺点的同时提高了检测阳性率和准确性。

由于病毒难以培养,实验室通常采用血清学方法对其进行诊断。但是从病毒感染到机体产生实验室能够检测到的抗体浓度的这段时间,因病毒种类不同时间长度也不一样,称为“窗口期”。“窗口期”的患者通常没有明显自觉症状,“窗口期”是病原体传播最隐匿的时间段。分子诊断技术可有效缩短“窗口期”,用于早期诊断和分型,有利于亚临床感染者和隐性感染者的检测,如 HBV DNA 和 HCV RNA 的检测由于可大大缩短感染“窗口期”,可用于献血者的筛选,以提高输血的安全性。同样,HEV、HIV 等病毒感染也可通过病毒核酸的分子检测弥补血清学检测的不足,有助于急性戊型肝炎的早期诊断、HIV 围生期感染的早期诊断和“窗口期”传播的有效阻断。

分子诊断在肿瘤的早期发现和诊断中也具有巨大的应用前景。目前,肿瘤的治愈率仍不高,其主要原因就是早期诊断及根据化疗药物敏感性正确选择药物存在较大困难。到医院确诊的癌症患者多为晚期或已有远处转移。分子诊断技术通过检测基因的突变和表达异常,能反映癌前启动阶段的变化,对于肿瘤早期发现具有重要意义,甚至可在患者出现临床症状以前预测肿瘤的易感性。

1.2.3　临床精准分子诊断学在疾病个体化治疗和预后评估中的应用

个体化治疗是根据患者的个体情况“因人制宜”地合理选择适合患者的最佳治疗方案,密切观察并分析病情发展变化情况,随时调整使用药物及药物剂量,从而有效、安全地达到治疗效果。个体化治疗目前已经成为恶性肿瘤、感染性疾病等重大疾病临床治疗的发展方向和最有效的手段。

对于肿瘤靶向治疗,临床精准分子诊断学在个体化治疗中的意义体现得尤为显著。例如,非小细胞肺癌(non-small cell lung cancer, NSCLC)的治疗[14]临床指南明确推荐吉非替尼和厄洛替尼为一线治疗药物。这类药物为选择性表皮生长因子受体（epidermal growth factor receptor，EGFR）酪氨酸激酶抑制剂，可妨碍肿瘤的生长、转移和血管生成，增加肿瘤细胞凋亡，对 NSCLC 这样的上皮来源实体瘤具有非常好的疗效。然而，这类药物的应用是有条件的，EGFR 基因的 18 号、19 号和 21 号外显子突变可明显增加癌细胞对药物的敏感性，而 20 号外显子突变使得肿瘤细胞对吉非替尼产生抗性。一项覆盖 9 个国家和地区 1 217 例患者的泛亚洲研究显示，患者没有相关靶标却接受了靶向治疗，其死亡风险增加 185%。根据精准分子检测提前了解患者基因突变情况，对靶向治疗的疗效进行前瞻性预测，可有效提高靶向治疗的准确性和有效性。

在感染性疾病中，临床精准分子诊断学也常应用于个体化治疗和评估中。如对于 HBV 感染，中国最常见的 HBV 基因型是 B 型和 C 型，病毒的不同基因型对抗病毒药物治疗反应有明显差异，在抗病毒药物治疗过程中病毒也会产生耐药突变，使治疗不再有效。因此，抗病毒治疗前的基因检测和用药过程中的耐药突变监测直接决定了病毒感染个体化治疗用药的选择及更换与否。此外，病毒基因型不同以及在治疗过程中血液病毒载量的变化，都对患者预后评估有重要意义。感染 C 型基因型病毒的患者病毒载量明显高于 B 型感染者，C 型感染者原发性肝癌的发病率也明显高于 B 型感染者。病毒载量随治疗的逐步或迅速下降甚至消失预示病毒治疗有效，反之，则需要重新考虑药物的选择。当然，除了乙型肝炎，丙型肝炎、结核等感染性疾病的循证治疗都离不开精准分子诊断，针对病原体和机体特征的个体化用药已经显现出巨大优势，但同时个体化用药的治疗方式无疑对精准分子诊断也提出更高的要求。

随着人类对疾病与健康认识的不断深入，医学行为也逐渐由经验医学向循证医学发展，并逐渐进入当前的精准医学时代。分子诊断学的发展是实现临床精准分子诊断的前提，也是支撑精准医学落地的保障，并成为当今精准医疗战略的核心，在疾病的预防、预测、早期诊断、个体化治疗和预后评估中都起到重要作用。随着医疗模式的转变，越来越多的人开始关注预防，这将会刺激分子诊断市场不断发展。未来，分子诊断将有望普遍应用于人群健康筛查与体检、重大疾病预警与诊断、公众分子基因档案建立等领域。尽管对单个疾病进行基因组测序成本高昂，但是一次基因鉴定可以同时对多种疾病的发生率进行预测并辅助建立相关的临床模型。随着基因测序费用的逐年降低，精准医疗必将成为相关疾病诊疗的切入点。2016 年 1 月 5 日，国务院印发《关于实施全面两孩政策　改革完善计划生育服务管理的决定》。随着两孩政策落地，预计仅无创产前检测领域每年新增的检测量就将带来 7 亿元的市场收入[5]。同时，随着肿瘤相关研究的深入，分子诊断将逐渐打开肿瘤诊断与监测治疗这一巨大的市场。近年来，我国的基因组学相关产业监管环境经历了宽松期（2014 年前）、停止期（2014 年 2 月）、部分放行期（2014 年 6 月—2014 年年底）和鼓励发展期（2015 年至今）。随着我国医疗改革的深入、居民健康意识的增强,分子诊断市场发展迎来了机遇。2015年2月,中国精准医学战略专家组经习近平总书记批示成立;国家卫生计生委(现国家卫健委)、科技部、发改委相继推出一系列有关精准医疗的政策。中国遗传学会、中国科学院北京基因组研究所相继启动中国人群精准医学研究计划。清华大学精准医学研究院、深圳市精准医学研究院等相继成立。全国各地精准医学学术机构和相关研究全面启动。深圳国家基因库也于2016年9月22日正式开库,我国精准医学大数据已升级为国家战略。中国的基因测序产业近几年迅速崛起,全国有几十家上市公司涉足精准医学领域,包括基因测序、干细胞和细胞治疗等。精准医学产业时代已来临。

参考文献

[1] 胡大一,顼志敏.临床医学模式转变——从经验医学到循证医学[J].中国实用内科杂志,1998,18(11):688-689.

[2] 李琰,李幼平,兰礼吉,等.循证医学的认识论探究[J].医学与哲学,2014,35(4A):1-4.

[3] 邱蔚六.循证医学 vs 医学循证及其随想[J].医学争鸣,2013,4(3):1-4.

[4] 吴斌,占美,徐珽,等.我国精准医学概念的循证研究[J].中国药房,2017,28(8):1017-1022.

[5] 朱雄增.精准医学时代下的精准诊断[J].中华病理学杂志,2015,44(7):442-443.

[6] 何权瀛.如何科学地制定临床决策——循证医学、指南共识、精准医学、整合医学与临床决策[J].医学与哲学,2016,37(6B):1-7.

[7] Kan Y W, Al E. Deletion of α-globin genes in haemoglobin-H disease demonstrates multiple α-globin structural loci[J]. Nature, 1975, 255(5505): 255-256.

[8] Albala J S. Array-based proteomics: the latest chip challenge[J]. Expert Rev Mol Diagn, 2001, 1(2): 145-152.

[9] Sanger F, Nicklen S, Coulson A R. DNA sequencing with chain-terminating inhibitors[J]. Proc Natl Acad Sci U S A, 1977, 74(12): 5463-5467.

[10] Maxam A M, Gilbert W. A new method for sequencing DNA[J]. Proc Natl Acad Sci U S A, 1977, 74(2): 560-564.

[11] Schadt E E, Turner S, Kasarskis A. A window into third generation sequencing[J]. Hum Mol Genet, 2010, 19(R2): R227.

[12] Tannock I F, Hickman J A. Limits to personalized cancer medicine[J]. N Engl J Med, 2016, 375(13): 1289.

[13] Prasad V. Perspective: The precision-oncology illusion[J]. Nature, 2016, 537(7619): S63.

[14] Wakelee H, Kelly K, Edelman M J. 50 years of progress in the systemic therapy of non-small cell lung cancer[J]. Am Soc Clin Oncol Educ Book, 2014, 177(34): 177-189.

2 临床精准分子诊断学理论基础

分子诊断是精准医疗的重要推手,快速、准确、高效的分子诊断是临床精准医学实现的前提。组学的兴起使精准分子诊断成为现实,它们的发展不断地将科学研究、临床实践推上新的高度。基因组学作为一门体系较为完备的学科,在医学应用中具有不可替代的作用。特别是精准医学的理念提出后,基因组学的应用越来越具有现实意义,更多地将人作为中心,代替了传统的疾病治疗的观点。相信随着基因组学的不断深入发展,将能够解决更多困扰人类多年的疾病问题。作为后基因组计划的中流砥柱,蛋白质组学也具有独特的魅力。对蛋白质分子的分离、鉴定、分析为临床病理分子水平的研究提供了重要支持。如果说蛋白质组学的研究是停留在蛋白质分子上,那么代谢组学则是对生物体内源性代谢产物的动态、整体、全方位的研究,是通过观察分析生物体受到刺激或干扰后代谢产物随时间的变化规律。伴随人类基因组计划产生的新兴学科生物信息学也是在生命科学领域中的重要研究内容之一。它不仅可以让人类认识生命本质和生命现象,而且也能够为医学诊断治疗提供新途径。更重要的是,由它建立的基因组、蛋白质组、代谢组数据库,是对相应组学研究内容的归纳总结与发展。这些数据库也可同时作为三大组学研究过程的重要依据与参考。

2.1 基因组学

2.1.1 基因组学简介

1986 年,美国科学家 Thomas Roderick 首次提出了一个具有划时代意义的概念——基因组学,自此这门新兴学科发展迅猛,并在医学领域占有重要地位,深刻影响着医学的发展和走向。从概念上说,基因组学主要是通过对所有基因进行作图、核苷酸序列分析、基因定位和基因功能分析研究基因的结构和功能的一门学科。

1990 年,人类基因组计划(Human Genome Project,HGP)开始正式实施标志着基因组学时代的来临;1995 年,美国基因组研究所完成人类历史上第一个能独立生活的生物体——流感嗜血杆菌（*Haemophilus influenzae*）的全基因组序列测定。终于，在2003年，人类基因组计划宣告完成，这标志着对于人类基因组的研究已经取得"结构基因组学"的阶段性胜利，迎来了后基因组学的新纪元。

后基因组学主要是指在完成人类基因组计划后，基因组学的重心从研究遗传信息转移到对于基因功能的研究。在这样的转变中最重要的标志就是功能基因组学（functional genomics）的兴起，从此人类开始研究基因如何发挥作用以及如何对人类活动产生影响。此后，代谢组学、药物基因组学、疾病基因组学等新兴学科相继应运而生。

2.1.1.1 基因的基本结构和特征

1）原核细胞基因结构特点

大多数原核细胞中仅有一个DNA分子，即一条染色体，包含编码区（coding region）和非编码区（non-coding region），且多以操纵子（operon）的形式存在（见图2-1）。操纵子是在同一个启动子的调控之下有多个功能相同的基因聚集在一起，下游共有一个终止子，其中操纵基因调控着结构基因的表达，以连续的形式存在，即在转录后不需要剪接和加工。虽然原核细胞结构简单，但是基因之间也是相互影响的，如脂磷壁酸合酶表达缺失将直接影响嗜酸乳杆菌编码细胞表面蛋白基因的表达。

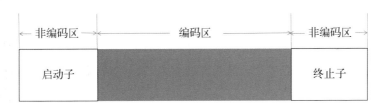

图 2-1　原核细胞基因结构

2）真核细胞基因结构特点

真核细胞基因结构最重要的特点是基因不连续性，外显子（exon）和内含子（intron）将编码区进行了分割，这类基因被称为断裂基因（split gene）（见图2-2）。在一个断裂基因中外显子与内含子间隔排列，一个断裂基因可由若干个外显子和若干个内含子组成，其转录的终产物为mRNA。其中，RNA剪接信号多以在内含子5′端的GT开始，以在内含子3′端的AG结束，称为GT-AG法则。

真核细胞的编码区主要编码多肽链和特定的RNA分子，而调控序列主要参与真核基因表达调控，如启动子提供转录起始信号，增强子（enhancer）增强邻近基因的转录，沉默子（silencer）是负调节元件。非编码区虽然不能直接编码mRNA，但是其作用却是不可替代的。有研究表明，在某些疾病中，基因非编码序列的过量表达能够参与调控各种细胞功能，如细胞增殖、凋亡、转移和分化[1]。

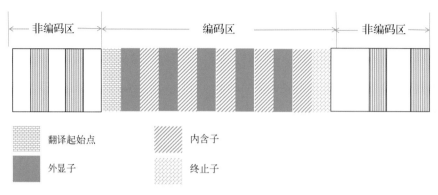

图 2-2　真核细胞基因结构

2.1.1.2　人类基因组的测序

目前,一次测序只能测定小于 750 bp 的精确序列,每一个 DNA 分子只能靠拼接测出序列,而人类基因组共有 23 对染色体,约 31 亿个碱基对,共有几万个基因,所以人们采取基因作图(genomic mapping)的方式认识人类的基因。根据作图方式不同可分为 3 种基本图谱:遗传图(genetic map)、物理图(physical map)和序列图(sequence map)。

遗传图主要是指采用遗传学分析方法将所得到的基因位点标记在染色体上,从而得到线性排列图。它是通过计算连锁的遗传标志之间的重组频率,确定它们之间的距离,用厘摩(cM)表示。每单位厘摩定义为 1% 交换率,厘摩值越大,表明两者之间的距离越远。

但是遗传图存在着分辨率低、覆盖面小、分子标记的排列会出错等情况。因此,在进行大规模的 DNA 测序之前需要利用其他作图方式进行校正,这就要需要更精细的图谱——物理图来指导 DNA 测序。物理作图就是利用非遗传学的作图技术进行基因图谱的绘制,有限制性作图(restriction mapping)、荧光原位杂交(fluorescent *in situ* hybridization,FISH)、序列标签位点(sequence tagged site,STS)作图。

通过遗传图和物理图对基因片段进行初步分析后,再利用全基因组鸟枪法和逐个克隆法对整个人类基因信息进行整合,从而绘制出基因组序列图。

2.1.2　人类基因组的多态性

人类基因组比一般低等生物基因组复杂得多,主要由核基因组和线粒体基因组两部分组成。基于其具有的多态性基础以及不断进化的模式,人类基因的研究一直在不断发展和前进。最新的研究表明,基因多态性往往也是诱发疾病的一些因素。例如,*ABCG2*、*NCF4* 基因的多态性与患弥漫大 B 细胞淋巴瘤有关[2];又如,在拉丁美洲,*HCV* 基因Ⅰ型病毒感染的高患病率和拉丁美洲土著祖先单核苷酸多态性有显著相关性[3]。

2.1.2.1　人类基因组的特征

人类结构基因有 4 个区域,分别为:① 调控区,包含启动子和增强子等;② 编码区,主要是外显子和内含子;③ 前导区,位于编码区上游,相当于 RNA 5'端非编码区,又称为非翻译区;④ 尾部区,位于 RNA 3'编码区下游,相当于末端非编码区。

2.1.2.2 基因组多态性的基础

基因组多态性(genome polymorphism)指的是基因组某些位点上的碱基在不同群体或个体中存在的差异性,这类多态性往往能够稳定遗传,所以常又称为遗传标记(genetic marker)。这些能够区分不同群体、个体,或者能够区分不同染色体位点的标记,可以分为宏观可见的或者微观存在的。基因组多态性的基础可以分为以下几大类:限制性片段长度多态性(restriction fragment length polymorphism,RFLP)、小卫星 DNA(即可变数目串联重复,variable number of tandem repeat,VNTR)、微卫星 DNA(即短串联重复,short tandem repeat,STR)、单核苷酸多态性(single nucleotide polymorphism,SNP)、表达序列标签(expressed sequence tag,EST)、序列标签位点(sequence tagged site,STS)、表观遗传修饰(epigenetic modification)。

2.1.2.3 基因组的进化

1) 分子基础

基因组的组成与结构的变化过程始终贯穿于整个生命进化过程中,起因于逐代积累的小范围序列突变(mutation)以及大范围染色体重排。其中,导致基因组不断变化的两个主要分子基础是突变与重组(recombination),它们之间相互联系,共同促进个体的进化。突变与重组的主要差别在于它们之间共同的作用机制不同。

突变是指基因组中小段区域内核苷酸序列的改变,大多数突变是点突变,即核苷酸序列中某一种碱基取代了另一种碱基,其他的突变则涉及单个或多个核苷酸的插入或缺失。点突变分为两种类型:转换(transitions),指一种嘌呤变为另一种嘌呤,或一种嘧啶变为另一种嘧啶的突变;颠换(transversions),指嘌呤变嘧啶或嘧啶变嘌呤的突变。突变在药物作用、生理、免疫方面起着不可忽视的作用。在最新的研究中发现,卵泡刺激激素(FSH)受体细胞质尾部区域的首次突变是导致非孕妇自发性卵巢刺激综合征的首要因素[4]。

重组是指基因组中发生重新组合的区段,产生于减数分裂时同源染色体的交换、染色体的倒位或易位、转座成分在同一染色体或不同染色体上转座以及外源 DNA 的整合等。还有其他一些重组事件,如免疫球蛋白基因和酵母接合型也涉及 DNA 区段的重排。

2) 进化模式

新基因的产生往往不是单个突变或者重组能发挥作用的,只有当量变导致质变时才会有新基因的产生,最终才会推动人类不断向前进化。而这种进化模式主要有:基因加倍之后的趋异,这类基因基本保持原有的基因功能,但往往获得了新的表达模式,这是新基因产生的主要方式;外显子或结构域洗牌,即不同的结构域加倍或重组,产生具有创新功能的基因,真核生物约 19% 的基因产生于外显子洗牌;反转录及其随后的趋异或者重排;外源基因水平转移;基因裂变与融合,由一个基因分裂成两个不同的基因,或者两个或多个基因融合组成一个新的基因;由非编码序列转变为编码序列。

3) 基因组与生物进化

基因组突变最终的结果是推动生物进化,而在生物进化中涉及几种基因组突变方式,主要有自然选择、渐进式、爆发式、断续平衡理论。基因是生物进化的原材料,其实质就是种群基因频率发生变化的过程,而这种变异往往也具有遗传性,最终将生物进化的模式遗传到下一代。在生物进化中,有科学家提出,个体之间的竞争、合作和选择的过程,应当加上在分子基础上的自主集合功能系统,用以连接化学变化和生物学之间的关系,即生物进化中的因素应当加上化学变化作为自主功能系统发展过程的起源[5]。

2.1.3 药物基因组学

人类基因组计划的完成,使人类从认识基因结构的阶段过渡到探索基因功能的阶段。2002 年,国际人类基因组单体型图(HapMap)构建出人类基因多样化的原因(即遗传多态性位点、DNA 变异的形式、基因组上存在的位置、同一群体内部和不同人群间的分布状况),从而发现个体间遗传差异的巨大价值[6]。科学家们通过利用 HapMap 所获得的信息,结合相关的临床药理学知识,发现个体基因差异性是个体对于药物反应差异性的原因,从基因的角度阐明药物毒性作用与个体治疗之间的关系,将个体作为中心而不是疾病[7],从而提出了个体化用药的概念。

2.1.3.1 概述

药物基因组学(pharmacogenomics)主要研究人类基因组上存在的位点信息和药物反应之间存在的关系,通过基因组学信息解释不同个体对同一药物反应存在差异的原因,利用一个人的基因信息促进他的健康[8]。药物基因组学的兴起,促使人们对于疾病有了新的认识,并且对一些疑难杂症的解决有了新的办法和思路,并将这些方法运用于临床,如目前有抗哮喘药物、香豆素类抗凝药、抗肿瘤药物等的临床药物基因组学在合理用药中的研究。

但是,药物基因组学的研究也面临很多困难:在政策和道德上存在大规模基因组数据采集的同意问题,存在基因组研究结果公开与企业所有权问题,存在测试效果和用于罕见基因组标志药物的安全性问题,存在基于成本昂贵的研究与适用于相对少数患者治疗的药物可及性问题[9]。同时,基因多态性造成的对于药物反应的研究也更加复杂。例如,阿司匹林和氯吡格雷双重抗血小板治疗是经皮冠状动脉介入治疗的关键。然而,血小板可变反应性氯吡格雷反应可能导致心血管事件的失败和复发。虽然许多遗传和非遗传因素是已知的,但是氯吡格雷血小板反应性变量大部分仍无法解释[10]。不得不说,一方面药物基因组学正在蓬勃发展,另一方面药物基因组学也在蹒跚中前进。

　　药物基因组学作为一门新兴的学科，提出了根据个体遗传差异进行合理用药的概念，提高药物使用的有效性和安全性，是实现药物精准治疗的基石，也是达到精准医学目标的桥梁[11]。

2.1.3.2　疾病基因组学

　　疾病基因组学（disease genomics）重点研究能够引起疾病的全部基因，按照功能及其产物加以分类，以此来探索人类疾病的基本机制，从而更好地为疾病的防控和诊疗做准备。例如，在人类寄生虫病研究方面，科学家们利用基因组学的方法不断研究基因与丝虫病的关系[12]；利用基因技术，研究人员发现 *LMO1* 基因多态性与肾母细胞瘤的易感性之间也存在某种密切的联系[13]。

　　随着对于人类功能基因定位技术的不断完善，人们可以利用基因克隆（gene cloning）技术对基因组进行切割和克隆，从而进一步研究它们的结构和功能，分析它们与人类疾病的关系。也正是通过对于致病基因定位的方法，人们可以精确地"对症下药"。其中，疾病基因定位的方法有很多种，目前有体细胞杂交法（somatic cell hybridization）、辐射杂交（radiation hybrid）、原位杂交（*in situ* hybridization，ISH）、荧光原位杂交、连锁分析、cDNA 或遗传标记、基因克隆等。其中单基因疾病的定位方法已经十分完善，目前已定位和克隆了 1 000 多个致病基因。通过对疾病基因的定位，可以绘制出疾病谱，如对乙型肝炎的基因进行测序，建立疾病谱[14]，为下一步的疾病治疗提供了可能。

　　致病基因定位技术的不断发展，使精准定位致病基因以及有效地治疗其可能带来的疾病成为可能。全基因组扫描阳性筛查（genome-wide scans of positive selection）是基因组医学的新进展，它通过推断在不同种群中风险等位基因（risk allele）的变异情况，阐明人类如何通过遗传进化适应当地环境、饮食模式和传染病。许多研究发现，在一些复杂疾病中，风险等位基因在人群中发生了实质性的变化，这种阳性检测将有助于提高特定人群疾病预防策略和治疗方法的效果[15]。

2.1.3.3　新药的研发与疾病治疗

　　现代新药研究与开发的关键是确定分子药物靶点，确定药物在人体内的结合位点，从而使药物能够对人体发挥作用。在此，以靶向病毒的抗病毒药物研发为例，在病毒进行复制的过程中以及病毒感染细胞的情况下，有许多特异性的步骤，而这些特殊环节正是抗病毒药物所需的靶点。可以通过干扰病毒吸附于细胞表面的作用靶点，以病毒受体和辅助受体作为拮抗剂的靶标，抑制病毒吸附宿主细胞，达到治疗疾病的效果。通过精准定位和基因克隆的方法，可以大大缩短新药研制的过程。

　　药物基因组学为新药的研发提供了一系列全新的药物效应基因，这些基因大致可以分为药物代谢酶基因、药物作用靶点基因、致病相关基因。相信在不久的将来精准医学将会走上"快车道"，通过建立一个家庭基因网络[16]，达到精准治疗的效果，为疾病治疗提供更新、更好的方法。这是治疗医学未来的发展方向。

2.1.4　基因组学研究常用技术

2.1.4.1　PCR 技术

PCR 是一种以母链 DNA 为模板,在体外复制出与母链模板 DNA 互补的子链 DNA 的过程,包括变性、退火、延伸等步骤。PCR 技术目前也被广泛应用于临床多种疾病的诊断和治疗监测。截至目前,PCR 技术已经获得极大的扩展,其中应用最多的有反转录 PCR、反向 PCR、突变 PCR 和原位 PCR。

2.1.4.2　分子杂交与印记技术

分子杂交技术是一种对目的核酸分子进行定性和定量分析的技术,通常是将一种核酸单链用同位素或非同位素标记(即探针),再与另一种核酸单链进行分子杂交,通过对探针的检测实现对未知核酸分子的检测和分析。常见的探针有放射性同位素标记探针和非放射性标记探针。

分子印记技术(molecular imprinting technology,MIT)是将核酸或者蛋白质等生物大分子通过一定方式转移并固定于尼龙膜等支持载体上,通过与目标分子进行特异性结合,获得与目标分子相匹配的结合位点的一种方法。分子印记技术主要应用于手性药物(chiral drug)分析、色谱分离、药物的分离与分析中[17]。

2.1.4.3　基因组学技术在肿瘤治疗上的应用与发展

基因组改变是癌症诊断和预后、疾病分类、危险分层和治疗选择的重要生物学指标,通过染色体微阵列分析和第二代基因测序技术实现对癌症基因组的评价[18]。其中精确癌症医学的一个主要目标就是基于基因组提供的数据进行临床决策[19]。在治疗患者前建议先进行基因突变检查[20],以便精准识别治疗靶点,从而特异地消除病变细胞,而不是杀伤正常细胞。

2.2　蛋白质组学

蛋白质是生命功能的体现者,因此对细胞、组织内蛋白质的种类、含量、相互作用进行研究必不可少。作为后基因组计划的中流砥柱,蛋白质组学日益发挥着它的独特价值。

2.2.1　蛋白质组学简介

蛋白质组(proteome)是指在一定条件下由一个特定细胞、组织或生物体基因组编码产生的所有蛋白质的总和。蛋白质组学(proteomics)则是以生物体内整个蛋白质组为研究对象的一门科学。过去的蛋白质化学只是着重于个别蛋白质的结构与功能研究,比较单一。相反,蛋白质组学则为人们提供了一个全新的世界——从系统学的角度分析多种蛋白质组成的复杂系统。

2.2.1.1　蛋白质组与基因组

"一个基因一个蛋白质"的说法肯定是错误的。研究发现,一个基因可以产生不止一种蛋白质。例如,大肠杆菌($E.coli$)的一个基因可同时编码 1～3 个蛋白质。从这个角度可以看出,仅对基因组进行全面的分析对于解密生物来说远远不够,更需要在蛋白质组的水平上研究生命。

2.2.1.2　蛋白质组学的研究工具

有时,进行蛋白质组分析需要将蛋白质组各成分有效地分开,因此作为最基本的工具,蛋白质组分离技术十分重要。例如,双向凝胶电泳、液相色谱技术等在蛋白质组学的发展过程中均具有里程碑意义。后来,质谱技术的发展使科学家攻克了如何鉴定蛋白质的难题。现在,通过质谱技术建立起来的、信息量足够大的蛋白质组数据库为快速搜索相关蛋白质提供了很大的便利。目前,蛋白质组学较好的研究策略是将以上工具相结合,即从分离到质谱仪检测,再到蛋白质组数据库中检索的三位一体化模式,大大提高了科研效率。

2.2.1.3　蛋白质组学的几大范畴

蛋白质分子因具有多样性可以从以下几个方面进行研究:序列、空间结构、表达、不同分子之间的相互作用和翻译后修饰等。因此,蛋白质组学主要包括分离蛋白质组学、定性与定量蛋白质组学、序列与结构蛋白质组学、修饰蛋白质组学等。

2.2.2　分离蛋白质组学

如何将大量蛋白质从复合物中分离出来,是蛋白质组学研究的基础。一般只有将蛋白质组分离成单个单种蛋白质,或者分离出亚成分,才能开展后续的研究。由于不同蛋白质具有不同的性质(如分子量与静电荷、疏水性等),蛋白质分离技术主要包括电泳与色谱两大类,应用广泛的有双向凝胶电泳技术与多维液相色谱技术。

2.2.2.1　双向凝胶电泳技术

双向凝胶电泳(two dimensional gel electrophresis,2-DE)是蛋白质组学比较常用的技术之一。它的分离原理如下:第一向,根据不同蛋白质具有不同的等电点进行分离,称为等电聚焦(isoelectric focusing);第二向,利用蛋白质分子量大小不同对它们在另外一个方向上再一次进行分离。

随着技术的不断发展,固相 pH 等电聚焦系统运用比较广泛。运用固相 pH 梯度(immobilized pH gradient,IPG)胶即使用固化电解质,这种 pH 梯度避免了使用两性电解质溶液造成的阴极漂移[21]现象。进行电泳时,当蛋白质运动到处于等电点的位置时,净电荷数为零,不再移动,实现了不同等电点蛋白质的分离。此方法的第二向采用标准的聚丙烯酰胺凝胶电泳(polyacrylamide gel electrophoresis,PAGE),大量蛋白质充分暴露在表面活性剂十二烷基硫酸钠（sodium dodecylsulfate，SDS）中，被 SDS 包裹而掩盖其表面的电荷数。在此方向上电泳时，不同分子量的蛋白质通过不同孔径的凝胶分子筛，实现了不同分子量蛋白质的分离。双向凝胶电泳的过程如图 2-3 所示。

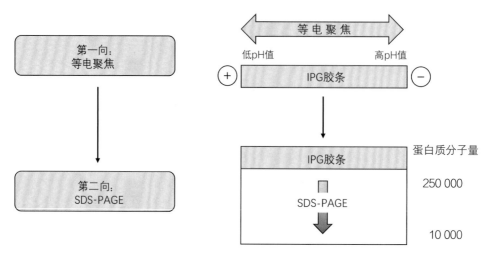

图 2-3　双向凝胶电泳流程图

应用这种方法可以很好地分离几千个肌肉相关蛋白质，从而对骨骼肌组织功能进行系统的评估[22]。

2.2.2.2　液相色谱技术

在蛋白质组学研究中，当色谱法的流动相为高压液体时，称为液相色谱法（liquid chromatography，LC）。不同的液相色谱法依赖于蛋白质不同的属性，包括氨基酸残基所决定的带电情况、各级结构决定的疏水性、与特定配基结合的能力等。目前，用于蛋白质组分离的色谱包括离子交换色谱（根据蛋白质所带电荷数进行分离）、反相色谱（根据疏水作用进行分离）、亲和色谱（根据蛋白质与固定相之间的特异结合力进行分离）等，虽然方法各异，但是殊途同归。下面主要介绍前两种色谱。

1）离子交换色谱

离子交换色谱（ion exchange chromatography，IEC）是基于蛋白质或者多肽所带电荷数对其进行分离。在色谱中，基质常含有带电荷的树脂。阳离子交换树脂结合带正电荷的蛋白质，然后通过提高流动相中的离子浓度洗脱结合的蛋白质。同理，阴离子交换树脂则是结合带负电荷的蛋白质。带电量少、亲和力小的蛋白质最先被洗脱分离。相反，亲和力高的蛋白质则最后从流动相中渗出[23]。

2）基于疏水作用的色谱

蛋白质疏水作用是指在水中蛋白质折叠总是倾向于把疏水残基埋藏在分子内部的

现象。这是由蛋白质分子中某些氨基酸基团(异亮氨酸、缬氨酸等)不能与水分子间形成氢键所引起的。根据这个原理衍生的用于蛋白质组分离的色谱有反相液相色谱(reversed phase liquid chromatography,RPLC)和疏水作用色谱等。在 RPLC 中,流动相溶质与固定相之间的相互作用强弱决定了分离顺序。一般溶质极性越弱,疏水性作用力愈强,与固定相的键合力越高。除此之外,流动相的极性与固定相的烷基数量也是决定两相结合力大小的因素。

2.2.2.3 多维液相色谱技术

多维液相色谱是指连续使用几种液相色谱原理(电荷、疏水性等)使混合物得到更大程度分离的先进技术,目前在二维方面比较成熟。现常采用的二维液相色谱技术主要有离子交换色谱-反相液相色谱、亲和色谱-反相液相色谱等。

离子交换色谱-反相液相色谱就是连续利用蛋白质组具有不同的电荷数与疏水作用力而工作的。首先对蛋白质酶解所得的混合物进行离子交换色谱分离,其次对收集到的组分再进行反相液相色谱分离[24]。最重要的是,通过质谱仪分析,利用计算机对所测序的肽段在信息库中进行检索可以快速确定该组分中的蛋白质组成[25]。这种方法在血清疾病蛋白质分子标志物的分离纯化中表现极其优越,所鉴定的蛋白质中 70% 都是低丰度的[26],这是仅仅使用单一色谱技术所不及的。

2.2.3 相互作用蛋白质组学

复杂的细胞功能的实现实际上是多个蛋白质相互作用的结果,并不是简单地取决于细胞表达蛋白质的种类及含量。并且,相关蛋白质间的相互作用在人生理或病理条件下的作用方式迥然不同,这给医生诊断与治疗疾病提供了很好的风向标。所以,研究蛋白质间相互作用十分重要。目前,研究蛋白质间相互作用的方法多种多样,包括酵母双杂交、串联亲和纯化、免疫共沉淀和双分子荧光互补等[27]。下面着重介绍前两种方法的原理。

2.2.3.1 酵母双杂交系统

该方法的原理是利用两个融合蛋白装配转录激活因子,并且通过报告基因激活情况检测这种装配。报告基因激活所需的转录因子,包括 DNA 结合结构域(DNA-binding domain,BD)和转录激活结构域(activating domain,AD)。AD 负责与 RNA 聚合酶结合。将蛋白质 X 与 BD 在酵母菌中融合表达,再将蛋白质 Y 与 AD 在另一株酵母菌中融合表达。如果蛋白质 X 与蛋白质 Y 存在相互作用,那么两株杂交产生的新菌种会存在 XY 蛋白质复合体,从而间接地将 BD 和 AD 结合起来,促进报告基因的表达。这就从侧面证明了蛋白质 X 和蛋白质 Y 确实存在相互作用。同时,用 Z、A、M 等其他蛋白质构建不同的菌株,平行检测它们与蛋白质 X 是否存在相互作用,从而实现蛋白质组学对高通量的要求(见图 2-4)。

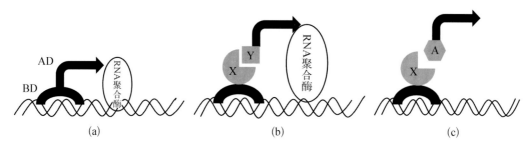

图 2-4 酵母双杂交系统原理

(a) 转录因子模式图;(b) 蛋白质 X 与蛋白质 Y 存在相互作用,激活了转录因子,从而使报告基因表达;
(c) 蛋白质 X 与蛋白质 A 不存在相互作用,无法激活转录因子,报告基因不能表达(图片修改自参考文献[28])

随着人们对蛋白质的不断深入了解,认识到酵母双杂交系统本身具有一定的局限性。人们也相应地做出了一系列技术改进[29]。现在,成熟的酵母双杂交系统已广泛地运用到医学科研中。Kim 等[30]运用该系统研究发现了与钙调蛋白 B 相互作用的伴侣分子在胃肠癌代谢微环境中的重要作用机制,这为胃肠癌的治疗提供了新的线索。

2.2.3.2 亲和纯化质谱分析

将抗蛋白质 X 的抗体加入细胞裂解液中,可以检测到与蛋白质 X 相互作用的蛋白质复合物(蛋白质 Y、Z)。但是,这种方法仅适用于某种蛋白质(只能检测与蛋白质 X 作用的复合物,不能同时检测其他的蛋白质如蛋白质 B、C 等),不能满足蛋白质组学对整个复合物检测的需求。串联亲和纯化(tandem affinity purification,TAP)[31]解决了这个问题。原始 TAP 串联标签由钙调蛋白结合肽(calmodulin binding peptides,CBP)、葡萄球菌 A 蛋白以及烟草蚀纹病毒(tobacco etch virus,TEV)酶切位点构成。将 2 500多个酵母基因通过转基因技术与此标签进行融合,导入酵母菌细胞进行表达,就能产生一个含有上述标签并与相关蛋白质 X 串联的复合物(见图 2-5)。

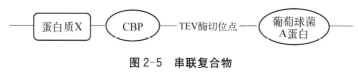

图 2-5 串联复合物

(图片修改自参考文献[32])

分析蛋白质相互作用时,转基因酵母菌群被裂解,裂解液随后通过免疫亲和层析柱,用葡萄球菌 A 蛋白抗体捕获葡萄球菌 A 蛋白。向与葡萄球菌 A 蛋白同时被捕获的复合物中加入 TEV 酶(该酶只在葡萄球菌 A 蛋白与 CBP 之间发生作用)。在第二步亲和纯化中,已经酶解掉的葡萄球菌 A 蛋白的复合物通过 CBP 标签又与钙调蛋白结合。

这样,经过两次纯化,很好地排除了非特异性结合的蛋白质。并且,因为钙调蛋白与CBP的结合依赖钙离子,可以在最后的洗脱中使用乙二醇四乙酸去除钙离子,从而使蛋白质复合物纯化,这有利于维持复合体的完整性和蛋白质组分的天然构象,解决了以前用高浓度盐洗脱使复合物变性的重大不足。整个过程如图 2-6 所示。

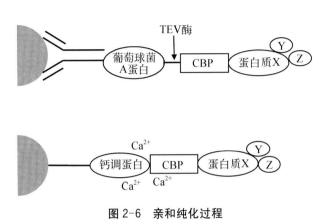

图 2-6　亲和纯化过程

(图片修改自参考文献[32])

当然,除了上述串联标签外,Li[33] 在他的研究中还报道了 30 余种蛋白质回收率高的新型标签,并且逐渐克服了原始 TAP 标签的局限性(如灵敏度低等)[34]。例如,用链霉亲和素结合肽(streptavidin-binding peptide,SBP)代替 CBP 标签,与原始 TAP 标签相比,新标签的使用让 HEK-293 细胞(人胚胎肾细胞)蛋白质复合物的纯化量增加 10 倍,特异性更高[33]。

2.2.4　结构蛋白质组学

蛋白质相互作用的基础是蛋白质的结构。蛋白质的结构丰富多样,包括了一级、二级、三级结构,由亚基构成的蛋白质同时还有四级结构。结构蛋白质组学(structural proteomics)通过对高通量蛋白质结构的确定,完全覆盖折叠模式空间。结构蛋白质组学包括对蛋白质空间结构的成像、蛋白质结构的预测等。

2.2.4.1　蛋白质结构的成像

若要在没有任何结构数据的情况下开始预测蛋白质空间结构显然如同海底捞针。所以,只有通过实验的手段解决这个问题。X 射线晶体学(X-ray crystallography,XRC)自建立以来对晶体结构的分析就起着举足轻重的作用。XRC 对结构的预测需要一个高度有序的蛋白质晶体。当蛋白质分子有规律地排列在一个晶体中时,由不同分子的等价原子衍生的在同一个方向的 X 射线会发生相互作用,继而在探测仪中生成一个斑点图案。接着,从衍射图案中的波长、振幅计算电子密度图。最后,在电子密度图中搭建结构模型。值得关注的是,青蒿素的立体专一结构是李鹏飞、梁丽等[35]以直接法、氧原子反常散射方法测定的,因此X射线晶体衍射是测定青蒿素三维结构的唯一方法[36]。

2.2.4.2 蛋白质结构的预测

通过实验的方法可以直接测定蛋白质的结构,但是这种技术花费高昂,也存在一定的局限性。目前,另一个获取蛋白质结构的方法是利用生物信息学数据预测蛋白质的结构,并且通过实验数据分析已经证实了这种方法的可行性。

1) 蛋白质二级结构的预测

蛋白质二级结构的预测是结构蛋白质组学中一个棘手的问题。预测蛋白质二级结构的方法基本经历了三代。第一代方法主要研究各种氨基酸残基形成特定二级结构的倾向[37],如谷氨酸残基具有形成螺旋的倾向、缬氨酸残基具有形成折叠的倾向等。如果在被预测的蛋白质中连续出现具有形成某种结构倾向的氨基酸残基,那么强烈预示这种结构在该蛋白质中存在的极大可能。第二代方法在第一代基础上转向对多个氨基酸组成的片段的分析。它不仅考虑到氨基酸自身的特性,而且还考虑到相邻氨基酸对该位置构象的影响。这使得蛋白质结构预测的成功率较第一代提高了15%左右[38]。第三代方法同时将氨基酸的疏水性、带电性[39]等纳入考虑范围,认为蛋白质二级结构的相对位置可由疏水性残基决定。这样,在前两代的基础上又包含了对氨基酸残基物理性质的研究,调整之后提高了蛋白质二级结构预测的准确率。现在,依赖于计算机的支持向量机[40]开始用于结构预测,运用数学函数与向量的原理,虽然原理复杂但预测准确率较高。

2) 蛋白质三级结构的预测

蛋白质三级结构的预测方法包括同源建模法、归范法以及从头预测法[41]。同源建模法的成功与否取决于同源蛋白质的筛选以及蛋白质之间序列的相似程度。归范法考虑了氨基酸之间的相互作用、溶液可及性等,并且优于同源建模法。从头预测法不用任何结构信息,通过构建能量函数,利用算法定位到最合适的肽链构象[42]。

2.2.5 修饰蛋白质组学

蛋白质的翻译后修饰是指肽链合成中或者合成完毕后所进行的侧链化学修饰、肽链骨架剪接等现象,可以决定蛋白质的成熟状况、空间结构以及功能。翻译后修饰明显增加了蛋白质的多样性。修饰蛋白质组学(modification-specific proteomics),用于系统地研究蛋白质翻译后修饰。限于篇幅,下面主要讨论磷酸化与糖基化修饰。

2.2.5.1 磷酸化蛋白质组学

蛋白质磷酸化就是在某些氨基酸残基上加入磷酸根基团的生化反应,其中以丝氨酸、苏氨酸和酪氨酸最为常见。在分析之前必须经过分离富集,然后再利用相关技术对磷酸化蛋白质、磷酸化部位进行鉴定。磷酸化蛋白质的分离方法具有多样性。高pH

反相高效液相色谱、静电斥力-亲水作用色谱等均具有各自的优缺点。这里,仍然要提到质谱技术的优越性。通过一系列技术对磷酸肽离子化,然后对其进行电荷质量的分析,并与标准谱比对是否发生分子量 79.893 的迁移(由氨基酸残基磷酸化引起)。最后,借助信息数据库中蛋白质的信息鉴定磷酸肽。除此之外,某些磷酸肽往往还会产生一些标志性的碎片离子(如 $H_2PO_4^-$、PO_3^- 等),这表明样品中确实存在磷酸肽。例如,Lee 等[43]用质谱技术对 TRPC4β 通道进行分析,在羧基端率先鉴定了 4 个磷酸化位点。

2.2.5.2 糖基化蛋白质组学

蛋白质的糖基化是指肽链中加入特定的糖类。糖蛋白对生物体功能的实现十分重要,可以控制蛋白质与配体间的相互作用。目前,对糖蛋白的分析策略主要是各级方法的联用,如双向凝胶电泳技术与色谱技术的偶联、各级色谱技术之间的偶联。这完全可以克服仅使用一种方法带来的弊端与局限。最近,Zhao 等[44]以亲水作用色谱、强阳离子交换色谱和反相液相色谱连用的三维模式首次对食蟹猴血浆中的 N-糖基进行分析时,成功地分离出 122 个 N-糖蛋白并且鉴定了 135 个 N-糖基化位点,并证实了含有 N-聚糖的 N-羟乙酰神经氨酸的存在,这在人血浆中是罕见的。另外,Totten[45] 等运用强阳离子交换固相色谱从 95 种血浆糖蛋白的 208 个糖基化位点中鉴定出 829 个独特的糖型,这是迄今为止在免疫缺陷人血浆中最广泛的位点特异性糖基化分析方法之一。总之,科学家们一直在推动糖蛋白分析技术的发展。

2.3 代谢组学

2.3.1 代谢组学简介

2.3.1.1 代谢组学的发展历程

代谢组学的研究最早源于 Devaux 等[46]提出的代谢轮廓分析,之后被广泛应用于生物样本中代谢物的定性和定量分析。随着高效液相色谱和核磁共振等技术的应用,代谢轮廓分析得到很大发展,在此基础上 Nicholson 等于 1999 年提出了代谢组学这一崭新的概念。目前,代谢组学在国际上形成 metabolomics 和 metabonomics 两个主要领域。前者定性定量地分析生物体内所有的代谢物以研究代谢途径,后者则偏重于关注生物体在受到生理刺激或基因修饰以后,代谢物质在不同时间的变化规律。虽然两者的研究对象、技术方法都不同,但目前研究中呈现出交融的趋势,所以通常不进行区分。

2.3.1.2 代谢组学的概念

代谢组(metabolome)是指生物体内源性代谢物质的动态整体,是基因组的下游产物,是参与生物体新陈代谢、维持生物体正常功能和生长发育的小分子化合物合集,主要是分子量小于 1 000 的内源性小分子。代谢组学(metabolomics 或 metabonomics)是通过观察分析生物体受到刺激或干扰后代谢产物随时间变化的规律[47]。

2.3.1.3 代谢组学与系统生物学

基因组学、蛋白质组学、代谢组学都是系统生物学的重要组成部分。代谢组学是对一个生物系统的细胞在特定时间和条件下所有小分子代谢物质的定量分析,属于基因组学与蛋白质组学的延伸[48]。如图2-7所示,代谢组学处于生物信息流中游,上游信息在向中游传递时会由于基因的简并性、蛋白质活性不高等原因得不到表达。但代谢产物的变化通常会直接影响生理反应,往往检测这些小分子化合物更能直接反映生物体的生理状态[49]。相比于基因组学与蛋白质组学,代谢组学的研究对象更加简单,生物体代谢产物的种类要远远少于基因和蛋白质,代谢物的分子结构也更加简单,上游信息的微小变化传递到代谢层面被放大后也更容易被检测。研究方法更加通用,代谢产物在生物体系中具有相似性,其他领域应用的技术也可以在代谢组学中应用。代谢组学的数据库相比于全基因组测序及大量序列标签的数据库更加简单。

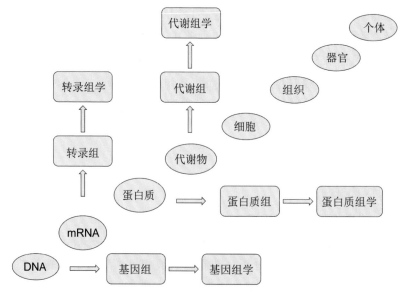

图2-7 生物信息流的产生及系统生物学的组成

(图片修改自参考文献[50])

2.3.1.4 研究对象

通常根据研究对象和研究目的不同将生物体系的代谢产物分析分为4个层次[51]:① 代谢物靶标分析,对某个或某几个特定组分的定性和定量分析;② 代谢物指纹分析,通过比较代谢物指纹图谱的差异对样品进行快速分类,不具体鉴定单一组分;③ 代谢轮廓分析,在限定条件下对生物体特定组织内的代谢产物的快速定性和半定量分析;④ 代谢组分析,在限定条件下对特定生物样品中所有内源性代谢组分的定量分析,并研究其在外界干预条件下的动态变化规律。代谢组学的研究过程一般包括样品制备、代谢组数据的采集、数据处理和数据分析解释等步骤,代谢组学的研究平台主要由分析技术平台和数据分析平台构成。

2.3.2　代谢组学数据采集与分析

2.3.2.1　样品制备

样品制备是代谢组学研究非常关键的一步。需要保证样品的代表性,采集的样品必须足够多,以消除个体差异的影响,同时还需要通过实验设计消除无关变量;不同的研究对象、研究目的及分析技术所对应的提取与处理方法不同,如核磁共振技术对样品的预处理要求就不高,而代谢物轮廓分析或靶标分析的预处理就相对复杂,色谱技术或色谱质谱联用技术则需要对非挥发性样品进行衍生化处理,以增加其挥发性。由于目前尚没有一种能适合所有代谢产物的提取方法,根据特定化合物的性质选择不同的提取方法并对提取条件进行优化就非常关键;同时,由于代谢组学的研究环节较多,需要重视环节间的标准化问题[52]。

2.3.2.2　数据采集

由于代谢产物和生物体系的复杂性,目前尚无一个通用的代谢组学分析技术,只能充分利用分析技术各自的优势和适用范围并采用联用技术和多个方法的综合分析。现有的分析方法可以分为三大类:色谱质谱联用技术、核磁共振波谱法(nuclear magnetic resonance, spectroscopy)和色谱-核磁-质谱联用技术。

1) 色谱质谱联用技术

色谱仪是一种分离仪器,质谱仪则是定性鉴别应用仪器,两者联用,就能达到分离与鉴定一起进行的目的。气相色谱质谱联用(gas chromatography mass spectrometry, GC-MS)技术诞生于 20 世纪 60 年代,并很快达到较高水平,液相色谱质谱联用(liquid chromatography-mass spectrometry, LC-MS)技术的研究在这时开始出现。

(1) 气相色谱质谱联用技术。气相色谱质谱联用仪主要由色谱部分、质谱部分和数据处理系统三大部分组成。气相色谱部分作为质谱仪的特殊进样器对混合物进行有效的分离,得到的单一组分将按时间顺序先后进入质谱仪。但常压工作的色谱仪通常不能直接向高真空工作的质谱仪输入样品,所以需要接口装置调控两者之间的工作环境。接口装置可以去除载气,保留样品,起过滤作用。若载气流量小到可以视为不破坏真空环境时,则可以直接连接色谱仪和质谱仪。

质谱部分由离子源、离子质量分析器、质量扫描部件、离子检测器和真空系统组成。混合样品进入色谱部分在合适的色谱条件下被分离成单个组分,然后进入质谱部分进行鉴定,得到每个化合物的质谱,再通过数据处理部分的计算与合成可以得到混合物的色谱图、单一成分的质谱图和质谱的检索结果。如前文所述,若样品的挥发性差则需要在气相色谱质谱联用分析之前进行衍生化处理,以提高检测的灵敏度[53]。对于一些复杂的混合物样品一维色谱的分离程度达不到检测要求,通常采取串联一维色谱的方式以增加分辨率(即多维色谱)。数据处理部分主要由计算机控制,包括利用标准样品校准质谱仪、设置色谱和质谱的工作条件、数据的采集和处理以及搜库检索等。由于最终得到的色谱图包含各种代谢物和复杂多样的衍生产物,通常需要连接一套快速取样飞行时间设备,以减少驻留时间。例如,在儿童哮喘的诊断和发病机制的研究中,陈黎等用基于气相色谱质谱联用的代谢组学技术全面客观地反映儿童哮喘患者体内尿液中代谢物的变化,进行潜在的代谢标志物分析,为儿童哮喘的诊疗提供了一个可借鉴的思路和手段[54]。吉仙枝等[55]在测定食品中多氯联苯的研究中采用了气相色谱质谱联用技术,检测速度更快,回收率、精密度和检出限均能满足多氯联苯的定性和定量检测要求,检测结果比已有相关文献报道值更加精准。

(2)液相色谱质谱联用技术。液相色谱质谱联用仪由高效液相色谱仪、接口装置和质谱仪构成,其中高效液相色谱仪不同于气相色谱仪,对检测温度和样品的挥发性要求较低,还具有分离程度高的特点。高效液相色谱仪一般不需要对样品进行衍生化处理,简化了样品制备的过程,更具有普适性。与气相色谱质谱联用技术相同,色谱仪与质谱仪之间的接口装置是该类技术的关键,接口装置通过去除溶剂并使样品离子化达到目的,所以接口装置同时也充当了离子源。液相色谱质谱联用在研究过程中需要增加结构信息才能提供足够的分子量信息,通常需要串联质谱仪才能达到要求。所以四极杆-飞行时间(quadrupole time-of-flight,Q-TOF)质谱等有串联功能的质谱仪就应运而生了。

高效液相色谱质谱联用(high-performance liquid chromatography-mass spectrometry,HPLC-MS)技术因其广泛的适用性、优良的分离性能和较高的灵敏度已被广泛应用于药物代谢组学的研究中。Plumb 等[56]在制药研究过程中应用液相色谱质谱联用对鼠尿中的代谢产物进行了筛选,利用高效液相色谱质谱联用对大鼠给药后和对照组尿液代谢物指纹图谱进行对比分析,成功地分离了给药组和对照组,证明在药物开发的代谢组学研究中高效液相色谱质谱联用是核磁共振波谱法的有效补充。

2)核磁共振波谱法

核磁共振波谱分析最先是用于物理化学和量子物理学研究的一项技术。最早用于生物样本的核磁共振波谱分析技术,是基于^1H核的^1H-NMR,由于该技术兼具众多优势,很快地在医学化学和生物学等领域中被大量应用,该技术也迅速地发展起来。与此同时,其他核磁共振核也随着仪器技术的发展进步而陆续被引入临床代谢组学研究领域。

核磁共振作为一种物质分析手段,具有明显优势:① 可深入物质内部而不破坏样品,样品无须烦琐处理,可在接近生理条件下进行实验,实现了"核磁共振测试过的样品还可用于其他技术平台";② 无偏倚性,相较于质谱存在的离子化程度和基质干扰问题,核磁共振对样品中所有物质的灵敏度都相同;③ 实验方法灵活,可进行动态实时的检测;④ 迅速、准确、分辨率高;⑤ 能实现对尽可能多的化合物进行检测的目标;⑥ 可以同时提供待测化合物的结构和质量信息。正是这些优势让核磁共振技术的应用十分广泛。与质谱法相比,它的缺点是检测灵敏度相对较低、动态范围有限、很难同时测定生物体系中共存的浓度相差较大的代谢产物且仪器的价格高昂。

欧阳昕等[57]应用基于核磁共振的代谢组学方法,研究狼疮性肾炎(lupus nephritis,LN)患者血清代谢物的表型差异。由于 LN 患者的差异代谢物集中在脂质、氨基酸、葡萄糖、肌酸区域,应用主成分分析(principal component analysis,PCA)法可以区分疾病组与健康对照组。结果发现应用核磁共振技术描绘出的 LN 血清代谢物指纹图谱比单一标志物更有望成为疾病早期诊断的新方法。

2.3.2.3 数据处理与分析

在采集得到海量的数据后,需要采用相关的技术进行处理并建立模型进行分析[58]。图 2-8 所示为数据处理流程。在代谢组学的实际应用中,数据处理一般包括预处理、模式识别、模型验证以及变量筛选等步骤[59]。

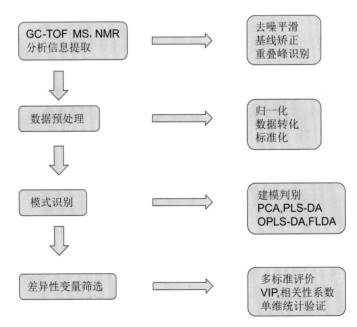

图 2-8　数据处理流程及相应目的

GC-TOF MS,气相色谱飞行时间质谱联用;NMR,核磁共振;PCA,主成分分析法;PLS-DA,偏最小二乘法判别分析;OPLS-DA,正交偏最小二乘法判别分析;FLDA,Fisher 线性鉴别分析;VIP,变量投影重要性指标(图片修改自参考文献[50])

1) 信息提取

信息提取技术通常分为两大类:一类是采用峰的积分结果作为变量进行提取,其他样品通过保留时间或质荷比进行峰匹配,从而获得数据矩阵,多用于色谱联用技术;另一类则通过等间距切片或切块对图谱进行拆分,将区间内的信号积分作为变量,对不同的样本图谱采用相同的间距,对应位置的积分结果进行匹配,从而获得数据矩阵,多用于核磁共振技术。

2)数据预处理

数据预处理的目的是将采集到的原始数据进行适当的处理,尽可能减小分析过程带来的误差,使数据结构标准化。由于样本在采集过程中的明显差异会导致个体间较大的代谢物浓度差异,为了消除或减轻这种不均一性,需要进行归一化,通常需要将每个样品图谱数据在滤噪之后,用每个峰信号强度除以所有峰信号强度之和,将其转化成该图谱信号的相对强度,这种归一化方法在部分峰信号差别较大时会失去效能并产生误差。得到的数据还需要进行数据转换以提高其正态分布性,从而校正奇异值,达到减少分析误差、增强检验效能的效果。经过前两步处理后,数据直接反映每个成分的响应强度,变量的强度大小没有统一在同一个标准。将数据转化为与自己平均值之间的差值,使所有变量以零为中心变化。

3)模式识别

采集到的单维数据通常用参数检验和非参数检验,多维数据以模式识别技术为主要手段获得数据中的潜在信息。主要方法按有无可供学习利用的训练样本分为有监督学习方法和无监督学习方法。前者用于建立类别间的数学模型使各类样品间达到最大的分离,并利用建立的多参数模型对未知样本进行预测。由于建立模型时有可供学习利用的训练样本,所以称为有监督学习。在此方法中经常需要建立用来确认样品归类的确认集和用来测试模型性能的测试集,应用于该领域的方法主要是基于主成分分析法、偏最小二乘法(partial least squares,PLS)、偏最小二乘法显著性分析。后者用于对样本按原始图谱信息与预处理后的信息进行归类,建立数学模型并对研究对象的特点进行归纳总结。可将分类信息与原始信息进行比较,建立代谢产物与原始信息的联系,筛选与原始信息相关的标志物,考察其代谢途径。由于用于这个目的的方法没有可供学习利用的训练样本,所以称为非监督方法。应用在此领域的方法有主成分分析、非线性映射(nonlinear mapping,NLM)、簇类分析(hydrophobic cluster analysis,HCA)。

4)模型的构建与验证

构建模型的目的不同,采取的处理方法也不同。目前构建模型一般有两个目的,借用模型寻找代谢标志物和借助模型识别的高灵敏度构建有实用价值的预测模型。前者建立在经过预处理的代谢数据基础上,这类模型的优点是包含的信息量大,便于研究数据结构,以了解样本间关系、研究实验实施情况和寻找代谢标志物;模型的缺点是因为数据量大,这类模型容易受到无用信息的干扰,从而影响实验结果。后者由于考虑到模型的重复性和稳定性,需要考虑的因素更多。构建模型所需变量的多少由所选建模方法决定,大多数分类模型结果都可以通过对变量的预先筛选得到改善。例如,Ramadan等[60]运用遗传算法对原矩阵变量进行筛选,明显改善了模型的区分度。由于有监督模式识别方法的固有拟合倾向[61],需要严格的确证方法保证模型的可靠性,如交叉验证、置换验证、将模型应用于新的样本[62]等方法。

5) 变量筛选

首先,由模式识别模型的 S 图(S-plot)、SUS 图(share and unique plot,SUS plot)以及模型中每个代谢物的变量投影重要性指标(variable importance in projection,VIP)值和置信区间进行筛选,一般认为 $VIP>1$ 才表示相应变量有统计学意义。其次,利用单变量统计方法,如非参数统计 t 检验、方差分析等对第一步筛选出的变量进一步分析筛选,确证其水平变化。最后,进行代谢物的鉴定[63]。

2.3.2.4 展望

目前代谢组学的检测平台和数据处理方法比较单一且局限,往往达不到研究的要求。而且,生物信息学方法往往不能结合专业知识进行统计,对于分析产生的海量数据,也没有合适的代谢组学数据库用于分析。这些问题亟待未来予以解决。

代谢组学作为生命活动链的末端,在对代谢物进行解释时必然要牵涉到上游组学的知识,在未来研究过程中,学科交融成为必然趋势。代谢组学已经在药物开发、临床诊断、微生物和植物、营养科学中发挥重要的作用。不久的将来,代谢组学将在药物靶点的发现、新药开发、毒理学研究、疾病的预防和诊断及农业等领域中更加成熟并得到广泛应用。

2.4 生物信息学

2.4.1 生物信息学简介

2.4.1.1 产生背景和意义

20 世纪末,生物数据资源急剧膨胀,相关的生物技术飞速发展,数据积累时代逐步转变成数据解释的时代。如今,关于核酸和蛋白质序列甚至是结构的数据正在爆炸式增长,为了对这些信息资源进行有效分析,"生物信息学"应运而生[64]。广义地讲,生物信息学是综合运用数学、计算机学和生物学的观点、理论和方法分析生物信息数据的一门学科[65]。它迎合了人们对大数据处理分析的需求,其产生和发展是历史潮流的必然。生物信息学通过处理复杂的生物数据,揭示复杂的基因组和遗传中存在的规律,对人类基因组中所有 DNA 的序列进行分析解读,研究遗传、发育和进化的复杂联系。

生物信息学除了在了解生物和研究生物信息等方面起重要作用外,还依靠计算机网络以及各种开发的相关软件收集生物信息资源。此外,建立相应的生物信息数据库还可以依据存储的各类 DNA 和蛋白质的序列结构信息进行分子设计甚至是药物设计,为人类疾病的预防和治疗开辟有效的途径和方法。

2.4.1.2　发展历程和现状

生物信息学的发展可以划分为 3 个时期。① 萌芽期(20 世纪 60—70 年代):随着分子进化理论的提出(1962 年)、蛋白质序列信息的数据库建立(1967 年)和一种名为 Needleman-Wunsch 的新算法的出现(1970 年),生物信息学诞生。② 形成期(20 世纪 80 年代):随着生物信息数据库和相关服务机构的建立(1982 年),三大分子数据库资源共享成为可能;由于研发出许多工具软件和提出相应的新算法,人类管理和利用分子数据资源的能力得到提升。此时,生物信息学已经形成,特征和地位也已确立下来。③ 高速发展期(20 世纪 90 年代以后):人类基因组计划[66]测序工作得以完成(2001 年)得益于测序软件的开发利用和基因组信息学的飞速发展,这是生物信息学乃至人类科学史上的里程碑。

如今,发达国家的数据库系统产生了绝大部分的核酸和蛋白质数据库,生物信息资源通过互联网实现共享。而在共享资源的同时,各国分别建立了自己的生物信息处理机构、数据库以及分析技术。我国虽然在多个相关领域中已经取得一定成绩,但是总体来说,生物信息学的发展仍然处于初期阶段。

2.4.1.3　技术难点和前景

生物信息学的学科交叉特点决定了其发展离不开生物信息资源处理技术的支持,而生物信息技术的发展还受限于 4 个方面。① 生物数据分析技术不成熟。以序列分析为例,因为建立的数学模型不同,结果反映的生物学特性片面化,甚至连所得的结果都不同,很难用于探究基因间的相互关系。② 生物数据认识不充分。目前,在生物信息数据测序方面虽然已经取得一定成果,但是研究者对测序所得到的大部分信息都不了解。③ 挖掘生物信息数据的工具功能不够强大。随着生物信息处理需求提高和分析程度加深,如今的生物信息挖掘工具已经无法满足其要求。④ 缺乏统一、可开发性的生物信息数据研究平台。目前各大生物信息数据库的储存格式不统一,相互之间不通用,在信息共享方面存在部分困难。

综观生物信息学的研究现状和进展,其有潜力的研究方向包括完善基因组数据分析、进行基因功能分析、进行生物信息动态分析、进行多种生物数据综合分析等。

2.4.2　大数据的建立

2.4.2.1　序列资源在数据库中的格式

随着生物大分子的序列、结构测定技术逐步成熟,序列资源增长迅猛。研究人员针对此类数据资源建立了各类分子生物学数据库(molecular biology database)[67],这些数据库具有以下特点：① 庞大的数据资源呈指数级增长；② 数据间关系错综复杂；③ 数据存在冗余与偏差；④ 数据库种类繁多；⑤ 数据库数量众多；⑥ 版本不断更新；⑦ 提供网络服务。

分子生物学数据在数据库中的储存格式多种多样，如 FASTA、NBRF/PIR、GDE和 Raw 等。按照此类标准储存格式，数据既可以直接输入数据库，也可以进行检索和处理分析，同时满足被计算机读取和研究者阅读的需要。这里以 FASTA 格式为例进行简单介绍。

FASTA 格式数据分为两部分，第一行是文字说明，以">"或";"打头，起到标记序列的作用，给出序列名称和注释，通常用"|"隔开；第二行是序列本身，也就是既定的编码核苷酸代码（见表 2-1）或氨基酸代码（见表 2-2）。研究人员规定此类格式文件的扩展名为".fasta"。

表 2-1　FASTA 格式核苷酸代码

核苷酸代码	意　　义	中 文 名 称
A	adenosine	腺苷
C	cytosine	胞嘧啶
G	guanine	鸟嘌呤
T	thymidine	胸苷
U	uracil	尿嘧啶
R	GA(puRine)	鸟嘌呤或胸苷（嘌呤）
Y	TC(pYrimidine)	胸苷或胞嘧啶（嘧啶）
K	GT(Ketone)	鸟嘌呤或胸苷（带酮基）
M	AC(aMino group)	胸苷或鸟嘌呤（带氨基）
S	GC(Strong interaction)	鸟嘌呤或胞嘧啶（强）
W	AT(Weak interaction)	胸苷或胸苷（弱）
B	GTC(not A)(B comes after A)	鸟嘌呤、胸苷或胞嘧啶
D	GAT(not C)(D comes after C)	鸟嘌呤、胸苷或胸苷
H	ACT(not G)(H comes after G)	胸苷、胞嘧啶或胸苷
V	GCA(not T, not U)(V comes after U)	鸟嘌呤、胞嘧啶或胸苷
N	AGCT(aNy)	胸苷、鸟嘌呤、胞嘧啶、胸苷任一
X	masked	模糊
—	gap of indeterminate length	不定长度的差距

表 2-2　FASTA 格式氨基酸代码

氨基酸代码	意 义	中 文 名 称
A	Alanine	丙氨酸
B	Aspartic acid or Asparagine	天冬氨酸和天冬酰胺
C	Cysteine	半胱氨酸
D	Aspartic acid	天冬氨酸
E	Glutamic acid	谷氨酸
F	Phenylalanine	苯丙氨酸
G	Glycine	甘氨酸
H	Histidine	组氨酸
I	Isoleucine	异亮氨酸
K	Lysine	赖氨酸
L	Leucine	亮氨酸
M	Methionine	甲硫氨酸
N	Asparagine	天冬酰胺
O	Pyrrolysine	吡咯赖氨酸
P	Proline	脯氨酸
Q	Glutamine	谷氨酰胺
R	Arginine	精氨酸
S	Serine	丝氨酸
T	Threonine	苏氨酸
U	Selenocysteine	硒代半胱氨酸
V	Valine	缬氨酸
W	Tryptophan	色氨酸
Y	Tyrosine	酪氨酸
Z	Glutamic acid or Glutamine	谷氨酸或者谷氨酰胺
X	any	任何氨基酸
*	translation stop	翻译停止
—	gap of indeterminate length	不定长度的差距

2.4.2.2　核酸序列资源

庞大的核酸序列数据资源储存在核酸序列数据库中,包含基因组 DNA、mRNA、

tRNA 和 rRNA 序列等。

GenBank[68]数据库是一个基因序列数据库(genetic sequence database),注释收集所有公开发布的 DNA 序列。为方便数据库的维护和使用,GenBank 数据库分为两类分支,一类是主要依据种属来源分类的分支,另一类是基于特定测序策略的分支。数据库中每条序列的名称后都紧跟着其分支名称,据此可区分数据类型。此外,GenBank 是原始数据库,也是一级数据库[69],其数据记录格式包含序列信息和注释信息。未经原作者允许,不可以对其中的数据记录进行更新、修改,甚至是加上注释。为了对数据库中的数据资源进行整合、加工和注释,人们建立了第三方注释序列数据库和 dbEST 数据库等二级数据库。可以通过以下 4 种途径访问 GenBank 数据库的数据:① NCBI 的 Entrez 检索系统,② 提交序列与 GenBank 数据库(或子库)进行序列对比,③ NCBI 的 FTP 下载,④ NCBI 电子编程工具。网址为 https://www. ncbi. nlm. nih. gov/genbank/。

参考序列数据库 RefSeq(the reference sequence)是 NCBI 建立的一个非冗余、明确关联核酸蛋白质序列的、实时更新的和数据经校验的序列集合,它主要收集的对象是基因组 DNA、转录物 RNA 和蛋白质产物等。GenBank 数据库提供其中的原始序列和注释,但是经过 RefSeq 本身的处理,记录中包含 RefSeq 特有的注释和交叉引用数据库的相关信息。除了具有独特形式的访问号和"COMMENT"字段之外,RefSeq 记录与 GenBank 记录的序列数据存储形式相似。访问方式主要有通过 Entrez 检索系统检索、利用序列比对工具和 FTP 下载。网址为 https://www. ncbi. nlm. nih. gov/refseq/。

以色列魏茨曼科学研究所创办的 EPD(Eukaryotic Promoter Database)数据库主要通过对初步试验所获取数据的分析和评估,收集已发表的真核生物启动子序列。启动子序列必须满足以下 5 个条件才能被 EPD 数据库存储:① 在高等生物中发挥作用,② 具有已验证的生物学功能,③ 在真核生物中与 RNA 聚合酶Ⅱ结合,④ 在 EMBL 核酸数据库中注册且长度不少于 45 个碱基,⑤ 不同于数据库中其他序列。因此,EPD 数据库的启动子质量可靠,常用于特征分析和软件开发。目前瑞士生物信息学研究所和瑞士实验肿瘤研究所共同管理 EPD 数据库,并且提供网络服务,可以通过其网址访问 EPD 数据库。网址为 http://epd. vital-it. ch/。

2.4.2.3　蛋白质序列数据库

目前,蛋白质序列数据资源对生物信息学的发展至关重要,是研究后期的起点。

全球蛋白质资源(Universal Protein Resource,UniProt)联盟始建于 2002 年,由 3 个层次构成:① 蛋白质知识库(UniProt Knowledgebase,UniProt KB),储存的蛋白质信息拥有人工注释。② 蛋白质序列归档库(UniProt Sequence Archive,UniParc),收集的蛋白质序列数据完整、全面、有相关来源,无注释。③ 蛋白质序列参考集(UniProt Sequence Clusters,UniRef),存储的信息是对 UniParc 数据库中数据去冗余的结果。下面对 UniProtKB 进行简单介绍。

UniProtKB 分为 UniProtKB/Swiss-Prot 和 UniProtKB/TrEMBL 两部分,其简称分别为 Swiss-Prot 和 TrEMBL。Swiss-Prot 中的蛋白质序列注释信息因为来源于综述和文献,或由专家提供,并且由人工监测和维持更新,所以是最新、最全面、最可靠的,这也是 Swiss-Prot 最大的特色。而 TrEMBL 中的数据来源于 EMBL 中的氨基酸序列、PBS 中的所有结构序列、提交给 UniProtKB 的所有氨基酸序列以及文献中的序列等。UniProtKB 中每条序列对应的序列条目包含核心数据和注释信息两方面数据,并且标注数据的可靠性。除此之外,TrEMBL 还给出一个为数据提供证据说明的证据属性系统,当数据源改变时,UniProtKB 也可以自动更新。若想访问 UniProtKB 数据库,主要有以下 5 种途径:① 直接在数据库的检索页面上检索,② 利用 BLAST 系列软件进行对比搜索,③ 利用 SRS 检索系统访问,④ 利用 FTP 下载,⑤ 通过网络访问。网址为 http://www.uniprot.org/help/uniprotkb。

2.4.2.4 基因组数据

基因组就是组成生物体全部 DNA 的集合,独立生物个体的基因组包含用于身份鉴定的特殊基因和其他 DNA 元素。

基因组测序的基本方法是鸟枪法(shotgun),将基因组分割成片段后分别测序,再进行片段拼接。而对整个基因组测序,既可以运用鸟枪法对整个基因组进行测序,也可以在把整个基因组分割成中等大小的片段、利用标记明确片段的相对位置后,进行鸟枪法测序,最后拼接。前一种策略称为全基因组鸟枪法,后一种策略称为逐步克隆测定法。如今,鸟枪法在果蝇基因测序[70]、微生物全基因组测序[71]和白化性状发生机制的研究[72]中发挥了重要作用。

近年来,研究机构对病毒、原核生物、真菌、原生生物、植物、简单动物、昆虫、鱼、哺乳动物、灵长类动物的基因组都开展了测序工作并对 DNA 进行了注释。除此之外,还要对已经测序完成的基因组开展蛋白质编码基因预测、特性序列预测和基因分析等工作。其中,人类基因组是智人 DNA 的完整集合,其测序工作由国际人类基因组测序联盟和 Celera Genomics 公司分别完成,并于 2001 年发表。目前,NCBI、加利福尼亚大学圣克鲁兹分校(UCSC)和欧洲生物信息研究所(EMBL‑EBI)三大机构都对人类基因序列进行注释,并且提供对注释数据的检索、浏览和比较分析等服务。

2.4.3 常用数据处理的理论基础

2.4.3.1 概率论基础

概率论分为事件与概率、随机变量、数字特征和极限理论 4 个部分[73]。概率论与数理统计都属于概率统计,前者的研究对象主要是随机现象的统计规律性,而后者的研究对象主要是样本数据的统计方法。数理统计的对象通常具有不确定性,所以想要对其进行预测,就要直接对数据的不确定性和随机性建立数学模型。应用最广泛的处理不确定性和未知性概念便是概率理论和模糊逻辑,但是模糊逻辑的许多理论还存在争议,其理论体系不够完整。

概率论致力于解释概率,观点有两种。客观概率观点认为概率是在条件相同时某时间发生的次数与总次数的比例极限,而主观概率论观点则认为概率是某人对特定事件发生的确信程度。虽然两种观点的解释不完全相同,但是采取某种合理行为原则,其公理集是相同的,也可以得出大体相同的结果。

2.4.3.2　数据预处理

数据预处理是指在对数据进行主要处理前对其进行的一些预先处理,通过删除多余数据,补充残缺数据,纠正重复数据,转换数据格式,挑选所需数据,达到便于对数据进一步分析的目的。对数据进行预处理的主要任务有清洗、集成、转换和归约数据。其主要方法可分为以下三类:基于粗糙集理论的简约方法;基于概念树的数据浓缩方法、信息论思想和普化知识发现;基于统计分析的属性选取方法和遗传算法[74]。

2.4.3.3　数据分类与聚类分析

数据分类是为了构造一个符合数据集特点的函数或者模型,它可以把未知的样本映射到已知类别的一个。其算法包含 K 邻近算法、决策树算法、SVM 算法、贝叶斯网络算法和 BP 神经网络算法等。

在数据挖掘处理中,聚类分析的主要应用有三个方面:一是对其他算法进行预处理;二是充当获得数据分布情况的独立工具,集中对特定簇进行深入分析;三是完成孤立点挖掘。数据聚类分析的算法包括 K 均值算法、自组织映射算法和 EM 算法[75]。

2.4.3.4　关联规则应用

关联指的是两个或者多个变量取值存在某种规律,而关联分析的目的就是为了寻找数据库中各种数据资源的关系网络。因为不知道数据库中数据之间的准确关联规律,所以通过关联分析得出的规律具有一定的可信度。

关联规则虽然定义交易与标识符 TID 存在一一对应的关系[75],但是也需要满足人为规定的最小支持度的值和最小置信度的值。关联规则在数据方面的应用主要包括优化原有的算法和推广应用。其主要的算法有 Apriori 算法和 FP-书频集算法等。

2.4.3.5　隐马尔可夫模型

描述隐马尔可夫模型的变量有状态数目 N、每个状态对应的观察值数目 M、初始状态概率向量 π、状态转移概率矩阵 A 和符号发出矩阵 B。形象直观地说,隐马尔可夫模型分为产生状态序列的马尔可夫链和产生观察值序列可观察随机过程。前者是由 π 和 A 描述的,后者是由 B 描述的。

在给定 π、A、B 的情况下,隐马尔可夫模型可以产生一条可观察的符号序列和不可观察的状态序列。马尔可夫链是由当前状态身份确立下一个状态选择的状态序列所形成,因为其具有不可观察性,诸如此类的模型都可以被称为隐马尔可夫模型。

2.4.3.6 处理效果及评价

为了评价一个模型对数据挖掘者的有用程度,研究人员定义了评分函数的概念。评分函数就是模型的预测值与实际观察值之间的差异平方和,分为预测模型的评分函数和描述模型的评分函数。理想的评分函数由衡量拟合程度和鼓励简洁性的两部分组成,是在合理地拟合现有的数据和拟合了数据中的随机成分间达到某种折中。

为了排除模型所具有的假设性的影响而选择正确的模型,要在模型外部验证的基础上对其进行验证。首先,将数据分为设计和验证两部分,并且这两个部分互不重叠。构建模型和参数估计使用设计部分数据,然后使用验证部分的数据重新计算评分函数,最后根据所得的验证分数选择模型。除此之外,研究人员还通过增量学习和 Boosting 方法提升模型性能,使其适应实际应用中变化的环境。

2.4.3.7 高维数据处理

由于传统数据的处理方式在处理爆炸式增长的数据时存在诸多不便,研究人员建立了基于三维矩阵的数学模型。该模型将空间中的一个维度定义为数据的一个属性,用向量来表达属性值,再转化为矩阵形式,用矩阵表示每条记录的信息,并以海洋多维数据为例,进行了大数据高维数据主题的抽取[76]。

高维数据具有稀疏性、空间现象和维数灾难的特点,针对其特点,研究人员主要在高维空间中的距离函数或相似性度量函数、高维数据高效相似性搜索算法、高维数据高效挖掘算法、在高维空间中对失效问题的处理、选维和降维方面进行分析研究。

2.4.4 生物信息学的临床实践分析

2.4.4.1 复杂疾病的分子特征

疾病是由于机体自身调节紊乱而发生的生命活动异常,现代医学认为疾病的诱发因素分为遗传物质的改变和诱发变异基因致病风险的外界因素。复杂疾病的发病机制复杂,如糖尿病、高血压、心血管疾病和自身免疫性疾病等都与患者本身的遗传因素和外界的环境因素及其相互作用有关[77]。复杂疾病的发病机制涉及复杂的生物学过程,且一般不遵循孟德尔遗传定律,所以诊断和治疗人类复杂疾病是 21 世纪医学面临的严峻挑战。

大多数疾病离不开遗传的影响。不同人类个体的 DNA 序列只有 0.2% 是不相同的,其中包含了遗传差异因素,这导致不同个体罹患疾病的风险以及生理表型和药物反应不同。因为单个核苷酸的变异导致整个序列存在多态性的变异称为 SNP。研究发现,使用少量的 SNP 位点便可以在不同样本之间表示整个样本的主要遗传信息,而这些用来表示样本遗传信息的 SNP 位点称为标签 SNP(tag SNP)[78]。而将单个基因的差异作为复杂疾病遗传定位的遗传标记的分子基础便是确定染色体某一区域相互关联的单个碱基差异。

以序列长度为界,可以将遗传变异分为序列变异、结构变异和染色体变异。序列变异包括点突变、插入/缺失(insertion/deletion,InDel)突变、倒位等。结构变异可以分为微卫星不稳定性、串联重复等。染色体变异分为染色体缺失、染色体重复、染色体内部或染色体之间的序列易位、染色体倒位等。

2.4.4.2　复杂疾病的遗传分析

连锁分析通过分析两个遗传位点在家系中的共分离性确定控制疾病表型变异的基因位点。其作为复杂疾病基因定位的主要分析方法,有参数和非参数两类方法。另一类利用人类在漫长进化过程中累积的重组信息进行基因定位的方法是连锁不平衡分析方法,它指的是等位基因在染色体上的位置相邻不是随机相关的。连锁不平衡状态[79]是指同一条染色体上两个基因座位上的特定等位基因同时出现的概率与人群中随机分布不一致的情况。如今,有新的多位点连锁不平衡度量方法用于标签 SNP 的选择[80]。常用的连锁不平衡度量方法主要有 D'、r^2 和 LOD 值 3 种。

研究人员通过应用全基因组关联分析已经成功地从大量疾病中分析出 3 800 多个遗传易感基因区域。对于一些常见的变异,可以通过增加 SNP 的密度,寻找与变异关系最密切的 SNP 位点,并且通过功能元件、表达数量性状位点和单体型分析方法确定功能性 SNP 位点和易感基因。而精细定位[81]罕见变异的方法有重测序、罕见单体型分析和负荷检验等。

在染色体中其改变会影响性状表型发生变异的区段称为数量性状基因座[82]。随着分子标记技术的发展和相关连锁图谱的建立,对疾病发生机制或者表型变异的探究已经精确到单个数量性状基因座发生作用的程度。对疾病相关基因进行定位是探究发病机制的基石,为找到复杂疾病相关基因各位点间的相互关系及环境的影响作用创造了便利条件。

2.4.4.3　临床常用的集成软件

Haploview[83]是一款单体分析软件,通过 3 种方法分析基因型,得到不同的单体型及单体型块,并且对其进行连锁分析和关联分析,得出群体中传递频率最高的单个等位基因和单体型的遗传频率,由此找到与疾病相关程度最大的等位基因、单体型和高度连锁分析的等位基因。目前来看,此单体分析软件是最常用的。

PLINK[84]是用于全基因组关联分析的开源工具集,可以进行有效的常规或大规模的遗传分析。此数据库的主要功能包括数据处理和统计描述、群体分层检测、关联分析、IBD 估计单体型分析、家系关联分析、置换检验、多重检验校正及上位效用检测等。

SNPtest 是一个对基因组进行关联研究的软件包,它可以对单个 SNP 关联进行频率检验或贝叶斯检验,也可以根据任意的协变量集进行设置,并且其考虑范围包括基因型不确定的情况。

Merlin 是一个进行系谱分析的软件包,因为在此软件中基因是利用稀疏树代表的,所以它是系谱分析软件包中速度最快的之一。在参数或非参数的连锁分析、以回归为基础的连锁分析或对数量性状的关联分析、IBD 和亲属关系的评估、单体型分析、错误检测和模拟分析方面均可以使用此软件。

作为精准医疗的奠基石,精准诊断日益发挥着重要的作用。在这种背景下,精确、快速、特异性高的分子检测手段应运而生。四大组学,在各自的领域迅速发展,同时相互交叉,相互影响,助推精准分子诊断"更上一层楼"。未来几十年将是临床精准分子诊断学发展的黄金期,它也必将在癌症、感染性疾病等各类重大疾病的诊断、治疗、预后等方面发挥举足轻重的作用。

参考文献

[1] Li H, Ma S Q, Huang J, et al. Roles of long noncoding RNAs in colorectal cancer metastasis[J]. Oncotarget,2017,8(24):39859-39876.

[2] Liu D, Wu N, Sun H, et al. ABCG2 and NCF4 polymorphisms are associated with clinical outcomes in diffuse large B-cell lymphoma patients treated with R-CHOP[J]. Oncotarget,2017, 8(35):58292-58303.

[3] Trinks J, Caputo M, Hulaniuk M L, et al. Hepatitis C virus pharmacogenomics in Latin American populations:implications in the era of direct-acting antivirals[J]. Pharmgenomics Pers Med, 2017,10:79-91.

[4] Hugon-Rodin J, Sonigo C, Gompel A, et al. First mutation in the FSHR cytoplasmic tail identified in a non-pregnant woman with spontaneous ovarian hyperstimulation syndrome[J]. BMC Medical Genetics,2017,18(1):44.

[5] Ruiz-Mirazo K, Briones C, de la Escosura A. Chemical roots of biological evolution:the origins of life as a process of development of autonomous functional systems[J]. Open Biol,2017,7(4). doi:10.1098/rsob.170050.

[6] Thorisson G A, Smith A V, Krishnan L, et al. The International HapMap Project Web site[J]. Genome Res,2005,15(11):1592-1593.

[7] Innocenti F. Bringing a genomic perspective to the safety of drug treatment in oncology[J]. F1000Res,2017,6. doi:10.12688/f1000research.10475.1.

[8] Phillips K A, Deverka P A, Sox H C, et al. Making genomic medicine evidence-based and patient-centered:a structured review and landscape analysis of comparative effectiveness research[J]. Genet Med,2017,19(10):1081-1091.

[9] Gershon E S, Alliey-Rodriguez N, Grennan K. Ethical and public policy challenges for pharmacogenomics[J]. Dialogues Clin Neurosci,2014,16(4):567-574.

[10] Amin A M, Sheau Chin L, Azri Mohamed Noor D, et al. The personalization of clopidogrel antiplatelet therapy:the role of integrative pharmacogenetics and pharmacometabolomics[J]. Cardiol Res Pract,2017,2017:8062796.

［11］耿春梅,郭瑞臣.药物基因组学在新药临床试验及个体化用药中的应用［J］.药学进展,2015,39(11)：803-809.

［12］Lustigman S，Grote A，Ghedin E．The role of 'omics' in the quest to eliminate human filariasis［J］．PLoS Negl Trop Dis，2017，11(4)：e0005464.

［13］Liu G C，Zhuo Z J，Zhu S B，et al．Associations between LMO1 gene polymorphisms and Wilms' tumor susceptibility［J］．Oncotarget，2017，8(31)：50665-50672.

［14］赵建华,陆仁飞.乙型肝炎病毒 B,C 基因型全基因组序列的克隆［J］.国际检验医学杂志,2016,37(22)：3101-3104.

［15］Onuki R，Yamaguchi R，Shibuya T，et al．Revealing phenotype-associated functional differences by genome-wide scan of ancient haplotype blocks［J］．PLoS One，2017，12(4)：e176530.

［16］Leppig K A，Thiese H A，Carrel D，et al．Building a family network from genetic testing［J］．Mol Genet Genomic Med，2017，5(2)：122-129.

［17］傅强,罗智敏,郭鹏琦.分子印迹技术及其在药物分离与分析中的应用［J］.西安交通大学学报(医学版),2016,37(6)：765-775.

［18］Surrey L F，Luo M，Chang F，et al．The genomic era of clinical oncology：integrated genomic analysis for precision cancer care［J］．Cytogenet Genome Res，2017，150(3-4)：162-175.

［19］Dey N，Williams C，Leyland-Jones B，et al．Mutation matters in precision medicine：A future to believe in［J］．Cancer Treat Rev，2017，55：136-149.

［20］Reid B J．Genomics，endoscopy，and control of gastroesophageal cancers：a perspective［J］．Cell Mol Gastroenterol Hepatol，2017，3(3)：359-366.

［21］Bjellqvist B，Ek K，Righetti P G，et al．Isoelectric focusing in immobilized pH gradients：principle，methodology and some applications［J］．J Biochem Biophys Methods，1982，6(4)：317-339.

［22］Murphy S，Dowling P，Ohlendieck K．Comparative skeletal muscle proteomics using two-dimensional gel electrophoresis［J］．Proteomes，2016，4(3)．doi：10.3390/proteomes4030027.

［23］刘晓兰,陈丽,邓永平,等.离子交换色谱在蛋白质分离中的应用［J］.饲料研究,2013(10)：71-73.

［24］刘照胜,李永民,蒋生祥,等.多维高效液相色谱分离模式组合［J］.色谱,1997,15(6)：490-493.

［25］Link A J，Washburn M P．Analysis of protein composition using multidimensional chromatography and mass spectrometry［J］．Curr Protoc Protein Sci，2014，78(1)：23.1.1-23.1.25.

［26］Wang H，Hanash S．Intact-protein analysis system for discovery of serum-based disease biomarkers［J］．Methods Mol Biol，2011，728：69-85.

［27］王明强,武金霞,张玉红,等.蛋白质相互作用实验技术的最新进展［J］.遗传,2013,35(11)：1274-1282.

［28］R. M. 特怀曼.蛋白质组学原理［M］.王恒樑,袁静,刘先凯,等译.北京：化学工业出版社,2007：135-136.

［29］黄欣媛,范红波.酵母双杂交及其衍生系统［J］.生物技术通报,2014(1)：75-82.

［30］Kim K H，Yeo S G，Yoo B C，et al．Identification of calgranulin B interacting proteins and network analysis in gastrointestinal cancer cells［J］．PLoS One，2017，12(2)：e171232.

［31］Burckstummer T，Bennett K L，Preradovic A，et al．An efficient tandem affinity purification procedure for interaction proteomics in mammalian cells［J］．Nat Methods，2006，3(12)：1013-1019.

［32］M. R. 威尔金斯,R. D. 阿佩尔,K. L. 威廉斯,等.蛋白质组学研究——概念、技术及应用［M］.2版.张丽华,梁振,张玉奎,等译.北京：科学出版社,2010：127-128.

［33］ Li Y. Commonly used tag combinations for tandem affinity purification［J］. Biotechnol Appl Biochem，2010，55(2)：73-83.

［34］ Schäffer U，Schlosser A，Müller K M，et al. SnAvi — a new tandem tag for high-affinity protein-complex purification［J］. Nucleic Acids Res，2010，38(6)：e91.

［35］ 梁丽.青蒿素分子和立体结构测定的历史回顾［J］.生物化学与生物物理进展，2017，44(1)：6-16.

［36］ 华庆新.X射线晶体衍射是解析出青蒿素三维结构的唯一方法［J］.生物化学与生物物理进展，2017，44(1)：17-20.

［37］ Bahar I，Atilgan A R，Jernigan R L，et al. Understanding the recognition of protein structural classes by amino acid composition［J］. Proteins，1997，29(2)：172-185.

［38］ 刘桂霞.蛋白质关联图预测研究［D］.长春：吉林大学，2007.

［39］ Zhang T L，Ding Y S，Chou K C. Prediction protein structural classes with pseudo-amino acid composition：approximate entropy and hydrophobicity pattern［J］. J Theor Biol，2008，250(1)：186-193.

［40］ He J，Hu H J，Harrison R，et al. Rule generation for protein secondary structure prediction with support vector machines and decision tree［J］. IEEE Trans Nanobioscience，2006，5(1)：46-53.

［41］ 王超，朱建伟，张海仓，等.蛋白质三级结构预测算法综述［J］.计算机学报，2018，41(4)：760-779.

［42］ 周建红，艾观华，方慧生，等.蛋白质结构从头预测方法研究进展［J］.生物信息学，2011，9(1)：1-5.

［43］ Lee J E，Song M Y，Shin S K，et al. Mass spectrometric analysis of novel phosphorylation sites in the TRPC4beta channel［J］. Rapid Commun Mass Spectrom，2012，26(17)：1965-1970.

［44］ Zhao Y，Law H C，Zhang Z，et al. Online coupling of hydrophilic interaction/strong cation exchange/reversed-phase liquid chromatography with porous graphitic carbon liquid chromatography for simultaneous proteomics and N-glycomics analysis［J］. J Chromatogr A，2015，1415：57-66.

［45］ Totten S M，Feasley C L，Bermudez A，et al. Parallel comparison of N-linked glycopeptide enrichment techniques reveals extensive glycoproteomic analysis of plasma enabled by SAX-ERLIC［J］. J Proteome Res，2017，16(3)：1249-1260.

［46］ Devaux P G，Horning M G，Hill R M，et al. O-benzyloximes：derivatives for the study of ketosteroids by gas chromatography. Application to urinary steroids of the newborn human［J］. Anal Biochem，1971，41(1)：70-82.

［47］ 李萌，吴涛，季光，等.代谢组学在中医药治疗非酒精性脂肪肝研究中的应用［J］.世界华人消化杂志，2015，23(7)：1045-1051.

［48］ Holmes E，Wilson I D，Nicholson J K. Metabolic phenotyping in health and disease［J］. Cell，2008，134(5)：714-717.

［49］ Nicholson J K，Lindon J C，Holmes E. 'Metabonomics'：understanding the metabolic responses of living systems to pathophysiological stimuli via multivariate statistical analysis of biological NMR spectroscopic data［J］. Xenobiotica，1999，29(11)：1181-1189.

［50］ 贾伟.医学代谢组学［M］.上海：上海科学技术出版社，2011.

［51］ Taylor J，King R D，Altmann T，et al. Application of metabolomics to plant genotype discrimination using statistics and machine learning［J］. Bioinformatics，2002，18(Suppl 2)：S241-S248.

［52］ Lindon J C，Nicholson J K，Holmes E，et al. Summary recommendations for standardization and reporting of metabolic analyses［J］. Nat Biotechnol，2005，23(7)：833-838.

[53] 袁凯龙,石先哲,路鑫,等. 洛沙坦治疗糖尿病的气相色谱代谢组学[J]. 中国医学科学院学报,2007,29(6)：719-724.

[54] 陈黎,王淑玲,孔令万,等. 儿童哮喘患者尿液中小分子代谢物分析[J]. 医学研究杂志,2016,45(9)：67-71.

[55] 吉仙枝. 气相色谱-质谱联用法测定食品中的多氯联苯技术研究[J]. 三门峡职业技术学院学报,2014,13(2)：109-112,124.

[56] Plumb R S, Stumpf C L, Gorenstein M V, et al. Metabonomics：the use of electrospray mass spectrometry coupled to reversed-phase liquid chromatography shows potential for the screening of rat urine in drug development[J]. Rapid Commun Mass Spectrom,2002,16(20)：1991-1996.

[57] 欧阳昕,彭华明,陈珍,等. 基于核磁共振的代谢组学方法在狼疮性肾炎外周血清代谢物检测效果的研究[J]. 白求恩医学杂志,2016,14(1)：7-10.

[58] 严士海,朱萱萱. 代谢组学在疾病诊断中的应用研究进展[J]. 现代中西医结合杂志,2007,16(5)：711-712.

[59] 郭玲玲,吴巧凤,李亮,等. 基于 NMR 的代谢组学技术在疾病诊断研究中的应用[J]. 现代诊断与治疗,2007(4)：227-231.

[60] Ramadan Z, Jacobs D, Grigorov M, et al. Metabolic profiling using principal component analysis,discriminant partial least squares, and genetic algorithms[J]. Talanta,2006,68(5)：1683-1691.

[61] Westerhuis J A, van Velzen E J, Hoefsloot H C, et al. Multivariate paired data analysis：multilevel PLSDA versus OPLSDA[J]. Metabolomics,2010,6(1)：119-128.

[62] Madsen R K, Lundstedt T, Gabrielsson J, et al. Diagnostic properties of metabolic perturbations in rheumatoid arthritis[J]. Arthritis Res Ther,2011,13(1)：R19.

[63] Qiu Y, Cai G, Su M, et al. Urinary metabonomic study on colorectal cancer[J]. J Proteome Res,2010,9(3)：1627-1634.

[64] 鲁卫平. 生物信息学的现状和展望[J]. 国外医学(临床生物化学与检验学分册),2002,23(5)：254-255,274.

[65] Luscombe N M, Greenbaum D, Gerstein M. What is bioinformatics? A proposed definition and overview of the field[J]. Methods Inf Med,2001,40(4)：346-358.

[66] Collins F S, Patrinos A, Jordan E, et al. New goals for the U. S. Human Genome Project：1998-2003[J]. Science,1998,282(5389)：682-689.

[67] 李兵,罗静初,潘卫,等. 分子生物学数据库及相关软件的开发利用[J]. 遗传,1999,21(4)：52-53.

[68] 贾栋,贾小云,马瑞燕. 生物信息学数据库及查询[J]. 山西农业大学学报(自然科学版),2013,33(6)：520-525.

[69] 万跃华,何立民. 网上生物信息学数据库资源[J]. 情报学报,2002,21(4)：497-512.

[70] 李潇. 鸟枪法测序获得果蝇基因组测序成功[J]. 生物化学与生物物理学报,2000,32(4)：368.

[71] 罗春清,杨焕明. 微生物全基因组鸟枪法测序[J]. 遗传,2002,24(3)：310-314.

[72] 汪岩. 金黄地鼠白化性状发生机制的研究[D]. 沈阳：沈阳农业大学,2016.

[73] 复旦大学. 概率论[M]. 北京：人民教育出版社,1979：1-2.

[74] 刘明吉,王秀峰,黄亚楼. 数据挖掘中的数据预处理[J]. 计算机科学,2000,27(4)：54-57.

[75] 罗森林,潘丽敏,马俊. 生物信息处理技术与方法[M]. 北京：北京理工大学出版社,2015：52-76.

[76] 李鹏玺. 基于大数据的高维数据挖掘研究[J]. 信息与电脑(理论版),2015(15)：114-115.

[77] 夏果,廖芳芳,邹延峰,等. 基因与环境交互作用分析方法在复杂疾病研究中的应用[J]. 中国卫生统计,2009,26(1)：87-90.

[78] 贺永恒. 基于多位点连锁不平衡度量的标签 SNP 选择方法研究[D]. 长沙：中南大学,2014.

［79］李霞. 生物信息学［M］. 北京：人民卫生出版社，2015：402-403.

［80］Liao B，Wang X，Zhu W，et al. New multilocus linkage disequilibrium measure for tag SNP selection［J］. J Bioinformatics Comput Biol，2017，15(1)：1750001.

［81］宋庆峰，张红星，马亦龙，等. 复杂疾病的遗传易感基因区域的精细定位［J］. 遗传，2014，36(1)：2-10.

［82］徐海明，朱军. 复杂疾病/性状的基因定位［J］. 生命科学，2004，16(4)：259-260.

［83］Barrett J C. Haploview：Visualization and analysis of SNP genotype data［J］. Cold Spring Harb Protoc，2009，2009(10)：71.

［84］Purcell S，Neale B，Todd-Brown K，et al. PLINK：a tool set for whole-genome association and population-based linkage analyses［J］. Am J Hum Genet，2007，81(3)：559-575.

3

临床精准分子诊断学常用技术

临床分子诊断的高速发展与分子诊断技术息息相关。1953 年，詹姆斯·沃桑(James Watson)和弗朗西斯·克里克(Francis Crick)发现了 DNA 双螺旋结构，为人类揭开了生命本质的神秘面纱，随后，一系列分子生物学新技术相继出现，如 Sanger 法测序技术、放射性/非放射性同位素标记技术、基因工程技术、聚合酶链反应(PCR)技术、毛细管电泳技术、实时荧光定量 PCR(qPCR)技术、基因芯片技术、第二代基因测序技术等。2003 年，人类基因组计划初步完成，标志人类正式迈进基因组时代。随着测序技术与设备的快速发展，针对个人的基因测序成为现实，人类进入了精准医学时代。近年来，交叉前沿技术如太赫兹光谱技术、拉曼光谱技术等越来越多地运用于生物医学研究工作中，彻底打破了常规的分子诊断方式，推动分子诊断技术向着高效、便捷、灵敏和无创伤的方向发展。随着分子生物学和分子遗传学的发展，越来越多的分子诊断学技术已经应用于疾病的诊断。如何应用分子诊断技术对疾病进行精准检验，已成为精准医学的一个重要内容，也是实现个体化医疗的重要前提。本章将重点讨论现阶段临床精准分子诊断常用技术与其临床应用及面临的挑战等。

3.1　临床检测标本制备技术

常规 PCR 是 DNA 的体外扩增技术，其扩增的模板是 DNA 分子，因此制备符合 PCR 反应要求的 DNA 模板是 PCR 能否成功的关键环节。分子生物学所涉及的生物大分子主要有三大类：DNA、RNA 和蛋白质。其中，DNA 经过分离纯化后可以直接作为 PCR 的模板；而 RNA 不能直接作为 PCR 的模板，只有经过分离纯化之后再反转录合成的 cDNA 才能用于 PCR。蛋白质需要分离纯化后才能用于后续反应。

3.1.1　DNA 制备技术

DNA 提取是指将生物材料中的 DNA 从其他大、小分子中分离出来，尤其是与组织细胞的主要组成成分蛋白质分开。一般真核细胞基因组 DNA 有 $10^7 \sim 10^9$ bp，可以从新鲜组织、培养细胞或低温保存的组织细胞中提取,通常在乙二胺四乙酸(ethylenediamine tetraacetic acid,EDTA)以及十二烷基硫酸钠(sodium dodecylsulfate,SDS)等试剂存在下用蛋白酶 K 消化细胞,随后用苯酚/氯仿抽提。这一方法获得的 DNA 不仅经酶切后可用作 PCR 的模板,而且还可用于 DNA 印迹分析、基因组文库构建等实验研究。提取 DNA 时,根据材料的性质和来源不同,需要采取不同的材料处理方法,而后的提取方法大体类似。但都应考虑以下两个原则:① 防止和抑制 DNA 酶(DNase)对 DNA 的降解;② 尽量减少对溶液中 DNA 的机械剪切破坏。

3.1.1.1 基因组 DNA 的提取

DNA 提取分为 3 个基本步骤,每个步骤的具体方法可根据样品种类、影响提取的物质以及后续步骤的不同而有区别。① 生物材料的获得及利用采取研磨或者超声的方法破碎组织细胞,并通过加入去污剂除掉膜脂。② 加入蛋白酶、醋酸盐沉淀蛋白质,或者加入苯酚/氯仿抽提,以除掉细胞内的蛋白质,如与 DNA 结合的组蛋白。③ 将 DNA 在冷乙醇或异丙醇中沉淀,因为 DNA 在酶中不溶而聚集在一起,该步骤也能除掉大多数盐分。

3.1.1.2 DNA 含量的检测和纯化

1) 利用分光光度法检测 DNA 含量

(1) 取两只清洁的比色杯,各加入 2 ml 0.1 mol/L NaOH 校正零点。

(2) 以其中的一只比色杯作为空白对照,在另一只比色杯中加入 4 μl DNA 溶液,再加入 0.1 mol/L NaOH 至 2 ml 混匀。

(3) 测定波长为 260 nm 时的吸光度值(A),再将波长调至 280 nm 测其吸光度值。

(4) 根据 $A_{260}=1$ 时,双链 DNA 浓度为 50 μg/ml,单链 DNA 或 RNA 浓度为 40 μg/ml,按计算公式[样品 DNA 浓度(μg/ml)$=A_{260} \times 40$ μg/ml × 稀释倍数]计算样品的 DNA 浓度。

2) 利用凝胶电泳法检测 DNA 含量

取 2~5 μl DNA 溶解液与 0.4 μl 6× 上样缓冲液混合,用 0.75% 琼脂糖凝胶[含溴乙锭(EB)0.5 μg/ml]电泳检测。溴乙锭可迅速嵌于 DNA 双螺旋结构中,嵌入 DNA 中的溴乙锭受紫外光激发而发出荧光,这种荧光强度与 DNA 总质量数成正比,通过比较样品与标准品的荧光强度,对样品中的 DNA 进行定量。

通过胶回收法纯化 DNA。首先利用琼脂糖凝胶电泳将不同分子量的 DNA 片段分开,然后将某一特定分子量区域的琼脂糖凝胶切下,利用 DNA 提取试剂盒将 DNA 从琼脂糖凝胶中溶出并浓缩或沉淀出来。

3.1.2 RNA 制备技术

真核生物基因组中的遗传信息是通过基因激活转录出 mRNA 再合成蛋白质表达功能的,所以特定基因的 mRNA 表达水平反映了该基因的活性状态。在研究特定基因是否表达 mRNA 产物以及分析其产物结构与表达量时，需要提取特定 mRNA 或总 RNA，然后反转录成 cDNA，cDNA 才能作为 PCR 的模板进行 PCR 扩增。

RNA 提取即是将 RNA 从含有蛋白质和 DNA 等其他生物大分子的细胞（组织）裂解液中抽提出来。

3.1.2.1　RNA 提取技术的基本原理

盐酸胍或异硫氰酸胍是已知作用极强的蛋白质变性剂，能够快速彻底地裂解细胞释放 RNA，同时又能迅速使 RNA 酶失活，避免 RNA 被降解。苯酚也能使蛋白质变性而且能够溶解大多数蛋白质。氯仿不但有一定的蛋白质变性作用，而且能使有机相和水相迅速分离。如果将组织细胞裂解物与苯酚/氯仿充分混合，在酸性（pH 值<5.6）条件下，蛋白质、DNA 和 RNA 会进入不同的相分布中，其中大多数蛋白质进入下层有机相，DNA 和某些变性蛋白质进入位于上、下两层界面处的中间层，而 RNA 则进入上层水相。异丙醇能破坏 RNA 分子周围的水化层，将异丙醇加入上层 RNA 水溶液，就可沉淀出 RNA。

3.1.2.2　RNA 提取的方法步骤

（1）组织匀浆化。

（2）分离 RNA。加入氯仿，以利于蛋白质进一步变性及有机相和水相分层。

（3）沉淀 RNA。加入异丙醇，以沉淀 RNA。

（4）RNA 的洗涤脱盐。用 75% 的乙醇洗涤 RNA 沉淀脱盐。

（5）RNA 的干燥和再溶解。

3.1.2.3　RNA 的质量、纯度鉴定和浓度测定

取 1～2 μl RNA 样品在 1% 琼脂糖凝胶上进行电泳，检查 RNA 的质量，主要观察 28S rRNA、18S rRNA 和 5S rRNA 三条带是否清晰，有无降解，以及是否有 DNA 污染。如果 RNA 条带出现清晰干净的 28S rRNA、18S rRNA 和 5S rRNA 三条带，其中 28S rRNA 条带的亮度约为 18S rRNA 条带的 2 倍，表明 RNA 无显著的降解、无明显的 DNA 污染，图 3-1 给出了一个代表性的实验结果。

取 1～2 μl RNA 样品溶于 1 ml 超纯水中，用紫外分光光度法测定吸光度值。以 A_{260} 值计算 RNA 的浓度，计算公式为：

质量浓度（g/L）=40×A_{260}×稀释倍数/1 000

以 A_{260}/A_{280} 的比值表示其纯度，比值在 1.8～2.0 为纯的 RNA，比值低于 1.8，说明 RNA 样品有蛋白质或酚的污染，需要用氯仿重新抽提。

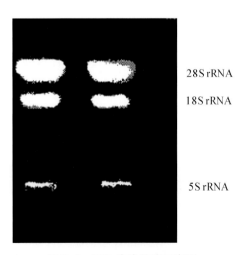

图 3-1　RNA 电泳结果示意图

3.1.2.4　RNA 提取过程中的常见问题及解决方法

（1）RNA 得率过低或有大量的蛋白质等污染。可能原因是细胞或组织裂解或匀浆处理不彻底。解决方法：宜减少样品使用量，增加裂解液用量，或增加匀浆和裂解时间。

（2）RNA 降解严重。可能原因有以下几个。① 提取的材料不新鲜。新鲜组织取得后应立即置于液氮中或立即放入 RNA 保存试剂中，以保证提取效果。② 处理样品量过大、时间过长或样品与提取试剂体积比过小。③ 污染了 RNA 酶。解决方法：虽然试剂盒中提供的缓冲液都不含 RNA 酶，但使用过程中很容易污染 RNA 酶，因此应小心操作。

（3）DNA 污染。可能原因如下。① 处理样品量过大。② 有些样品本身 DNA 酶含量较高，可使用 DNA 酶处理。解决方法：得到的 RNA 溶液可加入 DNA 酶处理，处理后直接用于后续实验，也可用试剂盒再进行一次纯化。

3.1.3　蛋白质制备技术

为了纯化细胞蛋白质，采用有效的方法进行细胞破碎和固-液分离是必要的。该步骤是目的蛋白质初级分离纯化阶段的重要环节，直接影响产物的回收率，也可影响产物的纯度。

目前已建立很多破碎细胞、释放细胞内容物的方法，根据作用方式不同基本可以分为两大类：机械法和非机械法。传统的机械法包括匀浆、研磨、压榨、超声等方法；常见的非机械法包括渗透、酶溶、冻融、化学等方法；其中一些新的方法也在不断发展和完善，如激光破碎、冷冻喷雾、相向流撞击等。

经典的细胞蛋白质分离纯化流程由下述步骤组成：清洗组织或细胞；裂解细胞；离心除去膜组分等获得可溶性蛋白质（目的蛋白是膜蛋白用去污剂处理的）；通过离心、层析、电泳等方法进一步纯化，得到产物蛋白质。

细胞破碎前，组织一般用缓冲盐溶液洗去残留血液和污染物；培养细胞通常用缓冲盐溶液混悬后离心，除去残留培养液等。细胞破碎获得的抽提物称为匀浆。匀浆根据不同需要可以在 $12\,000 \times g$ 离心 10 min 到 $100\,000 \times g$ 离心 1 h 范围内离心。沉淀主要含有膜组分等，弃去。上清含有目的蛋白，称为粗提物。如果粗提物含有漂浮颗粒，可用纱布或玻璃纤维滤去后再进一步纯化。各种组织和细胞的常用裂解方法如表 3-1 所示。

表 3-1　各种组织和细胞裂解方法

细胞裂解方法	组　织　种　类
旋刀式匀浆	大多数动、植物组织
手动式匀浆	柔软的动物组织
超声	细胞混悬液

细胞裂解方法	组 织 种 类
高压匀浆	细菌、酵母、植物细胞
研磨	细菌、植物细胞
高速珠磨	细胞混悬液
酶溶	细菌、酵母
去污剂渗透	组织培养细胞
有机溶剂渗透	细菌、酵母
低渗裂解	红细胞、酵母
冻融裂解	培养细胞

3.1.3.1 匀浆

匀浆是破碎机体软组织最常用的方法之一。它的工作原理是通过固体剪切力破碎组织和细胞，释放蛋白质进入溶液。

3.1.3.2 超声

输入高能超声波可以破碎细胞，其机制可能与超声波作用于溶液时气泡产生、长大和破碎的空化现象有关。空化现象引起的冲击波和剪切力使细胞裂解。超声破碎的效率取决于声频、声能、处理时间、细胞浓度及细胞类型等。

3.1.3.3 高压匀浆

细胞悬液从高压室的环状隙高速喷射到静止的撞击环上被迫改变方向，经出口管流出。在此过程中细胞经历了高速造成的剪切、碰撞及高压到常压的变化，从而破碎释放内含物。增加压力或增加破碎次数都能提高破碎效率，但压力增加到一定程度零部件磨损较大。通常撞击环较易磨损，应定期更换。为防止污染，使用前后高压室至出口管需彻底清洁。

3.1.3.4 研磨

研磨是破碎单一细胞的有效措施，借助研磨中磨料和细胞间的剪切及碰撞作用破碎细胞。常用的磨料为沙子、氧化铝。在研钵内样品与磨料被研磨成厚糊状。一次破碎的细胞量湿重可达 30 g。

3.1.3.5 （高速）珠磨

该法应视为研磨法的扩展。它用玻璃珠替代磨料。小量样品（湿重不超过 3 g）可在试管内进行，大量样品需使用特制的高速珠磨机。

3.1.3.6 酶溶

酶溶法是用生物酶将细胞壁和细胞膜消化溶解的方法。因此利用此方法处理细胞必须根据细胞的结构和化学组成选择适当的酶。常用的酶有溶菌酶、β-1,3-葡聚糖酶、β-1,6-葡聚糖酶、蛋白酶、甘露糖酶、糖苷酶、肽链内切酶、壳多糖酶等。细菌主要用溶菌酶处理,酵母需要用几种酶进行复合处理。使用溶酶系统时需注意控制温度、酸碱度、酶用量、先后次序及时间。

3.1.3.7　化学渗透

有些有机溶剂(如苯、甲苯)、抗生素、表面活性剂(SDS、Triton X-100)、金属螯合剂(EDTA)、变性剂(盐酸胍、脲)等化学药品都可以改变细胞壁或细胞膜的通透性,使内含物有选择地渗透出来。这种处理方式就是化学渗透法。

3.1.3.8　其他方法

其他较常见的细胞裂解方法还有低渗裂解法、冻融裂解法等。低渗裂解法是无胞壁细胞在低渗溶液中通过渗透张力作用裂解的方法,常用于红细胞的裂解。冻融裂解法是反复冻融几次裂解细胞的方法,它仅适用于提取非常稳定的蛋白质。对于韧性很强的组织如皮肤、肌腱等,可用液氮冻硬使其变脆后敲碎成小块,然后在研钵中加液氮研磨成粉后再加缓冲液溶解。

3.2　核酸分子杂交技术

核酸分子杂交(molecular hybridization)技术,是利用现代分子生物学技术手段,从分子水平探讨组织细胞内特定基因的表达变化规律并阐明细胞功能调节机制的一种极为重要的方法,在一定程度上具有其他生物检测技术所不能替代的作用。因此,分子杂交技术的诞生和发展在生命科学发展史上具有划时代的意义。

核酸分子杂交技术是用特定标志物标记已知核酸碱基序列,即在所谓核酸探针(以下简称探针,probe)的基础上,将该标记探针以碱基互补配对原则与组织细胞中的待测核酸进行特异性的杂交结合,形成标记探针与待测核酸的杂交体,最后利用各种标志物的显示技术,在光学显微镜、荧光显微镜或电子显微镜下探查待测目标核酸(mRNA或DNA)的存在及位置。可见,核酸分子杂交技术的核心就是使带有标志物的核酸探针与待测核酸形成杂交体。理论上,探针与待测核酸形成杂交体的前提有两点,缺一不可:一是上述两种来源的核酸应该都是以单链的形式存在;二是两种单链核酸之间必须有一定程度的互补序列。前者要求如果待测目标核酸是DNA时,必须先进行DNA的变性,即将双螺旋结构的DNA解链形成单链DNA;而后者碱基序列的互补性则保证了两种核酸分子杂交过程的顺利完成,同时也决定了探针与待测核酸杂交的特异性。

一旦探针与待测目标核酸形成杂交体,便可对杂交体进行观察分析。这有赖于两个方面的条件或准备:其一,探针的标记,要求杂交前的探针必须进行有效标记;其二,具备对携带有标志物的杂交体进行检测的有效技术——显示技术(technique of visualization)。因此,分子杂交技术的产生与发展同时带动了相关生物技术的发展,主要包括核酸探针的制备技术、核酸探针的标记技术和核酸探针的检测技术等。

3.2.1 核酸分子杂交技术的概念

事实上,核酸分子杂交反应的实质就是核酸探针与待测靶核酸的相互反应;而抗原-抗体、外源性凝集素-糖类、亲和素-生物素、受体-核酸的杂交在广义上也属于探针-靶分子反应。与分子杂交反应不同的是,蛋白质探针(如抗体)与特异靶分子的结合是通过混合力(疏水作用、离子键及氢键)与少数特异结合位点相互作用得以实现的;而核酸探针与待测靶核酸的反应则是根据杂交体的长短不同,在几十、几百甚至上千个位点上互补碱基对通过氢键结合而实现的。因为有机溶剂可降低杂交体的稳定性,所以疏水作用对待测靶核酸的结合也有一定作用,但对其特异性影响甚微。

3.2.2 核酸分子杂交技术的类型

核酸分子杂交按杂交反应进行的环境可分为固相杂交和液相杂交两种类型。固相杂交是将参加杂交反应的一条核酸先固定在固体支持物上,如硝酸纤维素膜、尼龙膜、乳胶颗粒、磁珠和微孔板等,而另一条核酸则游离在溶液中,即靶核酸和探针核酸分别位于固体支持物上和溶液中。在液相杂交中参加反应的两条核酸都游离在溶液中。

3.2.3 荧光原位杂交技术

荧光原位杂交(fluorescence *in situ* hybridization,FISH)技术是一种重要的非放射性原位杂交技术,其诞生与发展离不开染色体基因定位技术的发展。其基本原理是利用与待检验的染色体或 DNA 纤维切片上的靶 DNA 互补的核酸探针进行染色体水平上的原位杂交。其间,核酸探针与染色体或 DNA 纤维切片上的靶 DNA 经过变性、退火、复性等步骤后即可形成靶 DNA 与核酸探针特异性结合的杂交体。用于 FISH 技术的探针可以是被荧光分子直接标记在其上的某个核苷酸上而得到的,又称直接标记探针;也可以先将核酸探针的某一种核苷酸标记上一些中间分子如生物素或地高辛等,然后利用该中间分子与荧光素标记的特异亲和素进行免疫组织化学反应加以显示,称为间接标记探针。最后经荧光检测系统在荧光显微镜下进行定性、定量或相对定位分析。一般来说,间接标记法的优点是,被检信号可以被尽可能地放大,从而提高 FISH 的阳性检出率。

3.2.3.1 荧光原位杂交染色体标本的制备

一般来说,FISH 技术所要检测的靶 DNA 或 RNA 固定在载玻片上的细胞核内。细胞可以是贴壁细胞或是悬浮细胞(细胞悬液),细胞可以处于分裂期或分裂间期状态。另外,组织切片可以制作成冷冻切片、石蜡包埋组织切片、新鲜细胞印片、血涂片甚或组织芯片以备杂交用。

3.2.3.2 荧光原位杂交技术中的探针

1) 探针的种类

在 FISH 技术中常用的探针按其 DNA 来源不同可分为：① DNA 涂染探针，如全染色体涂染探针、染色体臂涂染探针、染色体特异性区带涂染探针；② DNA 单一序列探针，如各类人工染色体探针，包括酵母人工染色体（YAC）探针、噬菌体人工染色体（PAC）探针、细菌人工染色体（BAC）探针；③ 由黏粒（cosmid）、λ 噬菌体和细菌质粒携带的更小片段的 DNA 探针。

2) 探针的荧光标记

用于探针标记的荧光染料有许多种，最常用的包括红色荧光染料［罗丹明（rhodamine）、得克萨斯红（Texas red）］和绿色荧光染料［异硫氰酸荧光素（FITC）］，其他还包括蓝色荧光染料和黄色荧光染料等。表 3-2 列出了常用的荧光标记分子。

表 3-2　常用的荧光标记分子

荧 光 标 记 分 子	最大激发光(nm)	最大发射光(nm)	荧　光
氨甲基香豆素乙酸酯(AMCA)	358	450	蓝
异硫氰酸荧光素(FITC)	495	515	绿
罗丹明	550	575	红
得克萨斯红	595	615	深红
Cy5	650	670	不可见红外光

3.2.3.3 实验中存在的问题与经验体会

1) 染色体标本制备过程中的问题与经验体会

（1）制备良好的中期染色体分裂象是中期 FISH 成功的基本保证。秋水仙碱的作用时间也很重要，一般以 1 h 为宜。作用时间长，染色体过度收缩，导致染色体缩短，难以辨认；作用时间短，则分裂象太少。低浓度秋水仙碱作用 4～6 h 可获得较好的效果。另外，若制片后染色体分裂象不好，可用蒸汽熏蒸 2～3 s 后立即放入 4℃ 冰箱，10 min 后转入 −70℃ 保存。

（2）在细胞培养中，无菌操作是关键。培养液不能受到污染。

（3）所有试剂不能失效，特别是植物凝集素（phytohemagglutinin，PHA），既要使淋巴细胞转化，又不能过量。

（4）选用优质、无菌的小牛血清。

（5）不同染色体标本制备过程中，细胞培养的时间可不尽相同，但一般在 72 h 左右。

（6）在几种伸展染色质的制备方法中，甲酰胺处理法为使用 70％的甲酰胺 2×SSC 溶液，其余步骤与碱处理法相同。碱处理法可以完全破坏细胞核，使玻片表面的 DNA 分子呈网状，甲酰胺处理法要温和一些，适合较长探针的杂交。

（7）接触洗液时，应戴上手套、围裙等防护品，加强自我防范意识很有必要。

2）染色体显带过程中的问题与经验体会

（1）在高分辨率 G 显带过程中，高分辨率染色体重叠多，应增加固定次数和固定时间。可置于 4℃冰箱中存放 24 h 后制片，用高距离滴片，以使染色体分散开。

（2）细胞培养同步化后，如果用 5-溴-2-脱氧尿苷（5-bromo-2-deoxyuridine，BrdU），则需加黑物包装进行暗培养。

（3）放线菌素 D 是致畸剂和致癌剂，配制该溶液时必须戴手套并保持通风操作，而不能在开放的实验桌面上进行。谨防吸入药粉或让其接触到眼睛或皮肤。

3）FISH 检测过程中的问题与经验体会

（1）在杂交过程中，盖玻片盖上后不能再移动，否则有可能破坏分裂象。封片一定要严，有条件的最好用橡胶水泥（rubber cement）封片。

（2）在信号扩增过程中，能否得到信号强、背景低的 FISH 结果是关键的一步。整个过程要保持标本湿润，否则会造成高背景。若为小片段标本，则需 2～3 次放大，方可显示出杂交信号。

（3）杂交后标本应尽快进行检测，迅速寻找到好的杂交信号拍照，在荧光显微镜下，每一次激发都会减弱信号强度，不观察时应立即关闭显微镜。若杂交后不能立即观察，则应将标本平放于暗盒中，在 -20℃下保存不超过 2 周。

3.2.3.4 应用

FISH 技术不但可以用于已知基因或序列的染色体定位，还可以用于未克隆基因或遗传标记及染色体畸变的研究[1]。在基因定性、定量、整合及表达等方面的研究中具有得天独厚的优势：① 荧光试剂和探针经济、安全；② 探针标记较稳定，一次标记后可在两年内使用；③ FISH 技术可定位长度在 1 kb 以内的 DNA 序列，与其他非放射性标记的探针相比，其杂交的敏感性明显增高，其灵敏度与放射性探针不相上下；④ FISH 实验周期短，能迅速得到结果，特异性强，定位准确；⑤ 多色 FISH 技术通过在同一个核中显示不同的颜色可同时检测多种基因序列；⑥ 可以选择在玻片上显示中期染色体的数量或结构的变化，也可以在悬液中显示间期染色体 DNA 的结构。

3.3 核酸扩增技术

在过去的 20 年里，核酸扩增技术（nucleic acid amplification technology，NAAT）作为分子生物学的核心技术得到了迅猛的发展和应用。特别是在疾病的临床诊断中，核酸扩增技术以其快速、灵敏和特异的优势,不仅日益取代了传统的诊断方法,而且使以往无法完成的诊断成为可能。PCR是核酸扩增技术的典型代表,该技术是由美国PE-Cetus公司人类遗传研究室的Mullis等于1985年发明的,它以线性DNA为模板进行复制反应。PCR反应通常在温度循环器(thermocycler)中进行,该装置可为PCR反应提供所需的高温、低温和中温环境。每次三个阶段构成一个循环。PCR反应每经过一个循环,目标基因的数目就扩增1倍。这样,在经过N个循环后,一个目标基因分子就可能被扩增到2^N个。

由于PCR具有温度循环依赖性的特点,核酸扩增技术分为两大类:以PCR为代表的核酸非恒温扩增技术和核酸恒温扩增技术。

3.3.1 PCR技术

PCR是20世纪80年代中期发展起来的体外核酸扩增技术。PCR是在体外模仿体内的DNA复制条件进行DNA大量快速复制的过程,具有特异、敏感、产率高、快速、简便、重复性好、易自动化等突出优点;可以从一根毛发、一滴血甚至一个细胞中于数小时内将所要研究的目的基因或某一DNA片段扩增至十万乃至百万倍,以获得足量的DNA供分析研究和检测鉴定。其基本过程是以特定的靶DNA片段为模板,以基因片段特异性的引物为延伸起点,在耐热DNA聚合酶催化下,通过反复的高温变性、低温退火、中温引物延伸等步骤,快速、特异地在体外复制出目的DNA片段。其特点是每次新合成的DNA片段都和其母链一样可以作为下一个循环过程中DNA复制的模板,因此可以实现对特定核酸片段的指数级扩增(见图3-2)。

3.3.1.1 PCR过程

PCR进程由变性—退火—延伸三个基本反应步骤反复重复进行构成。① 高温时模板DNA的热变性(denaturation),PCR反应液中的模板DNA加热至93～96℃一定时间(10～30 s)后,模板DNA双链或经PCR扩增形成的双链PCR产物发生双螺旋的氢键断裂而变性解链成单链DNA,成为合成DNA的活性模板。② 低温时模板DNA与引物的退火(annealing),当反应体系温度降至特定的温度即引物的解链温度(Tm值)左右或以下(一般为50～55℃)时,经加热变性成单链的模板DNA与引物以碱基互补配对的方式特异性结合,形成引物-模板复合物。由于引物浓度远大于模板浓度,该过程是由引物驱动的。③ 中温时引物的延伸(elongation),在将反应体系升温到60～75℃时单链DNA模板-引物结合物可被DNA聚合酶识别,并在Taq DNA聚合酶的作用下,以4种脱氧核苷三磷酸(dNTP)为反应原料,单链DNA为模板,按碱基互补配对方式,从5′向3′方向合成一条新的与模板DNA链互补的DNA链,使单链DNA模板重新成为双链,从而完成DNA靶序列的半保留复制。每完成这样一个循环需2～4 min。PCR的变性—退火—延伸三个反应步骤反复进行,使特异DNA片段拷贝数呈指数级

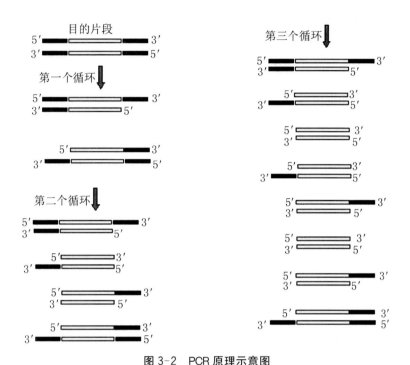

图 3-2　PCR 原理示意图

此为 PCR 反应的前三个循环的示意图

上升。这样经过 $2\sim3\,h$ 可完成 $30\sim40$ 个循环，PCR 产物量最高可达起始模板量的 2^{30} 倍以上(见图 3-2)。

3.3.1.2　PCR 的主要应用

最初建立 PCR 是为了扩增已知序列的靶基因，因为在 PCR 方法问世以前，要获得一个靶基因必须建立基因组文库，然后从成千上万个菌落中通过 DNA 印迹法筛选出含有靶基因的克隆，有时甚至要通过免疫学方法筛选，既费时又费钱，特别是在克隆真核基因时难度更大。建立 PCR 方法以后，克隆已知序列的基因变得很容易。为了适应分子生物学的快速发展，PCR 方法也在不断发展，现在通过 PCR 方法可以克隆已知序列基因，甚至可以扩增新基因。PCR 现已应用于生命科学的各个领域，主要包括以下几个方面[2]。

1) 基础研究方面的应用

目前从事分子生物学实验的研究人员，几乎每天都在使用 PCR，可以说几乎没有一个分子生物学家是没有使用过 PCR 的。因此，PCR 与分子克隆一样是分子生物学实验室的常规方法，PCR 可用于达到以下几个方面的目的：① 扩增目的基因和检定重组子；② 克隆基因；③ 进行基因功能和表达调控研究；④ 进行基因组测序；⑤ 致突变。

2）临床上的应用

（1）在遗传性疾病诊断中的应用。人类的遗传性疾病是因为某一基因的碱基序列发生了突变，使之缺失或形成某一限制性内切酶的识别位点，通过 PCR -限制性片段长度多态性（PCR-restriction fragment length polymorphism，PCR-RFLP）分析，就可以从基因水平对遗传性疾病进行分析。血友病 A 是一种常见的遗传性出血性疾病，患者体内缺乏一种血液凝固初期必需的凝血因子Ⅷ。这是由于基因第 14 个外显子的第 336 位氨基酸的编码基因发生了突变，产生了一个新的 *Pst* Ⅰ酶切位点，因此可以用 PCR-RFLP 分析对血友病 A 进行诊断。PCR 还可用来检测遗传性耳聋和 Leber 遗传性视神经病。

1988 年，Chanberlain 首次将多重 PCR 应用于迪谢内肌营养不良（Duchenne muscular dystrophy，DMD）的检测。后来用于贝克肌营养不良的检测。Newton 等最早提出用等位基因特异 PCR（allele-specific PCR）检测人抗胰岛素基因缺陷。缺口 PCR（gap PCR）可用于地中海贫血的筛查。PCR 还广泛应用于孕早期诊断，防止有遗传性疾病婴儿出生，有利于优生优育、提高人口质量。

（2）在肿瘤研究中的应用。PCR 也已广泛应用于肿瘤的病因与发病机制研究以及肿瘤诊断与治疗的研究。例如，用差异显示 PCR 能针对不同肿瘤寻找其特异而敏感的标志物用于早期诊断、预后判断及疗效评估。化疗、放射治疗（放疗）和骨髓移植使癌症患者的存活率明显提高，不过，复发的风险仍然是完全治愈的显著障碍。因此，用定量 PCR 检测微小残留病变成为进一步改进治疗方案的关键步骤。检测这类复发在分子水平上产生的变化，可以根据不同患者在分子水平上出现的反应做出治疗决定。癌症的起因最终也可归结于单个细胞的分子发生改变，从而引起细胞的正常生理发生改变，导致细胞的异常增殖。通过单细胞 PCR 能找到单个细胞内的分子改变情况，从而促进肿瘤的病因及发病机制研究。PCR 还可用于肿瘤耐药基因表达研究。肿瘤对化疗药物耐药是肿瘤治疗的主要障碍，现在可用 qPCR 了解肿瘤的耐药情况，有效指导临床治疗策略的制订。

（3）在检测病原体中的应用。PCR 在临床上主要用于检测病原体，包括患者是否受到某种病原体的感染、食物中各种病原体的含量是否超标等。有多种 PCR 方法可以用来检测病原体，原则上讲凡是已知有特异标记的病原体都可用 PCR 进行鉴定。可用 PCR 检测的病原体包括各种细菌、病毒、沙眼衣原体、支原体、寄生虫等。

（4）在基因分型中的应用。PCR-序列特异性寡核苷酸探针（PCR-sequence specific oligonucleotide probe，PCR-SSOP）常用于对人类白细胞抗原（human leukocyte antigen，HLA）进行分型。当患者需要进行骨髓或器官移植时，首先必须进行组织配型。如果捐、受双方遗传基因型相符合，那么受者发生"排斥反应"的概率降低，移植的成功率也相对提高。因此，捐、受双方遗传基因型检测的准确度是关键。PCR-SSOP 法可提供精确配型,使骨髓移植成功率急速跃升。PCR 除了用于对人类白细胞抗原进行基因分型外,还广泛应用于微生物、昆虫、植物和动物。微生物分型可用于流行病学调查。对动植物的基因分型可对物种亲缘关系进行鉴定。Black 等率先将随机引物 PCR 技术应用于 4 种蚜虫的鉴别比较,他们用 10 个碱基的随机引物对 4 种蚜虫进行随机引物 PCR,结果表明,根据电泳图谱能明确区分这 4 种蚜虫。PCR－单链构象多态性(PCR-single-strand conformation polymorphism,PCR-SSCP)分析是一类更为精细的技术,它可以区分某一个基因内单个核苷酸的差异,被广泛应用于细菌、病毒及寄生虫等的分类,它不仅可区分不同的种,而且能把同一种的不同株区分开来。

3) 法医学中的应用

最早发现的 DNA 多态性是由单碱基变化造成的限制性片段长度多态性,于是人们就将 PCR-RFLP 用于法医学个体识别和亲子鉴定。后来发现 DNA,特别是非编码 DNA 有着丰富的多态性,如微卫星 DNA(即短串联重复,short tandem repeat,STR)序列存在于真核生物基因组的编码区和非编码区中,其重复次数在个体间存在差异。因此,大多数 STR 序列具有多态性,可作为重要的遗传标记,可使用 STR－PCR 对 STR 序列多态性进行检测,应用于法医学中的个体识别和亲子鉴定。应用 PCR 进行法医学鉴定的优点是样品用量小,只需要纳克(ng)级,甚至皮克(pg)级的 DNA 模板。由于 STR 的片段较短,很容易通过 PCR 扩增、电泳分型,更适用于对高度降解样本的检测。VNTR-PCR 也可用于法医学中的个体识别和亲子鉴定。

4) 在其他方面的应用

PCR 在流行病学研究中的应用,用于确定病原体和传染源,从而切断传播途径,控制疾病的传播。PCR 还常用于动物检疫和环境微生物的检测。

以上只列举了 PCR 的一些主要应用,在生命科学领域中的其他应用如表 3-3 所示。

表 3-3　PCR 技术的应用

研 究 内 容	一 般 应 用	特 殊 应 用
DNA 扩增	普通分子生物学研究	基因库扫描
制备/标记	基因探针制备	杂交或印迹
RT-PCR	RNA 分析	活动性的隐形病毒感染
犯罪检测	法医学	血迹 DNA 分析
微生物检测	感染或疾病检验	菌株分型或分析
循环测序	序列分析	快速 DNA 测序

（续表）

研究内容	一般应用	特殊应用
基因组参照点	基因作图研究	序列标记位点
mRNA 分析	基因发现	表达序列标签
已知突变检测	基因突变分析	囊性纤维化检测
定量 PCR	定量分析	5′-核酸酶检测
未知突变检测	基因突变分析	基于凝胶的 PCR 方法
产生新蛋白质	蛋白质工程	PCR 诱变
追溯性研究	分子考古学	恐龙 DNA 分析
性别或细胞突变点	单细胞分析	胎儿性别鉴定
冷冻切片研究	原位分析	DNA 或 RNA 定位

3.3.2　实时荧光定量 PCR 技术

qPCR 是 1996 年由美国应用生物系统公司（Applied Biosystems，ABI）推出的基因精确定量技术。它是在 PCR 反应体系中加入能够指示 DNA 片段扩增过程的荧光染料或荧光标记的特异性探针，通过对 PCR 过程中产生的荧光信号积累或对荧光标记的特异性探针释放的荧光信号进行检测记录，实时监测整个 PCR 进程，再结合相应的计算机软件对所获得的荧光信号数据进行分析，计算待测样品特定 DNA 片段的起始浓度。qPCR 具有特异性强、灵敏度高、重复性好、定量准确、速度快、全封闭反应、无污染、不需后期处理等优点[3]。

3.3.2.1　实时荧光定量 PCR 的基本原理

qPCR 是一种将 PCR 扩增和扩增结果的检测有机地结合在一起的分子生物学技术，是在 PCR 反应体系中加入能够反映 PCR 反应进程的荧光报告基团，随着 PCR 反应的进行，荧光信号强度也按特定的规律随 PCR 产物不断累积而增加。同时，每经过一个循环，定量 PCR 仪收集一次荧光信号，通过实时监测反应体系中荧光强度的变化实时监测 PCR 扩增过程，最终得到如图 3-3 的荧光强度随 PCR 循环数变化的曲线。理论上，PCR 的扩增呈指数级增长，在反应体系和反应条件完全一致的情况下，样本 DNA 含量与扩增产物的对数成正比，其荧光强度与扩增产物量也成正比，因此通过对荧光强度的检测就可以确定样本的核酸量。最后根据该曲线的特征及标准曲线实现起始模板数的精确定量。

qPCR 的扩增曲线可以分为 3 个阶段：荧光背景信号阶段、荧光信号指数增加阶段和平台期。在荧光背景信号阶段，由于 PCR 扩增产生的荧光信号远远小于荧光背景信

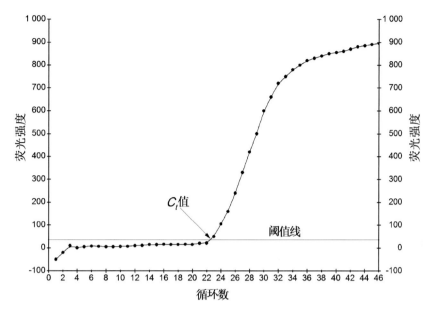

图 3-3 实时荧光定量 PCR 的荧光扩增曲线

(图片修改自参考文献[4])

号,为背景荧光所掩盖,难以判断产物量的变化。而在平台期,扩增产物已经不再呈指数增加,PCR 的终产物量与起始模板之间没有线性关系,所以用终产物量不能计算出起始模板的量。为了定量和比较方便,在定量 PCR 中引入了 3 个非常重要的概念:荧光基线、荧光阈值和 C_t 值(见图 3-4)。基线是指 PCR 循环开始时,虽然荧光信号累积,但仍在仪器可以检测的灵敏度下。基线范围的定义是从 3 个循环开始起到 C_t 值前的第三个循环止。荧光阈值的定义是 3~18 个循环荧光信号标准偏差的 10 倍。C_t 值的定义是:每个反应管内的荧光信号达到设定的阈值时所经历的循环数。可见 C_t 值取决于阈值,而阈值取决于基线,基线取决于实验的质量,因此 C_t 值是一个完全客观的参数。

3.3.2.2 实时荧光定量 PCR 中荧光信号产生的原理

目前,qPCR 中加入的荧光基团包括非特异性的嵌入荧光染料及特异性荧光探针两大类型。前者是利用嵌入荧光染料如 SYBR Green Ⅰ 检测荧光,只是简单地反映 PCR 反应体系中总的双链核酸量,是一种非特异性的检测方法。后者如 TaqMan 探针、分子信标(molecule beacon)探针、MGB 探针等由于增加了探针的识别步骤,特异性、专一性更高。两者各有优缺点,应用于不同的研究目的。荧光染料法简便易行,但由于荧光染料可以与任何双链相结合,对双链 DNA 没有选择性,不能区分特异性扩增和非特异性扩增,其特异性相对于只与特定靶序列结合的探针来说要差一些,适用于定量精度要求不高的研究。探针法虽然定量效果较好,然而设计相对复杂,成本较高,适用于定量精

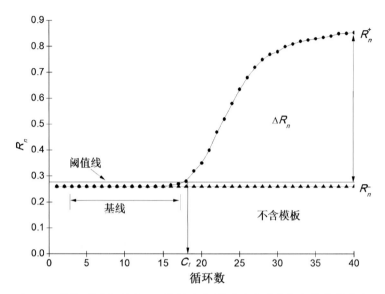

图 3-4　基线、荧光阈值和 C_t 值的确定(荧光变化曲线与阈值线的交点)

R_n,一个反应管经 n 个循环后所得荧光强度;R_n^+,反应管含模板 DNA;R_n^-,反应管不含模板 DNA(图片修改自参考文献[4])

度要求高的研究,也适用于多通道检测。

1) TaqMan 探针技术

TaqMan 探针主体部分的化学本质与引物一样,都是根据待测靶序列设计合成的一段单链 DNA 片段,只不过其 5′端和 3′端分别标记一个荧光报告基团(reporter,R)和一个荧光淬灭基团(quencher,Q),且其识别与结合靶 DNA 的位置位于 PCR 的两条引物之间。当探针结构完整时,5′端荧光基团 R 受到激发后,由于其距离 Q 较近,发生荧光共振能量转移,将能量转移给邻近的 Q,因此检测不到该探针 5′端 R 发出的荧光;但在 PCR 扩增反应过程中,反应体系中的 PCR 模板变性后低温退火时,引物与探针都可以与模板结合,然后在引物的介导下,Taq DNA 聚合酶以引物的 3′端为合成的起点沿模板合成 DNA,并延伸至探针结合处。此时 Taq DNA 聚合酶发挥依赖于聚合作用的 5′→3′外切酶活性(此活性依赖于 DNA 合成的双链的特异性,游离的单链探针不受影响),开始从探针 5′端切割探针 DNA 链,使 R 与 3′端荧光淬灭基团 Q 在空间上相分离,接受激发光激发后,不再被 Q 所屏蔽,能够发出自己的荧光信号而被检测到。在此过程中,每新合成一个靶 DNA 就会降解一条探针,释放一个荧光报告基团,因此,检测到的荧光累积与 PCR 扩增形成特定关系。

2) 荧光染料技术

SYBR Green I 是一种能够与 DNA 双链小沟部位结合并发出荧光的染料,其最大吸收波长约为 497 nm，发射波长最大约为 520 nm。在 PCR 反应体系中加入过量 SYBR Green I，染料掺入 DNA 双链小沟后，发射荧光信号强度可比游离态增加 800～1 000 倍。因此，在一个体系内，其荧光信号强度基本能够代表双链 DNA 分子的数量。

优点：不需专门定制探针，通用性高；无专利保护，价格低廉；检测信号为实时信号而非累积信号。

缺点：特异性差，不能识别特定双链序列，对非特异性扩增或引物二聚体也会产生荧光。

3）分子信标技术

分子信标技术也称为分子灯塔法，分子灯塔是一段荧光标记的单链寡核苷酸探针，其链由两部分组成，一部分是能与靶基团碱基序列互补的寡核苷酸序列，是检测靶基团的部分，位于探针的中间位置，探针形成后构成探针的环部；另一部分是分别在 5′端和 3′端的荧光标记物质和荧光淬灭剂。5′端和 3′端有几个互补的碱基存在，因而可形成两端反转配对，构成探针的茎部。在游离状态下，分子灯塔形成茎-环发夹结构，使荧光剂和淬灭剂紧密接触，导致荧光淬灭，此时茎环结构的分子灯塔发出的荧光检测不到。而在 PCR 变性过程中，靶基团双链打开成单链，经过复性即可发生杂交。杂交的结果使探针 5′端和 3′端分离，淬灭剂对荧光剂的淬灭作用消失，产生荧光。而在 PCR 的延伸阶段，分子灯塔又从模板上解离，重新形成茎环结构，荧光消失。因此，随着每次扩增产物的增加，其荧光强度也增加，因而它可反映每次扩增末期扩增产物积累的量[4]。

3.3.2.3　实时荧光定量 PCR 的定量方法

qPCR 是根据标准曲线和每个标本的 C_t 值进行定量分析的。在获得各个标本的 PCR 扩增曲线后，计算机软件自动确定用于定量分析的 C_t 值。目前常用的定量计算方法有两种：绝对定量和相对定量。两者的区别在于用于制作标准曲线的标准品的靶基因拷贝数是否已知。如果 DNA 标准品的拷贝数是已知的，则可以根据标准曲线和待测标本的 C_t 值，计算出待测标本靶序列拷贝数，即为绝对定量；如果 DNA 标准品的拷贝数未知，只是已知稀释倍数，则可以根据标准曲线和各待测标本的 C_t 值，计算出待测标本靶序列拷贝数之间相差的倍数，即相对定量。绝对定量是利用该点循环数与标本起始模板量的函数关系，根据外标准品的数据绘制出标准曲线。标准曲线以 C_t 值所代表的循环数为纵坐标，以标本中起始拷贝数的对数值为横坐标，由于外标准品的起始浓度已知，其 C_t 值根据 PCR 扩增曲线由计算机自动识别，因此 4 个以上靶基因浓度的外标准品可以绘制出一条回归系数接近 1.0 的标准曲线，得到一条可靠的标准曲线后（各个检测点的相关系数大于 0.96），计算机自动根据待检标本的扩增曲线所确定的 C_t 值循环数计算出其模板的起始拷贝数。

3.3.2.4　实时荧光定量 PCR 的特点

qPCR 具有以下特点：① 敏感性；② 特异性；③ 降低产物污染的风险性；④ 可重

复性。

3.3.2.5 实时荧光定量 PCR 技术的应用

qPCR 的应用非常广泛。在科研方面,可定量分析各种基因的表达、分析基因突变和多态性、分析细胞因子的表达、进行单核苷酸多态性(SNP)测定及易位基因的检测等;在医疗方面,可用于免疫组分分析、临床疾病早期诊断、病原体检测、耐药性分析、肿瘤研究和微小残留病变(minimal residual disease,MRD)检测等;还可以在食品检验、进出口检验、公安系统、考古与物种分类等方面发挥重要作用。qPCR 与其他一些技术的结合应用,是今后发展的方向,如与高级微型解剖技术结合后能提高形态学损伤所致低水平扩增的检测能力、可定量分析石蜡包埋储存样本中的核酸及少量细胞中的全部转录产物等。此外,微阵列实验中所选基因表达水平的测定仍需使用 qPCR 技术,利用该技术还可使等位基因特异表达分析以及生化武器证据甄别成为可能。下面将具体介绍 qPCR 在各方面的应用情况。

1) 在病原体检测中的应用

(1) 临床常见病原体的检测。

① HBV 的检测。普通的 PCR 技术只能定性地对 HBV 进行检测。直到 qPCR 的出现,才真正解决了这一难题。qPCR 可以及时、准确地检测出血清标本中 HBV 的 DNA 拷贝数[5]。

② HCV 的检测。HCV DNA 病毒的出现要早于免疫血清学标志物 3~4 周,因此用 qPCR 能及时地检出患者的感染状况和病毒的复制水平,有利于患者早诊断、早治疗。

③ 大肠杆菌 O157:H7 的检测。陈苏红等[6]以大肠杆菌 O157:H7 的 $rfbE$ 基因作为待检靶基因,根据复合探针荧光定量分析原理设计检测引物和探针,建立了检测大肠杆菌 O157:H7 的 qPCR 方法。该方法检测的灵敏度可达 10 cfu/ml,定量检测的批间和批内差异均小于 5%。能快速、准确、特异、敏感地对大肠杆菌 O157:H7 进行定量分析,为大肠杆菌 O157:H7 的检测提供了新的方法。

④ 其他常见病原体的检测。qPCR 技术还用于多种细菌、病毒、支原体、衣原体的检测,如结核杆菌、流感病毒、人巨细胞病毒、EB 病毒、单纯疱疹病毒、人乳头瘤病毒、幽门螺杆菌、端粒酶、肺炎支原体等。目前,临床上正开展越来越多的基于 qPCR 的检测项目。

(2) 食品检验中常见病原体的检测。

① 沙门菌的检测。石晓路等[7]采用分子信标技术和 TaqMan-MGB 技术,建立了两种针对沙门菌的 qPCR 方法,并已初步应用于食品污染调查。两种方法检出限都达到 2 cfu/PCR 体系。李光伟等[8]采用沙门菌的 $fimY$ 基因序列,设计特异的引物和探针,建立了检测食品中沙门菌的 qPCR 方法。其检测灵敏度为 180 cfu/ml,与国际法检出的阳性样本数基本保持一致,准确率达 99.7%。Patel 等[9]用分子信标为探针的

qPCR 方法与传统的 USDA 检测方法进行比较,对感染沙门菌的鸡肉进行了检测,发现传统方法检测需要 3～8 天,而 qPCR 检测仅需 18 h,且灵敏度更高。

② 霍乱弧菌的检测。张世英等[10]选取霍乱弧菌不同血清型间 *nhaA* 基因的共有保守序列,建立了 qPCR 检测方法。结果表明,qPCR 在含菌量少、菌株易发生变异(外环境疫水、海产品及霍乱越冬)标本的检测上,显示了其独特的优越性,不仅比常规检测方法的灵敏度高,而且避免了常规 PCR 方法由于后处理过程污染所带来的假阳性,对临床检验及卫生检测有较大的指导意义。

③ 其他常见病原体的检测。qPCR 技术在食品检测中还可用于检测阪崎肠杆菌、志贺菌、单核细胞性李斯特菌、金黄色葡萄球菌、副溶血性弧菌等病原菌。

(3) 动物检疫中常见病原体的检测。

qPCR 在动物检疫中可用于炭疽杆菌、布鲁菌、猪链球菌、空肠弯曲菌、口蹄疫病毒、猪瘟病毒、猪水泡病病毒、猪呼吸与繁殖障碍综合征病毒、羊痘病毒、禽流感病毒、新城疫病毒、牛病毒性腹泻病毒、马传染性贫血病病毒、鲤春病毒血症病毒、诺沃克病毒、伯氏疏螺旋体等病原体的检测。此外,由于疯牛病、羊痒病已被证实与人的克-雅病有直接关系,因此 qPCR 技术还应用于动物源性饲料、食品或其他日用品中牛羊源性成分的定量检测。

2) 在肿瘤研究中的应用

① 肿瘤标志物特异基因的早期检测。1999 年,Oki 等[11]应用 TaqMan 技术研究了 *p33* 基因在胃癌组织中的表达情况。结果发现,75% 的患者有 *p33* 基因表达下降,而且表达下降者中 80% 能够检测到野生型 *p53* 基因,这说明 *p33* 基因在胃癌的诊断中可起重要作用。Bieche 等[12]用 qPCR 技术研究乳腺癌研究中常用的三个基因 *c-myc*、*ccndl* 和 *erbB-2*,结果发现 108 例标本中 10% 的 *c-myc* 基因、23% 的 *ccndl* 基因和 15% 的 *erbB-2* 基因有不同程度的增加,拷贝数增加的最大值分别为 4.6、18.6 和 15.1。将此结果与 DNA 印迹结果相比较,显示出良好的相关性。

② 微小残留病变的检测。qPCR 正成为检测肿瘤微小残留分子标志的一种必备的研究工具[13]。通过对肿瘤融合基因的定量测定能指导临床对患者实行个体化治疗。急性粒细胞白血病(acute myeloid leukemia,AML)最常见的染色体异常是交互易位 t(8;21)(q22;q22),在此易位中,*AML-1* 转录因子基因和 8 号染色体的 *MTG8* 基因发生融合,致使正常的 *AML-1* 基因转录调控受到影响,这可能是白血病的病因。目前的研究证明用 qPCR 检测融合基因有助于对这些患者的微小残留病变进行定量,其作为预后的指标或对治疗方案的评估是有价值的。许多研究都在很大程度上受益于 qPCR 方法的应用,随着技术的发展,qPCR 的运用将不断扩大。

③ 肿瘤耐药基因表达的研究。qPCR 是了解肿瘤耐药、指导临床治疗策略的有用手段,它能观测用药前后及肿瘤复发时肿瘤细胞的耐药基因 mRNA 的表达变化,从而及时

调整治疗方案和评价疾病的预后。

3）在基因表达研究中的应用

在基因表达研究中，比较常用的方法是 RNA 印迹法等。传统的 RNA 印迹法定量的下限为 $10^6 \sim 10^7$ 个分子。这种方法需要的 mRNA 量比较大，在基因表达研究上受到很大的限制；而 qPCR 技术对 mRNA 水平的检测比 RNA 印迹法要方便、快速、准确得多。张中保等[14]应用 qPCR 技术研究了玉米中 10 个水分胁迫诱导基因的相对表达量及表达模式。在花丝中，除基因 mads 和 grp 外，其他 8 个基因均随干旱胁迫程度加重，相对表达强度增加；在幼穗中，除基因 mads 外，其他 9 个基因均随干旱胁迫程度加重，相对表达强度增加。

4）在细胞因子表达分析中的应用

细胞因子包括白细胞介素（interleukin，IL）、干扰素（interferon，IFN）、集落刺激因子（colony-stimulating factor，CSF）、肿瘤坏死因子（tumor necrosis factor，TNF）、转化生长因子-β 家族（transforming growth factor-β family，TGF-β family）等[15]。为了阐明在许多炎症反应、自身免疫性疾病和器官移植排异中的免疫致病途径，细胞因子 mRNA 表达谱的可靠定量是很重要的。尽管被检样本中细胞因子含量往往极低，但是 qPCR 以其高敏感性和准确性在细胞因子的定量中越来越受到青睐。

5）在遗传学及 SNP 分析上的应用

（1）在遗传性疾病诊断上的应用。人们早已把 qPCR 技术用于遗传性疾病的基因诊断，如检测血液中微量的遗传物质已获得成功。在产前或产后对孕妇进行基因诊断，有利于基因治疗或转基因治疗及单基因遗传病和新基因突变病的诊断，如血友病、镰状细胞贫血、囊性纤维化以及舞蹈病等。

（2）在遗传学及 SNP 分析中的应用。qPCR 技术还可以用在点突变分析、等位基因分析、DNA 甲基化检测、SNP 分析及特异突变基因检测等方面。利用 qPCR 技术和有关的间接测序方法，可对已知 DNA 序列进行基因突变及多态性的分析，如位置突变基因及序列多态性的定位，或通过扩增 DNA 限制性位点检测遗传变异等。根据 TaqMan 探针法在扩增之前处理 DNA，然后用特异的引物和探针可以区分甲基化和非甲基化的 DNA。SNP 分析从根本上来说是确定一对染色体的每种基因的两个拷贝，结合 qPCR 可以快速地检测 SNP 结果。

3.3.3 恒温扩增技术

核酸恒温扩增技术（isothermal nucleic acid amplification technology）是一类分子生物学技术的总称，它们能在某一特定温度下，扩大特定 DNA 或 RNA 片段的拷贝数（见表 3-4）。

表 3-4　核酸恒温扩增技术分类表

	LAMP	NASBA(3SR)	RCA	SPIA	HDA	SDA	RIDA	NEMA
目标放大	√	√		√	√	√		√
信号放大			√				√	
DNA 扩增	√		√	√	√	√	√	√
RNA 扩增		√					√	

与 PCR 技术相比,核酸恒温扩增技术的特点是可在特定温度条件下实现核酸的扩增。由于扩增反应的全过程均在同一温度下进行,它们对仪器的要求大大简化,反应时间大大缩短,可通过加热模块、水浴槽等简单的甚至是非专业的设备完成反应。因而,更能满足现代分子检测技术"快速简便"的需求,具有较大的实际应用价值。

近几年,产生了一系列新型的核酸恒温扩增技术。这些技术或者基于 DNA/RNA 生物合成机制研究的新发现,或者利用具有特殊功能的核酸酶,具体包括环介导恒温扩增技术(loop-mediated isothermal amplification,LAMP)、依赖核酸序列的扩增技术(nucleic acid sequence-based amplification,NASBA)、滚环扩增技术(rolling circle amplification,RCA)、单引物恒温扩增技术(single primer isothermal amplification,SPIA)、依赖解旋酶 DNA 恒温扩增技术(helicase-dependent isothermal DNA amplification,HDA)、链置换扩增技术(strand displacement amplification,SDA),还有较新的快速恒温检测放大技术(rapid isothermal detection and amplification,RIDA)和切刻核酸内切酶恒温扩增技术(nicking endonuclease-mediated isothermal amplification,NEMA)。

"目标放大"技术通过增加目标序列的拷贝数实现检测的目的,而"信号放大"技术通过检测到目标序列后对获得的信号进行放大实现检测目的。因此,在实际应用中,两类技术可以通过相互结合,实现"目标"与"信号"的双重放大,从而进一步提高检测的速度和灵敏度。例如,研究证明,将 NASBA 技术与 RIDA 技术在等温条件下结合,可以在 10 min 内检测到几拷贝的目标序列。

3.3.3.1　环介导恒温扩增技术

LAMP 是 2000 年由日本研究人员 Notomi 等[16]发明的一种新型的体外恒温扩增特异核酸片段的技术。该技术主要是利用两对特殊设计的引物和具有链置换活性的 DNA 聚合酶,使反应中在模板两端引物结合处循环出现环状单链结构,从而保证引物可以在等温条件下顺利与模板结合并进行链置换扩增反应。该技术克服了传统 PCR 反应需要通过反复的热变性过程获得单链模板的缺点,并避免了反应升降温的耗时过程,实现了恒温条件下的连续快速扩增,具有更高的灵敏度和扩增效率。同时,因为两对引物针对靶基因的 6 个区域,这使 LAMP 具有极高的扩增特异性。该技术可以在

15～60 min 内扩增出 $10^9 \sim 10^{10}$ 倍靶序列拷贝，得到浓度高达 500 $\mu g/ml$ 的 DNA。LAMP 的扩增产物是由一系列反向重复的靶序列构成的茎-环结构和多环花椰菜样结构的 DNA 片段混合物。产物可以通过常规的荧光定量和电泳检测，也可以通过简易直观的荧光目测比色和焦磷酸镁浊度检测。若在反应体系中加入反转录酶，LAMP 还可以实现对 RNA 模板的扩增（即 RT-LAMP）。LAMP 技术是一种崭新的核酸扩增方法，具有简单、快速、特异性强的特点。目前，LAMP 已在临床病原微生物检测、遗传性疾病诊断、SNP 分型、传染病检测和转基因食品鉴定等领域显示出巨大的应用潜力并得到日益广泛的应用。

1）LAMP 技术的优点

（1）等温扩增。只需要一个恒定温度就能完成扩增反应，不需要像 PCR 那样循环的温度变化。

（2）快速高效。因为没有反复变性、复性等耗时过程，LAMP 体系从开始到结束都在不停地进行扩增反应，所以 LAMP 可以实现快速高效的扩增。整个扩增反应可以在 30～60 min 内完成，扩增出 $10^9 \sim 10^{10}$ 倍靶序列拷贝，DNA 产量可高达 500 $\mu g/ml$。

（3）特异性高。4 个引物靶向 6 个区域决定了 LAMP 的高特异性，其中 6 个独立的序列在扩增起始阶段决定靶序列的识别，而在后续的扩增反应中，则由 4 个独立的序列决定靶序列的识别。因此，即使在非靶 DNA 共存的情况下，LAMP 的特异扩增也不会受影响。

（4）灵敏度高。LAMP 能检测到 PCR 检测限 1/10 的拷贝，扩增模板可以只有 10 拷贝或更少。对少至几个细胞的样品也能进行扩增反应。

（5）产物检测方便。因为 LAMP 反应产生大量的产物，因此可以利用直观的焦磷酸镁浊度检测法或荧光目测比色法对扩增结果进行简便快速的检测。

（6）设备简单。LAMP 等温扩增和产物直观检测的特点决定了其不需要复杂的设备，它只需要一个简单的恒温器，不需要昂贵的 PCR 和检测设备，这对现场检测或基层应用极其有利。

2）LAMP 技术的缺点

（1）不易区分非特异性扩增。LAMP 的结果判读只有扩增与不扩增两种，一旦发生非特异性扩增，不易区分。

（2）无法用于长片段扩增。因为 LAMP 要求靶序列长度不能过长，为保证高效率的扩增，一般不超过 300 bp，所以不宜用于长片段检测。

3.3.3.2 依赖核酸序列的扩增技术

NASBA 是基于 PCR 发展起来的一种扩增核酸序列的新技术，于 1991 年由加拿大 Can-gene 公司发明[17]。它是一项以核酸序列中 RNA 为模板的快速恒温扩增技术，主要用于 RNA 的检测和测序，具有高度敏感性和特异性。其特点是反应无需温度循环，不需要特殊的控温仪器,整个反应过程由 3 种酶控制,循环次数少,忠实性高,反应速度快,耗时少,同一浓度温浴 $1.5 \sim 2\,h$ 可扩增出 10^9 拷贝,而 10^4 拷贝的 RNA 分子模板在 $2\,h$ 内可扩增到 2×10^{13} 拷贝或者 $1.3\,\mu g$ RNA,在溴乙锭(EB)染色琼脂糖凝胶电泳中可轻易识别。由于主要产物为单链 DNA,也可以通过特异探针杂交或标记等多种方法进行快速检测。该反应不需高温变性步骤,所以 NASBA 不会受到双链 DNA 的污染,同时由于外来双链 DNA 无 T7 启动子序列,不可能被扩增,这就极大提高了 NASBA 反应的特异性,适于检测和定量特异 RNA[18]。

该技术自开创以来已成功地应用于病毒、细菌、真菌、细胞因子等的检测,如 HIV-1、HAV、HCV、CMV、肠道病毒、登革热病毒、HPV-16、麻疹病毒、带状疱疹、沙门菌、念珠菌、曲霉菌、巨噬细胞来源趋化因子、组织因子和人肿瘤坏死因子 α 等的 mRNA 检测。NASBA 作为一种简单、快速、准确的核酸分析技术特别适用于低拷贝 RNA 的微生物检测。对于临床检测和流行病学研究,NASBA 技术是较好的选择,可以同时处理大批量样品,较易自动化,对于基层缺乏专业分子实验室的医院检验部门非常适用。

1) NASBA 技术的优点

(1) 等温扩增。反应在同一恒温体系条件下进行,无需温度循环系统。

(2) 快速高效。在整个 NASBA 反应体系中,每一个 cDNA 分子最少可转录 90 拷贝的 RNA 分子。10^4 拷贝的 RNA 分子模板在 $2\,h$ 内可扩增到 2×10^{13} 拷贝或者 $1.3\,\mu g$ RNA。

(3) 特异性高。反应不需要高温变性步骤,即使有背景 DNA 的存在也不会受到影响,所以 NASBA 不会受到双链 DNA 的污染,而且反应不受一些 PCR 抑制物质的影响。

(4) 灵敏度高。NASBA 扩增模板可低至 10 拷贝或更少,它与分子信标技术结合能检测到低至 1 拷贝的核酸,敏感性很高。

(5) 设备简单。恒温扩增的特点决定了其不需要复杂的设备,只需一个简单的恒温器,而不需要昂贵的 PCR 仪,这对基层应用极其有利。

(6) 检测样品广。适用于检测医学、食品、卫生、环境等各种来源的标本。

2) NASBA 技术的缺点

(1) 随着检测技术的发展,扩增产物的检测对设备提出较高要求。

(2) 长度受到限制,最宜长度一般为 $100 \sim 250\,bp$;酶非耐热性,只有在 RNA 链溶解之后才能加入;低温容易导致引物的非特异相互作用;反应需要加入 3 种酶,且需要 3 种酶在同一温度、同一反应体系下被激活。

3.3.3.3 滚环扩增技术

RCA 是 1998 年建立起来的一种恒温核酸扩增技术。该技术模拟自然界微生物环状 DNA 的滚环复制过程,在具有链置换活性的 DNA 聚合酶作用下由一条引物即可引发沿环形 DNA 模板的链置换合成,实现环状 DNA 模板的体外恒温线性扩增。在此基础上增加一条与 DNA 模板序列一致的引物,RCA 还可实现模板的指数扩张。通过锁式探针与线性模板结合及连接酶连接成环的过程,RCA 还可实现线性 DNA 或 RNA 模板的信号放大。RCA 线性扩增和指数扩增可分别实现 10^5 倍[19]和 10^9 倍[20]的模板扩增,其产物分别是由上千个环状 DNA 拷贝衔接而成的 DNA 单链和长度分布不连续的 DNA 双链。该技术具有灵敏、特异、原理简单和操作简便的特点,已被应用于环状 DNA 的扩增、基因测序、基因表达图谱制作、芯片技术、免疫组化、SNP 检测及病毒和细胞基因检测分型等方面。

1) RCA 的优点

(1) 高灵敏度。线性 RCA 的扩增效率可达到 10^5 倍,而指数 RCA 的扩增效率可达到 10^9 倍。高灵敏度的特点使其能够检测到单分子水平。

(2) 高特异性。利用锁式探针检测靶序列时,由于探针 5′端与 3′端的连接需要探针的两段识别序列与靶序列完全互补,因此 RCA 的反应具有高特异性,可以区分单一位点的突变。

(3) 多元性。RCA 中的通用引物可以等效率地扩增多条相异的锁式探针,克服了 PCR 等其他液相扩增方法中反应物与扩增产物相互反应和干扰的现象。

(4) 高通量。传统的核酸扩增技术(如 PCR 等)由于扩增产物扩散进液相而不能积累扩增信号,因此都不能在芯片上进行扩增,而 RCA 则可以在靶目标上形成闭合的环状序列,确保 RCA 产生的信号集中在一点,从而实现原位扩增和载片扩增。

(5) 操作简易。一方面,RCA 是一种等温扩增方式,不需要特殊的热循环仪器,避开了热循环过程对反应组分的影响;另一方面,只要保证探针的识别段序列与靶序列互补,探针与靶序列杂交结合时可以不考虑靶序列的性质(RNA 或者 DNA),因此检测 RNA 链时不再需要预先进行 RNA 的反转录。

2) RCA 的缺点

(1) 要求扩增模板为环状 DNA。在以扩增模板为目的的"目标扩增 RCA"中,要求扩增模板必须为环状 DNA,若要扩增线性模板,则需要先进行优化。

(2) 探针成本偏高。锁式探针目前主要的获得方式是直接合成,由于它常有 100 个核苷酸(nucleotide,nt)左右的长度,所以合成费用较高。

(3) 容易产生信号检测背景干扰。RCA 过程中未成环的锁式探针和未结合探针的模板 DNA 或者 RNA 可能产生一些背景信号。为了解决背景信号的问题,目前主要的方法是采用固相 RCA 反应,使用表面修饰的磁珠固定模板 DNA 或 RNA,再进行扩增,结果证明可以检测到单拷贝模板,且产生很强的信号;此外,在液相 RCA 反应中引入二甲基亚砜(dimethyl sulfoxide,DMSO)和 T4 基因结合蛋白,也能很大程度增强扩增的效率和最后的信号强度;也可以通过核酸外切酶消除未成环锁式探针和未结合探针的模板 DNA 产生的背景。

（4）反应时间偏长。RCA 反应常需要至少 4 h 以上。

3.3.3.4　单引物恒温扩增技术

SPIA 是近年报道的新型线性核酸恒温扩增技术[21]。该技术主要是通过一条 3′端是 DNA 片段、5′端是 RNA 片段的混合引物、RNA 酶 H 及具有强链置换活性的 DNA 聚合酶实现 DNA 的体外线性恒温扩增。在扩增反应中，RNA 酶 H 不断降解引物与模板 DNA 所形成的 DNA/RNA 杂合链中的 RNA 部分，使未结合的引物能够不断获得结合位点并与模板结合进行链置换合成，并在模板链末端或链终止序列（blocker）结合处终止，最终扩增出大量的具有高度忠实性的 cDNA 单链。SPIA 扩增反应一般在 55～65℃进行，全程需要 30 min，产物为单链 cDNA。若在反应中通过启动子模板核苷酸（promoter template oligonucleotide，PTO）或模板转换核苷酸（template switch oligonucleotide，TSO）引入 RNA 聚合酶启动子序列，则可在依赖于 DNA 的 RNA 聚合酶作用下扩增出大量与靶序列同义的 RNA 单链。在 SPIA 的基础上添加反转录酶可实现 RNA 模板的单引物恒温扩增（Ribo-SPIA）。目前常用的 Ribo-SPIA 可以实现 mRNA 3′端或全序列的扩增，能够从低至 1 ng 的总 RNA 模板中扩增出 10^6 数量级的 cDNA 产物。SPIA 扩增技术具有扩增效率高、忠实性强、原理简单等优点，适用于核酸扩增、核酸检测、核酸测序、基因突变分析、SNP 检测、单链模板制备以及基因芯片探针制备等方面。特别是在 RNA 扩增方面，具有其他一些 RNA 扩增技术无法比拟的优点，使其在基因表达分析方面，特别是以基因芯片为基础的基因表达谱分析方面具有良好的应用潜力。

1）SPIA 技术的优点

（1）等温扩增。SPIA 反应无须温度循环，等温条件下即可实现扩增反应，使反应更方便省时。

（2）设备简单。只需一个简单的恒温器，而不需要昂贵的 PCR 和检测设备，特别适用于小型装备的反应。

（3）高忠实性。每一个扩增产物都是原始模板的直接拷贝，使 SPIA 扩增具有高忠实性的特点。

（4）高效率。SPIA 扩增具有较高的效率，因为在同一个模板分子上，RNA 酶不需要等前一次合成结束即可进行引物 RNA 切割，新引物可以不断结合引发多个合成反应同时进行。特别是与转录相连的扩增反应，比非转录相连的扩增反应效率要高出 1 000 倍。这是因为在与转录相连的扩增反应中，每一个置换产物分子都可以作为 RNA 转录模板进行转录反应，整个过程相当于进行了两次放大反应。

（5）有效防污染。扩增产物污染造成假阳性的现象是常规核酸扩增技术（如 PCR）常常出现的问题，但 SPIA 却能有效防止这种污染。这是因为 SPIA 的 DNA 扩增产物缺少 5′端引物区大部分序列,相对应的 RNA 产物缺失 3′端引物区大部分序列,因此这些产物无法与引物结合进行扩增反应,从而有效避免了扩增产物污染的可能性。这种自身防污染的特点使 SPIA 适用于临床开放平台高通量实验。

(6) 单个引物。只使用一个引物,避免了使用引物对或多个引物带来的问题,如降低了设计和使用多个引物的成本,减少出现非特异性扩增的可能性。

(7) 不受 RNA 干扰。SPIA 独特的依赖 RNA 酶 H 的特点,使其对 RNA 序列无直接扩增作用,因此可以在存在大量 mRNA 的情况下特异扩增基因组 DNA 序列,可以用于基因量的准确定量。

(8) 单链产物。扩增产物为单链 DNA 或 RNA,容易通过常规的核酸检测方法进行检测,如电泳和探针杂交。

2) SPIA 技术的缺点

(1) 引物合成相对复杂。因为 SPIA 的引物为 DNA 和 RNA 组成的混合引物,故在合成时较常规的单纯 DNA 或 RNA 引物合成相对复杂。

(2) 需要碱基修饰。链终止序列或模板转换核苷酸需要对碱基进行修饰以增强其与模板的结合力。

(3) 无法进行实时定量分析。SPIA 不能对扩增反应进行实时定量分析,需要对起始模板定量时,只能通过其他方法分析扩增产物,如 qPCR 等。

3.3.3.5 依赖解旋酶 DNA 恒温扩增技术

HDA 是由美国 NEB 公司研究人员 Vincent 等于 2004 年发明的一种新型核酸恒温扩增技术[22]。该技术模拟体内 DNA 在恒温下进行复制的自然过程,在恒温条件下利用生物复制系统的关键组分实现 DNA 的体外扩增,主要是利用解旋酶在恒温下解开 DNA 双链,同时单链 DNA 结合蛋白(single-stranded DNA binding protein,SSB)稳定解开的单链为引物提供结合模板,然后由 DNA 聚合酶催化合成互补链。新合成的双链在解旋酶的作用下又解开成单链,并作为下一轮合成的模板进入循环扩增反应,最终实现靶序列的指数式增长。HDA 技术与传统 PCR 的区别主要在于 HDA 通过添加解旋酶及单链 DNA 结合蛋白在等温条件下实现单链模板的循环产生,克服了传统 PCR 需要依靠仪器反复升降温来获取单链模板的缺点。而在引物设计及产物检测方面,HDA 与传统 PCR 没有明显区别。HDA 可以在 2 h 内实现靶序列的 100 万倍特异扩增,如果反应通过实时监测设备监测,30 min 内就可以获得结果。通过对 HDA 体系的改进及添加热稳定的反转录酶等,HDA 已成功用于 RNA 模板的反转录恒温扩增。HDA 技术原理简明、操作简便,具有良好的应用前景,特别适用于现场诊断产品的开发。

1) HDA 技术的优点

(1) 恒温扩增。在一个恒定温度就能完成扩增反应,不需要像 PCR 那样循环的温度变化。

（2）原理简单。HDA 技术模拟自然界 DNA 合成的方式，核心是通过解旋酶的作用在反应中不断为聚合酶提供单链模板进行 DNA 合成。原理清晰易懂。

（3）操作简便。HDA 对引物的设计与 PCR 类似，无须复杂的引物设计。对其他组分也不需要做任何特殊处理，操作时只需将各组分加入并置于水浴或恒温装置即可进行反应。

（4）设备简单。HDA 不需要复杂的设备，只需一个简单的恒温器。如果选用室温可以进行反应的酶，如 T7 DNA 聚合酶，它甚至不需要任何恒温器就可进行反应。

2）HDA 技术的缺点

（1）无法用于长片段扩增。受解旋酶解旋速度和持续性影响，目前的反应系统对长片段无法有效扩增，一般扩增片段不能超过 400 bp。

（2）产物检测不直观。产物的检测需要依赖凝胶电泳或实时监控设备，不利于现场诊断应用。

（3）反应时间偏长。一般 HDA 反应需要 1～3 h，若使用 T7 DNA 聚合酶系统，甚至需要 6 h 以上，因此需要寻找更高效率的酶及优化反应体系，以获得更高的扩增速率。

3.3.3.6　链置换扩增技术

SDA 首先是由 Walker 等于 1992 年在《美国科学院院报》上发表[23]的，这标志着一种新的 DNA 扩增技术的诞生。SDA 是一种基于酶促反应的 DNA 体外恒温扩增技术，该技术主要是利用限制性核酸内切酶和具有链置换活性的 DNA 聚合酶，在恒温条件下使靶序列在短时间内扩增 10^9～10^{10} 倍。SDA 克服了传统 PCR 的反复热变性过程，大大节省了升降温的时间，从而实现在等温条件下进行连续的快速扩增，其等温的特性使之与其他 DNA 扩增技术相比具有快速、高效和无需专用设备的优点。SDA 已在临床病原微生物检测、传染病监测等方面显示了巨大的应用潜力并得到日益广泛的应用，其中 BD ProbeTec™ET 检测系统是第一个将 SDA 与 qPCR 技术相结合并运用于临床实验室中的核酸扩增技术。另外，该技术还向着高通量微型化方向发展。

1）SDA 的优点

（1）恒温扩增。只需要一个恒定温度就能完成扩增反应，不需要像 PCR 那样循环的温度变化。

（2）快速高效。因不需要反复变性复性过程，SDA 体系从一开始就不停地进行扩增反应，所以 SDA 可以实现快速高效的扩增。整个扩增反应可以在 2 h 内完成，可得到 10^9～10^{10} 倍的靶序列拷贝。与基因芯片技术结合后，更能大量快速地检测多个样品。

（3）设备简单。SDA 恒温扩增的特点决定了其不需要复杂的设备，只需要一个简单的恒温器，不需要昂贵的 PCR 扩增仪，这对现场检测或基层应用极其有利。

2）SDA 的缺点

（1）无法用于长片段扩增。为保证高效率扩增，SDA 的靶序列长度不宜过长，一般不超过 200 bp。

（2）SDA 产物两端带有所用限制性核酸内切酶的识别序列或其残端，不能直接用于克隆，在基因工程方面缺乏优势。

（3）引物设计复杂，限制条件较多，适用范围比较窄。

3.3.3.7　快速恒温检测放大技术

在核酸恒温扩增检测技术家族中，RIDA 是最年轻的一员，由中国科学院广州生物医药与健康研究院的研究人员于 2005 年发明[24,25]。该技术属于信号放大（signal amplification）技术。RIDA 的技术核心是充分利用了近年发现的切刻内切酶的特点。该类酶的作用方式与限制性核酸内切酶相似：识别 DNA 双链上的特异性识别序列。所不同的是，切刻内切酶仅切断一条链。同时，某些切刻内切酶还可以以 DNA-RNA 复合双链为底物。由于 RIDA 利用了切刻内切酶的以上特性，该技术具有很多特点：可用于 DNA、RNA 的检测，具有多价检测（multiplex）能力，可用多种标记（荧光、酶）、多种反应形式（试纸、芯片）。由于 RIDA 反应系统简单，具有很强的调解空间，可根据不同反应灵敏度的要求、不同反应条件的要求、不同检测方法的要求进行设计，该技术具有较广阔的发展潜力。

1）RIDA 的优点

（1）在同一个温度条件下完成反应，避免了使用价格昂贵的 PCR 温度循环仪，可在偏远的基层单位使用。

（2）灵敏度可以根据需求及反应条件调节。

（3）不需要 DNA 聚合酶等复杂酶及反应体系，反应体系简单。

（4）快速，5～10 min 内可以完成反应。

（5）可同时检测多种不同目标序列（多种不同病原体）。

（6）可同时检测 DNA 及 RNA.

（7）原理简单，无须专业人员，易于推广应用。

（8）工艺易于实现，容易实现产业化。

2）RIDA 的缺点

切刻内切酶是 RIDA 的核心和关键。切刻内切酶的发现和应用历史比限制性核酸内切酶要短得多。到目前为止，商业化的限制性切刻内切酶的数量极其有限。其中，由于 N. BstNBI 具有热稳定（thermal stable）的特性，且最佳反应温度在 55℃，该酶成为 RIDA 反应的优先选择。然而，在以往的实验中发现，N. BstNBI 在高于 55℃ 的反应条件下，活性很快下降，成为影响 RIDA 反应灵敏度的一个主要因素。最近的研究也发现，N. BstNBI 等切刻内切酶在某些反应条件下，还具有模板非依赖性的非特异性核酸合成能力，从而可能产生非特异性信号。因此，如何更进一步优化切刻内切酶的稳定性、特异性和活性，应该是今后 RIDA 研究的一个重点。

3.3.3.8 切刻核酸内切酶恒温扩增技术

随着近几年来新发现一系列切刻内切酶,在链置换扩增技术的基础上发展出一种新的恒温扩增技术——NEMA。并且,该技术与其他相关技术结合,开发出能广泛应用于分子诊断、科学研究、防疫检测、法医鉴定等领域的新的恒温扩增技术产品。

NEMA 是 SDA 经过改进得到的。SDA 选用的核酸内切酶在正常情况下会切断 DNA 双链,从而使扩增反应中断,为使核酸内切酶只切割一条链,在 SDA 反应中必须使用经过化学修饰的单核苷酸,如巯基 dCTP(ThiodCTP),使用化学修饰的单核苷酸常带来不能合成较长的 DNA 片段、反应速度慢、成本高、反应条件要求苛刻等问题。

NEMA 在扩增反应中不使用化学修饰的单核苷酸,具有如下优点:

(1) 反应速度快,反应时间短。这对于快速诊断试剂十分重要。由于反应时间缩短,核酸诊断试剂能有效地用于现场诊断,即患者可当场获得临床检验结果,医生可当场决定治疗方案。目前,只有免疫试剂能做到现场快速诊断,而核酸试剂的现场诊断仍未见报道。

(2) 与其他核酸诊断试剂相比,具有较低的成本。目前核酸诊断试剂,特别是 qPCR 试剂前期投入较高,这是核酸试剂难以普及的原因之一。使用本技术产品几乎无前期投入,可以大幅度降低成本,为普及核酸试剂的应用创造条件。

(3) 恒温扩增技术对反应条件的要求相对宽松,使得以该技术为基础的产品对操作人员的专业水平要求不高,有利于核酸试剂的推广。

(4) 与 PCR 相比,该核酸恒温扩增技术不需要任何复杂的仪器,只需要一台简单的加热器,如普通的水浴锅。

3.3.4 数字 PCR 技术

传统的 PCR 技术是一种在体外呈指数倍扩增核苷酸的技术。其基本原理是在模板、引物、4 种 dNTP 和耐热 DNA 聚合酶存在的条件下,特异扩增位于两段已知序列之间的 DNA 区段的酶促合成反应。每一个循环包括高温变性、低温退火、中温延伸 3 步反应。

数字 PCR(digital PCR)是将传统 PCR 的指数倍信号转换成线性的数字信号,通过特定的仪器读值,并利用统计学方法分析 PCR 产物。1997 年 Brown James F.、Silver Jonathan E. 和 Kalinina Olga V. 构建了数字 PCR 技术的雏形,并获得美国专利[26]。1999 年,Vogelstein 和 Kinzler[27] 进一步提出了数字 PCR 的概念,并利用数字 PCR 在结直肠癌患者的粪便中检测出突变的致癌基因 *ras*。与传统的 PCR 技术不同的是,数字 PCR 通过将一个样本分成上百或上千份,使每个反应槽中尽可能只包含 1 拷贝的目标分子(即模板),然后在每个槽中都加入荧光标记过的探针和 DNA 聚合酶,批量扩增 DNA 样本,最后通过荧光信号的读值反映目标分子的 PCR 扩增。数字 PCR 的出现显著提高了生命科学研究的效率,使生物学家可以快速、高通量检测患者样本中致病基因的许多变化,包括基因突变、等位基因不平衡的识别等。目前,数字 PCR 已被证明是最有用的检测肿瘤组织或 DNA 样本中位点突变和等位基因不平衡的方法。

3.3.4.1 数字 PCR 的原理

首先,分析样本 DNA 被稀释成平均每两个孔含有一个样本分子,然后平分到多孔板中。在最佳条件下利用 PCR 扩增单拷贝的模板。扩增产物和分子信标荧光探针进行杂交,并根据不同的荧光检测序列特异的 PCR 产物。数字 PCR 直接计算两两相比样本中每个样本等位基因的数量(例如,父系来源样本相对母系来源样本,或者是野生型相对突变型)。同时,可利用统计学分析方法[如贝叶斯似然方法(Bayesian-type likelihood methods)]分析两个样本差异的可靠性。

分子信标探针工作原理如 3.3.2.2 中 3)所述。

3.3.4.2 数字 PCR 的应用

数字 PCR 已广泛应用在突变分析、组织等位基因不平衡的识别、体液 DNA 的癌症检测、粪便 DNA 的癌症检测、特定等位基因表达谱分析、产前检测等领域[27,28]。1999年,数字 PCR 被成功地用于检测结肠癌患者粪便样品中的 *KRAS* 基因突变[27];2002年,数字 PCR 被用来分析 *APC* 基因表达水平,发现 *APC* 基因表达水平的细小改变会导致高危者产生家族性腺瘤性息肉病[29]。2002 年,数字 PCR 被用于监测染色体 8p 和18q 上的等位不平衡,发现染色体 8p 和 18q 上的等位不平衡比病理组织学能更好地判断没有转移的结肠癌患者的预后情况[30]。2003 年,数字 PCR 被用于检测高度(high-grade)和低度(low-grade)卵巢浆液性囊腺瘤中 *BRAF* 和 *KRAS* 基因的突变,进而发现高度和低度卵巢浆液性囊腺瘤分别通过各自独立的通路发展[31]。另外,数字 PCR 还可用于分析母体血液中不同于母体基因的胎儿遗传位点。例如,检测母体血液中的 Y 染色体来判断胎儿性别或者在 Rhesus D 阴性孕妇中检测胎儿 *Rhesus D* 基因[32-34]。目前,一些欧洲和美国医学中心已经开始提供这项临床服务。此外,尽管最近的报道表明数字 PCR 还可能用于检测胎儿非整倍体[如唐氏综合征(21 号染色体三倍体)][35]或者单基因病(如血红蛋白病)[36-38],不过目前尚未在临床实践中应用,其主要原因是母体血浆 DNA 中绝大部分为母体 DNA 序列(>95%),少量为胎儿 DNA 序列(<5%)。这就很难辨别胎儿到底遗传了多少特殊的染色体拷贝。例如,唐氏综合征中的 21 号染色体三倍体,或者胎儿是否遗传单基因病中的母体突变。因此,使用数字 PCR 进行单基因病分析目前仅局限于检测父系遗传的突变位点,而非母系遗传的突变位点[39]。

3.3.5 其他 PCR 相关技术

3.3.5.1 反向 PCR 技术

PCR 技术主要用于快速、大量获得特定已知序列的 DNA 片段。如果感兴趣的

DNA 区段序列未知,普通 PCR 技术就无能为力了。但如果感兴趣的未知片段附近的序列已知,即要获得已知片段附近的 DNA 片段进行研究,就可以应用反向 PCR 技术。

1) 反向 PCR 技术的概念和特点

在已知序列的核心区边侧设计一对反向引物,由于它们的 3′端方向相反,不能以两引物间的序列为模板进行 PCR 扩增;但当以适当的限制性内切酶裂解含核心区的 DNA,并用 DNA 连接酶将含有已知序列核心区的 DNA 片段的末端连接形成环状分子,则可以产生适合于上述两条反向引物 PCR 扩增的模板 DNA,即从两引物分别向未知序列区域延伸直到限制性内切酶切割位点的未知序列。其特点是 PCR 的引物与环上核心区的末端序列同源,但其方向相反,使链的延伸经过环上的未知区而不是核心区,即扩增的产物含有已知核心区序列旁边的未知区域。

2) 反向 PCR 的应用

(1) 已知 DNA 区段边侧区域的扩增;反向 PCR 的应用已经证明该方法可以避免不方便的克隆和亚克隆步骤,可以获得已知 DNA 区段边侧区域未知序列的 DNA 片段。例如,用反向 PCR 扩增大肠杆菌天然分离物中转位插入序列 ISL 的边侧序列;用反向 PCR 扩增编码疟原虫(*Plasmodium falciparum*)主裂殖子表面抗原前体的基因;用反向 PCR 扩增获得转录基因的 5′端和 3′端的边侧区域。

(2) 扩增位于整合在小鼠细胞中的外源病毒 DNA 边侧的细胞 DNA,即可用于病毒基因组整合位点的研究。

3.3.5.2　巢式 PCR 技术

1) 原理

巢式 PCR(nested primers-PCR,NP-PCR)也称为嵌套式 PCR,通过设计"外侧""内侧"两对引物进行两次 PCR 扩增,外侧引物的互补序列在模板的外侧,内侧引物的互补序列在同一模板的外侧引物内侧。先用一对外侧引物扩增含有目的靶序列的较大 PCR 片段,然后用另一对内侧引物以第一次 PCR 扩增产物(含有内侧引物扩增的靶序列)为模板扩增,使目的靶序列得到第二次扩增,从而获得目的靶序列。这样两次连续的放大,明显提高了 PCR 检测的灵敏度,保证了产物的特异性。对于极其微量的靶序列,应用巢式 PCR 技术可以获得满意的结果。

根据两对引物设计的不同,又可以把巢式 PCR 分为巢式 PCR 和半巢式 PCR。如果一对内侧引物的互补序列是在一对外侧引物的内侧,称之为巢式 PCR;如果内侧引物中的一条与外侧引物相同,而另一条在外侧引物内侧,则称之为半巢式 PCR,半巢式 PCR 也有很强的特异性。

2) 巢式 PCR 技术的应用与评价

巢式 PCR 技术主要用于提高扩增的灵敏度和特异性,用"外侧""内侧"两对引物扩增,其结果较一对引物扩增的结果敏感 100 倍,特别适合于微量靶序列的扩增。病毒、钩端螺旋体等病原微生物的检测常选用巢式 PCR 技术[40,41]。此外,线粒体测序时测序片段的制备,可用巢式 PCR 技术。对于样本中极其微量的靶序列,一次常规的 PCR 常常得不到令人满意的结果,此时应用巢式 PCR 技术可以有效提高扩增的效率,得到满意的结果。

3.3.5.3　多重 PCR 技术

1) 原理

多数 PCR 技术都是设计一对寡核苷酸引物扩增所需要的目标序列。如果在实验中要求分析不同的 DNA 序列时,可以根据实验的要求设计多对引物,在同一个 PCR 反应体系中同时扩增一份 DNA 样本中几个不同靶区域的 DNA 片段,这一过程称为多重 PCR。由于每一对引物扩增的是位于模板 DNA 上的不同序列的 DNA 片段,扩增片段的长短不同,可以据此检测特定基因片段,检测其大小、缺失和突变是否存在。PCR 扩增后进行电泳检测,有条带则说明有待测基因片段;反之,则这一片段缺失。

2) 多重 PCR 技术的应用与评价

多重 PCR 技术可应用于生物学研究的多个领域,如病原体鉴别、性别筛选、遗传性疾病诊断、法医学研究以及基因缺失、突变和多态性分析等[42,43]。多重 PCR 技术作为一种可靠的检测基因序列缺失或突变的方法,在 DMD 的诊断中得到应用。半数 DMD 是由于肌营养不良蛋白基因部分缺失引起的。Covone 等[44]根据肌营养不良蛋白基因中易于缺失的 9 个区域的序列,设计合成一系列引物,在同一个实验中同时扩增这 9 个区段,之后进行电泳分析。正常人多重 PCR 电泳图谱为 9 个片段,如果 Dystrophin 基因中的某一个区段缺失,那么在 PCR 电泳图谱上就没有相应的条带,据此可以诊断 DMD。

多重 PCR 技术主要有以下 3 个显著特点:① 高效性,即在同一个 PCR 反应管内可以同时检出多个基因、多种病原微生物,或对有多个型别的目的基因进行分型,特别是用非常微量的标本材料就可以检测多个基因,大大节省样本用量;② 系统性,多重 PCR 非常适宜于成组病原体的检测,如肝炎病毒、肠道致病性细菌、性病、无芽孢厌氧菌、战伤感染细菌及细菌战剂的同时侦检;③ 经济简便性,多种基因在同一反应管内同时检出,大大节省检测时间,节省试剂消耗,降低加样本工作强度,节约经费开支,可更快捷地为临床提供更多诊断信息。

3.3.5.4　串联重复序列的 PCR 扩增技术

小卫星 DNA(即可变数目串联重复,variable numble of tandem repeat,VNTR)是指核心序列以 10～50 bp 为重复单位的串联重复序列。VNTR 序列的多态性包括核心序列串联重复数目的变异以及核心序列组成的微小变异。1991 年,Jeffrey 等[45]首先使用两种 VNTR 特异的引物进行 PCR 扩增反应,并结合数字编码详细地分析了 VNTR 区域 D1S8(MS32)核心序列的变异情况,从而建立了 VNTR-PCR 技术。1993 年,Neil

等[46]报道VNTR区域D1S8(MS32)核心序列变异的同时还发现了重复核心序列的侧翼区也存在变异,从而可以根据不同的保守序列引物和不同的VNTR特异引物进行PCR扩增,这就是等位基因特异VNTR-PCR(allele-specific VNTR-PCR)。

1) 原理

VNTR-PCR利用VNTR特异引物对VNTR片段进行PCR扩增,扩增产物经电泳分离后,通过染色法或者标记引物的方法检测VNTR的多态性。根据PCR反应体系中使用的VNTR特异引物,VNTR-PCR可分为二态VNTR-PCR技术、四态VNTR-PCR技术和等位基因特异VNTR-PCR技术。

(1) 二态VNTR-PCR技术。二态VNTR-PCR技术采用2种VNTR特异引物进行PCR扩增反应,核心序列至少有1个碱基替换。Jefferys等分析VNTR D1S8基因时设计了32D、32-TAG-T、32-TAG-A和TAG 4种引物,其中32-TAG-T、32-TAG-A分别与a型和t型核心序列特异性地结合从而保证PCR产物的特异性。

(2) 四态VNTR-PCR技术。四态VNTR-PCR技术利用4种VNTR特异引物进行PCR扩增,核心序列至少有2个或2个以上碱基替换。将4种VNTR特异引物与基因组DNA分别在4个PCR反应体系中进行扩增反应,可进一步增加微卫星DNA多态性的可检出性。例如,Y染色体特异VNTR MSY1(DYF155S1)是以25 bp的DNA片段为核心序列的串联重复序列,其核心序列上有4个位置出现碱基替代,通过四态VNTR-PCR技术已发现有10种类型的核心序列,并且以1、3、4型多见。

(3) 等位基因特异VNTR-PCR技术。二态和四态VNTR-PCR检测的均为VNTR序列核心序列的多态性,然而1993年Nail等报道STR的侧翼区也会发生微小的变异(如碱基替代),故可能使同一个体双等位基因表现为杂和状态或不同个体间的差异表现为一定的多态性。预先确定STR侧翼区域DNA变异的位置后,设计出能与不同的等位基因互补的特异引物,使其3′端与侧翼区域变异的碱基配对,通过PCR技术扩增后,扩增产物电泳分离可以得到VNTR图谱,此即等位基因特异的VNTR-PCR技术。利用该技术,不仅可以检测到VNTR核心序列多态性的状况,还可以获得其侧翼序列DNA多态性的信息,从而更有利于分析VNTR的结构和多态性。

2) 应用和评价

与其他技术相比,VNTR-PCR技术具有如下特点:

(1) 获得的多态性信息量高、灵敏度高。即使微量(1 ng/μl)的DNA模板通过此法也能获得令人满意的多态性结果。

(2) 保证结果的客观性和准确性。VNTR-PCR技术采用数字编码,不需要检测片段的长度,且编码的产生不需要特殊的DNA分子量标准,不受凝胶变形和谱带漂移等因素的影响,不需要在同一凝胶中进行样品的对比。

(3) 数字化,VNTR-PCR技术可通过计算机将VNTR多态性的信息转化为一组数字信息,简明直观、便于储存。然而,VNTR-PCR 技术也有其不足之处,主要表现在:① 已发现的适合 VNTR-PCR 技术使用的 VNTR 还很少;② 尚未建立标准有效的与 VNTR 相关的数据库;③ 目前发现的 VNTR 突变率比较高。这些因素限制了 VNTR-PCR 技术的应用,目前其应用主要局限于法医学和人类遗传学的研究。

自 Wyman 等克隆分离人类基因组第一个 VNTR 以来,越来越多 VNTR 被克隆、分析。VNTR 的核心重复序列在不同个体间存在较大的差异,同时 VNTR-PCR 技术具有简单、快速、可以数字编码、有利于计算机存储的特点,使得 VNTR 成为法医学领域中应用广泛的遗传学标记之一[47],故 VNTR-PCR 技术被广泛应用于法医学的个人识别和亲子鉴定中。VNTR 的突变率极高,且突变过程也极其复杂,是目前遗传学研究的难点之一。由于 VNTR-PCR 技术可以揭示 DNA 序列内部的变异结构,它已成为研究 VNTR 突变机制和过程的方法之一。近年来,VNTR-PCR 技术已被肿瘤研究和微生物学领域的研究所采纳,可以预见,随着更多符合要求的 VNTR 的发现,VNTR-PCR 技术将会在更多的领域中得到应用[48]。

3.3.5.5 随机扩增多态性 DNA 技术

自从 1985 年 Jeffreys 建立了 DNA 指纹技术以来,该技术得到了广泛的应用。随着 PCR 技术的建立,DNA 指纹技术也不断发展。1990 年,Welsh 等首先使用随机引物进行基因组指纹分析来检测 DNA 的多态性。

1) 原理

使用随机选择的核苷酸作为 PCR 反应体系中的引物,在较低的复性温度下(36℃)进行 PCR。由于非特异性的引物与模板上的多个位点结合而不是与某一限制性位点特异性结合,经过 PCR 扩增后可以产生多个 PCR 产物。经过凝胶电泳可以将上述的多个 PCR 产物分离,这样的多态性产物通常称为随机扩增多态性 DNA(random amplified polymorphic DNA,RAPD)。最有效结合的引物在扩增过程中相互竞争而产生指纹,从而形成相应的 DNA 指纹图谱。

2) 技术应用和评价

DNA 指纹图谱具有如下优点:① 具有高度的个体特异性,一般仅同卵双生子才有相同的 DNA 指纹;② 体细胞稳定性,即同一机体不同组织中的 DNA 指纹完全一致;③ 简单稳定的遗传性,子代与亲代的 DNA 指纹几乎完全一致,新生带低于 5‰;④ 与单纯的 RFLP 分析相比较,DNA 指纹更能反映基因组的特异性。由于上述优点,RAPD 技术成为一种使用方便的、检测 DNA 多态性的技术应用于 DNA 指纹分析中,并在法医学、遗传学、系统发生学、种群生物学和肿瘤学研究中得到了广泛的应用。其主要应用如下:① 可用一系列的通用引物分析不同种类的生物;② 可用于制备探针和 DNA 顺序的研究;③ 使高效基因制图工作更为方便有效,使基因型的鉴定自动化。

3.4 基因测序技术

基因测序(gene sequencing)也叫 DNA 测序(DNA sequencing),是对 DNA 分子的核苷酸排列顺序进行测定的一门技术。核酸是生物遗传信息的贮藏者和传递者,DNA 的碱基序列决定了基因的表达及其功能,其序列的改变意味着生物学含义的改变,因此核酸序列分析是现代分子生物学的一项核心技术,是分析基因结构、功能及其相互关系的前提,也是临床疾病分子诊断最为精确的判定依据。目前,基因测序技术已经成为临床研究领域的重要技术手段,是基因诊断和个体化医疗的基础(见图 3-5)。

3.4.1 基因测序技术概述

自从 1953 年,沃森和克里克发现 DNA 的双螺旋模型之后,DNA 测序技术随着科学技术的进步得到了迅猛发展,图 3-5 描述了整个测序技术的发展历程。1975 年英国生物化学家桑格等发明的双脱氧链终止法(Sanger 法)与 1977 年美国生物化学家马克萨姆和吉尔伯特发明的化学降解法,标志着第一代基因测序技术的诞生[49,50],桑格和吉尔伯特两位科学家也因此获得诺贝尔化学奖。在此后的几十年时间里,测序技术经历了突飞猛进的发展。传统的双脱氧链终止法、化学降解法以及在它们基础上发展起来的各种基因测序技术统称为第一代基因测序技术。第二代基因测序技术是以焦磷酸测序、合成测序及芯片测序三大技术平台为代表的一些高通量基因测序技术。目前,基于

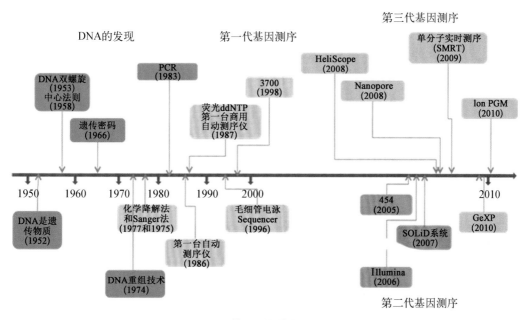

图 3-5 基因测序技术发展历程

单分子读取技术的第三代基因测序技术已经出现,该技术测定 DNA 序列更快,并有望进一步降低测序成本,为人类从基因水平深入理解疾病的发生、发展、诊断和治疗提供新的手段,使个体化医疗成为现实。

测序技术的发展时间表:

1975 年,桑格提出双脱氧链终止法测序;

1977 年,马克萨姆和吉尔伯特提出化学降解法测序;

第一个基因组(φ X174 噬菌体)测序完成;

1980 年,"鸟枪法测序"诞生;

1985 年,美国科学家提出人类基因组计划(Human Genome Project,HGP);

1990 年,开始实施人类基因组计划,2006 年完成;

1995 年,毛细管电泳测序技术出现;

第一个活生物流感嗜血杆菌(*Haemophilus influenzae*)的基因组测序完成;

1996 年,第一个真核生物酿酒酵母(*Saccharomyces cerevisiae*)的基因组测序完成;

1998 年,焦磷酸测序技术出现;

2000 年,第一个植物拟南芥(*Arabidopsis thaliana*)基因组测序完成;

2005 年,454 生命科学公司推出基于焦磷酸测序法的高通量基因组测序系统,开创了边合成边测序的先河,拉开第二代基因测序技术的序幕;

癌症基因组图谱(The Cancer Genome Atlas,TCGA)计划启动,2011 年完成;

2007 年,ABI 公司推出寡聚物连接检测测序(sequencing by oligo ligation detection,SOLiD);

Illumina 公司推出 Solexa 测序法;

Roche 公司收购 454 公司;

人类微生物组计划(Human Microbiome Project,HMP)启动;

2008 年,深圳华大基因成功绘制完成第一个完整中国人基因组图谱;

HeliScope 单分子测序技术推出,拉开第三代基因测序技术的序幕;

ABI 和 Invitrogen 合并成为 Life Technologies;

2010 年,Pacific Biosciences 公司推出 PacBio RS 单分子实时测序;

Life Technologies 收购 Ion Torrent,推出 Ion Torrent Personal Genome Machine(PGM);

Oxford Nanopore Technologies 公司推出纳米孔单分子测序技术;

Roche 公司推出 Roche 454 GS Junior;

Illumina 公司推出 HiSeq2000;

2011 年,Roche 公司推出 Roche 454 FLX+;

Illumina 公司推出小型测序平台 MiSeq;

2012 年，Life Technologies 推出 Ion Proton 测序仪；

      Illumina 公司推出 HiSeq2500；

      Oxford Nanopore Technologies 公司推出高通量的 GridION 测序仪；

2013 年，Roche 公司宣布关闭 454 业务；

      Oxford Nanopore Technologies 公司推出 U 盘大小的 MinION 测序仪；

      Thermo Fisher 公司收购 Life Technologies 公司；

2014 年，Illumina 公司推出 HiSeq X Ten；测序成本降至 1 000 美元；

2015 年，Illumina 公司推出 HiSeq X Five、HiSeq3000、HiSeq4000；

      Thermo Fisher Scientific 公司推出 Ion S5、Ion S5 XL 系列；

2016 年，Illumina 公司推出 MiniSeq；

      华大基因推出 BGISEQ-500。

3.4.2　第一代基因测序技术

第一代基因测序技术主要是指传统的双脱氧链终止法、化学降解法以及在它们基础上发展起来的各种基因测序技术，如荧光自动测序技术、杂交测序技术等。第一代基因测序技术曾经在分子生物学研究中发挥重要作用，目前基于 Sanger 法测序原理和荧光标记的荧光自动测序技术仍在广泛应用。

3.4.2.1　Sanger 法测序

Sanger 法测序又称为双脱氧链终止法测序技术（didieoxy chain terminator sequencing），由英国生物化学家桑格等于 1975 年提出[49]。该方法的基本原理是利用 4 种双脱氧核苷三磷酸（ddNTP）代替单脱氧核苷三磷酸（dNTP）作为底物进行 DNA 合成反应。一旦 ddNTP 掺入 DNA 链中，由于核糖的第 3 位碳原子上不含羟基，不能与下一核苷酸反应形成磷酸二酯键，导致 DNA 合成链的延伸反应被终止，从而生成若干长度仅相差单个碱基的 DNA 片段。在 4 个 DNA 合成反应体系中，分别加入一定比例的带有放射性同位素标记的某种 ddNTP，通过单碱基分辨率的凝胶电泳分离不同长度的 DNA 片段和放射自显影后，可根据电泳条带的位置确定待测 DNA 分子的序列。

在进行测定时，首先将待测的单链或双链 DNA 模板分成 4 个独立的反应管，分别加入引物、4 种 dNTP（dATP、dCTP、dGTP 和 dTTP）和 DNA 聚合酶，再在上述 4 个反应管中分别加入一定浓度的一种用放射性同位素^{32}P 或^{35}S 标记的 ddNTP（＊ddATP 或＊ddCTP 或＊ddGTP 或＊ddTTP）。在 DNA 合成过程中，标记的＊ddNTP（如＊ddATP）将与相应的 dNTP（如 dATP）竞争掺入新合成的 DNA 互补链中。如果是 dNTP 掺入其中，DNA 互补链将继续延伸下去；如果是＊ddNTP 掺入其中，由于它不能与下一个 dNTP 结合，DNA 互补链的合成到此终止。由于 ddNTP 的掺入是随机的，各个新生 DNA 片段的长度互不相同。不同长度 DNA 片段在凝胶中的移动速率不同，而聚丙烯酰胺凝胶分辨率极高,通过聚丙烯酰胺凝胶电泳能分辨出小至一个碱基长度差的 DNA 片段,从而可将混合产物中不同长度的 DNA 片段分离开。用变性聚丙烯酰胺凝胶电泳同时分离 4 只反应管中的反应产物,由于每一管中只加入了一种 * ddNTP(如 * ddATP),则该管中各种长度的 DNA 都终止于该种碱基(如 A)处,凝胶电泳中该泳道不同条带的 DNA 3′端均为同一种碱基。通过放射自显影曝光,根据 4 个泳道的编号和每个泳道中 DNA 条带的位置即可读出待测 DNA 的碱基排列顺序(见图 3-6)。

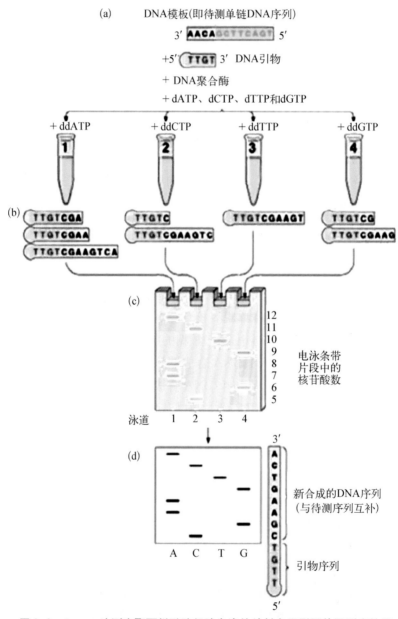

图 3-6　Sanger 法测序聚丙烯酰胺凝胶电泳的放射自显影图片及测序结果

Sanger 法测序具有一定的局限性,它只能在 PCR 扩增后测序,且只能逐段测序即只能分析单个的 DNA 片段,无法进行规模化的基因组序列测定。

3.4.2.2 化学降解法

1977 年,马克萨姆和吉尔伯特提出了化学降解法[50]。与 Sanger 法有所不同,化学降解法侧重对 DNA 双链进行解螺旋变性和化学降解。化学裂解法先对 DNA 片段的末端进行放射性同位素标记,再采用几种不同的化学方法(见表 3-5)修饰和裂解特定碱基。由于每一种化学反应特异性地针对某一种或某一类碱基进行切割,反应后产生几组长度不同的末端被标记的 DNA 片段。每组中每个 DNA 片段都有放射性标记的共同起点,但 DNA 片段的长度取决于该组反应针对的碱基在原 DNA 片段上所处的位置。最后,这些以特定碱基结尾的 DNA 片段群通过凝胶电泳进行分离,再经放射自显影确定各片段末端碱基,从而得出待测 DNA 的碱基排列序列。

表 3-5 化学降解法测序的常用化学试剂

碱基体系	化学修饰试剂	化学反应	断裂部位
G	硫酸二甲酯(dimethyl sulphate)	甲基化	G
A+G	哌啶甲酸(peperidine formate),pH 2.0	脱嘌呤	G 和 A
C+T	肼(hydrazine)	打开嘧啶环	C 和 T
C	肼+NaCl(1.5 mol/L)	打开胞嘧啶环	C
A+C	NaOH(1.2 mol/L),90℃	断裂反应	A 和 C

因为化学降解法不需要进行酶催化反应,所测得的序列来自原 DNA 分子,因此不会产生酶催化反应带来的误差。该测序技术重复性较高,所需要的化学试剂简单,不需要进行酶的催化反应,还可对未经克隆的 DNA 片段进行直接测序。化学降解法特别适用于测定含有如 5-甲基腺嘌呤或者 G、C 含量较高的 DNA 片段以及短链寡核苷酸片段的序列。化学降解法既可以标记 5' 端,也可以标记 3' 端。如果从两端分别测定同一条 DNA 链的核苷酸序列,相互参照测定结果,可以得到准确的 DNA 链序列。化学降解法刚问世时,准确性较好,也容易为普通研究人员所掌握,因此应用得较多。但由于化学降解法操作过程较麻烦,逐渐被简便快速的 Sanger 法所代替。

3.4.2.3 荧光自动测序技术

在 Sanger 法的基础上,20 世纪 80 年代中期出现了以荧光标记代替放射性同位素标记、以荧光信号接收器和计算机信号分析系统代替放射性自显影的荧光自动测序技术[51],大大提高了 DNA 测序的速度和准确性。此时,基于凝胶平板电泳的第一代半自动 DNA 测序仪应运而生。例如,美国 ABI 公司首次推出的 ABI 370 半自动测序仪,其原理是采用 4 种具有不同发射波长的荧光染料标记由聚合酶链终止反应产生的一系列终止片段,经过聚丙烯酰胺凝胶电泳分离后,利用激光对分离的 DNA 片段携带的荧光信号进行激发,然后检测并记录不同发射波长的信号,经计算机处理,最后得到 DNA 序列信息。这种方法免除了同位素标记必须同时进行 4 组反应的麻烦,而且简化为由 1 条泳道同时读出 4 种碱基,大大提高了测序速度,为自动化加样及计算机阅读提供了技术基础。但这种测序技术仍然使用平板凝胶电泳技术,费时费力,分析容量较低,提供的信息较少。

20 世纪 90 年代,毛细管阵列电泳 DNA 测序技术也开始产生。此时的测序仪用毛细管列阵电泳取代聚丙烯酰胺凝胶平板电泳,使样本分离可在一系列平行的石英毛细管内进行,可同时并行分析多个样本,加快了 DNA 的测序速度,如这一时期 ABI 公司开发的 ABI 3730 测序仪。与普通电泳相比,毛细管电泳具有许多优势,如灵敏度高、样品少、高效快速、可以在线检测等。此外,毛细管电泳设备的紧凑形式更易于实现并行化,可以获得较高的通量[52]。这一代基因测序仪在人类基因组计划的后期起了关键性作用,使人类基因组计划比原计划提前两年完成。

3.4.2.4 小结

第一代基因测序技术对现代生物学研究起了极大的促进作用,其最大的贡献在于 2001 年完成了首个人类基因组图谱。经过几十年的逐步改进,第一代基因测序仪的测序速度和准确性大大提高、成本大幅度下降,其测序读长可达 1 000 bp,准确性高达 99.999%,但是由于对电泳分离技术的依赖,该测序系统无法进一步提高通量和微量化。同时,该测序方法检测速度慢,检测时间长,且需要大量专业技术人员全程操作,因此第一代基因测序技术越来越无法满足科学研究和生产应用的需要。但是第一代基因测序技术并不会很快退出历史舞台,它将与各种新一代基因测序平台并存,特别是在 PCR 产物测序、质粒和细菌人工染色体的末端测序以及 STR 序列基因分型方面将继续发挥重要作用。

3.4.3 第二代基因测序技术

随着人类基因组计划的完成,后基因组时代即功能基因组时代已经来临。第一代基因测序技术已经不能满足深度测序和重复测序等大规模基因组测序的需求,这促使第二代基因测序技术诞生。第二代基因测序又称为下一代基因测序(next-generation sequencing,NGS)、高通量基因测序或大规模平行测序,主要包括使用聚合酶合成测序[53]的 Roche 公司的 GS FLX 测序平台和 Illumina 公司的 Solexa Genome Analyzer 测序平台,以及使用连接酶合成测序[54]的 ABI 公司的 SOLiD 测序平台[55,56]。这些平台最显著的特征是高通量,一次可对几十万到几百万条 DNA 分子进行序列测定,使得对一个物种的基因组进行深度测序或转录组测序变得简便易行[57]。

第二代基因测序的核心思想是边合成边测序(sequencing by synthesis, SBS),即通过捕捉新合成的末端的标记确定 DNA 的序列。合成法 DNA 测序就是将需要测序的片段化的基因组 DNA 两侧连接上通用接头,随后用不同的方法产生成百上千万个空间固定的单分子 PCR 克隆阵列,接下来进行大规模的引物杂交及酶延伸反应。由于所有的克隆都在同一平面上,这些反应可在几十万甚至几百万条序列上大规模平行进行,反应后每一步产生的信号可以同时进行检测,所获得的测序数据经计算机分析即可获得完整的 DNA 序列信息[58]。

3.4.3.1 454 测序技术

2005 年,454 生命科学公司首先推出划时代的新型第二代基因测序平台——Genome Sequencer 20,并对支原体 *Mycoplasma genitalium* 的基因组进行了测序[59],这一技术开辟了第二代基因测序的先河,被《自然》(*Nature*)杂志作为里程碑事件进行报道。该技术通量可达 Sanger 法测序的几百倍,而成本却只有 Sanger 法测序的几十分之一,因此一经推出,便受到国际上基因组学专家的广泛关注。2007 年,他们又推出了性能更为优化的第二代基因组测序系统——Genome Sequencer FLX System(GS FLX)。2008 年 10 月,Roche 公司在不改变 GS FLX 的情况下,推出了全新的测序试剂 GS FLX Titanium。454 GS FLX 测序技术以其独特的测序读长长的优势,在新物种基因组和转录组测序中占据主要的地位。

454 测序技术也叫焦磷酸测序技术,采用焦磷酸合成测序法[60],从而避免了传统测序进行荧光标记以及凝胶电泳等烦琐步骤,同时利用乳胶系统对 DNA 分子进行扩增,实现了大规模并行测序。454 测序技术的基本原理如图 3-7 所示,首先将 PCR 扩增的单链与引物进行杂交,杂交后产物与 DNA 聚合酶、ATP 硫酸化酶、萤光素酶等酶以及 5′磷酸硫腺苷(adenosine - 5′- phosphosulfate, APS)共同孵育,这样 dNTP 就会依次连接到引物上。在进行测序反应时每加入与待测模板配对的 dNTP 时会释放出相同摩尔数的焦磷酸基团(PPi),然后生成的焦磷酸基团在 ATP 硫酸化酶的催化下生成 ATP,ATP 驱动萤光素酶介导的萤光素向氧化萤光素转化并发出与 ATP 的量成正比的可见光信号。随之,ATP 和未掺入反应的 dNTP 被腺苷三磷酸双磷酸酶(apyrase)降解掉,淬灭光信号,并再生反应体系进入下一种 dNTP,如此进行不断的循环,最后根据读出的信号峰值图可以获得 DNA 的序列信息[61]。

GS FLX 系统的流程概括起来就是"一个片段＝一个磁珠＝一条读长(one fragment＝one bead＝one read)"。"一个片段＝一个磁珠"指的是 300～800 bp 大小的 DNA 片段通过接头(adaptor)与磁珠相连,每个磁珠都只结合一条 DNA 片段,所有的磁珠即构成了样品文库。随后将包含磁珠和扩增试剂的水溶液注入矿物油中,水溶液分散形成小水滴,被矿物油包裹,形成了油包水的乳浊液结构,每个小水滴中就是只包含一个磁珠及 PCR 试剂的微反应器。乳液 PCR(emulsion PCR, emPCR)在每个微反

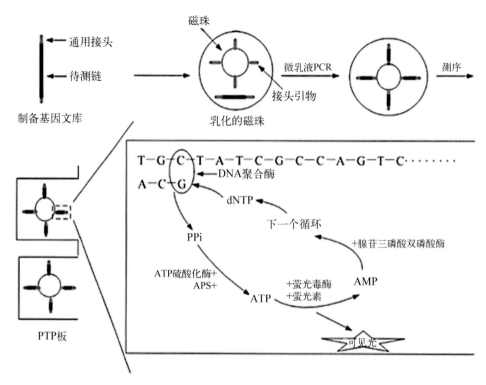

图 3-7　454 测序技术原理图

应器中独立进行,排除了其他序列的影响。每个片段扩增后产生了几百万个相同的拷贝,这些拷贝也结合在磁珠上。"一个磁珠＝一条读长"是指焦磷酸测序反应在磁珠上进行,每个磁珠都产生一条读长,并通过 GS FLX 系统进行分析。具体的实验步骤见下:

(1) 文库构建。把待测 DNA 序列打断成 300~800 bp 的小片段(若是 snRNA 或 PCR 产物可直接进入下一步),并在单链 DNA 片段的 5′端和 3′端分别连接上不同的接头。

(2) 连接。将带有接头的单链 DNA 与水油包被的 DNA 捕获磁珠在一起孵育、退火,由于磁珠表面含有与接头互补的寡聚核苷酸序列,单链 DNA 会特异地连接到磁珠上,并且只携带唯一一个单链模板。随后扩增试剂将磁珠乳化,形成油包水的混合物,这样就形成了许多只包含一个磁珠和一个独特片段的微反应器。

(3) 乳液 PCR 扩增。每一个与磁珠结合的独特片段都会在各自的孵育体系中独立扩增,从而排除了其他序列的竞争,乳液 PCR 终止后,扩增的片段仍然结合在磁珠上。反应完成后,破坏孵育体系并富集带有 DNA 的磁珠。经过扩增反应,每一个小片段都将被扩增大约 100 万倍,从而达到下一步测序反应所需的模板量。

（4）测序。携带 DNA 的捕获磁珠被放入 Pico Titer Plate（PTP）板中进行测序。PTP 板上含有很多直径约为 44 μm 的小孔，每个小孔仅能容纳一个磁珠，通过这个方法固定每个磁珠的位置以监测接下来的测序反应。放置在 4 个单独的试剂瓶里的 4 种碱基，依照 T、A、C、G 的顺序依次循环进入 PTP 板，每次只进入一个碱基。如果发生碱基配对，就会释放一个焦磷酸。这个焦磷酸在 ATP 硫酸化酶和萤光素酶的作用下，释放出光信号，并实时地被仪器配置的高灵敏度电荷耦合器件（charge coupled device，CCD）捕获到。有一个碱基和测序模板进行配对，就会捕获到一分子的光信号；由此一一对应，就可以准确、快速地确定待测模板的碱基序列。作为一个反应器，由于 PTP 板上每个小孔独立，大大降低了反应的干扰和误差。

（5）数据分析。GS FLX 系统提供两种不同的生物信息学工具对测序数据进行分析，适用于不同的应用。

454 测序技术的主要缺点是无法准确测量同聚物的长度。例如，当待测序列中出现 poly(A) 的情况下，测序反应会一次加上多个 T，而加入 T 的数目只能从荧光信号的强度来推测，有可能造成结果不准确。也正是由于这个原因，454 测序技术的主要错误不是来自核苷酸的替换，而是来自插入或缺失。与其他第二代基因测序平台相比，虽然 454 平台的成本比其他新一代基因测序平台高很多，但对于需要长读长的应用，如从头测序，它仍是最理想的选择。因为 454 测序技术的最大优势在于较长的读取长度，这使得后继的序列拼接工作更加高效、准确。454 测序技术的主要应用领域有微生物群落多样性分析[如 16S rRNA、18S rRNA、内转录间隔区（ITS）扩增子测序]、复杂环境样品的宏基因组学研究、微生物基因组的从头测序、转录组测序、外显子测序、目标区域捕获测序和病原菌检测等。然而，454 测序平台也存在一些不足，如焦磷酸测序试剂成本相对较高、样本制备相对较复杂、对重复和同种碱基聚合区域难以处理以及试剂冲洗带来的错误积累等。随着测序仪器的更新，454 平台无论从扩展性还是从成本来看都很难再次升级和改良[62]，因此 Roche 公司宣布自 2016 年起逐步淘汰焦磷酸测序仪。

3.4.3.2　Solexa 测序技术

Illumina 公司的新一代基因测序仪 Genome Analyzer 最早由 Solexa 公司研发，利用合成测序的原理，实现自动化样本制备及大规模平行测序。Solexa 测序技术借助高密度的 DNA 单分子阵[63]，使得测序成本和效率均有了较大改善。该测序平台具有自己独特的优势，如通量高、准确性高、敏感性高、运行成本低等，因此被广泛应用于各个领域。

Solexa 测序技术的主要工作原理是固定表面扩增，边合成边测序，其核心专利是"DNA 簇"和"可逆性末端终结（reversible terminator）"[64,65]。图 3-8 为 Solexa 测序技术的原理，首先将基因组 DNA 打碎成 100～200 bp 的小片段，片段 DNA 回收后在两个末端加上接头。接着又将其处理成为单链状态，然后与芯片表面的单链引物碱基互补从而被固定于芯片上，另一端与附近另一个引物随机进行互补结合，也被固定住，从而形成"桥"。通过这样进行 30 个左右的扩增反应后,每个单分子会被放大 1 000 倍以上从而成为单克隆的"DNA 簇"。然后通过使用带荧光标记的 dNTP"可逆终止子"进行边合成边测序,形成"可逆性末端终结"。在 DNA 合成时,每一个核苷酸加到引物末端时都会释放出焦磷酸,激发生物发光蛋白发出荧光。用激光扫描反应板表面,在读取每条模板序列第一轮反应聚合上去的核苷酸种类后,将这些荧光基团化学切割,恢复 3′端黏性,随后添加第二个核苷酸。如此重复,直到每条模板序列都完全被聚合为双链。这样,统计每轮收集到的荧光信号结果,就可以得知每个模板 DNA 片段的序列。

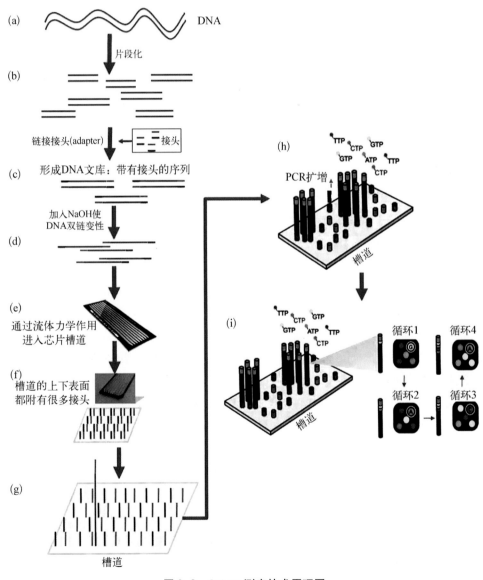

图 3-8　Solexa 测序技术原理图

Solexa 测序的具体实验步骤如下：

(1) 待测 DNA 文库的构建。把待测 DNA 序列打断成 100～200 bp 的小片段，并在小片段两端加上不同的接头，连接载体，构建单链 DNA 文库。

(2) DNA 与流动槽(flow cell)的附着。Solexa 测序反应在流动槽中进行，流动槽是一种含有 8 个槽道(channel)的微纤维板，它的表面固定有很多接头，能支持 DNA 在其表面进行桥式扩增。将上面步骤得到的带接头的 DNA 片段变性成单链后通过接头与芯片表面的引物碱基结合，从而使其一端固定在芯片上，另外一端随机和附近的另外一个引物互补，也被固定住，形成"桥"状结构。

(3) 桥式 PCR(bridge PCR)。向反应体系中添加未标记的 dNTP 和 Taq DNA 聚合酶，进行桥式 PCR 扩增。桥式 PCR 以流动槽表面的固定接头为模板，将桥型单链 DNA(ssDNA)扩增为桥型双链 DNA(dsDNA)。通过变性，释放出互补的单链，锚定到附近的固相表面。经过不断的扩增—变性循环，每一种 ssDNA 都在各自的位置集中成簇(cluster)，每一簇含有单个模板分子的 500～1 000 个拷贝，从而达到能支持下一个测序反应所需信号强度的模板量。随后将 DNA 簇线性化。

(4) 测序。测序采用边合成边测序的方法。向反应体系中同时添加 DNA 聚合酶、接头引物和带有碱基特异荧光标记的 4 种 dNTP(可逆终止子)。由于这些 dNTP 的 3′羟基被化学方法保护，每轮合成反应只能添加一个 dNTP，在 dNTP 被添加到合成链上之后，所有未使用的游离 dNTP 和 DNA 聚合酶会被洗脱。加入激发荧光所需的缓冲液，用激光激发荧光信号，用光学设备完成荧光信号的记录，再通过计算机分析转化为测序结果。当荧光信号的记录完成后，加入化学试剂淬灭荧光信号并去除 dNTP 的 3′羟基保护基团，以便进行下一轮测序反应。

(5) 数据分析。通过生物信息学工具将测序得到的原始数据组装成长的序列重叠群(contigs)，或者把这些序列比对到已有的基因组或相近物种的基因组序列上。

Genome Analyzer 系统需要的样品量低至 100 ng，文库构建过程简单，减少了样品分离和制备的时间。起初，Solexa Genome Analyzer 循环一次产生 1 Gb 序列数据，经过不断改进，2009 年 Genome Analyzer 的循环产量达到了 20～50 Gb，Genome Analyzer Ⅱx 系统循环产量为 85 Gb[66]。2010 年，Illumina 公司推出了 HiSeq 2000，其测序原理和 Genome Analyzer 相同，采用稳定的可终止法边合成边测序技术。但与 Genome Analyzer 不同，HiSeq 2000 融合了最新的光学系统和制造工艺，提高了准确度和测序产量，大大降低了成本。HiSeq 2000 最突出的优势是价格，在已投入使用的新一代基因测序系统中它的价格是最低的。

Solexa 测序技术对准确性的保证在于可逆终止子设计新颖，使得可以在引物延伸过程中每次掺入单个碱基。由于每次延伸前都将上一步的反应试剂洗脱，并加入新的反应体系，每次延伸反应时 4 种 dNTP 的浓度都是均衡一致的，它们之间的自然竞争有效地减少了错误的掺入。而且 Solexa 技术在合成中每次只能添加一个 dNTP,因此很好地解决了同聚物长度的准确测量问题,其主要错误来源为核苷酸的替换,而不是插入或缺失。与 454 测序技术相比,Solexa 测序技术拥有更高的通量、更低的成本。虽然片段长度较短仍是主要的技术瓶颈,但是对于已知基因组的物种来说,Solexa 理所当然成为第二代基因测序技术的首选。Illumina 测序应用广泛,几乎涵盖了测序应用的各个方面,如基因组学的全基因组从头测序、重测序、外显子和目标区域捕获测序;转录组学的转录组测序、数字基因表达谱测序、微 RNA 测序和降解组测序;表观遗传学的甲基化测序、简化甲基化测序和甲基化 DNA 免疫共沉淀测序等。然而,Illumina 平台由于读长较短,会导致后期数据分析的费用增高。

3.4.3.3 SOLiD 测序技术

2007 年,ABI 公司在 Church 小组[54]研究成果的基础上推出了 SOLiD 测序系统。该技术的创新之处在于双碱基编码(two-base encoding)[67]策略的应用,即每个碱基被阅读两次,因此大大减少了测序带来的错误率,同时可以方便地区分 SNP 和测序错误。在文库构建和 PCR 扩增方面,SOLiD 技术与 GS FLX 系统类似,微珠通过接头捕获 DNA 片段,并进行乳液 PCR。不过 SOLiD 系统的微珠直径只有 $1~\mu m$,而 GS FLX 系统采用的磁珠直径是 $20~\mu m$。SOLiD 的独特之处在于以连接反应取代传统的聚合酶延伸反应。

SOLiD 测序技术的基本原理是以 4 色荧光标记的寡核苷酸进行多次连接合成,取代传统的聚合酶连接反应。其具体操作步骤如图 3-9 所示。

(1) 待测 DNA 文库的构建。SOLiD 系统支持片段文库(fragment library)或配对末端文库(mate-paired library)两种测序模板。片段文库就是把待测基因组 DNA 序列打断成很小的片段,并在小片段两端加上不同的接头,连接载体,构建 ssDNA 文库。该文库适合转录组测序、RNA 定量、miRNA 研究、重测序、$3',5'$-RACE、甲基化分析及染色质免疫共沉淀(ChIP)测序等。配对末端文库是将基因组 DNA 打断后,与中间接头连接,环化,然后用 EcoP15 酶切,使中间接头两端各有 27 bp 的碱基,最后加上两端接头,形成文库。该文库适用于全基因组测序、SNP 分析、结构重排及拷贝数分析等。

(2) 乳液 PCR。与 454 测序技术的乳液 PCR 类似,将带接头的 ssDNA 固定在磁珠表面,在微反应器中进行乳液 PCR 扩增。PCR 反应结束后,磁珠表面就固定有拷贝数目巨大的同一 DNA 模板的扩增产物。

(3) 微珠与玻片连接。乳液 PCR 完成之后,变性模板,富集带有延伸模板的微珠,微珠上的模板经过 $3'$ 端修饰,可以与玻片共价结合。SOLiD 系统最大的优点就是每张玻片都能容纳更高密度的微珠,在同一系统中轻松实现更高的通量。含有 DNA 模板的微珠共价结合在 SOLiD 玻片表面,SOLiD 测序反应就在 SOLiD 玻片表面进行。每个微珠经 SOLiD 测序后得到一条序列。

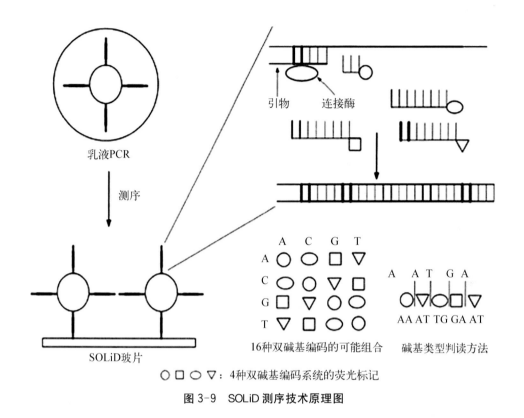

引物　连接酶

乳液PCR

测序

SOLiD玻片

A C G T
A ○ ○ □ ▽
C ○ ○ ▽ □
G □ ▽ ○ ○
T ▽ □ ○ ○

16种双碱基编码的可能组合

A A T G A
○▽○□▽
AA AT TG GA AT

碱基类型判读方法

○ □ ○ ▽：4种双碱基编码系统的荧光标记

图 3-9　SOLiD 测序技术原理图

（4）连接酶测序。向体系中加入 DNA 连接酶、通用测序引物 n 和具有 3′-XXnnnzzz-5′结构的八碱基寡核苷酸探针。探针的 5′端标记有荧光，3′端第 1 位和第 2 位（XX）上的碱基对与 5′端第 6～8 位（zzz）上的荧光信号颜色对应，由于两个碱基有 16 种组成情况，而只有 4 色荧光，因此每色荧光对应 4 种碱基组成。1 次 SOLiD 测序共有 5 轮，每轮又由多个连接反应组成。第 1 轮的第 1 次连接反应将掺入 1 条探针，测序仪记录下反映该条探针 3′端 1～2 位碱基信息的荧光信号，然后通过化学方法在第 5 位和第 6 位之间进行切割，淬灭荧光信号，以进行下一个位置的测序。通过这种方法，每次测序的位置都相差 5 位，即第一次测 1～2 位，第二次测 6～7 位，第 3 次测 11～12 位……在测到末尾后，将新合成的链变性、洗脱。多次连接后，开始第 2 轮测序。由于第 2 轮测序的引物比第 1 轮前移 1 位，这轮测序将得到 0～1 位、5～6 位、10～11 位……的颜色信息，5 轮测序过后，就可得到所有位置的颜色信息，且每个位置均被测定了 2 次。根据颜色信息可推断出相应的碱基序列。

超高通量和准确度是 SOLiD 系统最突出的特点。SOLiD 系统在测序过程中对每个碱基判读两次，从而减少原始数据错误，使用连接酶替代聚合酶能明显减少因碱基错配出现的错误，测序过程中更换引物也能减少背景噪声和错误率。多方面的措施，确保了 SOLiD 系统原始碱基数据的准确度大于 99.94%，在 15 倍覆盖度时准确度可达到

99.999%,是目前下一代基因分析技术中准确度最高的。与 Solexa 一样,SOLiD 可用于全基因组重测序确定单核苷酸多态性、缺失和插入等基因组结构变异,也可用于目标区域捕获测序、染色质免疫共沉淀测序和 RNA 测序,但读长短、成本高和数据结果分析困难的不足使其应用受限。

3.4.3.4 小结

与 Sanger 法测序技术相比,第二代基因测序技术最大的变化是无须克隆这一烦琐的过程,而是使用接头进行高通量的并行 PCR、测序反应,并结合微流体技术,利用高性能的计算机对大规模的测序数据进行拼接和分析(见图 3-10)。接头的运用,使得第二代基因测序技术不再局限于单纯的基因组测序,而是作为一个平台,可以开展全基因组表达谱分析、SNP、小 RNA、ChIP、DNA 甲基化等诸多研究。

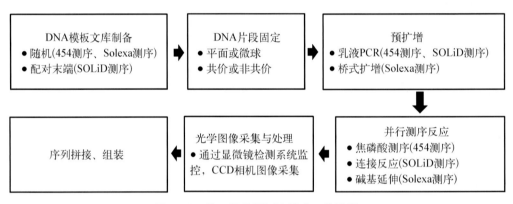

图 3-10　第二代基因测序技术工作流程

第二代基因测序技术是迄今为止发展最为成熟、使用最为广泛的高通量基因测序手段,在基因组大规模测序和基因诊断、治疗中功不可没。第二代基因测序技术具有高通量、高准确性、高灵敏度、自动化程度高和低运行成本等突出优势,可以同时完成传统基因组学(测序和注释)和功能基因组学(基因表达及调控、基因功能、蛋白质/核酸相互作用)的研究。对还没有参考序列的物种进行从头测序,可获得该物种的参考序列;对有参考序列的物种,进行全基因组重测序,可在全基因组水平上检出突变位点,从而发现个体的分子差异。通过全转录组测序可开展可变剪接、编码序列单核苷酸多态性(cSNP)的研究,或者进行小分子 RNA 测序,从而发现新的微 RNA(microRNA)分子,与 ChIP 和甲基化 DNA 免疫共沉淀(MeDIP)技术相结合,可检出与特定转录因子结合的 DNA 区域和基因组上的甲基化位点。

3.4.4 第三代基因测序技术

如果说第一代基因测序技术的特点是"线性的",仪器每次运行只能读取有限的几条"通道"上的数据;那么第二代克隆扩增型测序则是"平面的",仪器每运行一次可以读取整个平面上成千上万个测定点的数据即具有高度的并行性、高通量、操作简单、成本低等优势。但克隆扩增型测序也存在致命的缺陷,其模板阵列的制备仍需要 PCR 扩增环节,这成为有效获得全基因组测序模板阵列的主要技术瓶颈。而且,第二代基因测序技术的读长很短,甚至还不如传统的 Sanger 法,这就给后期的序列组装带来了巨大的压力。在这种情况下,以单分子测序技术为基础的第三代基因测序技术应运而生。

第三代基因测序技术,也被称为"下、下一代基因测序(next-next-generation sequencing)",因其采用单分子读取技术,有着更快的数据读取速度和巨大的应用潜能。它不再需要 PCR 扩增步骤,进一步降低了测序的成本。第三代基因测序技术主要包括:Helicos BioSciences 公司的 HeliScope 单分子测序(HeliScope single molecular sequencing)、Pacific Biosciences 公司的单分子实时(single – molecule real – time, SMRT)测序、Oxford Nanopore Technologies 公司的纳米孔单分子测序(nanopore single molecular sequencing)。与前两代测序技术相比,第三代基因测序技术最大的特点是单分子测序,是在单个细胞、单分子水平上对基因组进行测序的一项新技术[68,69]。其中 HeliScope 单分子测序技术和 SMRT 技术利用荧光信号进行测序,而纳米孔单分子测序技术利用不同碱基产生的电信号进行测序。第三代基因测序技术的流程如图 3-11 所示。

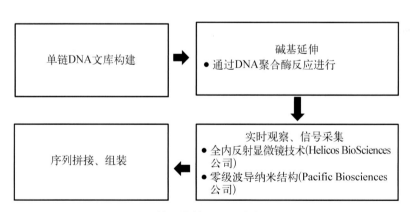

图 3-11   第三代基因测序技术工作流程

3.4.4.1 HeliScope 单分子测序技术

HeliScope 单分子测序技术仍然是基于边合成边测序的原理[70],它采用了一种新的荧光类似物和灵敏的监测系统,能够直接记录到单个碱基的荧光,从而克服了其他方法须同时测数千个相同基因片段以增加信号亮度的缺陷。先将待测的 DNA 序列打断成小片段并在 3′端加上 poly(A),用末端转移酶在另一末端加上荧光标记,然后将小片段与表面带有 poly(T)的平面基板杂交,这样 DNA 文库的单链片段密集固定排列在平板上形成阵列。在每个测序循环中,加入 DNA 聚合酶和一种荧光标记的 dNTP,按照模板序列延伸 DNA 链,阵列中发生了碱基延伸反应的 DNA 链就会发出荧光,通过 CCD 相机记录并转化为相应的碱基序列信息。经过洗涤,延伸了的 DNA 链上的荧光物质被切除并被移走,便可以进行下一轮单个碱基的延伸、荧光标记的切除以及图像的获取。经过不断地重复合成、洗脱、成像、淬灭过程完成测序。

HeliScope 利用精密的全内反射显微镜(total internal reflection microscopy)技术,在降低荧光背景的同时,在测序结束后去掉延伸的合成链,将模板重置为最初的单链状态,从相反的方向再进行另一次测序,生成同一模板的第二个序列信息,重复的双向测序可以用于去除缺失错误,显著提高了原始数据的准确度。HeliScope 技术中每条合成链都是独立操作的,但同样也面临着同聚核苷酸的误读问题,只能寄希望于通过动力学控制 DNA 聚合酶活性,降低 DNA 链延伸的速度,在 dNTP 被洗掉前减少两个连续碱基连接在链上的可能。对 HeliScope 来说,主要的错误来源是缺失,因为测序时有大量的未标记碱基、不发光碱基或污染的碱基掺入。不过,HeliScope 测序仪检测碱基替换突变的误差率非常低。斯坦福大学的科学家利用 HeliScope 单分子测序仪,用了 48 000美元的试剂和 4 个星期的时间,对一名白种人男子的基因组进行了测序,覆盖度达 28倍,覆盖 90% 人类参考基因组,读长为 24~70 bp,平均读长为 32 bp,共鉴定出 280 万个 SNP 位点和 752 万个拷贝数变异。

3.4.4.2　单分子实时测序技术

单分子实时测序技术即 SMRT 测序技术,其原理是当 DNA 模板被 DNA 聚合酶捕获后,4 种不同荧光标记的 dNTP 通过布朗运动随机进入检测区域并与 DNA 聚合酶结合,与模板匹配的碱基生成化学键的时间远远长于其他碱基停留的时间。因此统计荧光信号存在时间的长短,可区分匹配的碱基与游离碱基。通过统计 4 种荧光信号与时间的关系图(http://www.pacificbiosciences.com/)即可测定 DNA 模板序列。

SMRT 测序技术的核心技术之一是零级波导(zero mode waveguide, ZMW)技术[71]。ZMW 是一个直径只有 10~50 nm 的孔,远小于检测激光的波长(数百纳米)。因此当激光打在 ZMW 底部时,激光无法穿过,而是在 ZMW 底部发生衍射,只能照亮很小的区域。DNA 聚合酶就被固定在这个区域。只有在这个区域内,碱基携带的荧光基团才能被激活而被检测到,大幅度地降低了背景荧光干扰。每个 ZMW 只固定一个DNA 聚合酶,当一个 ZMW 结合少于或超过一个 DNA 模板时,该 ZMW 所产生的测序结果在后续数据分析时被过滤掉,由此保证每个可用的 ZMW 都是一个单独的 DNA 合成体系。15 万个 ZMW 聚合在一个芯片上,称为一个 SMRT Cell。PacBio RSⅡ测序仪在一个流程内可同时完成 8 个 SMRT Cell 的测序,产生 3.2 Gb 的数据。

SMRT 测序技术的另一个核心技术是荧光基团标记在核苷酸 3′端磷酸上[72]。在

DNA 合成过程中,3′端的磷酸键随着 DNA 链的延伸被断开,标志物被弃去,减少了 DNA 合成的空间位阻,维持 DNA 链连续合成,延长了测序读长。而第二代基因测序技术中荧光基团都标记在 5′端甲基上,在合成过程中,荧光标志物保留在 DNA 链上,随 DNA 链的延伸会产生三维空间阻力,导致 DNA 链延长到一定程度后出现错读,这是限制第二代基因测序读长的原因之一。SMRT 测序技术最大限度地保持了 DNA 聚合酶的活性,是最接近天然状态的 DNA 聚合酶反应体系。在实时监控系统下,DNA 链以每秒 10 个碱基的速度合成。从建库到测序,整个过程在 2 d 内完成。

　　SMRT 测序技术的优势是:超长读长、无须模板扩增、较短的运行时间、直接检测表观修饰位点、直接检测转录本等。PacBio RS Ⅱ超长的读长非常有利于基因组组装,还可以填补已知基因组上的未测通区域,同时还开创了全新的应用领域:转录本全长测序和全长 16S 基因测序等。SMRT 测序的速度很快,可达每秒 10 个 dNTP。较短的运行时间对于应对感染性疾病暴发尤为重要,SMRT 测序技术可在很短时间内得到变异微生物的基因组,可以为快速和准确地研究暴发起因以及治疗策略提供基础。此外,应用 SMRT 测序技术,在完成常规测序的同时,还能获得 5-甲基胞嘧啶、5-羟甲基胞嘧啶和 N6-甲基腺嘌呤的信息[73]。SMRT 测序技术最明显的缺点是单核苷酸检测的准确率不高,为 85%~89%。其原因可能是在测序过程中某些特异性荧光信号较弱,易被背景荧光干扰。但是,这种错误是随机的,可通过提高检测覆盖度提高测序准确率。

3.4.4.3　纳米孔单分子测序技术

Oxford Nanopore Technologies 公司研究的纳米孔单分子测序技术是一种基于电信号测序的技术(https://nanoporetech.com/)。研究人员设计了一种以 α-溶血素为材料制作的纳米孔,孔内共价结合了分子接头。当碱基通过纳米孔时,它们使电荷发生变化,从而短暂地影响流过纳米孔的电流强度(每种碱基影响电流变化的幅度是不同的),灵敏的电子设备检测到这些变化并鉴定所通过的碱基(见图 3-12)。

　　纳米孔单分子测序技术的一个优势在于它不需要对 DNA 进行标记[74],也就省去了昂贵的荧光试剂和 CCD 相机,因此耗费成本低,省时又省钱。目前的甲基化研究都需利用亚硫酸氢盐处理,将非甲基化胞嘧啶转化为尿嘧啶,使其在后续分析中与甲基化胞嘧啶区分开。纳米孔单分子测序技术的另一个优势就是能利用特异性电流的微小差异直接读出 DNA 序列中的甲基化胞嘧啶,不再需要亚硫酸氢盐转化,对表观基因组测序的研究人员来说意义非凡。新近,Derrington 等[75]利用耻垢分枝杆菌孔蛋白 A(*Mycobacterium smegmatis* porin A)构建了一种纳米孔,其特点是可以将单链 DNA 的局部双链结构松解,使其顺利通过纳米孔,确保了测序过程更加通畅。纳米孔测序技术还有一个优势就是测序距离长。因为纳米孔测序仅仅对通过的碱基测序,与前后的测序结果均无关,因此只要 DNA 链不发生断裂,并且能一直通过纳米孔,就可以一直检测

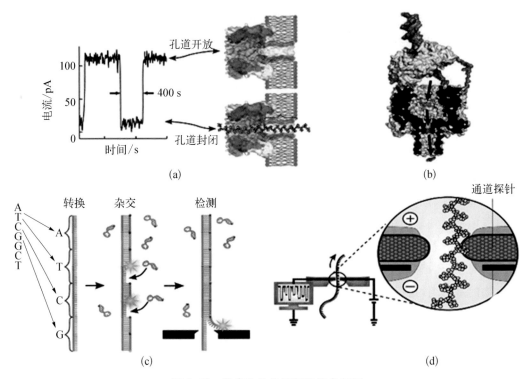

图 3-12　纳米孔单分子测序技术原理

下去。纳米孔测序准确率高,且发现错误易修正,因为 4 种碱基中的 2 种与另外 2 种的电信号差异很明显。另外,每次只测定一个核苷酸,很容易解决同聚物长度的测量问题。但是,纳米孔测序仪仍面临两个重要的技术问题:一是如何将核酸外切酶更好地附着在孔上,确保每次只有一个碱基通过纳米孔;另一个是并行化问题,可能需要开发芯片来确保整个测序过程更快速。

3.4.4.4　离子流半导体测序技术

Ion Torrent Personal Genome Machine(PGM)是 2010 年底 Life Technologies 公司推出的一款测序仪。离子流半导体测序技术(Ion Torrent semiconductor sequencing)是基于半导体芯片的新一代革命性测序技术,使用一种布满小孔的高密度半导体芯片,这些小孔就是一个个测序反应池,其内侧固定了一个 DNA 聚合酶分子。小孔底部附有能感应 pH 值变化的离子敏感层和离子感受器,当 DNA 聚合酶把核苷酸聚合到延伸中的 DNA 链上时会释放出一个氢离子(H^+),反应池中的 pH 值发生变化,位于反应池下的离子感受器感受到此信号,把化学信号直接转化为数字信号,进一步翻译为对应的碱基,因此该技术被戏称为"测序的 pH 值计"。

与纳米孔单分子测序技术一样,离子流半导体测序技术也同样不需要标记核苷酸和昂贵的光学探测设备,具有高测序通量、均匀的覆盖率和极高的准确度等特点[76]。离子流半导体测序设备轻巧、样品准备步骤简化、操作简单、速度飞快,使得测序成本大大降低,更容易走进千千万万个实验室,因而 Ion Torrent PGM 非常适用于临床。

3.4.4.5 小结

第二代基因测序仪刚问世几年,第三代基因测序技术就以高通量、长读长、高准确度、低成本等巨大潜力发起了挑战。

第三代基因测序技术具有诸多优点,在测序领域其优势体现在如下方面。① 该技术不需要对待测 DNA 片段进行 PCR 扩增,更能反映细胞或组织内分子的真实情况,特别是在需要定量分析的情况下。② 该技术实现了 DNA 聚合酶自身的延续性,也就是 DNA 聚合酶活性决定了该技术可实现连续的长读长,一个反应就可以测几千个碱基的长序列,这为基因组重复序列的拼接提供了非常好的条件。③ 该技术具有更快的测序速度,实现了 DNA 聚合酶自身的反应速度,1 秒可测 10 个碱基,测序速度是化学测序法的 2 万倍。④ 该技术具有更高的通量。在应用生物学研究领域,第三代基因测序技术具有第二代基因测序所不具备的两个优势。第一个优势是可以直接测 RNA 序列。既然 DNA 聚合酶能够即时观测,那么以 RNA 为模板复制 DNA 的反转录酶也同样可以应用于第三代基因测序平台进行 RNA 的直接测序,这将大大降低体外反转录产生的系统误差,从而提高 RNA 测序结果的正确度。第二个优势是可以直接测甲基化的 DNA 序列。除前面介绍的纳米孔单分子测序技术通过电流振幅的差异识别甲基化胞嘧啶外,SMRT 测序技术也可利用甲基化碱基特有的荧光信号识别模板 DNA 中的甲基化修饰,如 N6-甲基腺苷、5-甲基胞嘧啶或 5-羟甲基胞嘧啶,使得功能基因的测序成为现实。

尽管如此,单分子测序也遇到了许多新的问题:如何降低非检测特异性背景的干扰,如何更准确、快速地记录测序反应的结果,如何保持酶的活性和稳定性,如何在 DNA 的固定方面保持 DNA 的延展性而不出现二聚体结构,如何自动快速处理巨量的 DNA 序列信息等。这些都是亟待人们进一步研究解决的问题。此外,第三代基因测序技术也有其适用范围。例如,第三代基因测序技术适用于起始用量少、需要高通量、自动化程度很高的全基因组测序,但对于要求不高的单个基因位点的检测如单基因遗传病等的基因诊断反而不适用,其性价比反而会降低。

3.4.5 三代基因测序技术的比较

三代基因测序技术各有特点(见表 3-6),适用范围也不尽相同。

第一代基因测序技术凭借其长的序列片段和高的准确率,适合对新物种进行基因组长距框架的搭建以及后期缺口(gap)的填补。但是成本昂贵,而且难以胜任微量 DNA 样品的测序工作。

表3-6　三代基因测序方法的比较

	基因测序方法	公司和公司网址	方法/酶	测序长度	每个循环的数据产出量	每个循环耗时	主要错误来源
第一代基因测序技术	Sanger	ABI www. appliedbiosystems. com	Sanger法/DNA聚合酶	1 000 bp	56 kb	1.5～3 min	引物、扩增
	454	Roche www. roche-applied-science. com	焦磷酸测序法/DNA聚合酶	400 bp	400～600 Mb	10 h	插入、缺失
第二代基因测序技术	Solexa	Illumina www. illumina. com	边合成边测序/DNA聚合酶	2×75 bp	20.5～25 Gb	9.5 d	替换
	SOLiD	ABI www. appliedbiosystems. com	连接酶测序/DNA聚合酶	2×50 bp	10～15 Gb	6～7 d	替换
	HeliScope	Helicos www. helicosbio. com	边合成边测序/DNA聚合酶	30～35 bp	21～28 Gb	8 d	替换
第三代基因测序技术	SMRT	Pacific Biosciences www. pacificbiosciences. com	边合成边测序/DNA聚合酶	100 000 bp	10 Mb	0.5～1 h	随机错误
	Nanopore	Oxford Nanopore Technologies www. nanoporetech. com	电信号测序/核酸外切酶	100 000 bp	—	—	—
	离子流半导体测序技术	Life Technologies www. thermofisher. com	半导体芯片/DNA聚合酶	200 bp	1 000 Mb	2 h	—

　　第二代基因测序技术与第一代Sanger法测序技术都是基于边合成边测序的思想，原理上没有本质的飞跃。测序时间和费用大大降低的原因是第二代基因测序采用了高通量基因测序技术，从Sanger法一次读取一条序列到毛细管电泳测序的一次读取96条序列，再到现在的一次读取几百万条序列的实现，不得不说是对第一代基因测序的革命性变革。然而由于第二代基因测序技术测序前要通过PCR手段对待测片段进行扩增，增加了测序的错误率。第二代基因测序技术中，454序列读长最长，比较适合对未知基因组从头测序，搭建主体结构，但是在判断连续单碱基重复区时准确度不高。Solexa较

454 有通量高、片段短、价位低的特点，适于小片段如微 RNA 的研究。Solexa 双末端测序可以为基因组进一步拼接提供定位信息，但是随着反应轮数增加，序列长度和质量均有所下降，而且在阅读 AT 区时有明显错误倾向。SOLiD 具有基于双碱基编码系统的纠错能力以及较高的测序通量，适合转录本研究以及比较基因组学特别是 SNP 的检测等，但是片段长度问题限制了该技术在基因组拼接中的广泛应用。在实际应用中，将多种测序平台结合应用可以得到更好的效果。

第三代单分子基因测序技术解决了 PCR 扩增引进的高错误率问题，通过增加荧光信号的强度和提高仪器的灵敏度等方法，测序不再需要 PCR 扩增这个环节，实现了单分子测序并继承了第二代基因测序的优点。纳米孔单分子测序技术更是在测序原理上做出了变革，不再基于边合成边测序的思想，而是使用外切酶从末端逐个切割单碱基并对单碱基进行检测，更好地提高了读取长度，减少了拼接的工作量，能实现对未知基因组的测序。

高通量是第二代、第三代基因测序的共同特点，一次可获上百万甚至几百万条序列信息，因此可对某一组织、某一时间的所有 mRNA 进行序列测定，故又被称为深度测序。在实际应用中，科研人员发现，结合多种测序平台可以得到更好的效果。Goldberg 等[77] 整合 Sanger 法和 454 测序技术对海洋微生物的测序结果，得到了更加完整的基因组图谱，而成本并没有大幅度增加。此外，由于各种测序技术的错误分布并不相同，可以采用两种测序方法相互印证，可以解决单一测序方法无法验证 SNP 正确性的弊端。

3.4.6　基因测序技术在临床医学中的应用

随着人类基因组计划的完成和测序技术的不断发展，测序技术在医学领域的应用越来越广泛。在理论研究方面，测序技术可以运用于肿瘤学、遗传学、免疫学、微生物学、寄生虫学、药学等多学科；在临床诊疗方面，测序技术拥有传统 PCR 方法所不具备的灵敏、精确、信息量大等优势，因而更适用于基因水平的检测。继传统的望闻问切、影像学以及病理诊断之后，基因组信息即将成为最海量却也是最微观的个人健康档案。凭借揭秘人体基因密码来预测某些疾病的发病风险，从而做到早检测、早预防、早治疗，帮助人们从被动治疗走向主动预防，这将是一次医学史上的全新改变。可以说，基因测序是个体化医疗的基础和核心。

3.4.6.1　测序技术在肿瘤临床方面的应用

肿瘤在本质上是一种基因性疾病，其发病受遗传和环境因素的影响。目前，第二代基因测序技术在肿瘤临床中的应用主要包括肿瘤风险评估和个体化用药指导两大领域。

（1）肿瘤风险评估。目前，有超过 200 种遗传性肿瘤已经被报道，遗传性肿瘤多是由患者携带某种异常基因引起的。因此，早预防、早发现、早治疗是这类人群最好的选择。基因检测技术，特别是第二代基因测序技术使遗传性肿瘤的筛查和检测成为可能，不仅可用于单基因及多基因突变导致的遗传性肿瘤的筛查与检测,也可用于未知病因或病因复杂的遗传、家族性肿瘤的研究和临床检测,并可对复杂和罕见肿瘤的发生风险在一定程度上做出评估。通过检测与遗传性肿瘤相关的基因并建立相应的数据库,有利于发现新的致病基因,提高早期发现肿瘤的可能,使肿瘤的预防更精准、更有效。已知 BRCA1、BRCA2 基因突变可引起约 60% 的遗传性乳腺癌,而且这两个基因突变是遗传性乳腺癌-卵巢癌综合征目前已知的致病因素[78]。美国国家综合癌症网络(National Comprehensive Cancer Network,NCCN)2016 年第 2 版的遗传性乳腺癌-卵巢癌综合征检测标准建议,对于有家族史的人群应检测其 BRCA1、BRCA2 基因,对于携带已知致病性突变的人群应加强健康管理,以便做到预防肿瘤和早期发现肿瘤。遗传性视网膜母细胞瘤是最为常见的单基因遗传性肿瘤之一,呈常染色体显性遗传,由 RB 基因突变导致。RB 基因定位于人染色体 13q14 区,共 27 个外显子,编码 RB 蛋白。RB1 基因突变可导致 RB1 蛋白失去活性,视网膜母细胞瘤正是由于蛋白质的频繁删除和无义突变所致,已确定多种 RB1 基因突变能导致可遗传性视网膜母细胞瘤的发生[79,80]。因此,RB1 基因突变的检测十分重要,以此技术可以筛查出有高 RB1 基因突变风险的儿童。目前,依托第二代基因测序技术的 RB1 基因突变检测已在临床开展。此外,家族性肠癌也是目前关注相对较多的。虽然绝大多数结直肠癌呈散发性,但是 10%～15% 的结直肠癌有遗传背景,大多是由错配修复基因等基因异常导致。

(2) 个体化用药指导。目前,个体化分子靶向治疗已成为肿瘤治疗的重要手段。针对一些主要癌种的主要靶向相关基因检测,很多医院的病理科均已常规开展。但随着研究的进展,靶向药物越来越多,与某一靶向药物相关的基因也越来越多,因此常规的分子检测就有了局限性。使用第二代基因测序进行多基因检测,寻找更多靶向治疗的机会已经成为很多患者的需求。此外,应用高通量全基因组深度测序技术可从基因组水平寻找新的驱动基因作为肿瘤靶向治疗的靶点,发现并鉴定导致耐药的新序列变异,从基因组序列水平阐明肿瘤靶向治疗的耐药机制。最新的《NCCN 非小细胞肺癌(NSCLC)指南》中也已经推荐多基因检测。2012 年,Liu 等[81]对 31 例 NSCLC 患者的肿瘤组织和相匹配的正常组织样本进行全外显子组测序比对,除了识别出一些先前已知的肺癌相关基因如 TP53、K-Ras、EGFR、CDKN2A 和 RB1 外,还发现了新的突变基因,如 LRRC7、SLC7A13 等,并通过一系列体内外功能验证实验,认为新基因 CSMD3 突变在肺癌发生发展中具有重要的作用。Gerlinger 等[82]通过全基因组测序研究依维莫司片(everolimus)对一位转移性膀胱癌女性患者有效而对其他患者无效的原因,发现了两个药物靶点,即细胞生长中一种作用蛋白 mTORC1 途径中的基因突变:NF2 和 TSC1。这些研究开拓了对肿瘤药物研究的新方法。

3.4.6.2　测序技术在遗传性疾病方面的应用

遗传性疾病可以分为家系传递的基因遗传疾病、染色体数目或区段异常、线粒体基因和核基因序列缺失或插入突变以及点突变等。这些遗传性疾病的一个共同特点就是特定位点的 DNA 序列发生了变异和缺失。对于多病种、多位点的评估，第二代基因测序技术将会显示出它强大的优势。此外，第二代基因测序还可用于无创产前检测（non-invasive prenatal testing，NIPT），对胎儿进行靶基因扫描能更加精细地评估胎儿的健康状况。

我国是世界上人口出生缺陷率最高的国家之一，为了预防出生缺陷，产前筛查工作变得尤其重要。胎儿染色体非整倍体异常是孕妇需要进行产前诊断的主要原因之一，其中以 21-三体、18-三体和 13-三体最为常见。传统的产前诊断检测染色体异常的方法是通过有创性操作抽取羊水、脐带血、绒毛进行胎儿染色体核型分析，这些方法存在导致胎儿流产、宫内感染等风险，在实际应用中给孕妇带来了一定的伤害和心理负担。胎儿的基因组 DNA 可以以短片段的形式存在于母体血液循环中，直接从母体外周血分离血浆提取 DNA，利用第二代基因测序技术对其中的胎儿游离 DNA（cell-free fetal DNA，cffDNA）进行测序，结合后续的生物信息学分析，可最终确定胎儿染色体是否存在异常。这一方法的应用避免了传统穿刺法对母体和胎儿造成的损伤风险，因此称为无创产前检测。无创产前检测的阴性预测值较高，假阴性率为 0，但是存在假阳性问题[83]。无创产前检测可能产生假阳性结果的原因之一，就是母亲基因组中存在拷贝数变异。2015 年国家卫生和计划生育委员会在发布第一批 108 家高通量基因测序试点单位的同时，发布了《高通量基因测序产前筛查与诊断技术规范》，该规范明确了无创产前检测的适用范围，界定了无创产前检测在整体产前筛查与诊断服务体系中的合理定位，规范了临床服务流程和质量控制，有助于提高国内无创产前检测的服务质量和管理水平。

基因组拷贝数变异（copy number variation，CNV）是一种大小介于 1 kb 至 3 Mb 的 DNA 片段的变异，在人类基因组中广泛分布，主要表现为 DNA 片段的插入、缺失、重复等。CNV 有良性的、病理性的以及临床意义不明的。病理性 CNV 是与已知的缺失/重复或其他临床已知的致病基因组片段相对应的 CNV，可能导致出生缺陷、生长发育迟缓、肿瘤或神经退行性病变等，如 Prader-Willi 综合征、Miller-Dieker 综合征、DiGeorge 综合征（DGS）、Smith-Magenis 综合征以及由于 1p、4p 微缺失引起的综合征等。与传统的 G 显带核型分析技术和 FISH 技术相比，第二代基因测序技术基于全基因组测序，分辨率高，技术稳定性高，而且能够检测出未知的异常，因此更适合进行 CNV 的检测。

3.4.6.3 测序技术在病原微生物检测方面的应用

第二代基因测序技术在病原微生物检测方面的应用非常多，主要包括未知病原微生物的检测和耐药性分析两个方面。

（1）未知病原微生物的检测。实现对未知病原微生物的快速准确检测不仅是重大疫情防控的基本要求，而且在临床上实现病原微生物的准确鉴定对于临床诊断也是至关重要的。由于无需培养、无需微生物序列先验知识以及可以提供更多病原体基因组信息等,第二代基因测序在未知病原体检测方面比传统方法更具有优势。

脐带结肠炎综合征是发生于脐带造血干细胞移植后 3~11 月的病因不明性疾病,患者主要表现为非血性腹泻,结肠黏膜活检显示慢性活动性结肠炎,但是在实验室检测时没有病原微生物感染的镜下表现,没有病毒感染的细胞学改变,也没有移植物抗宿主病(graft versus host disease,GVHD)的特征性病理表现。患者使用抗生素(甲硝唑或喹诺酮类药物)治疗有效,部分患者停药后复发,再次用药能够缓解。Bhatt 等[84]通过对结肠黏膜活检标本进行第二代基因测序,在计算机辅助剔除人类基因后,把已知细菌、病毒基因序列及未知序列列入候选,用抗生素治疗前后的检测结果进行对比,寻找可能的病原体。结果发现肠慢生根瘤菌在抗生素治疗后明显下降,而且在对照组(健康结肠黏膜、结肠癌旁黏膜和 GVHD 结肠黏膜标本)中没有检测到肠慢生根瘤菌。因此,推断肠慢生根瘤菌为脐带结肠炎综合征的疑似病原体。在鉴定未知病原体感染方面,第二代基因测序也显示出其卓越能力。Palacios 等[85]对 3 名接受同一供者器官后迅速死于发热性疾病的事件进行调查,提取捐赠器官肝脏与肾脏的 RNA,并进行第二代基因测序,结果发现了一种新型沙粒病毒,随后经传统方法进行了确认。

(2)病原微生物耐药性分析。基于高通量技术的全基因组测序可以更好地帮助大家理解微生物的耐药机制。通过全基因组测序可以最大限度地获取与耐药有关的编码基因,同时还能够为药物开发提供新靶标,并可发现新的与耐药有关的基因。由于第二代基因测序自身的优势,其在传统耐药研究领域也可以进行大样本量以及多基因位点的研究。Stoesser 等[86]对在尼泊尔新生儿病房出现多重耐药的阴沟肠杆菌携带 NDM-1 质粒情况进行了大样本量的第二代基因测序研究,发现其存在小范围传播的网络,使得阴沟肠杆菌发病主要为散发感染这一传统观点受到挑战。一些与感染性疾病慢性化高度相关的病毒,如 HIV、HCV 及 HBV 等,其基因的异质性使被感染患者在抗病毒药物治疗过程中常出现耐药相关基因突变,从而影响抗病毒治疗效果。在药物治疗的选择压力下,患者体内预存的或者药物诱发的低丰度的耐药突变株可以迅速复制并演化成为优势序列,从而导致药物抗病毒治疗失败。与传统的反转录 PCR 产物直接测序相比,第二代基因测序分析技术能够更灵敏地检测低丰度的耐药突变株,研究病毒在患者体内的进化特征,从而用于指导临床抗病毒治疗药物的选择。Simen 等[87]用标准方法和 454 测序检测了初次接受抗反转录病毒治疗患者在治疗基线时体内 HIV 的耐药突变情况,发现 454 测序突变检测率明显高于标准方法,初始耐药株的存在增加了抗病毒治疗失败的风险。

3.4.6.4　测序技术在临床医学中的发展展望和挑战

虽然基因测序技术在医学领域中显示出巨大的应用价值,前进中的基因测序技术也必将走向临床诊断和个性化用药领域,但是基因图谱的绘制并不意味着所有遗传密码的破解,癌症基因组测序的开展也没有解决所有的医学难题,基因测序技术在未来还面临着巨大的挑战。

(1) 测序技术从广度、深度、速度、性价比、安全性、实用性、普及性等方面都将得到进一步发展。从广度、深度来讲,未来测序技术有可能达到超高通量的水平,可进行个体间的快速鉴别诊断甚至物种间的快速鉴定。从速度来讲,未来测序技术所需的检测时间将更短、达到超高速水平,比现在快出几个数量级;成本将大大降低,性价比将大幅提升;准确性、安全性将明显提高,误诊、漏诊率将大大降低。未来的测序设备将更加小型化、微型化,携带将更加方便,而功能将更加强大。

(2) 海量数据提出挑战,信息平台尚未完善。一方面,是如何充分挖掘隐藏在原始数据中的生物学意义,解释各种生物学现象;另一方面,是如何高效地对数据进行分类、存档,这也是科研人员必须面对的一个问题。此外,质量评分也是备受关注的问题之一。尽管测序公司提供的测序报告中包含有质量文件,但由于不同测序平台缺乏统一可靠的交叉评价系统,错误率的问题仍然令人担忧。在数据存储方面,NCBI 已建立了专门的短序列数据库,云计算时代的到来也为海量数据的存储和交流提供了便利。基因测序在数据分析阶段用到了相当数量的生物信息软件,然而这些分析软件并没有依据一个统一的流程,各个检测系统有自己独有的算法。因为没有标准,这些数据可能会由于分析方法不同得到不同的结果,这将是在临床分子诊断中基因测序必须面临的重要问题。

(3) 基因测序技术在临床诊断方面仍存在一定的局限性。基因测序技术作为一种快速崛起的新技术,目前尚缺乏明确的行业标准和质量控制规则。美国病理学家学会(College of American Pathologists, CAP)在分子病理学认证程序清单中用了专门一章来分析第二代基因测序技术,同时还将第二代基因测序技术的具体测试/活动编码收入他们的主活动菜单中。美国临床试验工作小组与美国疾病预防控制中心在其联手推出的指南中对第二代基因测序技术流程中的每一个元素进行定义,以保证试验分析的有效性且遵守现行的监管及专业质量标准[88]。这些均为基因测序技术的临床应用奠定了很好的基础。此外,第二代基因测序技术不仅对检测设备的硬件、软件有较高的要求,对人员素质的要求也非常高,对测试结果的解释需要研究人员同时具备分子生物学、生物统计学、生物伦理学和临床医学等知识。从技术层面来看,目前基因测序技术还存在着单碱基的误差,因为这个技术的测序来自 DNA 片段,牵扯到测序文库的构建、边合成边测序以及短片段的拼接,可能会造成假阳性率的出现。因此,在没有传统诊断的支持下基因测序技术获得的信息不能直接应用于分子诊断。但是基因测序技术仍然处于快速发展的浪潮中,还没有发挥出全部的潜力。伴随着测序技术的不断改良、成本的进一步减少,技术的局限性也将会逐渐被攻克。或许在不久之后基因测序技术会变成一个通用的临床诊断技术。

测序技术的飞速发展预示着其将继续引领 21 世纪的生物技术领域,同时也将更广泛地应用于医学领域。作为一种新兴的技术,尽管基因测序技术在临床应用中还存在诸多问题,但它已显示出巨大的应用潜力。就目前来看,从基因测序技术获得的信息毫无疑问扩展了人们对许多人类疾病的新的理解,引导研究者去开发新的临床诊断工具,以及发现针对某个疾病关键基因的靶向新型药物。

3.5 蛋白质组学分析技术

蛋白质组是指由一个基因组(genome)、一个细胞或组织表达的所有蛋白质(protein)。它对应于一个基因组所有蛋白质构成的整体,而不是局限于一种或几种蛋白质。由于同一基因组在不同细胞、不同组织的表达情况各不相同,即使是同一细胞,在不同的发育阶段和不同的生理条件甚至不同的环境影响下,其蛋白质的存在状态也存在差异。因此,蛋白质组是一个在空间和时间上动态变化着的整体。蛋白质组学(proteomics)是指应用各种技术手段研究蛋白质组的一门新兴学科,其目的是从整体的角度分析细胞内动态变化的蛋白质组成成分、表达水平与修饰状态,了解蛋白质之间的相互作用与联系,提示蛋白质的功能与细胞的活动规律,就像基因组学一样,不是一个封闭的、概念化的稳定的知识体系,而是一个领域。蛋白质组学集中于动态描述基因调节,测定基因表达的蛋白质水平,鉴定疾病、药物对生命过程的作用机制,解释基因的调控。

3.5.1 定性分析技术

在蛋白质组学定性技术中蛋白质相互作用组学研究技术平台是极为重要的组成部分,是研究机体细胞内蛋白质之间相互作用网络并构成各项生理活动的基础。因此了解、阐明蛋白质之间相互作用的机制意义重大。通过研究蛋白质与蛋白质的相互作用,人们能更好地诠释蛋白质的功能,了解细胞信号通路并解码生命现象,特别是在新药物的设计和寻找个体化治疗靶点上具有极大的应用价值。蛋白质结构的剖析、计算机分子模拟技术的发展和分子生物学技术的快速更新为研究蛋白质间相互作用创造了各种有利条件。探究生物进程的分子机制,也需要确定介导这个过程的蛋白质-蛋白质间的相互作用。下面对蛋白质间相互作用的研究技术进行简要介绍。

3.5.1.1 酵母双杂交系统

酵母双杂交系统是当前广泛用于蛋白质相互作用组学研究的一种重要方法。其原理是当靶蛋白和诱饵蛋白特异性结合后,诱饵蛋白结合于报告基因的启动子,启动报告基因在酵母细胞内的表达。如果检测到报告基因的表达产物,则说明两者之间有相互作用;反之则两者之间没有相互作用。将这种技术微量化、阵列化后则可用于大规模蛋白质之间相互作用的研究。在实际工作中，人们根据需要发展了单杂交系统、三杂交系统和反向杂交系统等。此外，酵母双杂交系统的作用也已扩展至对蛋白质的鉴定。目前，酵母双杂交系统主要用于发现与目的蛋白质作用的未知新蛋白质（见图 3-13）。

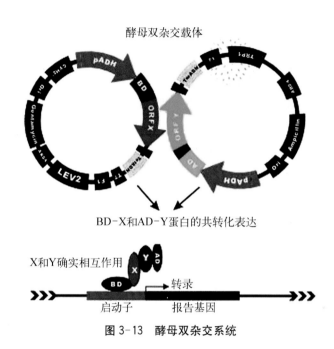

图 3-13 酵母双杂交系统

3.5.1.2 噬菌体展示技术

在编码噬菌体外壳蛋白基因上连接一种单克隆抗体的 DNA 序列，当噬菌体生长时，表面就表达出相应的单克隆抗体，再将噬菌体过柱，柱上若含目的蛋白，就会与相应抗体特异性结合，这被称为噬菌体展示技术。此技术也主要用于研究蛋白质之间的相互作用，不仅有高通量及简便的特点，还具有直接得到基因、高选择性地筛选复杂混合物、在筛选过程中通过适当改变条件可以直接评价相互结合的特异性等优点。目前，用优化的噬菌体展示技术，已经展示了人和鼠的两种特殊细胞系的 cDNA 文库，并分离出了人上皮生长因子信号转导途径中的信号分子。

3.5.1.3 表面等离激元共振技术

表面等离激元共振技术（surface plasmon resonance，SPR）已经成为蛋白质相互作用研究中的新手段。其原理是利用一种纳米级的薄膜吸附上"诱饵蛋白"，当待测蛋白与诱饵蛋白结合后，薄膜的共振性质会发生改变，通过检测便可知这两种蛋白质的结合情况。表面等离激元共振技术的优点是不需标记物或染料，反应过程可实时监控，测定快速且安全，还可用于检测蛋白质-核酸及其他生物大分子之间的相互作用。

3.5.1.4　荧光共振能量转移技术

荧光共振能量转移（fluorescence resonance energy transfer，FRET）技术广泛用于研究分子间的距离及其相互作用，与荧光显微镜结合，可定量获取有关生物活体内蛋白质、脂类、DNA 和 RNA 的时空信息。随着绿色荧光蛋白（green fluorescent protein，GFP）的发展，FRET 荧光显微镜有可能实时测量活体细胞内分子的动态性质，从而提出了一种定量测量 FRET 效率以及供体与受体间距离的简单方法，仅需使用一组滤光片和测量一个比值，利用供体和受体的发射光谱、消除光谱间的串扰。该方法简单快速，可实时定量测量 FRET 的效率和供体与受体间的距离，尤其适用于基于 GFP 的供体受体对，即在活体细胞里观察两种蛋白质的相互作用。

3.5.1.5　蛋白质芯片技术

检测已知功能和未知功能蛋白质的相互作用，有可能推知未知蛋白质的活性以及生物学过程。酵母双杂交系统和质谱法是目前最常用的鉴定方法。酵母双杂交系统是体内方法，易于操作实施并且应用范围广，但存在着许多局限性，如假阴性和假阳性；酵母体内表达的外源蛋白质不能正确折叠，蛋白质翻译后修饰及表达过程的条件（离子浓度、存在或缺失辅助因子、温度等）难以控制。而且酵母双杂交系统和质谱法发现的很多蛋白质相互作用各不相同，得到的数据匹配性不是很好。目前蛋白质芯片技术作为一种补充技术，不仅发现了许多新的蛋白质-蛋白质之间的相互作用，而且对前两种方法检测的结果进行了验证。

3.5.1.6　免疫共沉淀技术

免疫共沉淀技术是研究蛋白质相互作用的经典方法也是最常用的方法。当细胞在非变性条件下被裂解时，细胞内存在的许多蛋白质-蛋白质间的结合保持下来。这一事实可被用于检测和确定生理条件下相关的蛋白质-蛋白质间相互作用，免疫共沉淀技术便应运而生。其基本原理是在保持蛋白质-蛋白质相互作用的条件下收获和裂解细胞，从细胞提取液中特异性地免疫沉淀目的蛋白质。例如，用蛋白质 X 的抗体免疫沉淀 X，那么与 X 在体内结合的蛋白质 Y 可能也沉淀下来，然后通过蛋白质 Y 的抗体进行聚丙烯酰胺凝胶电泳分离免疫沉淀复合物。这种方法得到的目的蛋白质是在细胞内天然与兴趣蛋白质结合的，符合体内实际情况，得到的蛋白质可信度高。但这种方法有两个缺陷：一是两种蛋白质的结合可能不是直接结合，可能有第三种蛋白质在中间起桥梁作用；二是必须在实验前预测兴趣蛋白质，以选择最后检测的抗体，如预测不准确实验就得不到结果，这时候可以做蛋白质过柱洗脱测序以发现新的结合蛋白（见图 3-14）。

3.5.1.7　pull-down 技术

蛋白质相互作用的类型有牢固型相互作用和暂时型相互作用两种。牢固型相互作用以多亚基蛋白复合体常见，最好通过免疫共沉淀、pull-down 技术或 Far-Western 印

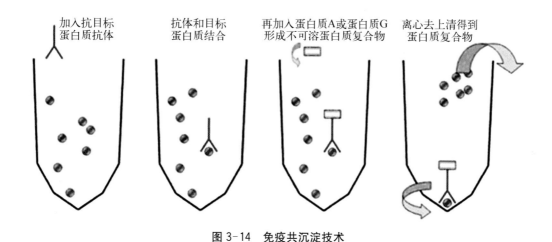

加入抗目标
蛋白质抗体

抗体和目标
蛋白质结合

再加入蛋白质A或蛋白质G
形成不可溶蛋白质复合物

离心去上清得到
蛋白质复合物

图 3-14 免疫共沉淀技术

迹法研究。pull-down 技术用固相化的、已标记［生物素、多组氨酸（polyhistidine，polyHis)或谷胱甘肽 S-转移酶（glutathione S-transferase，GST)］的诱饵蛋白或标签蛋白，从细胞裂解液中钓出与之相互作用的蛋白质。通过 pull-down 技术可以确定已知的蛋白质与钓出蛋白质或已纯化的相关蛋白质间的相互作用关系，从体外转录或翻译体系中检测出蛋白质相互作用关系。此方法与免疫共沉淀技术相比优点在于特异性更高，缺点是需要体外转录或翻译目的蛋白，步骤更烦琐。

近年来，随着互联网的快速发展，生物信息学展现了勃勃生机，其重要研究领域之一就是蛋白质功能识别。通过同源性分析识别蛋白质功能已经被广泛使用，其依据是由同一祖先进化的同源蛋白质家族具有相似的序列和结构，相应地也具有相似的功能。但这种方法存在很明显的缺点：只能用于识别与已知功能蛋白质同源的蛋白质，不完全适用于识别远缘物种同源蛋白质的功能；也不能推断蛋白质的确切功能。最近，发展了几种计算机识别蛋白质功能的新方法，这些方法的依据不是蛋白质之间的同源性，而是蛋白质的相同特征，如系统发生模式、mRNA 表达模式及结构域融合模式等。相同特征的蛋白质之间具有功能上的关联或直接的作用，这种关联或作用是指参与同一代谢途径或信号转导途径或参与形成同一结构复合体。应用这些方法可以对大量未知功能的蛋白质进行识别。这些识别方法的建立，使计算机识别蛋白质功能的研究迈上了一个新台阶。今后的研究目标是进一步提高计算机识别的覆盖面、准确性和精确度。

综上，无论哪种蛋白质相互作用研究方法都各有其特点，其中一种方法也必将成为其他研究方法的有益补充。随着越来越多的生物基因组被完全测序，人们对蛋白质结构与功能的认识也在不断深入。有理由相信，已有的研究方法将会得到更进一步的证实和完善，同时，也会出现越来越多的更方便、更实用的研究蛋白质相互作用的新方法，

"后基因组计划"也将被人类早日完成。

3.5.2 定量分析技术

3.5.2.1 双向电泳技术

双向电泳(two-dimensional gel electrophoresis,2-DE)技术是蛋白质分离的黄金标准,利用此技术可以分析生物样品的显著差别,产生的结果可用于诊断疾病、发现新的药物靶标和分析潜在的环境和药物的毒性。双向电泳技术利用复杂蛋白质混合物中单个组分的电泳迁移对蛋白质进行分离,第一向通过电荷的不同进行分离,第二向通过质量的不同进行分离。双向电泳协同质谱技术是正在出现的蛋白组学领域的中心技术。双向电泳是一种分析从细胞、组织或其他生物样本中提取的蛋白质混合物的有力手段,是目前唯一能将数千种蛋白质同时分离与展示的分离技术,其高分辨率、高重复性和兼具制备的性能是其他分离方法所无与伦比的。双向电泳技术、计算机图像分析与大规模数据处理技术及质谱技术被称为蛋白质组研究的三大基本技术。由此可见双向电泳技术在蛋白质组研究中的重要性。其他技术无法在分辨率和灵敏度上与双向电泳技术相媲美。双向电泳技术在生物医学的研究中发挥重要作用,可用于研究不同样品蛋白质的表达差异,人们通过双向电泳技术可分离正常细胞和肿瘤细胞之间的差异蛋白质组分,在寻找肿瘤的特异标志物、揭示肿瘤的发病机制及为开发新的肿瘤治疗方式和治疗药物提供理论依据等方面都发挥着不可取代的作用。蛋白质组双向电泳技术在人类疾病,特别是恶性肿瘤的早期诊断和治疗方面已显示出了广阔的应用前景,必将造福于人类。

双向电泳技术是蛋白质组学研究的核心技术之一。它利用各种蛋白质等电点和分子量的不同分离复杂蛋白质组分,具有较高的分辨率和灵敏度,目前已成为复杂蛋白质组分检测和分析的最好的生化技术。等电聚焦电泳和 SDS-聚丙烯酰胺凝胶电泳(PAGE)组合称为双向凝胶电泳,其原理是在高压电场下,根据蛋白质所带电荷不同进行等电聚焦电泳,再在第一向电泳的垂直方向上根据蛋白质分子量的不同进行 SDS-PAGE,即可把蛋白质混合物中的各种蛋白质在二维平面上分离开来(见图 3-15)。双向电泳技术具有以下独特优点:① 分离的蛋白质分子量范围很广;② 具有高灵敏度和高分辨率;③ 便于应用计算机进行图像分析及数据处理;④ 便于与质谱分析技术联合应用。后续出现的固相 pH 梯度等电聚焦技术,既克服了载体两性电解质的阴极漂移等一系列缺点,又可以精确调节 pH 梯度,尤其可在较窄的 pH 范围内进行新一轮的蛋白质分析,大大提高了实验的灵敏度及分辨率。

1) 双向电泳技术在病原微生物致病机制研究中的应用

结核分枝杆菌是病原微生物研究的一个重点,Jungblut[89] 等利用双向电泳技术对结核分枝杆菌 $H_{37}Rv$ 和作为疫苗的 BCG 菌株进行了比较蛋白质组分析,有毒和无毒的菌种之间存在 25 种重要蛋白质的差异。通过双向电泳技术分析对培养基和细胞内生

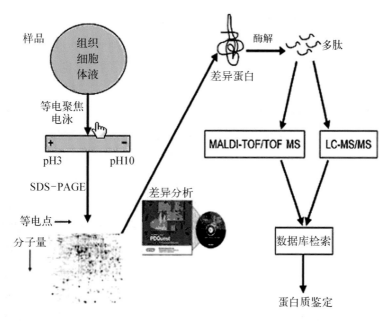

图 3-15 双向电泳技术原理

MALDI-TOF/TOF MS,基质辅助激光解吸电离串联飞行时间质谱;LC-MS/MS,液相色谱串联质谱法

长的细菌进行比较,发现感染巨噬细胞的军团菌、布鲁氏菌、沙门菌中分别有一些特殊蛋白质被诱导或被阻遏。此外,蛋白质组学双向电泳技术可作为致病微生物临床隔离群区分的可靠参数之一。Jungblut[90]等对 4 个幽门螺杆菌临床隔离群的比较蛋白表达图谱研究发现,按地区来源可以明显分成两组。对 29 株李斯特菌属(*Listeria*)分离株的蛋白质组研究可归为 6 个亚类,其中 19 株产单核细胞李斯特菌分为 2 个簇,这些与其他方法所得结果一致。在对流感嗜血杆菌研究中发现,实验室培养的和临床分离的遗传背景相同的菌株出现了新的开放阅读框(open reading frame,ORF),对临床分离株 NCTC8143 进行双向电泳,发现色氨酸酶的含量较高,而实验室培养的菌株中则没有色氨酸酶。

2) 双向电泳技术在病原微生物药物抗性基因功能研究中的应用

双向电泳技术可以进行微生物耐药机制的研究,科学家对 divercin V41 耐药和野生型的产单核细胞李斯特菌进行双向电泳分析,发现至少 17 种蛋白质存在差异,耐药菌株中缺乏野生型菌株中的 9 种蛋白质,而新增 8 种蛋白质,其中只有 1 种 RI 是存在于已知该菌的数据库中,为鞭毛蛋白;机会致病真菌如念珠菌属产生了许多的耐药菌株[91]。最近研究发现,伊曲康唑类化合物通过抑制真菌细胞壁中 D-葡萄糖的合成起作用,而且对耐真菌药物的菌株起作用。Bruneau 等对比 mulundocandin、氟康唑和伊曲康唑 3 种杀真菌药处理的白色念珠菌双向电泳差异蛋白质图谱后认为,氟康唑和伊曲康唑在蛋白质组水平具有共同的作用机制。通过对不动杆菌的碳源分解代谢进行研究,对比生长在琥珀酸盐或对羟基苯甲酸酯(p-hydroxybenzoate)培养基不动杆菌属A. lwofii K24(可以分解磺胺药物前体 aniline)经柱分离后的双向电泳蛋白质图谱,用氨基端测序和内部测序鉴别了差异表达的两种原儿茶酸 3,4 -双加氧酶亚基 pcaH 和 pcaG,结果发现它们都与对羟基苯甲酸酯的分解代谢有关[92],可能是该菌株耐药性产生的主要原因。因此,病原微生物的耐药菌株和敏感菌株的双向电泳研究,对阐明耐药相关机制、鉴定新的药物靶标和耐药诊断标志有非常重要的价值。

3) 双向电泳技术在人类恶性肿瘤研究中的应用

人们通过双向电泳技术分离正常组织细胞与肿瘤之间的差异蛋白质组分,在寻找肿瘤的特异标志物、揭示肿瘤的发病机制以及为开发新的肿瘤治疗方式和治疗药物提供理论依据等方面都取得了一些重要的进展。肿瘤发生的早期常常无任何症状,只有在转移时才容易被发现,这往往导致延误了治疗的最佳时期。因此找到肿瘤早期的标志物进行及时的诊断和治疗显得尤为重要。通过对 99 例头颈部鳞状细胞癌患者和 102 例正常对照的血清蛋白质表达情况进行对比,研究人员发现几种蛋白质在患者与健康人中表达有显著性差异,进一步对血清蛋白质双向电泳图谱进行处理分析,确定检测到的几种蛋白质作为早期标志物可以筛选头颈部肿瘤,灵敏度及特异性分别达 83.3% 与 100%[93]。膀胱癌是泌尿系统最常见的恶性肿瘤,居所有恶性肿瘤的第八位,近年来其发病率有逐年上升的趋势。通过双向电泳技术还发现钙网蛋白在膀胱癌组织中高表达,利用定量蛋白质印迹技术比较 22 例膀胱癌和 10 例正常膀胱上皮组织也发现钙网蛋白在膀胱癌组织中高表达,利用蛋白质印迹技术分析 70 例膀胱癌患者的尿样发现尿样中检测到钙网蛋白的特异性为 86%。这表明钙网蛋白有可能作为临床上膀胱癌的诊断标志物[94]。通过双向电泳技术可以从整体出发在分子水平上研究恶性肿瘤的发病机制。这暗示双向电泳技术在发现肿瘤靶标及在新的肿瘤治疗方式开发研究中前景广阔。

4) 双向电泳技术在药物作用机制研究中的应用

双向电泳技术为动态、高通量地研究药物作用机制提供了强有力的方法支持。利用卵巢上皮性癌(卵巢癌)细胞系进行铂类药物耐药相关蛋白质的比较蛋白质组分析,共识别鉴定出 5 种蛋白质(膜联蛋白 A3、破解蛋白、辅酶依赖的异柠檬酸脱氢酶 1、谷胱甘肽转移酶 omega 1 和丝切蛋白 1)可能参与卵巢癌铂类药物耐药机制的形成。双向电泳技术的另一应用就是研究药物的毒理作用。比较正常细胞与药物处理后细胞的蛋白质表达丰度变化,可以提示药物的毒性作用机制。对细胞在施药之后的代谢反应做出实时的检测,不仅能确定疗效,也能针对毒性代谢物质的发现对药物进行直接的改良,是一项意义深远的发现。

3.5.2.2 生物质谱技术

尽管采取了许多改进措施,双向电泳技术仍然存在相当低的通量,需要大量的标本。而临床标本常不能满足电泳的需要,因为临床标本的量通常不足。而且组织异质性使临床标本分析复杂化,各种组织显微切割技术能减少组织异质性,但也进一步减少了可得的标本量。尤其是利用激光捕获显微切割技术从组织中分离特定细胞型的样品,蛋白质产量极低,不能满足双向电泳所需的巨大的样品量。质谱的优势是对液体标本无须进行蛋白质分离,可以直接进行蛋白质或多肽分析,质谱技术是使待研究物质吸收高能量,电离为各种各样的分子与离子,进一步生成一组碎片离子,然后将所有具有不同分子量的离子和各种离子的数量按质荷比记录下来,将所得到的质谱图与已知质谱数据库进行比样对照,得知待研究化合物为何种物质。质谱技术是目前蛋白质组研究中发展最快、也最具活力和潜力的技术,它通过测定蛋白质的质量判别蛋白质的种类。高通量、高灵敏度和高精度是鉴定蛋白质的三个关键指标。一般的质谱技术难以将三者合一,而最近发展的质谱技术可能同时达到以上三个要求,从而实现对蛋白质准确和大规模的鉴定。

1) 电喷雾电离技术

电喷雾电离技术(electrospray ionization, ESI)是通过高压电场将从毛细管口流出的待测液体雾化成细小的带电液滴,在逆向 N_2 气流的作用下溶剂蒸发,液滴表面积缩小而使表面电荷密度增大,直至雷利极限而发生爆破,产生更小的液滴。不断继续这个过程,液滴最后崩解为大量带一个或多个电荷的离子,从而实现了样品的离子化。这一过程没有直接的外界能量作用于分子,对分子结构破坏较少,是一种典型的"软电离"方式。ESI 能快速、准确地检测分子量高达几十万的生物大分子,可与多种不同的质量分析器联用,能有效用于复杂样品的分离和鉴定[95]。

2) 基质辅助激光解吸电离技术

基质辅助激光解吸电离技术(matrix-assisted laser desorption/ionization, MALDI)的原理是将待测样品分散在基质分子中共结晶,用激光脉冲轰击晶体表面,基质吸收激光能量并传递给待测分子,气化待测分子并使之带电而进入气相,实现样品的离子化。晶体基质的使用是为了保护待测分子不被高能量的激光破坏,因而这种电离技术的关键在于基质的选择。MALDI MS 所产生的离子主要为单电荷的完整大分子离子,因而其质谱图中的离子与多肽和蛋白质的质量有一一对应关系,特别适合于多肽、蛋白质、寡核苷酸等生物大分子的精确质量测定,如二维凝胶电泳的单一蛋白质点的鉴定,是目前最常用的胶上蛋白质鉴定技术。ESI 和 MALDI 技术的出现开拓了质谱学一个崭新的领域——生物质谱,促使质谱技术在生命科学领域获得广泛应用和发展。目前,生物质谱已广泛应用于蛋白质、脂类、代谢物乃至核酸等生物分子的分析[96]。

3) 蛋白质芯片表面增强激光解吸电离-飞行时间质谱

蛋白质芯片表面增强激光解吸电离-飞行时间质谱(surface enhanced laser desorption/ionization time-of-flight mass spectrometry, SELDI-TOF MS)是近几年兴起的差异蛋白质组学技术,它具有快速、操作简便、样品用量少和多样品的平行检测等特点,可直接检测未经处理过的血液、尿液以及各种分泌物等,从而可检测到样品中特异性蛋白质的分子量。蛋白质芯片表面增强激光解吸电离-飞行时间质谱是由蛋白质芯片、飞行时间质谱和分析软件三部分组成,其基本原理是基于特殊芯片的表面加强吸附,将生物样品中的特定蛋白质吸附到芯片上,在洗脱去除非特异性结合的蛋白质后,加上能量吸收分子,利用激光脉冲辐射使被结合的蛋白质解析形成荷电离子,质荷比不同的离子在真空场中飞行的时间长短不一,据此绘制成一张质谱图。通过比较肿瘤患者与健康人的蛋白质图谱,可发现差异表达的蛋白质[97]。该技术在前列腺癌诊断方面的研究报道较多,应用该技术从血清中发现用于前列腺癌诊断的前列腺特异性膜抗原(prostate specific membrane antigen,PSMA),该抗原在前列腺癌与前列腺良性增生中表达不同,已被用作前列腺癌诊断的生物标志物,该标志物对前列腺增生做出较客观的诊断,避免不必要的活检术,同时,对前列腺特异性抗原(prostate specific antigen,PSA)浓度较低的患者提供较敏感的诊断指标。

4) 质谱技术在人类疾病研究中的应用

总体而言,质谱技术由于需要很少的上样量及具有很高的分辨率特别适用于标志物的筛选鉴别。有证据表明从不同癌症患者的血清中可检测出针对肿瘤细胞表面及胞内抗原的自身抗体。肿瘤抗原可用于癌症筛查、诊断或预后判断及免疫治疗。有多种不同的方法可检测引起机体免疫反应的肿瘤抗原。几种引起不同型癌症特异性自身抗体的蛋白质已通过双向电泳分离后经蛋白质印迹和孵育被鉴定。在肺癌的一项研究中,60%肺腺癌及3%肺鳞状细胞癌的血清中发现免疫球蛋白活性样物质,经鉴定该物质为糖基化膜联蛋白(glycosylated annexin)。生物质谱技术具有高通量、快速的优点,因此在生物大分子研究领域得到了广泛的应用,通过该技术在临床样本上的应用可能发现一些灵敏度高、特异性好的诊断标志物。目前制药企业对蛋白组学越来越感兴趣,多数大的制药公司均参与完成蛋白质组计划。如果有合适的技术平台,制药发展的每个方面都可能大量运用蛋白组学技术,以鉴别新的靶蛋白或评价药物在临床期或临床前期的药物反应及毒理反应。

3.5.2.3 蛋白质芯片技术

蛋白质组学研究需要同时对多种蛋白质进行检测分析,基因芯片的诞生为高通量的蛋白质组研究提供了一条发展思路。1998年,世界上第一块蛋白质芯片被开发成功。自此,蛋白质芯片技术开始迅速发展,目前已被用于蛋白质组学研究的多个领域,如蛋白质表达谱、蛋白质与其他生物大分子的相互作用研究、药物作用靶点筛选等。蛋白质芯片能够鉴别出疾病中许多蛋白质的差异。一方面包括这个生物标本中蛋白质的水平,另一方面显示了这种蛋白质与其他生物分子的相互作用,如其他蛋白质、抗体、药物或各种配体。蛋白质芯片的巨大开发应用潜力引发众多生物技术公司发明创造出许多新的技术方法并应用于各种生物医学研究中。芯片上应用了新的捕获因子包括核酸适配体(aptamer)、核酶、修饰后的结合蛋白等。为了分析蛋白质的交互作用,含多肽和蛋白质的芯片产生了。利用蛋白质芯片分析疾病组织特点的研究已开始出现。它是更好地理解蛋白质表达如何影响组织微环境的一个模板。研究者通过一种抗体芯片方法分析了口腔鳞状细胞癌组织的蛋白质表达情况,结果发现在口腔肿瘤进程中相关上皮细胞中多种蛋白质的表达谱具有数量及性质的差异,在环绕及毗邻病理上皮组织的间质细胞中也发现有蛋白质表达差异,这些细胞与上皮组织的肿瘤进程相关。从这两种细胞中鉴定出的大多数蛋白质与信号转导途径有关。研究认为,在病理上皮细胞与间质细胞间广泛存在传递细胞信号的多种蛋白质分子,这是导致口腔癌的关键因素。

1) 蛋白质芯片的原理

蛋白质芯片的原理是将各种纯化的蛋白质有序地排列于滤膜或玻片上,然后用荧光标记的蛋白质或小分子、药物为探针与蛋白质芯片保温,漂洗去除未结合探针,进行荧光分析(见图 3-16)。蛋白质芯片是一种类似于基因芯片的高通量筛选方法,在药物开发中的作用主要有以下几方面:① 为药物靶标筛选先导化合物;② 检测与小分子结

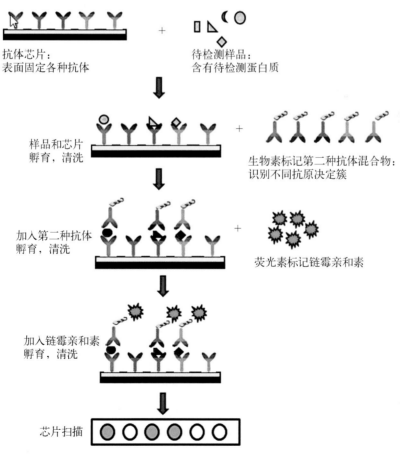

抗体芯片:
表面固定各种抗体

待检测样品:
含有待检测蛋白质

样品和芯片
孵育,清洗

生物素标记第二种抗体混合物:
识别不同抗原决定簇

加入第二种抗体
孵育,清洗

荧光素标记链霉亲和素

加入链霉亲和素
孵育,清洗

芯片扫描

图 3-16　双抗夹心法蛋白质芯片示意图

合的物质(如药物、先导化合物);③ 研究小分子结构与蛋白质结构结合方式;等等。新研究在蛋白质芯片基础上,发展了红色(红色荧光蛋白,RFP)和绿色(绿色荧光蛋白,GFP)荧光标记蛋白,可实现蛋白质多样品的并行研究和快速高通量功能检测。

2) 蛋白质芯片的组成

蛋白质芯片包括 2 个基本组成部分:固相载体和蛋白质探针。蛋白质芯片的固相载体有滤膜类、凝胶类和玻璃片类等。但滤膜类和凝胶类载体上面的样品易发生扩散,且不能满足蛋白质机械点样强度高的要求。玻璃片表面光滑、荧光背景低、性能稳定,被广泛应用于蛋白质芯片的制作。蛋白质探针是蛋白质芯片的核心组成,这些探针可以是多肽、受体、抗体、酶等各种蛋白质。根据研究的目的不同,可以选择不同探针的芯片,其中单克隆抗体由于具有高度的特异性和亲和性,在检测类芯片中被广泛应用。蛋白质探针通常采用直接点样法固定于载体上,该法不易破坏蛋白质的天然构象,能较好地保留其特异性结合能力。传统的蛋白质探针需要纯化后固定于载体上,费时费力。近年来开发出一种自组装蛋白质芯片,其采用无细胞表达系统,在芯片表面即时表达和固定蛋白质,有效地解决了传统蛋白质芯片的制备和保存问题。自组装蛋白质芯片对样品需要量少、通量高、重复性好,在复杂样品中蛋白质的表达情况、蛋白质相互作用研究、蛋白质翻译后修饰等蛋白质组学研究领域中得到快速的推广和应用。蛋白质芯片技术应用于检测差异蛋白质对判断肿瘤的预后有重要意义。对 575 例早期乳腺癌患者的 1 600 块组织标本进行多变量分析发现,有 21 种蛋白质对判断乳腺癌预后有重要的参考价值。将病理改变、影像学表现和临床症状无明显差异的 NSCLC 患者基于组织标本中 15 种蛋白质表达差异通过 MALDI 技术分为预后差组和预后良好组,其中预后差组患者的中位生存期只有 6 个月,而预后良好组却达到了 33 个月($P < 0.000\,1$)[98]。

综上所述,蛋白质组学技术现已成功用于肿瘤、糖尿病、艾滋病、关节炎等多种疾病相关蛋白质或蛋白质标志物的检测,成为疾病诊断、监测、治疗的有力工具。

3.6 代谢组学分析技术

代谢组学(metabolomics)是应用现代分析方法对某一生物或细胞在一特定生理时期内所有低分子量代谢产物同时进行定性和定量分析的一门新学科。由于生物体在疾病或毒性反应状态时,可能不仅仅有一个或几个生物标志物的变化,而是有几百个甚至是整个代谢模式的变化,需要通过计算机手段才能正确揭示。因此,代谢组学是以组群指标分析为基础、以高通量检测和数据处理为手段、以信息建模与系统整合为目标的系统生物学的一个分支,力求探究分子水平的代谢模式变化与各种生命现象的关系。代谢组学的概念最早来源于代谢轮廓分析(metabolic profiling)。Nicholson 研究小组于1985 年利用核磁共振(NMR)技术分析大鼠的尿液,于 1999 年提出了代谢组学的概念,并在疾病诊断、药物筛选等方面做了大量卓有成效的工作[99]。Fiehn 于 1997 年提出了 metabolomics 的概念,第一次把代谢产物和生物基因的功能联系起来[100],之后很多植物化学家开展了植物代谢组学的研究,使得代谢组学得到了极大的充实,同时也形成了当前代谢组学的两大主流领域: metabolomics 和 metabonomics。目前国内的代谢组学研究小组基本达成共识,即用 metabolomics 一词来表示"代谢组学"。

代谢组是生物体内小分子代谢物的总和,为基因表达和代谢形成的中间产物和最终产物。所有对生物体的影响均可反映在代谢组中。代谢组学研究的是生物体系受到内在和外在因素刺激产生的内源性代谢变化,可以对那些能描述代谢循环情况的关键化合物进行定性和定量分析,并研究该代谢组在外界干预或病理生理条件下的动态变化规律。近几年来,代谢组学已经成为生命科学领域一个重要的、有价值的工具,并在不断创新的分析技术推动下稳步发展。虽然代谢组学本身还存在一些不足,但许多研究者以解决问题为出发点,提出了一些新的研究策略、方法和技术。代谢组学发展呈现出整合一体化、定量化和标准化的趋势。

3.6.1　核磁共振技术

NMR 是当前代谢组学研究中的主要技术之一,它的优势在于能够对样品实现非破坏性、非选择性的分析。NMR 可以检测和定量许多低分子量的代谢产物,并可用于代谢物结构的鉴定;可以直接检测生物样品[101]。另外,NMR 与高效液相色谱法(HPLC)、质谱法(MS)联用对多元的数据信息进行分析最具发展潜力,但缺点是 NMR 的循环周期变长,同时需要含重氢的流动相。利用液相色谱与核磁共振联用技术(LC-NMR)可对心血管疾病患者血中的脂蛋白代谢产物进行检测[102]。研究人员对人宫颈癌细胞的 ^{31}P NMR 谱进行了分析,显示了很强的磷酸单酯特异峰,利于癌症的诊断和分析[103]。目前,NMR 主要集中在追踪受疾病或行为模式影响的代谢进程中特定的化学信号,而不是分析完整的代谢途径。

3.6.2　色谱与质谱联用技术

目前,与质谱联用的色谱技术主要有气相色谱(GC)、液相色谱(LC)、毛细管电泳(CE)等。液相色谱可以直接分析不挥发性化合物、极性化合物、热不稳定化合物和大分子化合物(包括蛋白质、多肽、多糖、多聚物等),分析范围广,可不衍生化。高性能色谱技术因其良好的分离能力已被广泛用于复杂体系(如血浆和尿样)的靶标分析。随着各种新的离子化技术的不断出现,质谱以其高灵敏度、高通量的特性被广泛地应用于代谢组学研究领域。有研究报道,采用 HPLC - MS/MS 方法可鉴别乳腺癌代谢组模式特征和发现标志物群及研究 2 型糖尿病的代谢谱[104,105]。研究人员利用液相色谱质谱联用技术在制药研究中应用广泛,利用该技术已成功对鼠尿中代谢产物进行筛选,对鼠尿中的普萘洛尔进行了代谢谱分析并对其降解的生化途径进行了阐述[106]。在临床药物分析应用上,研究人员利用液相色谱质谱联用技术成功对肝微粒体孵育液中两个系列化合物进行了定性定量分析,从而在亚细胞水平确定了药物代谢稳定性、药酶抑制、活性代谢物生成等重要特性[107]。

3.6.3　光谱学方法

利用红外线(infrared,IR)和紫外线(ultraviolet,UV)光谱学方法能快速提供代谢指纹谱,同时利用模式识别技术可以进行差异识别。利用傅里叶变换红外光谱法(Fourier transform infrared spectrometry,FTIR)可从野生型 FY23 酵母链中区分出酵母呼吸变种的代谢组分;利用近红外拉曼光谱和荧光光谱可将阿尔茨海默病患者的大脑组织从正常人中区别开来。这表明,许多光谱学方法能够快速评估由疾病引起的代谢产物类别的差异[19]。

3.6.4　代谢组学数据分析

代谢组学研究产生大量、多维数据,需要借助专门的数据分析理论与工具软件进行整理、转换、统计和输出。许多化学计量学工具和模式识别技术正在不断地应用于代谢组数据分析中,主要分为两类,监督学习(supervised learning)和无监督学习(unsupervised learning)。监督学习方法利用多参数模型对样品进行识别和分类,并且在建立模型时有可供学习的样本,包括传统的显著性分析(discriminant analysis,DA)、偏最小二乘法(partial least squares,PLS)、偏最小二乘法判别分析(partial least squares discriminant analysis,PLS-DA)和人工智能类的规则归纳学习(rule induction learning)、归纳逻辑程序设计(inductive logic programming,ILP)、进化计算(evolutionary computation)、人工神经网络(artificial neural network,ANN)等。无监督学习方法将得到的分类信息和样品的原始信息进行比较,找出差别,包括主成分分析(principal component analysis,PCA)、层次聚类分析(hierarchical cluster analysis,HCA)、自组织图(self-organizing maps,SOM)。在代谢组学研究中比较常用的分析方法是 DA、PLS-DA、PCA 和 PCA-DA。由于代谢组学具有高度复杂性,急需要开发出综合性能满足全组分分析的算法和软件。

3.6.5　代谢组学分析技术在肿瘤研究中的应用

在某些国家,癌症已经取代心脏疾病成为死亡率第一的疾病,肿瘤研究已经越来越受到人们的重视。NMR 和 MS 技术是在研究肿瘤代谢图谱中应用不断得到增强的两项关键技术。代谢组学概念的提出使得这类研究具有了整体研究思路,即研究肿瘤发生对细胞、组织或器官中所有小分子代谢的影响。近来的研究表明,不同肿瘤制备样品

(如培养细胞、组织切片、体内肿瘤块等)的代谢图谱与肿瘤类型、增殖、代谢活性以及细胞死亡有较强的相关性[108]。对肿瘤代谢表型图谱的研究有助于人们了解肿瘤发生、发展以及致死的机制;在临床条件下,这些代谢图谱可以作为肿瘤诊断、预后以及治疗的评判标准。人们利用 NMR、MS 已对多种肿瘤进行了代谢组研究,这些研究有助于揭示肿瘤增殖与代谢的联系。

与其他的组学研究方法相比,代谢组学研究能更为灵敏地鉴定出由于基因和环境因素作用产生的特定代谢型,在环境变化对机体产生作用的研究中具有优势。恶性肿瘤组织的代谢作用较正常组织旺盛。恶性肿瘤细胞在生物体内以一种类似寄生的方式生存,通过比线粒体氧化磷酸化快 100 倍的糖酵解方式获取能量。代谢组学在肿瘤生物学研究中有 3 个主要优势:首先,在接受刺激后的几秒或更短的时间内代谢产物水平会有所改变,这种反应速度与肿瘤应对环境(药物处理、营养物质的缺乏等)改变的速度更为一致,更能反映体内的真实情况;其次,代谢产物是各种反应的终产物,能够提供研究者最佳的基因-环境相互作用或单方面由环境因素影响的信息;最后,一系列基因和蛋白质的表达水平受各种不同中间环节的调节,研究对象比较庞大,相对于多个受体和信号通路来说,代谢物通路是最终的共同通路,整合分析信息比较简单。

3.6.6 代谢组学分析技术在药物安全性评价中的应用

药物安全性评价即预测药物的毒性,用于提供药物对人体危害程度的科学依据。现代药物组合化学与活性筛选技术的迅速发展,使候选化合物的数量迅速增加,这也使新药安全性评价面临更大的挑战。代谢组学在药物安全性研究中起着重要作用,其依据是:药物毒性破坏正常细胞的结构功能,改变代谢网络的平衡并通过直接或间接效应改变靶组织或体液中内源性代谢物的成分。利用各种分析技术可以分析测得包含了丰富的生物标志物信息的图谱,揭示各种代谢途径对化合物毒性的生物学效应。代谢组学可以通过比较生理及药理条件下代谢指纹图谱的变化确定药物毒性的大小及其靶器官,揭示其作用机制,并找到生物标志物[109]。

代谢组学是系统生物学中的新兴领域,已经成为目前研究的热点,并已广泛应用于各个领域,尤其是在医药领域中发挥了极其重要的作用。

3.7 生物芯片技术

生物芯片在医学方面的应用前景十分广阔,目前较广泛应用于基础医学和基因疾病诊断及治疗方面。由于人类基因组计划的进行,人们认识了越来越多的能够表达人类基因序列以及引发疾病的各种突变基因[110]。现在人们把更多的注意力转移到能够同时给出多个相关基因及其序列的分子遗传学分析方法上,目的是能同时搜索多个可能的遗传突变基因,并且加快基因组学的探索进程。功能基因组学为了能同时得到多个分子遗传学分析结果,研究的是特定组织中发育不同时期及疾病不同阶段基因的表达情况[111]。

生命科学的时代已经到来,伴随着基因组计划的完成,蛋白质组计划的开始,基因序列及蛋白质序列数据在以亘古未有的速度快速增长[112]。但是,如何研究这么多基因和蛋白质在生命表达进程中所担负的功能就成了所有生命科学工作者的课题,也就在这样的条件下,生物芯片应运而生。

生物芯片技术是在生命科学研究中继基因克隆技术、基因自动测序技术、PCR技术后的又一次革命性技术突破,近年来显示出迅猛的发展势头,目前已成为国际上生物技术科研领域和生命科学领域的研究热点[113]。生物芯片技术不仅在后基因组时代研究蛋白质功能及蛋白质间相互作用方面发挥极其重要的作用,而且在第二代基因测序、基因表达研究方面也发挥着重要作用。该技术必将在临床基因诊断中占据一席之地,并为人类基因组、蛋白质组研究从理论向实用过渡以及生命科学从分子水平向细胞乃至整体水平研究的回归架起一座桥梁[114]。

3.7.1 生物芯片技术的概念

生物芯片(biochip)技术是指将已标记的待测生物样品中的靶分子与通过微加工技术有序固化于支持物(如玻片、硅片、聚丙烯酰胺凝胶、尼龙膜等载体)表面的生物大分子如核酸片段、多肽分子甚至组织切片、细胞等生物样品进行杂交,通过特定的仪器对杂交信号的强度进行快速、并行、高效的检测,再通过计算机分析数据和处理结果,获得相关的生物信息[115]。由于常用玻片或硅片作为固相支持物,且在制备过程中模拟计算机芯片的制备技术,该技术被称为生物芯片技术。

生物芯片技术是20世纪90年代最具影响力的重大科技发展之一,它将生命科学研究中所涉及的不连续的分析过程(如样品制备、化学反应和分析检测),利用微电子、微机械、化学、物理技术、计算机技术在固体芯片表面构建成微流体分析单元和系统,使之连续化、集成化、微型化。生物芯片技术不仅具有极大的研究价值,而且具有非常好的产业化前景[116]。因为用生物芯片技术可以在固相支持物上同时固定大量的探针,所以一次可以进行大量的生物分子检测分析,解决了传统核酸印迹杂交自动化程度低、RNA印迹法等技术复杂、检测目的分子数量少、低通量等不足。

另外,为了使生物芯片技术具有多种不同的应用价值,可以设计不同的探针序列和使用特定的分析方法,如基因表达谱测定、突变检测、多态性分析、基因组文库作图及杂交测序(sequencing by hybridization,SBH)等,为“后基因组计划”时期基因功能的研究及现代医学诊断学的发展提供了强有力的工具[117]。生物芯片技术必将在新基因的发现、基因诊断、药物筛选、个性化给药等方面取得重大突破。

3.7.2 生物芯片技术产生的历史背景

生物芯片技术的出现和发展归因于过去 20 年科技的发展。人们之所以能够用实验的方法对微量 DNA 进行检测,是因为 DNA 测序方法和 PCR 方法的发明,以及在此基础上的一系列研究使得微量 DNA 得以放大。人类基因组计划和分子生物学相关学科的发展为生物芯片技术的出现和发展提供了有利条件。1992 年,Affymatrix 公司制作出世界上第一块基因芯片[118]。1995 年,斯坦福大学发明了第一块以玻璃为载体的基因微矩阵芯片。它们标志着基因芯片技术进入了广泛研究和应用的阶段。

探针固相原位合成技术和照相平版印刷技术的有机结合以及激光共聚焦显微技术的引入使得生物芯片技术从实验室走向工业化。生物芯片技术的出现使得合成、固定高密度的数以万计的探针分子得以实现,并且借助激光共聚焦显微扫描技术可以对杂交信号进行实时、灵敏、准确的检测和分析[119]。

在人类基因组计划完成之后,人们面临的主要问题是怎样对基因功能进行研究。基因体现人类基因组计划的价值,首先要了解其功能。连接基因组计划和蛋白质组计划的最关键环节是基因的表达差异和功能。这一环节不但是基因组计划的补充也是蛋白质组计划的航标。

生物芯片技术正是在这种背景条件下不断发展、不断成熟的,也必将在以后众多的生命科学领域中发挥重要的作用。

3.7.3 基因芯片技术

基因芯片(gene chip)(又称为 DNA 芯片、生物芯片)技术的原型是 20 世纪 80 年代中期提出的。基因芯片的原理是杂交测序,即通过与一组已知序列的核酸探针杂交进行核酸序列测定的方法。具体步骤是在一块基片表面固定已知序列的靶核苷酸探针,当溶液中带有荧光标记的核酸序列与基因芯片上对应位置的核苷酸探针产生碱基互补配对时,通过确定荧光强度测得的探针位置获得一组序列完全互补的探针序列。由此可重组出靶核酸的序列。

3.7.3.1 基因芯片技术概述

1) 基因芯片技术开发的源动力

(1) 遗传信息迅速增长。伴随着人类基因组(测序)计划的实施以及分子生物学相关学科的快速发展,更多的动物、植物、微生物基因组序列得以测定,基因序列数据正在以亘古未有的速度快速增长。然而,如何研究这么多基因和蛋白质在生命表达进程中所担负的功能就成了所有生命科学工作者的课题[120]。因此,建立新型的杂交和测序方法以对大量的遗传信息进行高效、快速的检测、分析就显得格外重要。

(2) 相关学科与技术高度发展和相互渗透。大规模基因信息的解析基础是当代信息产业相伴随的计算机、精密机械等科学技术。探针固相原位合成技术和照相平版印刷技术的有机结合以及激光共聚焦显微技术的引入使得基因芯片从实验室走向工业化。而且，基因芯片使合成、固定高密度的数以万计的探针分子切实可行，并且可以利用激光共聚焦显微扫描技术对杂交信号进行实时、灵敏、准确的检测和分析。

（3）科学的发展和人类的进步要求进行大规模基因信息的解析。许多生命科学研究机构和生物技术公司争相参与这项技术的研究，其原因在于基因芯片的多种用途和其远大的发展前景。据现在的不完全统计，仅国内从事这项研究开发工作的单位就有十几家之多，按此估算，全世界至少有二十几家单位从事这项研究。它像半导体一样已经成为一个重要的产业方向，目前已应用于生物医学、临床诊断学和基因组学研究等诸多领域[121]。

2）基因芯片技术的定义

基因芯片（又称为 DNA 芯片、生物芯片）技术是指将固定于支持物上的大量探针与标记的样品分子进行杂交，然后通过检测每个探针分子的杂交强度获得样品分子的数量和序列信息。简而言之，就是通过微加工技术，将成千上万个特定序列的 DNA 片段（基因探针）有规律地排列固定于 $2\ cm^2$ 的硅片或玻片等支持物上，构成一个二维的 DNA 探针阵列，因为与计算机电子芯片相似，所以被称为基因芯片。

基因芯片技术主要用于基因检测工作。早在 20 世纪 80 年代，Bains 等就将短的 DNA 片段固定在支持物上，借助杂交方式进行序列测定。核酸杂交技术的集成化正在使分子生物学技术发生一场革命，就像电子管电路向晶体管电路和集成电路发展所经历的一样[122]。现在，全世界从事基因芯片研究和开发工作的公司已经有十几家，其中的主要代表为美国 Affymetrix 公司，有多位计算机、数学和分子生物学专家聚集在该公司，其每年的研究经费高达 1 000 万美元以上，并且经历了六七年之久，拥有多项专利。产品即将或者已经有部分进入市场，产生的社会效益和经济效益令人瞩目。

3）基因芯片技术的研发历史

俄罗斯科学院恩格尔哈得分子生物学研究所和美国阿贡国家实验室（ANL）的科学家们最早在文献中提出了用杂交法测定核酸序列新技术的想法。当时用的是多聚寡核苷酸探针。几乎就在此时英国牛津大学生化系的 Sourthern 等也取得了在载体上固定寡核苷酸及杂交法测序的国际专利。在这些技术储备的基础上。1994 年，在美国能源部防御研究计划署、俄罗斯科学院和俄罗斯人类基因组计划 1 000 多万美元的资助下，研究人员研制出了一种生物芯片，并用于检测地中海贫血患者血样的基因突变，筛选出一百多个地中海贫血已知的突变基因。这种生物芯片的基因译码速度比传统的 Sanger 法和化学降解法快 1 000 倍，是一种有希望的快速测序方法[123]。此后，基因芯片领域处于激烈的技术竞争状态。Packard 仪器公司发展的是诊断用的以凝胶为基础的中等密度的芯片。而 Affymetrix 公司则已成功地应用光导向平版印刷技术直接在硅片上合成寡核苷酸点阵的高密度芯片,从而领先于芯片分析领域[124]。该公司与惠普公司合作开发出专用的能扫描 40 万点阵的基因芯片扫描仪,同时又开发出同时可平行通过几块芯片的流路工作站和计算机软件分析系统,组合成一套较完整的芯片制造、杂交、检测扫描和数据处理系统。不久,美国通用扫描公司(General Scanning Inc)与制造点样头的 Telechem 公司和制造机械手的 Cartesian 公司研制的 300 型(两激光)、4000 型和 5000 型(四激光)激光共聚焦扫描仪和相应的分析软件,构成一套用户可任意点样、制作芯片的工作系统[125]。

欧洲各公司也不甘落后,纷纷投入竞争,如 Genetic Co. UK 公司研制出 QBot 点样器、Q-Pix 克隆挑拣仪及 Q-Fill 制芯片设备。Sequenom 公司则推出 250 位点的 Spectrochip 并采用质谱法测读结果,而德国肿瘤研究所则用的是原位合成的肽核酸低密度(8 cm×12 cm 片上 1 000 个点)的表达图谱及诊断用的探针芯片[126]。如今,DNA 芯片已经在基因序列分析、基因诊断、基因表达研究、基因组研究、发现新基因及各种病原体的诊断等生物医学领域表现出巨大的应用前景。1997 年世界上第一张全基因组芯片——含有 6 166 个基因的酵母全基因组芯片在斯坦福大学 Brown 实验室完成,从而使基因芯片技术在世界上迅速得到应用[127]。

4) 基因芯片技术的主要特点

基因芯片技术具有高度并行性、多样性、微型化和自动化四大特点。高度并行性有利于基因芯片所示图谱的快速对照和阅读,效率大为提高;多样性则提供了样品的多指标测定,每块芯片上都含有成百上千个寡核苷酸探针或 cDNA 探针,能够用于基因突变、SNP、细菌分型等高通量的检测;微型化的好处在于对样品的需要量较少,缩短检测时间并且保证了质量。同时,基因芯片技术还具有操作简便、信息综合处理能力强、结果可靠和仪器配套齐全等优势,因而备受青睐(见图 3-17)。

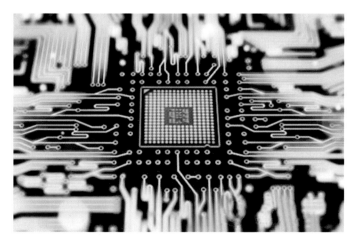

图 3-17　96 孔微平板芯片

3.7.3.2 基因芯片技术的检测原理

基因芯片技术的重要组成部分是杂交信号的检测。在以前的研究中已经形成了多种探针分子杂交的方法,如荧光显微镜、隐失波传感器、光散射表面共振、电化学传感器、化学发光等,但并非每种方法都适用于基因芯片。由于基因芯片本身的结构及性质,必须确定杂交信号的位置,特别是大规模基因芯片。由于基因芯片面积小,密度大,点样量很少,杂交信号较弱,需要使用光电倍增管或冷却的 CCD 相机、摄像机等弱光信号探测装置。此外,为了确定杂交是完全杂交还是不完全杂交,大多数基因芯片杂交信号谱型除了确定分布位点以外还需要确定每一位点上的信号强度,因而探测方法的灵敏度及线性响应也是非常重要的。

杂交信号探测系统主要包括杂交信号产生、信号收集及传输和信号处理及成像三个部分组成。大多数研究者使用荧光标记物,也有一些研究者使用生物素标记和抗生物素结合物检测 DNA 化学发光。通过检测标记信号可以确定基因芯片杂交谱型。

1) 荧光标记杂交信号的检测方法

荧光标记物是最受研究者欢迎的,故而相应的探测方法最多、最成熟。它可以选择性地激发和探测样品中的混合荧光标记物,且具有较好的空间分辨率和热分辨率,特别是当荧光显微镜中使用了共焦激光扫描技术时,其分辨能力在实际应用中可接近由数值孔径和光波波长决定的空间分辨率,它是基因芯片进一步微型化检测的基础[128],这是传统显微镜很难具备的。

激光扫描荧光显微镜、激光扫描共聚焦显微镜等大多数方法均是在入射照明式荧光显微镜(epifluorescence microscope)基础上发展起来的,使用了 CCD 相机改进的荧光显微镜以及将基因芯片直接制作在光纤维束切面上并结合荧光显微镜的光纤传感器微阵列。

这些方法基本上都是利用荧光物质如荧光素或丽丝胶(lissamine)等标记待杂交对象,杂交后经过 SSC 和 SDS 的混合溶液或 SSPE 等缓冲液清洗。

(1) 激光扫描荧光显微镜。

探测装置比较具有典型性。方法是将物镜置于二维传动平台上方,再把杂交后的芯片经处理后固定在计算机控制的二维传动平台上,由氩离子激光器产生激发光经滤波后通过物镜聚焦到芯片表面,使荧光标记物产生荧光,同时通过同一物镜收集荧光信号,经另一滤波片滤波后由冷却的光电倍增管探测。之后,通过模数转换板转换为数字信号,通过计算机控制传动平台 X-Y 方向上步进平移,DNA 芯片被逐点照射,所采集荧光信号构成杂交信号谱型,送计算机分析处理,最后形成 $20~\mu m$ 像素的图像。这种方法分辨率高、图像质量较好,适用于各种主要类型的基因芯片及大规模基因芯片杂交信号检测,广泛应用于基因表达、基因诊断等方面研究。

（2）激光扫描共聚焦显微镜。

激光扫描共聚焦显微镜由于采用了共聚焦技术比激光扫描荧光显微镜更具优越性。这种方法可以同时对荧光标记分子与 DNA 芯片杂交信号进行探测，而不需要清洗掉未杂交分子，因而大大提高了工作效率并简化了操作步骤。Affymetrix 公司设计的 DNA 芯片即利用了此方法。其方法是将固定寡核苷酸阵列的芯片面向下，与含有靶 DNA 分子溶液的样品池接触，使之能与 DNA 样品杂交。用激发光照射使荧光标记物产生荧光，不但有样品池中 DNA 所发出的荧光还有芯片上杂交的 DNA 样品所发出的荧光，怎样将两者分离开来就成了一个急需解决的重要问题[129]。共焦显微技术就能很好地解决这个问题，因为它有非常好的纵向分辨率，可以在避开样品池中荧光信号影响的同时，接收芯片表面的荧光信号。激发光源大多采用氩离子激光器（488 nm），经过物镜聚焦，从芯片背面射入，在芯片与靶分子溶液接触面进行聚焦。杂交分子的荧光在同一物镜上聚焦并被收集，再经过滤波片的滤波，在光子计数的模式下被冷却的光电倍增管接收。之后，经过模数转换反转换为数字信号送计算机处理，进行成像分析。样品池中未杂交分子产生的荧光信号被放置在光电倍增管前的一个共焦小孔所阻挡，目的就是为了避免其对探测结果的影响，同样为了能够只照射在单个探针上。通过计算机控制激光束或样品池的移动，便可实现对芯片的二维扫描，人们也可以在激光器前放置一个小孔光阑以尽量缩小聚焦点处的光斑半径。如果想在较短的时间内得到荧光标记杂交信号图谱，可以采用移动步长与芯片上寡核苷酸间距匹配的方法，其特点是灵敏度和分辨率较高，扫描时间长，比较适合研究用。

（3）采用了 CCD 相机的荧光显微镜。

这种探测装置与以上的扫描方法都是基于荧光显微镜，但它的信号接收器并非是光电倍增管而是 CCD 相机，因此无须扫描传动平台。由于它不是逐点激发探测，激发光照射光场为整个芯片区域，由 CCD 相机获得整个 DNA 芯片的杂交谱型。这种方法一般不采用激光器作为激发光源，它会使得光场光强度分布不均，原因是激光束光强的高斯分布，而荧光信号的强度与激发光的强度密切相关，因而不利于信号采集的线性响应。为保证激发光匀场照射，有的研究者使用高压汞灯经滤波片滤波，通过传统的光学物镜将激发光投射到芯片上，照明面积可通过更换物镜调整；也有的研究者使用大功率弧形探照灯作为光源，使用光纤维束与透镜结合传输激发光，并与芯片表面呈 50°角入射。由于采用了 CCD 相机，大大提高了获取荧光图像的速度，曝光时间可缩短至零点几秒至十几秒。其特点是扫描时间短，灵敏度和分辨率较低，比较适合临床诊断用。

（4）光纤传感器。

有的研究者将 DNA 芯片直接做在光纤维束的切面上（远端），光纤维束的另一端（近端）经特制的耦合装置耦合到荧光显微镜中。光纤维束由 7 根单模光纤组成。每根光纤的直径为 200 μm，两端均经化学方法抛光清洁。化学方法合成的寡核苷酸探针共价结合于每根光纤的远端组成寡核苷酸阵列。将光纤远端浸入荧光标记的靶分子溶液中与靶分子杂交,通过光纤维束传导来自荧光显微镜的激光($490~\mu m$),激发荧光标记物产生荧光,仍用光纤维束传导荧光信号返回到荧光显微镜,由 CCD 相机接收。每根光纤单独作用互不干扰,而溶液中的荧光信号基本不会传播到光纤中,杂交到光纤远端的靶分子可通过在 90% 的甲酰胺(formamide)和 TE 缓冲液中浸泡 10 s 去除,进而反复使用[130,131]。这种方法快速、便捷,可实时检测基因芯片杂交情况而且具有较高的灵敏度,但由于光纤维束所含光纤数目有限,不便于制备大规模基因芯片,有一定的应用局限性。

2) 生物素标记方法中的杂交信号探测

以生物素(biotin)标记样品的方法很早就已经存在,一般都要联合使用其他大分子与抗生物素的结合物(如结合化学发光底物酶、荧光素等),再利用所结合大分子的特殊性质得到最初的杂交信号。由于所选用的与抗生物素结合的分子种类繁多,检测方法也更趋多样化。如果直接以荧光标记的探针用于基因芯片杂交将受到很大的限制,其原因是如采用尼龙膜作为固相支持物,而在尼龙膜上荧光标记信号的信噪比较低。因而使用尼龙膜作为固相支持物的研究者大多采用生物素标记。

3.7.3.3　基因芯片技术的主要步骤

基因芯片技术主要包括四个基本要点:芯片方阵的构建、样品的制备、生物分子反应和信号的检测。

1) 基因芯片的制备

目前制备基因芯片主要以玻璃片或硅片为载体,采用原位合成和微矩阵的方法将寡核苷酸片段或 cDNA 作为探针按顺序排列在载体上。芯片的制备除了用到微加工工艺外,还需要使用机器人技术,以便能快速、准确地将探针放置到芯片上的指定位置。

2) 样品的制备

生物样品大多不能直接与芯片反应,因为它往往是复杂的生物分子混合体。有的时候样品量很少,故需要对样品进行提取、扩增,得到其中的 DNA、RNA,再进行荧光标记,以提高检测的灵敏度和使用者的安全性。

3) 杂交反应

芯片上的探针与荧光标记的样品进行反应并产生一系列信息的过程称为杂交反应。为了减少生物分子之间的错配率,可以选择合适的反应条件使生物分子之间的反应处于最佳状况。

4) 信号检测和结果分析

获得有关的生物信息是通过芯片扫描仪和相关软件对杂交反应后芯片上各个反应点的荧光位置、荧光强弱进行分析,将荧光转换成数据。

将样品制备、杂交反应到信号检测的整个分析过程集成化以获得微型全分析系统

(micro total analytical system, μTAS)或称缩微芯片实验室(lab-on-a-chip, LOC)是基因芯片技术发展的最终目标。在一个封闭的系统内以很短的时间完成从原始样品到获取所需分析结果的全套操作,称为缩微芯片实验室[132]。

3.7.3.4 基因芯片的种类

根据制备过程中主要技术的不同,基因芯片主要分为以下几类。

1) 光引导原位合成芯片

Affymetrix 公司开发了寡核苷酸原位光蚀刻合成技术,其原理是在合成碱基单体的 $5'$ 羟基末端连上一个光敏保护基。合成的第一步是利用光照射使羟基端脱保护,然后将一个 $5'$ 端保护的核苷酸单体连接上去,这个过程反复进行直至合成完毕。使用多种掩盖物能以更少的合成步骤生产出高密度的阵列,在合成循环中探针数目呈指数增长。某一含 n 个核苷酸的寡核苷酸,通过 $4 \times n$ 个化学步骤能合成出 4n 个可能结构。

另一种方法是光引导原位合成法。具体方法是把一层加有光敏保护基团的连接分子(linker)铺在经过处理的载玻片上,为了暴露合成部位,可用光照去除,用特制的光刻掩膜(photolithographic mask)保护不需要合成的部位。在光作用下去除羟基上的保护基团,游离羟基,利用化学反应加上预先设定的核苷酸种类及在芯片上的部位的第一个核苷酸,所引入的核苷酸带有光敏保护基团,以便下一步合成。然后按上述方法在其他位点加上另外三种核苷酸完成第一位核苷酸的合成,因而 N 个核苷酸长的芯片需要 4N 个步骤。每一个独特序列的探针称为一个"feature",这样的芯片便具有 4N 个"feature",包含了全部长度为 N 的核苷酸序列。这种原位直接合成的方法无须制备、处理克隆和 PCR 产物,但是每轮反应所需设计的光栅是主要的经费消耗。运用这种方法制作的芯片密度可高达 10^6 个探针/cm^2,即探针间隔为 $5 \sim 10\ \mu$m,但只能制作 II 型基因芯片。

2) 电子芯片

电子芯片是由美国 Nanogen 公司开发的,目前在国内仅有清华大学和复旦大学在开发这项技术。这种芯片为带有正电荷的硅芯片,芯片经热氧化制成 $1\ \text{mm} \times 1\ \text{mm}$ 的阵列,每个阵列含多个微电极,在每个电极上通过氧化硅沉积和蚀刻制备出样品池[133]。将连接链霉亲和素的琼脂糖覆盖在电极上,在电场作用下生物素标记的探针即可结合在特定电极上。电子芯片最大的特点是杂交速度快,可大大缩短分析时间。制备复杂、成本高是其不足。

3) 流过式芯片

Cene Logic 公司正在开发一种在芯片基上制成格栅状微通道的芯片,研究人员设计及合成特定的寡核苷酸探针,并将其结合于微通道内芯片的特定区域。具体的实验步骤如下:从待测样品中分离 DNA 或 RNA 并对其进行荧光标记,之后该样品流过芯片,固定的寡核苷酸探针捕获与之相互补的核酸,利用 Cene Logic 公司的信号检测系统分析结果。流过式芯片用于高通量分析已知基因的变化，其特点有以下几点。① 敏感性高：由于寡核苷酸吸附表面的增大，流过式芯片可监测稀有基因表达的变化。② 速度快：微通道加速了杂交反应，减少了每次检测所需的时间。③ 价格降低：由于采用了特殊的共价化学技术将寡核苷酸吸附于微通道内，每一种流过芯片可反复使用多次，成本大大降低。

4）三维芯片

三维芯片是由美国的惠普公司、摩托罗拉公司、阿贡国家实验室三家机构与俄罗斯Engelhardt 分子生物学研究所合作开发的一种芯片技术[134]。三维生物芯片实质上是一块显微镜载玻片，其上有 10 000 个微小聚乙烯酰胺凝胶条，每个凝胶条可用于靶DNA、RNA 和蛋白质的分析。先把已知化合物加在凝胶条上，再用 3 cm 长的微型玻璃毛细管将待测样品加到凝胶条上。每个毛细管能把小到 0.2 nl 体积的待测样品打到凝胶条上。以上几家机构合作研究的生物芯片系统具有其他生物芯片系统不具有的几个优点。一是凝胶的三维化使得更多的已知物质可以被加入，增加了敏感性。二是可以在芯片上同时进行扩增与检测。一般情况下，必须在微量多孔板上先进行 PCR 扩增，再把样品加到芯片上，因此需要进行许多额外的操作。三维芯片所用凝胶体积很小，使PCR 扩增体系的体积减小为原来的 1/1 000（总体积约为纳升级），从而节约了每个反应所用的 PCR 酶（约减少为原来的 1/100）。三是对以三维构象形式存在的蛋白质和基因材料可以在其天然状态下在凝胶条上进行分析，可以进行免疫测定、受体-配体研究和蛋白质组分析。

5）其他技术芯片

Orchidbio 公司研制了一种毛细管微流泵芯片，在边长为 2 in（1 in＝2.54 cm）的芯片上集成了 144 个微室，每个微室分别由流入孔、反应室、循环管和废液流出孔组成，这种芯片不但可以用于基因诊断和分析，还可以用于合成化学。利用芯片的微指结构，Caliper 公司的芯片可以用作细胞分选器，能够利用血细胞的体积和变形性等特点很容易地把红细胞和白细胞分开。NIH 研制的微型芯片反应器可以很快地完成一系列生化反应[135]。

根据芯片基体支持物的不同，还可将基因芯片分为：薄膜型、玻片型、微板型、集成电路型。

（1）玻片型芯片。这种芯片的点阵是通过原位合成技术制备的，点阵密度很高，所以必须借助特殊仪器对测定结果进行解读和分析。目前具有此类产品研制能力的公司很少。

（2）微板型芯片。这种芯片实质上是一种具有高密度、小容量测试孔的小型酶联免疫检测板。

（3）集成电路型芯片。这种芯片将杂交技术与微电子技术结合于一体，有目的地通过电子装置检测或控制 DNA 等生物大分子的作用过程。

根据用途不同还可将基因芯片分为信息生物芯片（information-biochip）和功能生物芯片（function-biochip）。信息生物芯片是将生物信息分子（如核酸）高密度地固定在固相支持物上，通过与样品中目的分子的作用获取生物信息。信息生物芯片目前主要包括 DNA 芯片。由于信息生物芯片是以获取生物信息为目的，其发展方向必然是高密度的。以 DNA 芯片为例，其目前的探针阵列密度已达 10^6 点/cm^2。功能生物芯片是指由多种微流体管道、腔体按一定的方式连接而成的满足一定功能要求的微装置。功能生物芯片主要包括各种微流体芯片（microfluidic chip）、芯片实验室（lab-on-a-chip）或微型全分析系统等。由于功能生物芯片是以完成某种功能为目的，其发展方向必然是高复杂程度的集成化。目前已经在名片大小的芯片上实现了 DNA 分子的提取、纯化、扩增、标记、杂交检测等功能的一体化集成。也可以说，功能生物芯片是信息生物芯片的延续和扩展。

3.7.3.5　基因芯片的应用

1998 年底，美国科学促进会将基因芯片技术列为 1998 年度自然科学领域十大进展之一，足见其在科学史上的意义[136]。现在，基因芯片这一时代的宠儿已被应用到生物科学的众多领域之中，主要包括基因表达检测、突变检测、基因组多态性分析和基因文库作图以及杂交测序等。由于可同时、快速、准确地分析数以千计的基因组信息，基因芯片已显示出巨大的威力。例如，对人 *BRCA 1* 基因外显子 11、*CFTR* 基因、β-地中海贫血、酵母突变菌株、HIV-1 反转录酶及蛋白酶基因等的突变检测（与 Sanger 法测序结果的一致性达到 98%），对人类基因组单核苷酸多态性的鉴定、作图和分型，人线粒体 16.6 kb 基因组多态性的研究等。已经证明，将生物传感器与芯片技术相结合，通过改变探针阵列区域的电场强度，可以检测到基因（*ras* 等）的单碱基突变。此外，有人还曾通过确定重叠克隆的次序对酵母基因组作图。杂交测序是基因芯片技术的另一个重要应用。该测序技术理论上不失为一种高效可行的测序方法，但需通过大量重叠序列探针与目的分子的杂交才能推导出目的核酸分子的序列，所以需要制作大量的探针。利用基因芯片技术可以比较容易地合成并固定大量核酸分子，所以它的问世无疑为杂交测序提供了实施的可能性，这已为实践所证实。

在实际应用方面，生物芯片技术可广泛应用于疾病诊断和治疗、药物筛选、农作物的优育优选、司法鉴定、食品卫生监督、环境检测、国防、航天等许多领域。它将为人类认识生命的起源、遗传、发育与进化，为人类疾病的诊断、治疗和防治开辟全新的途径，为生物大分子的全新设计、药物开发中先导化合物的快速筛选和药物基因组学研究提供技术支撑平台。

1）药物筛选和新药开发

由于所有药物（或兽药）都是直接或间接地通过修饰和改变人类（或相关动物）基因

的表达及表达产物的功能而生效,芯片技术因具有高通量、大规模、平行性地分析基因表达或蛋白质状况(蛋白质芯片)的能力在药物筛选方面具有巨大的优势[137]。用芯片做大规模的筛选研究可以省略大量的动物实验甚至临床试验,可缩短药物筛选所用时间,提高效率,降低风险。

随着人类基因图谱的绘制,基因工程药物将进入一个大发展时期,在基因工程药物的研制和生产中,生物芯片也有着较大的市场。以基因工程胰岛素为例,当人们把人的胰岛素基因转移到大肠杆菌细胞后,人们就需要用某种方法对工程菌的基因型进行分析,以便确证胰岛素基因是否转移成功。过去人们采取的方法叫作"限制性片段长度多态性"(RFLP)[138],这种方法非常烦琐复杂,在成本和效率方面都不如基因芯片,今后被芯片技术取代是必然的趋势。使用基因芯片筛选药物具有巨大的优势决定它将成为 21世纪药物研究的趋势。

2)疾病诊断

基因芯片作为一种先进的、大规模、高通量检测技术,可应用于疾病的诊断。其优点如下:一是高度的灵敏性和准确性;二是快速简便;三是可同时检测多种疾病。例如,将基因芯片技术用于产前遗传性疾病的检查时,只要抽取少许羊水就可以检测出胎儿是否患有遗传性疾病,而且可以同时鉴别疾病数十种甚至数百种,这是其他方法所无法替代的,非常有助于"优生优育"这一国策的实施[139]。又如,对病原微生物感染进行诊断时,目前的实验室诊断技术所需的时间比较长,检查也不全面,医生往往只能根据临床经验做出诊断,降低了诊断的准确率;如果在检查中应用基因芯片技术,医生在短时间内就能知道患者有哪种病原微生物感染,而且能测定病原体是否产生耐药性、对哪种抗生素产生耐药性、对哪种抗生素敏感等,这样医生就能对症下药,制订科学的治疗方案。再如,对具有高血压、糖尿病等疾病家族史的高危人群进行普查、对接触毒化物质人群进行恶性肿瘤普查等时,如果采用基因芯片技术,立即就能得到可靠的结果;对其他疾病如心血管疾病、神经系统疾病、内分泌系统疾病、免疫性疾病、代谢性疾病等进行诊断时,如果采用基因芯片技术,其早期诊断率将大大提高,而且误诊率会大大降低,同时有利于医生综合了解各个系统的疾病状况。

3)环境保护

在环境保护方面,基因芯片也有广泛的用途。一方面,利用基因芯片可以快速检测污染微生物或有机化合物对环境、人体、动植物的污染和危害;另一方面,也能够通过大规模的基因芯片筛选寻找保护基因,制备防治危害的基因工程药品或能够治理污染源的基因产品。

4)司法鉴定

基因芯片还可用于司法鉴定,现阶段可以通过 DNA 指纹对比鉴定罪犯,未来可以建立全国甚至全世界的 DNA 指纹库,到那时就可以直接在犯罪现场对可能是疑犯留下来的头发、唾液、血液、精液等进行分析,并立刻与 DNA 罪犯指纹库系统存储的 DNA "指纹"进行比较,以尽快、准确地破案。目前,科学家正着手将基因芯片技术应用于亲子鉴定中,应用基因芯片技术后鉴定精度将大幅提高。

5) 现代农业

基因芯片技术可以用来筛选农作物的基因突变,并可以用于寻找高产量、抗病虫、抗干旱、抗冷冻的相关基因,也可以用于基因扫描及基因文库作图、商品检验检疫等领域。目前该类市场尚待开发。

6) 研究领域

基因芯片在研究领域的应用包括基因表达检测、寻找新基因、杂交测序、基因突变和多态性分析以及基因文库作图等方面。

(1) 基因表达检测。人类共有 3~4 万个基因[140],仅掌握基因序列信息资料,理解其基因功能是远远不够的,因此,拥有监测大量信使 RNA(mRNA)的实验工具是很重要的。利用芯片技术检测基因表达及其敏感性、特异性的研究实验表明芯片技术易于监测非常大量的 mRNA,并能敏感地反映基因表达中的微小变化。利用基因芯片技术,人们已经比较成功地对多种生物包括拟南芥、酵母及人的基因组表达情况进行了研究,并且利用该技术(共 157 112 个探针分子)研究人员一次性检测了酵母几种不同株间数千个基因表达谱的差异。

(2) 寻找新基因。有关实验表明在缺乏任何序列信息的条件下,基因芯片也可用于基因发现,如遗传性多发性骨软骨瘤(HME)基因和黑色素瘤生长刺激因子基因就是通过基因芯片技术发现的。

(3) DNA 测序。人类基因组计划的实施,促进了更高效率的、自动化操作测序方法的发展,芯片技术中杂交测序技术及邻堆杂交技术即是新的高效快速测序方法。例如,使用美国 Affymetrix 公司 1998 年生产出的带有 13.5 万个基因探针的芯片就可以使人类 DNA 的解码速度提高 25 倍。

(4) 核酸突变的检测及基因组多态性的分析。有关实验结果已经表明,基因芯片技术可快速、准确地研究大量患者样品中特定基因可能的所有杂合变异。有利于人类基因组单核苷酸多态性的鉴定、作图和分型,以及人线粒体 16.6 kb 基因组多态性的研究等。随着遗传性疾病与癌症相关基因发现数量的增加,基因变异与多态性分析必将越来越重要。

3.7.3.6 基因芯片当前面临的困难及研究方向

尽管基因芯片技术已经取得了长足的发展,并得到世人的瞩目,但仍然存在许多难以解决的问题,如技术成本昂贵、复杂、检测灵敏度较低、重复性差、分析范围较窄等。这些问题主要表现在样品的制备、探针的合成与固定、分子的标记、数据的读取与分析等几个方面。

在样品制备方面,当前多数公司在标记和测定前都要对样品进行一定程度的扩增以便提高检测的灵敏度,但仍有不少公司在尝试绕过该问题。其中包括 Mosaic Technologies 公司引入固相 PCR 方法以及 Lynx Therapeutics 公司提出大量并行固相克隆方法[141],这两种方法各有优缺点,但目前均未取得实际应用。

探针的合成与固定比较复杂,特别是制作高密度的探针阵列。使用光导聚合技术每步产率不高(95%),难以保证其好的聚合效果。随之出现的很多其他方法,如压电打压、微量喷涂等多项技术,虽然技术难度较低并且方法也比较灵活,但存在的问题是难以形成高密度的探针阵列,所以只能在较小规模上使用。最近,我国学者已成功地将分子印章技术应用于探针的原位合成而且取得了比较满意的结果。

目标分子的标记也是一个重要的限速步骤,如何简化或绕过这一步现在仍然是个问题。目标分子与探针的杂交会出现一些问题。首先,由于杂交位于固相表面,有一定程度的空间阻碍作用,有必要设法减小这种不利因素的影响。Southern 曾通过向探针中引入间隔分子使杂交效率提高了 150 倍[142]。其次,探针分子的 GC 含量、长度以及浓度等都会对杂交产生一定的影响,因此需要分别进行分析和研究。

在信号的获取与分析方面,当前多数方法使用荧光法进行检测和分析,重复性较好,但灵敏度仍然不高。正在发展的方法有很多种,如质谱法、化学发光法等。基因芯片上成千上万的寡核苷酸探针由于序列本身有一定程度的重叠产生了大量的冗余信息。这一方面可以为样品的检测提供大量的验证机会,但另一方面要对如此大量的信息进行解读,目前仍是一个艰巨的技术问题。

3.7.3.7 我国基因芯片的前景

目前,我国还没有较为成形的基因芯片,但是也有几家单位花费人力物力从事这项研制工作,并取得了一定的成绩。这标志着我国相关学科与技术正在走向成熟。基因芯片技术是一个巨大的产业方向,但是应该充分地认识到,这不是一件轻易的事,不能够蜂拥而至,不能"有条件没有条件都要上",去从事低水平重复性的研究工作,最终造成大量人力物力的浪费。而应该是有组织、有计划地集中具有一定研究实力的单位和个人进行攻关,这也许更适合于我国国情。

3.7.4 蛋白质芯片技术

20 世纪 90 年代,随着人类基因组计划的推进,人类对生命科学的认识达到了前所未有的深度和高度。人类基因组工作草图公布后,标志着基因框架已经绘就,人类染色体总 DNA 有 30 亿个碱基对,包含 3 万个基因左右,远远少于原有约 10 万个基因的估计。但是,适用范围仅限于原核生物或低等真核生物,因为真核生物中基因结构的复杂性及现有基因识别技术发展的严重不足说明人类对自身基因组的所有基因及其间隔序列还没有完全确定。加上 mRNA 自身在储存、转运、降解、翻译调控以及产物的翻译后加工方面,难以准确地反映基因功能的真正执行体的质与量。而功能性蛋白质是基因功能的执行体,能直接反映基因给予的信息,后基因组时代便接踵而来。以蛋白质作为研究对象,对正常细胞及变异细胞的功能进行分析,可以寻找疾病的特异性标志物,也可以利用寻找终末点的方法对化学制剂和药物毒副作用进行评估。

3.7.4.1　蛋白质芯片的特点

蛋白质芯片是一种蛋白质组研究的新方法,与传统的蛋白质研究方法相比具有以下特点:生物样品无须任何处理(血清、尿、体液)即可进行分析;可同时快速发现多个生物标志物;所需样品量少;验证能力高;可发现低丰度蛋白质;可测定疏水蛋白质,与“双相电泳加飞行时间质谱”相比,除了有相似功能外,还可增加测定疏水蛋白质;在同一系统中发现和检测融为一体,特异性高,利用单克隆抗体芯片,可鉴定未知抗原/蛋白质,以减少测定蛋白质序列的工作量;可以定量利用单克隆抗体芯片,由于结合至芯片上的抗体是定量的,可以测定抗原量,但一般飞行时间质谱不用于定量分析;利用单克隆抗体芯片[143],可弥补流式细胞仪的不足,如将细胞溶解,可测定细胞内的抗原,而且灵敏度远高于流式细胞仪。

3.7.4.2　蛋白质芯片的原理

蛋白质芯片技术的研究对象是蛋白质,其原理是对固相载体进行特殊的化学处理,根据固定的酶、抗原、抗体、受体、配体、细胞因子等已知蛋白质分子产物的特性,捕获可以和它们特异性结合的待测蛋白质(存在于血清、血浆、淋巴、间质液、尿液、渗出液、细胞溶解液、分泌液等之中),经洗涤、纯化,再进行确认和生化分析。它为获得重要生命信息(如未知蛋白质的组分、序列、体内表达水平生物学功能、与其他分子的相互调控关系、药物筛选、药物靶位的选择等)提供了有力的技术支持。

3.7.4.3　蛋白质芯片的工作流程

蛋白质芯片技术的工作流程主要包括四个方面的内容:固定芯片的构建、探针的制备、生物分子反应、信号检测分析。

1) 固体芯片的构建

常用的材质有玻片、硅、云母及各种膜片等。理想的载体是表面为渗透滤膜(如硝酸纤维素膜)或包被了不同试剂(如多聚赖氨酸)的载玻片。外形可制成各种不同的形状。

2) 探针的制备

特定的抗原、抗体、酶、吸水或疏水物质、结合某些阳离子或阴离子的化学基团、受体和免疫复合物等具有生物活性的蛋白质都可用作低密度蛋白质芯片的探针。为了防止蛋白质的空间结构改变,保持它和样品的特异性结合能力,通常在制备时用直接点样法。高密度蛋白质芯片的探针一般为基因表达产物,如一个 cDNA 文库所产生的几乎所有蛋白质均排列在一个载体表面,其芯池数目高达 1 600 个/cm^2,呈微矩阵排列,点样时须用机械手进行,可同时检测数千个样品。

3）生物分子反应

使用时按一定程序将含有蛋白质的标本如尿液、血清、精液、组织提取物等做好层析、电泳、色谱等前处理，然后在每个芯池里点入需要的种类。样品需要量一般在 2～10 μl。根据测定目的不同可选用不同探针结合或与其中含有的生物制剂相互作用一段时间，然后洗去未结合的或多余的物质，将样品固定等待检测即可。

4）信号检测分析

将待测蛋白质用荧光素或同位素标记，结合到芯片的蛋白质就会发出特定的信号，检测时用特殊的芯片扫描仪扫描并用相应的计算机软件进行数据分析，或对芯片进行放射显影后再选用相应的软件进行数据分析，此种检测方法为直接检测模式。间接检测模式类似于酶联免疫吸附试验（ELISA）方法，标记第二抗体分子。以上两种检测模式均基于阵列为基础的芯片检测技术。这类方法操作简单、成本低廉，可以在单一测量时间内完成多次重复性测量。

国外多采用 MS 分析基础上的新技术[144,145]。例如，表面增强激光解析电离-飞行时间质谱技术（surface enhanced laser desorption/ionization time-of-flight mass spectrometry，SELDI-TOF MS）可使吸附在蛋白质芯片上的靶蛋白离子化，在电场力的作用下计算出其质荷比，与蛋白质数据库配合使用，来确定蛋白质片段的分子量和相对含量，可用来检测蛋白质谱的变化。

再如，美国 Ciphergen Biosystem 公司开发出的蛋白质芯片表面增强激光解吸电离-飞行时间质谱技术平台。它由蛋白质芯片阵列激光解吸电离-飞行时间质谱仪及软件组成。其原理是：将粗提物或样品加于芯片表面，使靶蛋白与探针分子结合；之后洗脱芯片表面，保留靶蛋白的芯片结合能量吸收分子（energy absorb molecule，EAM）后，在真空管中用激光轰击；蛋白质在吸收能量后脱离芯片表面，由于其中加有一个正电荷，它们在电场中向阴极飞去，分子量大的飞行时间长，分子量小的飞行时间短，以此标记蛋白质的分子量，绘出蛋白质的图谱。该技术的一个重要用途就是鉴别两样品蛋白质表达谱的差异，软件可将质谱分析结果中的峰转化为模拟单相凝胶电泳的带状显示方式，并通过比较两样品的条带，了解其蛋白质丰度的差异，检测灵敏度可达飞摩尔水平。

又如，光学蛋白质芯片技术是基于 1995 年提出的光学椭偏生物传感器的概念，利用具有生物活性的芯片上靶蛋白感应表面及生物分子的特异性结合性，可在椭偏光学成像观察下直接测定多种生物分子，并且可以实时观测含有多元生物分子的混合溶液中部分或全部种类的生物分子与芯片感应表面上对应配基分子之间的相互作用过程，以进行生物分子动力学研究和多元生物分子分析，可以无需任何标记物，直接测量非纯化分析物种的待测分子。

3.7.4.4　蛋白质芯片的分类

目前，蛋白质芯片技术作为一种研究蛋白质组学的优势工具，在后基因组时代得到了快速的发展。蛋白质芯片的种类较多,分类如下。

1) 按照蛋白质芯片的载体性质分类

按照所采用的载体性质分类,蛋白质芯片可以分为固相表面型芯片和液相载体型芯片两类。固相表面型芯片是在固相支持物表面高度密集排列探针蛋白质点阵,当待测靶蛋白与其反应时,可特异性地捕获样品中的靶蛋白,通过检测系统对靶蛋白进行定性和定量分析。根据包被方式可以将该型分为四个亚型。① 一维平板型。多采用多聚赖氨酸、氨基或醛基修饰的硅片或玻璃片,目前广泛应用的是玻璃片。该芯片上的样品极易挥发,而且容易发生交叉污染,但价格较为便宜。② 二维平板型。此类型芯片用聚乙二醇处理表面,用聚乙二醇处理后的表面由于聚乙二醇的空间结构大,降低了蛋白质之间的空间位阻,因而比硅化表面信号强度高,能提高大分子分析元件(如配体)与其结合的能力并且可以减弱非特异性结合。③ 三维胶体填充板型。此类芯片多采用树枝状多聚物或多孔凝胶,由于提供均相的含水环境使蛋白质稳定性提高,减少了蛋白质变性并发生有利于抗原抗体结合的反应,但是空间结构的位阻使反应达到热力学平衡时间延长,而且该芯片需要在硅烷化的玻璃片上覆盖一层混有特殊交联剂的凝胶,再经过紫外线(UV)照射以增加凝胶的聚合度,之后用水洗去不聚物,制备过程较为复杂。④ 微孔型芯片(microwell chip)。此类芯片是通过光蚀刻技术在硅片或玻璃片上打不同尺寸的微孔,使之成为一种具有高密度、小容量测试孔的小型酶联免疫测试板,成本较低,并且可以减少蛋白质的变性,广泛用于溶解和复合反应。Mendoza 等将利用传统的平底96 孔板为固相载体制作的芯片直接放入与之配套的全自动免疫分析仪中通过 CCD 照相技术进行扫描检测,实现了蛋白质的大规模、多种类筛选。

液相载体型芯片主要有美国 MiraiBio 公司生产的 Luminex 液相芯片,该类芯片分析平台结合了有色微球、激光、应用流体学、计算机等技术,设计十分巧妙,其原理是将微球的颜色通过两种荧光染料染色得到,调节两种荧光染料的比例可以获得 100 种不同颜色的微球,每种颜色的微球可以携带一种生物探针,探针通过羧基结合到微球表面,因此一个反应孔内可以完成 100 种不同的生物学反应。Luminex® 100 通过鉴定微球的颜色确定反应类型[146],而对反应的定量分析是通过靶物质上的报告分子完成的,检测的最低限为 0.5 ng/L。该类芯片可以用于免疫分析、核酸研究、酶学分析、受体和配体识别分析等方面的研究,有广泛的应用前景。

2) 按照样品结合方式分类

按照样品结合方式分类,蛋白质芯片可以分为化学型芯片和生物化学型芯片。

化学型芯片出现较早,其设计是基于传统色谱的原理。芯片上包裹的各种色谱介质可通过介质的疏水力、静电力、共价键结合力等捕获被测样品中的目标蛋白质,然后用特定的洗脱液去除杂质蛋白质之后通常采用质谱分析,如表面增强激光解吸电离-飞行时间质谱和基质辅助激光解吸电离-飞行时间质谱(MALDI-TOF MS)等鉴定保留在芯片上的靶蛋白。其缺点是特异性较差,但目前仍是已商品化且得到广泛应用的蛋白质芯片,美国的 Ciphergen Biosystems 公司主要生产和推广化学型蛋白质芯片[147]。

生物化学型芯片的基本原理是将已知的生物活性分子(如抗体、受体、配体等)结合到芯片表面,以捕获样品中的靶蛋白。由于生物活性分子具有多样性和高度特异性,生物化学型芯片的应用范围和前景都明显优于化学型芯片。但是由于蛋白质比 DNA 难合成,更难于在固相支持物表面合成,且定位于固相载体表面的蛋白质容易因空间构象的改变而失活,造成生物化学型芯片的开发应用与商品化落后于化学型芯片。

3) 按照点样的蛋白质有无活性分类

按照点样的蛋白质有无活性分类,可以分为无活性型芯片和有活性型芯片。无活性型芯片是将事先合成的蛋白质等生物活性分子点在芯片上,其制作方式包括原位合成、点合成和光蚀刻合成三种方式。有活性型芯片则是在芯片上点上活的生物体(如细菌、酵母等)并在芯片上原位表达蛋白质。相比较而言,有活性型芯片可以提供模拟的机体内环境,更有利于分析蛋白质的功能。

4) 按照蛋白质芯片应用的领域分类

按照应用的领域分类,蛋白质芯片可分为蛋白质表达谱芯片和蛋白质功能芯片。

蛋白质表达谱芯片是将大量检测用的分子在芯片的表面以微阵列排列,加入样品后就了解样品中是否含有这些分子的靶蛋白。这一类芯片又可以分为两个亚型:正相型芯片(forward-phase arrays)和反相型芯片(reverse-phase arrays)。正相型芯片上每一个芯池固定一种生物分子,这样就可以同时检测样品中的多种蛋白质。反相型芯片是最近新发展起来的一种蛋白质芯片,将多种蛋白质分子固定在芯片上的一个芯池上,这样整个蛋白质芯片上就可以固定多种蛋白质,加入样品,可以一次性过筛靶蛋白,受到了人们极大的关注。

蛋白质功能芯片是在芯片表面固定待测的蛋白质分子,然后加入各种蛋白质、药物和生化试剂来检测待测蛋白质和其他分子间的相互作用。

3.7.4.5 蛋白质芯片在医学中的应用

1) 蛋白质芯片在基础医学中的应用

由于利用新的蛋白质芯片技术能快速方便地找出痕量存在的蛋白质,其可广泛应用于基础医学研究。Diamond 等将 EB 病毒基因导入 B 细胞内,利用表面增强激光解吸电离蛋白质芯片技术检测 B 细胞所分泌微量球蛋白的变化,精确筛选靶细胞进行传代培养,达到预期试验目的。表面增强激光解吸电离蛋白质芯片技术正如基因芯片、组织芯片等生物芯片一样为生物信息时代的发展注入了活力。

2) 蛋白质芯片在临床医学中的应用

(1) 阿尔茨海默病(AD)。痴呆性疾病中最常见是阿尔茨海默病,它是神经系统进行性退变而形成的一种疾病。阿尔茨海默病的突出特点是大脑组织中出现退化斑块及神经纤维联系混乱。Davies 等利用表面增强激光解吸电离蛋白质芯片仪对患者脑脊液进行检测,发现了 β 淀粉样蛋白(amyloid β - protein,Aβ),其可导致人脑产生神经系统退行性改变;该研究小组还论证了 Aβ 的差异性变体 Aβ1-42 对大脑神经细胞的毒性作用。

(2)膀胱癌。膀胱癌在欧美一些国家的发病率仅次于前列腺癌,在我国是泌尿生殖系统中最常见的恶性肿瘤。Vlahou 等[148]学者收集 94 份尿液样本,其中包括膀胱移行细胞癌(transitional cell carcinoma of bladder,TCC)患者、正常人和泌尿生殖系统其他良性疾病患者的尿液样本。膀胱移行细胞癌患者组中发现 5 个新的特异性蛋白质标志物和 7 个蛋白质簇(分子量范围在 3 300～133 000)。利用表面增强激光解吸电离蛋白质芯片技术,检测膀胱移行细胞癌蛋白质标志物的灵敏度为 87%,特异性达 66%。

(3)乳腺癌。乳腺癌是女性肿瘤患者的主要死因。Paweletz 等应用表面增强激光解吸电离蛋白质芯片技术对乳头吸取液进行蛋白质组学检查,在对 12 个乳腺癌患者及 15 个健康对照者的检查对比中,发现乳腺癌患者分子量为 4 233 000 和 9 470 000 的蛋白质含量明显增高。Li 等将乳腺癌患者进行临床分期:0 期 4 人、Ⅰ 期 38 人、Ⅱ 期 37 人、Ⅲ 期 24 人,并设立对照组 41 人,其中 25 人为乳腺其他良性疾病患者,其余为健康者。他们抽取患者血清利用 IMAC3 镍螯合金属芯片进行蛋白质检测,发现 0 期和 Ⅰ 期患者血清中有 3 种蛋白质含量明显不同于无瘤者和 Ⅱ 期、Ⅲ 期患者,为早期诊断乳腺癌提供了可靠依据[149]。

(4)胰腺癌。目前寻找胰腺癌特异性肿瘤标志物非常重要。Rosty 等[150]应用表面增强激光解吸电离蛋白质芯片技术对抽取的胰液样本进行研究分析,发现胰腺癌患者及其他胰腺疾病患者都存在一种特异性蛋白质,分子量为 16 570,该蛋白质在胰腺癌患者中的检出率为 67%(10/15),在其他胰腺疾病患者中的检出率为 14%(1/7),经证实该蛋白质为肝-肠-胰相关蛋白Ⅰ(HIP/PAP-Ⅰ)。胰腺癌患者组与对照组相比,HIP/PAP-Ⅰ 在胰液中及血清中的水平都明显增高($P<0.001$)。研究人员进一步研究得出:当胰液中 HIP/PAP-Ⅰ 水平升高尤为明显,且其浓度达到 20 μg/ml 以上时,该患者患胰腺癌的可能性较浓度小于 20 μg/ml 者高出 21.9 倍。

(5)结直肠癌。结直肠癌是常见的恶性肿瘤之一,在欧美地区的发病率及死亡率明显高于亚洲、非洲等地区。在我国,随着人民生活水平的不断提高,结直肠癌的发病率呈逐年上升趋势,这已引起人们的广泛关注。手术治疗早期结直肠癌的 5 年生存率可达 99%,效果良好,但由于各种原因的影响目前对高危人群的筛选及对结直肠癌的早期诊断率只有 37%,所以对结直肠癌的早期诊断显得尤为重要。目前临床上缺乏早期诊断结直肠癌的特异性标志物,因此从血清中寻求特异性标志物,用于结直肠癌的早期诊断成为急需解决的问题。Roboz 等分析结直肠癌患者组(34 例)与正常对照组(14 例)之间血清蛋白质图谱的差异,其中结直肠癌患者组中分子量为$(8.942\pm5.3)\times10^3$的蛋白质高表达，分子量为 9.3×10^3 的蛋白质低表达，而正常对照组中上述两种蛋白质的表达情况与患者组正好相反。实验结果表明分子量为 8.9×10^3 和 9.3×10^3 的蛋白质可以作为检测结直肠癌的肿瘤标志物。

3）蛋白质芯片在基因表达筛选中的应用

Angelika 等从人胎儿脑的 cDNA 文库中选出 92 个克隆的粗提物制成蛋白质芯片，用特异性抗体对其进行检测，结果的准确率在 87% 以上，而用传统的原位滤膜技术检测准确率只达到 63%。与原位滤膜技术相比，蛋白质芯片技术在同样面积上可容纳更多的克隆基因，灵敏度可达到皮克(pg)级[151]。

4）蛋白质芯片在抗原抗体检测中的应用

在 Cavin 等人的实验中，蛋白质芯片上的抗原抗体反应显示出很好的特异性。在一块蛋白质芯片上的 10 800 个点中，根据抗原抗体的特异性结合检测到唯一的 1 个阳性位点。Cavin 指出，这种特异性的抗原抗体反应一旦确立，就可以利用这项技术度量整个细胞或组织中蛋白质的丰富程度和修饰程度。而且，可以利用蛋白质芯片技术，根据与某一蛋白质多种组分亲和的特征，筛选某一抗原的未知抗体，将常规的免疫分析微缩到芯片上进行，使免疫检测更加方便快捷[152]。

5）蛋白质芯片在蛋白质筛选及研究中的应用

常规筛选蛋白质主要是在基因水平上进行，基因水平的筛选虽已被运用到任意的 cDNA 文库，但这种文库多以噬菌体为载体，通过噬菌斑转印技术（plaque life procedure)在一张膜上表达蛋白质。但由于许多蛋白质不是全长基因编码，而且真核基因在细菌中往往不能产生正确折叠的蛋白质，况且噬菌斑转移不能缩小到毫米范围进行，这种方法的局限性需要靠蛋白质芯片来弥补。酶是一种特殊的蛋白质，可以用蛋白质芯片研究酶的底物、激活剂、抑制剂等。

蛋白质芯片为蛋白质功能研究提供了新的方法，合成的多肽及来源于细胞的蛋白质都可以用作制备蛋白质芯片的材料。Uetz 将蛋白质芯片引入酵母双杂交研究中，大大提高了筛选率。研究人员建立了含 6 000 个酵母蛋白转化子的蛋白质芯片，每个都以具有开放阅读框（open reading frame，OFR)的融合蛋白作为酵母双杂交反应中的激活区，利用此蛋白质芯片检测到 192 个酵母蛋白与此发生阳性反应。

6）蛋白质芯片在生化反应检测中的应用

对酶活性的测定一直是临床生化检验中不可缺少的部分。Cohen 用常规的光蚀刻技术制备芯片，将酶及底物加到芯片上的小室，在电渗作用中使酸及底物经通道接触，发生酶促反应。通过电泳分离，可得到荧光标记的多肽底物及产物的变化，以此来定量酶促反应结果。动力学常数的测定表明该方法是可行的，而且荧光物质稳定。Arenkov 进行了类似的实验，他制备的蛋白质芯片的一大优点就是可以反复使用，大大降低了实验成本。

7）蛋白质芯片在药物筛选中的应用

疾病的发生发展与某些蛋白质的变化有关，如果以这些蛋白质构建芯片，对众多候选化学药物进行筛选，直接筛选出与靶蛋白作用的化学药物，将大大推进药物的开发。蛋白质芯片有助于了解药物与其效应蛋白的相互作用，并可以在对化学药物作用机制不是很了解的情况下直接研究蛋白质谱。而且，蛋白质芯片还可以将化学药物作用与疾病联系起来，了解药物是否具有毒副作用、判定药物的治疗效果，为指导临床用药提供实验依据。另外，蛋白质芯片技术还可对中药的真伪和有效成分进行快速鉴定和分析。

3.7.4.6 蛋白质芯片的前景

自从有了蛋白质芯片技术，它为研究蛋白质的特征、属性、功能提供了快速、准确、高效的技术平台。目前，表面增强激光解吸电离蛋白质芯片技术广泛应用于医疗、工业制药、食品卫生、生物工程等领域。这项技术结合对基因组知识的认知，必将为疾病的早期诊断、疗效监测、生物及免疫治疗提供强有力的工具，它将为人类的健康事业做出巨大贡献。

蛋白质芯片技术应在不断实践中进行改进，如：加大芯片摄取蛋白质的数目和种类，尽可能多地捕获蛋白质信息；简化操作过程，缩短试验成果向临床实际应用转化的步骤和时间，切实做到快速、准确；加强计算机技术对蛋白质获得信息的处理进程，减少手工图谱处理；降低工作成本，便于推广。对蛋白质的研究将成为新世纪最大战略投入，蛋白质组学必将成为后基因时代的"中流砥柱"。

3.7.5 缩微芯片实验室

生物芯片技术是近年发展起来的新型实用技术，已成为高效、大规模获取相关生物信息的重要手段。所谓生物芯片就是缩小了的生物化学分析器，通过芯片上微加工获得的微米结构和生物化学处理结合，将成千上万个与生命相关的信息集成在一块 $1~cm^2$ 的氧化硅、玻璃或塑料等材质制成的芯片上。目前该技术的应用领域主要有基因表达谱分析、新基因发展、基因突变及多态性分析、基因组文库作图、疾病诊断、药物筛选、基因测序等。

从 20 世纪 80 年代初杂交测序概念的提出，到 90 年代初以美国为主开始进行的各种生物芯片的研制，在短短 10 年间，芯片技术获得了迅速发展。目前，国外已有十几家专业从事 DNA 芯片研究的公司，国内知名大学的一些实验室也在开展这一工作。由于该技术潜在的巨大社会效益和经济效益，许多中小型的研究机构与生物技术公司也蜂拥而至，他们对生物芯片的应用研究大多集中在生物芯片的制备方法等方面，开发出的系统对实验室规模和仪器设备的要求较高，依赖性较强，因此存在如芯片的特异性差、信号检测的灵敏度低、样品制备和标记操作的一体化性能欠佳等问题，使得这一技术成为实验室研究或临床可以普及采用的常规方法还是存在诸多障碍。解决这些难题的根本方法是研制和开发高度集成化的综合样品制备、基因扩增、核酸标记及检测为一体的便携式生物分析系统,即微型全分析系统,或者可更形象地称为缩微芯片实验室(lab-on-a-chip,LOC)。

3.7.5.1 缩微芯片实验室概述

目前,许多技术领先的实验室已经将研究重点转移至对人类基因组中已知基因的功能研究上。在已知基因序列与疾病相关的研究方面,已经从研究疾病的起因向探索其发病机制转移,从疾病的诊断向疾病的易感性研究转移。由于这些研究都与DNA/RNA和蛋白质的结构功能等因素密切相关,许多国家的研究人员已经开始考虑在后基因组时期是否能采用更有效的技术以利用庞大的DNA及蛋白质信息。已有多种解决方案问世,如DNA的质谱分析法、荧光单分子分析法、阵列式毛细管电泳、杂交分析等。

到目前为止,在对DNA和蛋白质进行分析的各种技术中,最令人关注的当属以生物芯片技术为基础的亲和力结合分析、毛细管电泳分析和质谱分析等。在这些技术的基础上,结合生物芯片技术的样品制备方法(芯片细胞分离技术)和生化反应方法(如芯片免疫分析和芯片核酸扩增技术)等,许多研究机构和工业界都已开始构建缩微芯片实验室。建立这种新型概念实验室的最终目的是,将生命科学研究的许多不连接的分析过程如样品制备、生物化学反应和目标基因分离检测等烦琐的实验操作,通过采用集成电路制作中的半导体光刻加工那样的微缩技术,移植到芯片上进行,使其连续化、微型化。这与当年将数间房屋大小的计算机微缩微成现在的笔记本式计算机有异曲同工之妙。

3.7.5.2 缩微芯片实验室的基本组成

生物芯片的微加工制造是应用微电子工业和半导体制造业中一些比较精细的加工工艺,如光学掩模光刻技术,反应离子刻蚀、微注入模塑和聚合膜浇注法等,在玻璃、塑料、硅片等材料上加工出用于生物样品分离、反应的微米尺寸的微细结构,如样品过滤器、微量反应室、微泵、微阀门等。在上述结构表面进行必要的化学处理后,可在其上进行生物化学反应和分析。

生物样品的分析通常包括样品制备、生物化学和分子生物学反应、结果检测和数据处理等过程。将其中一个步骤或几个步骤微型化集成到同一芯片上,就能够获得具有特殊功能的生物芯片,如:用于样品制备的过滤分离芯片、介电电泳芯片和细柱式DNA萃取芯片;用于生物化学反应的生物芯片,主要是应用于大量扩增样品的PCR技术,包括帕尔帖电热PCR芯片、薄膜多晶硅加热套内置式PCR芯片、恒温区间连续流PCR芯片;将样品制备和扩增反应集成的坝式微过滤芯片;用于基因突变检测和基因表达的毛细管电泳芯片、寡核苷酸探针芯片、杂交测序芯片、DNA微阵列芯片和用于药物筛选的高通量微米反应池芯片等。

3.7.5.3 缩微芯片实验室的应用研究

1) 科学实验

缩微芯片实验室的核心技术是在芯片上含有 DNA 样品制备、纯化与检测等微电子结构。由于其具有精密的微电子制备和检测系统,不仅所需样品量大为减少,而且灵敏度提高,可以快速、精确地完成从样品制备到反应结果显示的全部分析过程,可以有效克服人工操作的实验误差,系统稳定性能极佳。人们可以在一个封闭的系统内快速完成从原始样品到测试结果的全部实验步骤,进一步结合卫星传输和网络生物信息学的技术资源,真正实现高通量、一体化、移植性的"未来型掌上实验室"的构想。

2) 疾病诊断

许多感染性疾病的及时确诊、准确治疗和正确判断预后,往往需要从全血中分离出特异的微生物作为必要的证据,这一过程既费时又难以确保精确性和重复性。我国学者程京博士领导的一个课题组首先成功地将半导体生物电芯片用于分离和提纯全血样品中的 DNA/RNA,接着再在另一个电子增强的生物电芯片上进行诊断性分析。整个过程是,在所构建的生物电芯片 1 cm^2 的区域内含有 25 个可寻址的微电阵列,将大肠杆菌污染的血液标本点样于第一个芯片上,向其施以适当能量的高频交流电(AC)信号,当红细胞和白细胞被清洗掉后,细菌就残留在 25 个电极之上。用电子学的方法溶解被芯片"俘获"的细菌,使其释放 DNA 和 RNA,并通过蛋白酶 K 消化将其纯化,然后将 DNA 和 RNA 传送到第 2 个具有电子活性的芯片上,通过特异性的 DNA/RNA 杂交反应,确定微芯片上含有的细菌种类和数量。临床医生利用这种装置可以在 2~3 分钟内完成检验工作,方便、快捷而准确。将这种装置改进后,就可以准确快速地大量筛查遗传性、家族性、地方性、流行性和癌性疾病。

3) 毒理学研究

美国国立环境卫生科学研究所(NIEHS)的科学家们新近开发了一种毒理芯片(ToxChip)。它是一种 cDNA 序列,可以使科学家们同时检测数以千计的基因表达情况,因而将烦琐的实验过程简化为日常操作。对毒理学研究人员来说,这种工具提供了更有效的监督环境中对 DNA 有害因素的方法,非常有助于环保工作的进行。

3.7.5.4 缩微芯片实验室的前景

由于缩微芯片实验室的发展涉及很多学科,又由于研究者的专长和兴趣不同,研究的侧重点不同,缩微芯片实验室的发展呈现多样性,总体朝着更加完善的方向发展。

(1) 缩微芯片制造由手工为主的微机电系统(MEMS)技术生产逐渐朝自动化、数控化的亚紫外激光直接刻蚀微通道方向发展。

(2) 将泵、阀、管道、反应器等集于一体,呈高度集成化。最具代表性的工作是美国 Quake 研究小组将三千多个微阀、一千个微反应器和一千多条微通道集成在尺寸仅有几十个平方毫米面积的硅质材料上,完成了液体在内部的定向流动与分配。

（3）用于缩微芯片实验室制造的材料呈现出多样性，朝着越来越便宜的方向发展。由最初的以价格昂贵的玻璃和硅片为材料，发展成为以便宜的聚合物为材料，如聚二甲基硅烷（PDMS）、聚甲基异丁烯酸（PMMA）和聚碳酸酯（PC）等。因而，为将来的一次性使用提供了基础。

（4）由于不同样品分离检测的需要，分离通道表面的改性呈现出多样性发展。用磺化、硝化、胺化及把带双官能团的化合物耦合到表面的氨基上的办法加以修饰可获得各种分子组分的表面；用乙二胺（EDA）、苯二胺（PDA）、醋酸丁酸纤维素（CAB）及有机硅烷和无机氧化物等修饰微通道表面，以改善吸附特性，改变疏水性和控制电动力学效应，以便提高分离效率。

（5）缩微芯片实验室的驱动源从电渗流发展到流体动力、气压、重力、离心力、剪切力等多种手段。一种利用离心力的芯片已经商品化，被称为 Lab-on-a-CD，因为该芯片的形状像一个小 CD 盘。

（6）缩微芯片实验室的检测技术朝着多元化发展。目前最常用的检测器是荧光和电化学检测器。随着固态电子器件的发展，一些传统的检测方法也进入这一领域，如采用半导体微波源的 MIPAES 检测、不需标记的 SPR 检测、快速阻抗谱（FIS）检测、NIR 时间分辨荧光检测。

（7）缩微芯片实验室的应用方向已从主要应用的生命科学领域扩展到其他领域。例如，缩微芯片实验室可用于 DNA、RNA、蛋白质等方向的分析检测，还可用于化学和生物试剂、环境污染的监测；可监控微秒级的化学和生物化学反应动力学；还可用于许多化学合成反应的研究、药物和化学合成与筛选等。因此，缩微芯片实验室不仅为分析化学家，也为合成化学家，特别是药物合成化学家打开了通往无限美好明天的大门。

（8）缩微芯片实验室产业化发展越来越明显、越快速。由于它的基础研究和技术研究越来越专和精，使整体技术发展速度加快，再加上它朝着检测功能化方面发展，其应用前景越来越广。因此，缩微芯片实验室的产业化前景看好，有可能成为新的经济增长点。

3.8　非标记基因检测技术

3.8.1　DNA 生物传感器

DNA 生物传感器是一种能将目的 DNA 的存在转变为可检测的电、光、声等信号的传感装置，是近年发展起来的一种新型生物传感器。虽然起步较晚，但其发展较快，显示出巨大的优越性和很大的潜在价值，已成为国内外医学界关注的热点。在 1996 年、1998 年召开的第四届、第五届国际生物传感器研讨会曾将 DNA 生物传感列为重点发展项目之一。它与传统的标记基因检测技术相比，具有快速、灵敏、操作简便、无污染的特点,并具有分子识别、分离纯化基因等功能[153]。DNA 生物传感器设计的依据就是核酸杂交动力学,因此,确切来说,应该称为核酸杂交生物传感器。每个种属生物体内都含有其独特的核酸序列,因此检测核酸的关键性策略是设计一段寡核苷酸探针。探针一般由 10～30 个核苷酸组成,是一段单链核酸分子,能够专一地与特定靶序列进行杂交从而检测出特定的生物种属杂交过程,具有很高的特异性和敏感性,这是核酸检测研究的基础,也是设计 DNA 生物传感器的首要和基本条件。真正的 DNA 生物传感器应该具备这样一种换能器,即检测杂交反应应该在其上直接完成,并且换能器能将杂交过程所产生的变化转变成电信号,根据杂交前后电信号变化量,推断出被检 DNA 的量。

3.8.1.1　DNA 生物传感器的原理

DNA 生物传感器和其他的生物传感器一样包含两部分,即分子识别器件(DNA)和换能器。识别器件主要用来感知样品中是否含有(或含有多少)待测物质,换能器则将识别器件感知的信号转化为可以观察记录的信号(如电流大小、频率变化、荧光和光吸收的强度等)[154]。在待测物、识别器件以及换能器之间由一些生物、化学、生化作用通过物理作用过程彼此联系,其设计原理是在电极上固定一条含有十几到上千个核苷酸的单链 DNA,通过 DNA 分子杂交,对另一条含有互补碱基序列的 DNA 进行识别,结合成双链 DNA,杂交反应在敏感元件上直接完成,换能器能将杂交过程所产生的变化转变成电信号。根据杂交前后电信号的变化量,推断出被测 DNA 的量。由于杂交后的双链 DNA 稳定性高,在传感器上表现出的物理信号(电、光、声等)都较弱。因此,有的 DNA 生物传感器还需在 DNA 分子之间加入嵌合剂,把分子杂交后的 DNA 分子含量通过换能器表达出来(见图 3-18)。

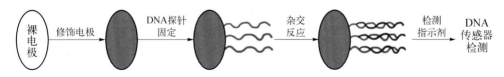

图 3-18　DNA 生物传感器原理

3.8.1.2　DNA 生物传感器的研究内容

DNA 生物传感器检测的是核酸的杂交反应,分子识别部分是其测定的基础。与传统的基因检测技术方法相比,DNA 生物传感器具有操作简便、快速灵敏、成本低的特点,已被广泛应用在食品检验、环境监测、疾病诊断以及军事反恐等领域[155]。近年来,DNA 生物传感器的研究内容大致包括以下 5 个方面:

(1) 特定序列目标 DNA 的定性、定量检测;

(2) 利用生物传感器原理研究 DNA 分子的理化性质,如光谱研究、DNA 的电化学

研究等;

（3）利用传感器原理研究 DNA 和小分子的作用特征,为某些疾病的预防、诊断和治疗提供依据;

（4）利用传感器原理研究某些药物,如致癌剂、抗癌药物等与 DNA 分子的相互作用方式,用于诱变剂的筛选和检测或用于药物筛选等;

（5）利用传感器原理检测某些无机离子、蛋白质（如酶）、化合物、药物等的存在和含量。

3.8.1.3　DNA 生物传感器的分类

根据换能器和分子识别种类不同,DNA 生物传感器可分为电化学 DNA 传感器、光学 DNA 传感器、压电晶体 DNA 传感器。

1）电化学 DNA 传感器

电化学 DNA 传感器是根据固定在电极上的寡核苷酸与溶液中互补核酸杂交时,能引起电极上电流值变化这种原理设计的。具体来说,就是将核酸探针共价结合在伏安计电极表面,探针与互补序列杂交后会形成双链分子,再加入氧化还原活化金属后,双链 DNA 分子会选择性地与之结合,随后电极表面 DNA 层附近的金属络合物浓缩,导致伏安计峰值电流增加。这样就可以通过差值检测互补核酸片段了。

（1）电化学 DNA 传感器的制备。

电极修饰:电化学 DNA 生物传感器常用的工作电极包括玻碳电极、金电极、铀电极、碳糊电极、石墨电极、氧化铟锡电极等。纳米材料由于具有独特的光学、磁学、热学、电学及化学性质成为电极修饰的主要材料。其作用主要有:增加探针在电极表面的固定量;加速电子传递;增强传感器的响应信号,提高检测灵敏度。常用的纳米材料主要有碳纳米管、金属纳米粒子、金属氧化物纳米粒子、复合纳米粒子等。其中复合纳米粒子的修饰性能比一般纳米粒子更好。Zhang 等[156]构建了基于复合钼硫碘纳米线的新型电化学传感器。钼硫碘纳米线是一种能显示出金属电导率的结构松散的束状平行线,导电性能更强,且因其易于在溶剂中分散成单分子的线状,反应面积更大,更适于构建纳米级电子器件。

DNA 探针的固定:DNA 探针的固定是电化学 DNA 生物传感器制作中的首要问题,探针的固定量和活性直接影响传感器的灵敏度。近年来常用的固定方法有如下几种。① 吸附法:该方法较简单,主要是利用 DNA 片段中带负电的磷酸骨架与带正电的固体基质表面的静电相互作用将 DNA 固定在支持物上的,可直接或利用恒电位将探针吸附到电极表面。② 生物素-亲和素法:生物素与亲和素的结合具有专一、迅速和稳定的特点。Chu 等[157]用链霉亲和素-生物素与无垢薄膜组装结合固定 DNA 探针。通过严格控制薄膜的厚度和化学性质,嵌入其中的链霉亲和素便能够与生物素化的寡核苷酸探针特异结合,并防止其他物质的非特异性吸附。③ 共价结合法:这种固定化方法首先要在电极表面或探针上修饰一些活性官能团,如氨基、羧基等,通过这些官能团之间的共价作用固定探针。Li 等[158]将 NH_2-单链 DNA 序列成功地通过环氧化物/氨基耦合反应共价固定在用溶胶-凝胶技术和自组装技术直接耦合的金电极表面,构建出的电化学 DNA 生物传感器选择性好,且能再生。④ 自组装法:分子之间在平衡条件下,通过非共价键作用力自发聚集形成热力学稳定、结构确定、性能特殊的聚集体的过程称为自组装。通过分子的自组装作用,在固体表面自然形成高度有序的单分子层膜。Hejazi 等在金电极表面自组装修饰包含 14 碱基肽核酸(peptide nucleic acid,PNA)探针和 6-巯基-1-己醇的单分子层膜,构建针对丙型肝炎病毒(HCV)3a 基因型(pHCV3a)核心/El 区目的基因的电化学 DNA 生物传感器。

DNA 杂交的指示:电化学 DNA 生物传感器通过电化学杂交指示剂将杂交信号转化为可测定的电信号,指示 DNA 杂交,进而实现特定序列 DNA 的定性或定量分析。根据来源的不同,电化学杂交指示剂可分为内源型和外源型两类。内源型指示剂主要是指 DNA 分子中可被氧化还原而产生电化学信号的碱基,主要是指鸟嘌呤和腺嘌呤。外源型杂交指示剂又可根据与固定 DNA 之间的关系分为标记型和非标记型。其中,标记型指示剂主要是指通过吸附、化学修饰或生物亲和等方法在基因片段上固定一些具有电活性或催化活性的无机或生物粒子,如纳米粒子、二茂铁、生物酶等。反应结束后会在电极表面形成带有电活性官能团或生物酶的杂交分子,利用对其电信号的测定可达到测定 DNA 的目的。虽然这种方法灵敏度较高,但检测过程涉及合成、标记、分离纯化等,步骤较为烦琐且在操作过程中容易造成样品损失。

非标记型电化学指示剂是一类以非共价形式与单链 DNA 或双链 DNA 分子选择性结合的电化学活性化合物。基于其与单链或双链 DNA 分子结合能力的差异,可通过电压、电流、电阻等可测指标对 DNA 杂交过程发生与否及发生程度进行指示[159]。最常用的非标记型电化学指示剂是:亚甲蓝(methylene blue)、二茂铁及其衍生物和各种金属配合物(如钌、铜等)。除此之外,还有一些药物小分子及荧光染料等。

(2) 电化学 DNA 传感器在医学检验中的应用进展。

① 感染性疾病的诊断:

a. 细菌感染性疾病。临床上检验细菌感染的常规方法主要包括直接涂片镜检、细菌培养、免疫学检查和针对细菌遗传物质的聚合酶链反应(PCR)技术。其中,确诊方法是细菌培养。但上述方法均不同程度地存在耗时长、操作烦琐、成本高等问题。而新型电化学 DNA 生物传感器恰恰可以弥补这些缺陷,可以简便而快速地对病原体 DNA 进行检测。Ansari 等[160]将 20 个碱基的淋病奈瑟球菌特异性硫醇化寡核苷酸探针包被在通过溶胶-凝胶方法浸涂在铟锡氧化物玻璃衬底上的氧化锌(ZnO)膜上,构建检测淋病的 DNA 生物传感器。该传感器在 60 min 内即可完成检测,检测目的 DNA 的线性范围为 0.000 524 fmol/L 到 0.524 nmol/L,检测最低限为 0.000 704 fmol/L。Mach 等将针对几种常见尿路感染细菌 16S rRNA 的 DNA 探针包被在电化学传感器微阵列表面,构建了检测尿路感染细菌的多通道电化学生物传感系统,并率先进行了即时检验(point-of-care testing,POCT)的前瞻性临床试验[161]。该研究对纳入试验的 116 例患者的 109 份合格尿标本进行了检测,并与"金标准"尿培养进行了对比。该方法的特异度和阳性预测值为 100%,敏感度为 89%,阴性预测值为 76%。除此之外,结核杆菌、小肠耶尔森菌等也可用电化学 DNA 传感器进行检测。

b. 病毒及其他病原体感染性疾病。病毒感染的实验室检查包括病毒抗原和抗体的检测、病毒核酸的直接检出等。临床上最常见的病毒及其他病原体检测项目包括人类免疫缺陷病毒(HIV)、乙型肝炎病毒(HBV)、梅毒螺旋体(TP)、丙型肝炎病毒(HCV)、人乳头瘤病毒(HPV)、风疹病毒(RV)等,前四种病原学检查的组合即为手术前必做的术前四项检查。由于急诊手术时间紧迫,常规方法很难满足临床快速诊断及治疗的需求,所以国内外很多研究小组都在努力将电化学 DNA 传感器应用在 HIV、TP、HBV、HCV 的检测中。Zhang 等[162]建立了一种用数微升样品同时检测 HIV 两种寡核苷酸序列的电化学传感器微阵列模型系统。其检测下限为 0.1 nmol/L[信噪比(S/N)=3]。这种生物传感器微阵列特异性很好,没有明显的交叉干扰,而且很容易区分单碱基突变的寡核苷酸、任意寡核苷酸与完全互补的目的 DNA。此外,禽流感病毒(AIV)、HPV 等病原体的电化学 DNA 传感器的研究也很受人关注。

② 基因诊断:

随着医学研究的深入,人们发现许多疾病,如癌症、遗传性疾病甚至一些临床常见疾病的发生都与遗传基因有关。针对特定序列的电化学检测对于疾病的快速诊断、病程监测和预后都有重大意义。Marin 等[163]将膀胱纤维化相关 DNA 序列夹心于两个 DNA 探针之间。其中一个探针通过生物素-链霉亲和素连接于磁珠(magnetic bead),另一个通过硫醇连接于硫化镉量子点(CdSQD)作为标签。用方波溶出电压(square-wave stripping voltammetry,SWSV)进行电化学检测,得出很好的波形和灵敏的分析信号。Liao 等[164]构建了一种超敏感的检测甲状腺乳头状癌相关 *BRAF* 突变基因的电化学方法。将 30 个核苷酸的生物素化 DNA 探针固定在一个链霉亲和素修饰的 96 孔微量板上,封闭之后,加入生物素化的目的 DNA,杂交 30 min。然后加入链霉亲和素标记的金纳米颗粒,用方波溶出电压技术对杂交过程进行监测。这种方法能很好地识别出现在 223 个核苷酸 DNA 上的野生型和突变型 *BRAF*。

此外,近年来电化学 DNA 传感器在点突变和单核苷酸多态性(SNP)检测中的应用也越来越广泛。Luo 等[165]报道了一种不需固定探针检测序列特异性 DNA 和 SNP 的多通道电化学方法。利用标记有电活性指示剂的电中性的肽核酸探针和带负电荷的 ITO 电极实现免固定目的 DNA 的检测。多种不同序列的肽核酸探针标记上不同的电活性指示剂可以实现对多种 DNA 或 SNP 的检测,而且对多种目的 DNA 和 SNP 同时进行检测时,相互之间没有干扰。这种简单而有效的免标记技术能够应用于许多领域,特别是即时检验领域。

③ 药物应用分析:

许多药物通过与 DNA 的相互作用发挥疗效,因此电化学 DNA 传感器可以作为药物应用分析的重要研究工具。有研究表明,药物与 DNA 的相互作用能通过鸟嘌呤电化学信号的变化反映出来,进而能够说明药物的作用机制、DNA-药物复合物的性质、结合常数、结合部位及药物作用过程中产生自由基的作用。用电化学 DNA 传感器和差分脉冲电压技术可进行 HIV-1 反转录酶抑制药依法韦仑(Efavirenz,EFV)的药物剂型分析[166]。依法韦仑使固定在石墨电极表面的鱼精双链 DNA 发生不可逆的氧化作用,通过氧化电信号监测血浆中依法韦仑的浓度。此方法敏感、快速、简单且成本较低。

电化学 DNA 传感器因具有制作简单、重现性好、灵敏度高、成本低、易于实现微型化等诸多优点得到研究者的广泛青睐。未来电化学 DNA 传感器的研究热点将集中在传感器设计优化方面:① 寻求性能更好的纳米材料进行电极的修饰,寻求更稳定的探针固定方法及更优良的杂交指示剂;② 实现多目标同时检测,即可以用一个器件同时测量多种目的基因片段,同时避免相互干扰;③ 实现微型化,即实现可携带式即时检验。在此基础上,进一步拓展其临床应用范围,进行规范方法学评价,加强质量控制措施,相信电化学 DNA 传感器能够成为未来临床即时检验的重要检测手段之一。

2) 光学 DNA 传感器

根据所选光学方法和检测材料的不同,光学 DNA 传感器又可分为许多种。

(1) DNA 光纤传感器。光纤生物传感器的结构主要有光源、光纤、生物敏感元件及信号检测系统等,其中生物敏感元件是传感器的关键部件,常用的生物敏感元件主要有抗原抗体、酶及核酸等。被测物与特定的生物敏感元件选择性相互作用(即抗原抗体或受体配体特异性结合;核酸分子通过碱基互补配对结合;酶对底物专一性作用等),产生的生物化学信息调制光纤中传输光的物理特性如光强、光振幅、相位等。因此,这种传感器有较强的选择性和很高的灵敏度,而且在分析过程中可省去对测试物分离提纯等烦琐工作,但上述形成的复合物或产生物产生的光谱行为相似,单靠光纤本身无法区分,常需使用指示剂或标记物,如酶、荧光物质、酸碱指示剂和镧系螯合物等。同其他生物传感器相比,光纤生物传感器结合了光纤传感的特点,具体体现在:由于光纤本身具有良好的绝缘屏蔽作用,其抗干扰能力强,不受周围电磁场的扰动;不需要参考电极,探头可小型化,操作方便;可实现遥测,并能进行实时、在线和动态检测;响应速度快,灵敏度高。

(2) 表面等离激元共振 DNA 传感器。表面等离子体是沿着金属和电介质间界面传播的电磁波所形成的,形成表面等离激元共振的必要条件之一是金属与电介质间界面的存在。当平行表面的偏振光以称为表面等离子角的入射角照在界面上发生全反射时,入射光被耦合入表面等离子体内,在这个角度由于表面等离子体谐振将引起界面反射率显著降低[167]。表面等离激元共振对附着在金属表面的电介质的折射率非常敏感,而折射率是所有材料的固有特征。因此,任何附着在金属表面上的电介质均可被检测,不同电介质的表面等离子角不同。而同一种材料,附着在金属表面的量不同,则表面等离激元共振的响应强度也不同。根据上述原理,表面等离激元共振生物传感器通常将已知的生物分子(如单链 DNA 分子)固定在几十纳米厚的金属(金、银等)膜表面,加入与其互补的目标生物分子(如目标 DNA),两者结合(杂交)将使金属膜与溶液界面的折射率上升,从而导致谐振角改变,如果固定入射角度,就能根据谐振角的改变程度对互补的目标生物分子进行定量检测。整个传感过程包括:生物分子的相互作用(偶联);敏感层电介质变化(介电常数、折射率改变);传感器电磁场变化(反射光波衰减波);光电信号检测;信号的连续检测与分析。

3) 压电晶体 DNA 传感器

压电晶体 DNA 传感器技术是把电子学、声学以及分子生物学等学科结合在一起的新型的基因检测技术。其理论基础是石英谐振器表面质量的变化与频率的变化成负相关关系。如果设法在石英谐振器上固定一条单链 DNA,通过 DNA 分子杂交,对另一条含有互补碱基序列的 DNA 进行识别,结合成双链 DNA,便能构建成压电式 DNA 传感器。该方法的优点与表面等离激元共振 DNA 传感器类似,探针 DNA 不需要标记,简化了杂交过程,并且成本比表面等离激元共振 DNA 传感器低。其不足之处是难以排除非特异性吸附的干扰,检测灵敏度还需进一步提高。压电晶体 DNA 传感器较早是被尝试用于 DNA 分子杂交的检测。压电晶体最初被用于制作微量天平,它可以测出很微小的质量变化,理论上可达到皮克(pg)级。早在 1988 年,Fawcett 等[167]就报道了压电晶体 DNA 传感器的初步研究结果,尝试了进行 DNA 检测的可能性。总之,压电晶体 DNA 传感器对检测特定 DNA 序列是一种新的有效的方法,在基因检测中能发挥重要作用。

3.8.1.4　DNA 生物传感器的优点和存在的问题

与常规的核酸检测相比 DNA 生物传感器有以下特点。① 可以进行液相杂交检测:常规的核酸检测方法主要是固相杂交,DNA 生物传感器可以直接在液相反应,通过声、光、电等信号的变化对靶物质 DNA 进行定量测定。② 可以进行 DNA 实时检测:把 DNA 传感技术和流动注射技术相结合,对 DNA 的动力学反应过程可以随时进行监测,并可以对 DNA 进行定量、定时测定,实现了 DNA 的在线和实时检测。③ 可以对活体内核酸动态进行检测。目前尚缺乏有效的、可以对活体内核酸直接进行研究的方法,DNA 传感技术为对活体内核酸代谢等动态过程的研究提供了可能。④ 可以进行 DNA 的大量智能化检测:DNA 传感技术和人工神经网络技术相结合,可以研制成多功能、智能化的 DNA 生物传感器,可以对多种 DNA 样品同时进行检测。⑤ 特异性强:DNA

生物传感器是根据 DNA 的碱基互补结合原理制作的,因此,DNA 生物传感器的特异性非常强。⑥ 无污染:DNA 传感器不需要同位素标记,避免了有害物质的污染。

尽管 DNA 生物传感器作为一种新的生物传感器近年来得到了很大的发展,许多光化学、电化学以及压电晶体都在 DNA 生物传感器中得到应用[168],但是它存在灵敏度不够、容易受杂质干扰等缺点。随着研究的进一步深化和技术方法的改进,这个问题是完全可以得到解决的。

3.8.1.5 展望

DNA 生物传感器检测具有快速、灵敏、操作方便、成本低等优点,其研究开发大大优越于现有的 DNA 测定方法,并为快速、自动化检测基因奠定了基础。DNA 生物传感器的研究进展迅速,显示出十分诱人的发展前景。迄今,越来越多的科学家已进入这一研究领域,今后的研究开发工作和发展方向将会集中在以下几个方面:寻找新的嵌合剂及载体材料、换能器的选用、电极表面结构的优化、研究和应用范围进一步拓宽以及向商品化方向发展。其研究和应用范围将会逐步扩展到临床检验、食品卫生检验、环境检测、疾病基因诊断、分析、治疗和药物筛选、核酸杂交动力学、DNA 合成以及突变分析等研究领域。

3.8.2 太赫兹光谱技术

太赫兹波是指频率为 $0.1 \sim 10$ THz(1 THz$=1\,012$ Hz),位于红外和微波之间的电磁波,是宏观电子学向微观光子学过渡的波段。近年来,随着太赫兹波的产生和检测技术逐渐成熟及其应用领域的极大拓展,国内外太赫兹技术的研发和应用方向已经发生广泛而深刻的变化。由于其独特的电磁波特性,太赫兹研究工作的关注焦点除天文学、通讯、化学和国防安全等之外,近年来已转移到生物学应用中。由于生物大分子之间/内的弱相互作用力(氢键、范德华力)、骨架振动和偶极子旋转等正好处于太赫兹频谱范围内,并且太赫兹脉冲具有良好的时间分辨率(皮秒量级),太赫兹光谱技术和太赫兹成像技术近年来在生物医学领域的研究工作广泛展开,是当前受到极大重视的交叉前沿学科。

下面将从理论基础到实际运用研究,对覆盖分子、细胞和组织多个生命科学层次的太赫兹光谱和太赫兹成像技术的生物医学运用现状进行简要介绍。

3.8.2.1 太赫兹光谱检测原理与前沿技术

1) 太赫兹源和探测器

太赫兹波一般是指频率在 $0.1 \sim 10$ THz 范围内的电磁波,波长范围为 $0.03 \sim 3$ mm[169],其在生物医学研究领域具有巨大的应用潜力。下面将重点介绍在生物医学研究领域已经得到应用和具有应用可能的太赫兹源和探测器。

目前生物医学应用中常用的太赫兹源主要为脉冲宽谱太赫兹源,其主要有光电导天线和光整流两种产生方式。光电导天线（光导开关）是产生脉冲宽谱太赫兹源的一种最常用的技术手段，它采用光纤飞秒激光器作为泵浦源，本身体积小，易于集成，能够做成全光纤系统，已被广泛应用于生物医学太赫兹光谱和成像研究[170]。基于光整流效应利用飞秒激光泵浦电光晶体是产生脉冲宽谱太赫兹源的另一种重要方式。相对于光电导天线而言，虽然这种方式一般都需要采用单脉冲能量较强的飞秒激光作为泵浦光源，这导致采用这种方式作为太赫兹源的光谱系统往往较为庞大，也较为昂贵，一般只用于实验室内，但是，光整流效应是目前能够产生最强单脉冲能量太赫兹辐射的一种重要方式且产生的太赫兹波的光谱宽度也比光电导天线宽得多，可以达到 0.1～100 THz，覆盖整个太赫兹波带[171]。

太赫兹脉冲探测方式主要包括光电导天线和电光采样两种。基于光电导天线的太赫兹探测是目前常用的太赫兹光谱探测方法，它最重要的一个优势在于可以容易地实现光纤集成，从而实现紧凑型的全光纤太赫兹光谱系统，而其缺点在于由于受到载流子寿命的限制，其探测带宽一般都较窄[172]。而电光采样太赫兹探测技术兼具高灵敏度、高信噪比、宽探测带宽的优点，是目前在太赫兹光谱探测中应用较为广泛的探测技术[173]。

2）太赫兹光谱检测技术及原理

太赫兹时域光谱（THz-TDS）技术是太赫兹光谱检测技术的典型代表。太赫兹时域光谱系统主要有透射式和反射式两种。在实际应用中，可以根据不同的样品、不同的测试要求采用不同的探测方式。

（1）透射式太赫兹时域光谱技术。

最近几年，使用透射式太赫兹时域光谱系统测量各种物质指纹吸收谱用于物质鉴别的研究很多。这些物质对太赫兹波的吸收很弱，太赫兹波穿透这些物质仍然具有很好的太赫兹时域波形；此外，从透射式太赫兹光谱中提取物质光学参数的算法较为成熟，因此透射式太赫兹时域光谱技术在各个领域的应用已十分广泛。

当电磁波与物质作用时，其反射系数和折射系数可以由菲涅尔（Fresnel）公式给出[174]：

透射系数：

$$t_{/\!/} = \frac{2n_1 \cos \theta_i}{n_2 \cos \theta_i + n_1 \cos \theta_t} \tag{3.1}$$

$$t_{\perp} = \frac{2n_1 \cos \theta_i}{n_1 \cos \theta_i + n_2 \cos \theta_t} \tag{3.2}$$

反射系数：

$$r_{/\!/} = \frac{n_2 \cos \theta_i - n_1 \cos \theta_t}{n_2 \cos \theta_i + n_1 \cos \theta_t} \tag{3.3}$$

$$r_\perp = \frac{n_1 \cos\theta_i - n_2 \cos\theta_t}{n_1 \cos\theta_i + n_2 \cos\theta_t} \tag{3.4}$$

其中，//和⊥分别表示$\vec{E}$平行于入射面和垂直于入射面入射的情况。θ_i和θ_t之间的关系由下面的 Snell 公式给出：

$$n_1 \sin\theta_i = n_2 \sin\theta_t \tag{3.5}$$

若考虑到电磁波在介质中传播时的色散和损耗，这时透射系数 t 和反射系数 r 为 ω 的函数，可表示为 $t_{/\!/}(\omega)$，$t_\perp(\omega)$，$r_{/\!/}(\omega)$，$r_\perp(\omega)$。同时折射率变成复折射率的形式：

$$\tilde{n}(\omega) = n(\omega) - j\kappa(\omega) \tag{3.6}$$

其中

$$\kappa(\omega) = \alpha(\omega)c/2\omega \tag{3.7}$$

$\alpha(\omega)$称为吸收系数，κ称为消光系数。复折射率的虚部表示物质对电磁波的吸收，实部表示电磁波的色散。

当电磁波在介质中的传播距离为 d 时，它的位相会发生改变，其大小由下面的传输因子决定。

$$p(\omega, d) = \exp\left[\frac{-j\tilde{n}(\omega)\omega d}{c}\right] \tag{3.8}$$

在介质的两个界面之间，由于 Fabry-Perot 标准具效应的存在，在进行太赫兹的透射推导时应加以考虑，但在具体应用时可以采取适当的近似。我们假设，电磁波 $\vec{E}$ 平行于入射面入射，在太赫兹刚到达样品时，其波函数用 $E_i(\omega)$ 表示。这时（3.1）和（3.3）式可表示为：

$$t_{01}(\omega) = \frac{2\tilde{n}_0(\omega)\cos\theta}{\tilde{n}_0(\omega)\cos\beta + \tilde{n}_1(\omega)\cos\theta} \tag{3.9}$$

$$r_{01}(\omega) = \frac{\tilde{n}_1(\omega)\cos\theta - \tilde{n}_0(\omega)\cos\beta}{\tilde{n}_0(\omega)\cos\beta + \tilde{n}_1(\omega)\cos\theta} \tag{3.10}$$

0 和 1 表示介质 0 和介质 1。在没有样品时，太赫兹传播同样的距离后，其波函数变为：

$$E_{\mathrm{ref}}(\omega) = E_i(\omega)P_{\mathrm{air}}(\omega, x) \tag{3.11}$$

这里，$p_{air}(\omega, x)$由（3.8）式给出，其中 $\tilde{n}(\omega) \approx 1$ 为空气中的折射率，$d = l/\cos\beta$，l 为介质的厚度，β 可由 Snell 方程求出。太赫兹直接穿过样品后的波函数可表示为：

$$E_{\text{pri}}(\omega) = E_i(\omega) p_{\text{air}} [\omega, (x-m)] t_{01} p_{\text{sample}}(\omega, d) t_{10} \tag{3.12}$$

$$m = d \cos(\omega, d) t_{10} \tag{3.13}$$

上式 m 可由几何关系求出。

第一个和第二个反射回波分别可表示为：

$$\begin{aligned} E_{\text{first}}(\omega) = E_i(\omega) p_{\text{air}} [\omega, (x-m)] \cdot \\ t_{01} p_{\text{sample}}(\omega, d) t_{10} r_{10}^2 p_{\text{sample}}^2(\omega, d) \end{aligned} \tag{3.14}$$

$$\begin{aligned} E_{\text{second}}(\omega) = E_i(\omega) p_{\text{air}} [\omega, (x-m)] \cdot \\ t_{01} p_{\text{sample}}(\omega, d) t_{10} r_{10}^4 p_{\text{sample}}^4(\omega, d) \end{aligned} \tag{3.15}$$

则考虑到 p 个回波的情况下，实际上穿过样品后波的函数形式可表示为：

$$\begin{aligned} E_{\text{complete}}(\omega) = E_i(\omega) p_{\text{air}} [\omega, (x-m)] t_{01} \cdot \\ p_{\text{sample}}(\omega, d) t_{10} \left\{ \sum_{k=10}^{p} \left[r_{10}^2 p_{\text{sample}}^2(\omega, d) \right]^k \right\} \end{aligned} \tag{3.16}$$

定义 Fabry-Perot 系数为：

$$FP(\omega) = \sum_{k=0}^{p} \left[r_{10}^2 p_{\text{sample}}^2(\omega, d) \right]^k = \frac{1 - r_{10}^{2p+2} p_{\text{sample}}^{2p+2}(\omega, d)}{1 - r_{10}^2 p_{\text{sample}}^2(\omega, d)} \tag{3.17}$$

由上面的(3.11)式和(3.16)式，可得太赫兹对于样品的透射函数可表示为[173]：

$$\begin{aligned} H(\omega) = \frac{E_{\text{complete}}(\omega)}{E_{\text{ref}}(\omega)} = \frac{4 \widetilde{n}_{\text{sample}}(\omega) \widetilde{n}_{\text{sample}}(\omega) \cos\theta \cos\beta}{[\widetilde{n}_{\text{air}}(\omega) \cos\beta + 4 \widetilde{n}_{\text{sample}}(\omega) \cos\theta]^2} \times \\ \left[\exp\left\{ \frac{-j [d \widetilde{n}_{\text{sample}}(\omega) - m \widetilde{n}_{\text{air}}(\omega)] \omega}{c} \right\} \right] FP(\omega) \end{aligned} \tag{3.18}$$

（2）反射式太赫兹时域光谱技术。

对于对太赫兹吸收强烈的物质，如果仍然使用透射式太赫兹时域光谱系统测量，需要制备很薄的样品，这给加工带来了很大的难度，因此，反射式太赫兹时域光谱系统对于准确测量这些物质的光学参数十分必要。近年来，利用反射式太赫兹时域光谱系统测量样品的报道有所增加，但提取光学样品的算法还不成熟，需要进一步研究。

3.8.2.2 太赫兹光谱分析在生物医学应用中的研究进展

1）太赫兹光谱技术在生物大分子检测中的应用

太赫兹波所处频段位于毫米波频段与红外波频段之间，从能量的角度看，分子之间弱的相互作用（如氢键、范德华力）、大分子的骨架振动（构型弯曲）和晶体中晶格的低频振动吸收所对应的频率正好位于太赫兹频带范围之内，因此生物大分子的太赫兹波谱对其分子结构和构象特征的研究能提供精准翔实的信息。

（1）太赫兹光谱技术在核酸检测中的应用。核酸的定性定量分析是生物医学研究领域的重要课题。自太赫兹时域光谱技术问世以来，作为一种无标记光谱技术，其用于核酸研究的报道屡见不鲜。在定性研究方面，人们利用太赫兹时域光谱技术分析得出了核酸碱基的吸收光谱[175]，证明各碱基有明显差异的特征吸收谱。以胞嘧啶和胸腺嘧啶为例，胞嘧啶在 1.55、2.53、2.72 和 3.25 THz 处有明显的吸收峰，而胸腺嘧啶的吸收峰则位于 1.30、2.25、2.72 和 3.75 THz 处。该研究实现了对不同碱基的鉴定分析，从而为核酸的定性分析奠定了基础。此外，科学家也利用太赫兹技术成功鉴别了单链 DNA 和双链 DNA。Bolivar 等分析了 pcDNA3 双链与单链的吸收光谱[176]，通过吸收差异成功实现了对其单链和双链的判定。近年来在基因点突变检测上也有不少成果，如 Tang 等利用四种 DNA 样本在 586 GHz 和 878 GHz 处透射率比值的差异，成功实现了点突变的检测[177]。在定量研究方面，研究者发现核酸浓度与其太赫兹吸收系数大小成反比例关系，通过绘制相关曲线，Heyden 团队得出该方法的核酸检测限为 0.1 ng·μl^{-1}[178]。目前，核酸的太赫兹光谱研究尚处于起步阶段。由于水的强吸收干扰，核酸的特征吸收峰的检测还仅限于固相条件。如何克服水的干扰，实现太赫兹波对生理环境核酸的定性定量分析仍是科研工作者努力的方向。

（2）太赫兹光谱技术在氨基酸和多肽检测中的应用。氨基酸是构成蛋白质的基本单位，其精确的有序排列赋予了蛋白质特定的形态和结构。利用太赫兹技术了解氨基酸的作用是研究蛋白质太赫兹光谱性质的基础。研究显示，氨基酸在太赫兹波段具有显著的特征吸收峰，相应的光谱数据库已经建立完毕（见表 3-7）[179]。

表 3-7　20 种氨基酸的太赫兹特征吸收峰

氨基酸	测量范围（THz）	特征吸收峰（THz）
Gln	0.2～2.6	1.70,2.14,2.42
Glu	0.2～2.8	1.23,2.03,2.46,2.64
Thr	0.2～2.6	1.41,2.14,2.58
Ser	0.2～2.8	2.01,2.40,2.71
Asn	0.2～2.6	1.64,2.26
Asp	0.2～2.8	1.35,2.58
Val	0.2～2.8	1.11,1.70,2.12,2.22,2.52,2.64
Leu	0.2～3.0	0.68,0.85,1.64,2.14,2.56,2.96
Lys	0.2～2.8	1.26,1.79,2.25,2.60

（续表）

氨基酸	测量范围(THz)	特征吸收峰(THz)
Gly	0.2～2.8	2.30,2.53
Ala	0.2～2.8	2.23,2.56,2.73
Ile	0.2～2.8	1.08,1.40,1.70,2.40,2.70
Arg	0.2～2.8	0.99,1.47,2.02,2.60
Cys	0.2～3.0	1.40,1.70,2.33,2.61,2.94
Met	0.2～3.0	1.06,1.88,2.70,2.94
Trp	0.2～2.6	0.91,1.20,1.43,1.82,2.25,2.57
Pro	0.2～2.8	1.69,2.08,2.64
Phe	0.2～2.8	1.23,1.99,2.52,2.72
Tyr	0.2～2.8	0.97,1.90,2.08,2.70

多肽的太赫兹光谱特征与其氨基酸组成、排列顺序、分子间氢键以及晶体结构等密切相关。对二肽和三肽的研究结果说明,随着多肽氨基酸数目的增加,吸收谱线变得复杂,使用固态量子力学模型和理论可以从光谱中提取多肽的序列结构信息[180]。另外,测量还原型和氧化型谷胱甘肽的结果显示,其吸收峰表现出不同的位置和强度[181],这说明太赫兹波可用于部分多肽结构的鉴定。

（3）太赫兹光谱技术在蛋白质检测中的应用。蛋白质的生物功能与其氨基酸残基的空间构象密切相关,分子之间弱的相互作用、大分子的骨架转动、偶极子的旋转和振动跃迁以及晶体中晶格的低频振动吸收则对应太赫兹波段范围。在 0～3.0 THz 低频波段范围内,蛋白质分子的构象变化等都可以通过蛋白质结构的集体振动模式反映出来,因而通过太赫兹光谱技术研究蛋白质的这一构象变化是可行的。

Liu 等报道了利用太赫兹时域光谱仪研究和检测胰岛素蛋白质淀粉样纤维化行为,建立了一种利用太赫兹时域光谱技术对淀粉样蛋白质进行快速、无损检测的方法[182]。Markelz 等利用太赫兹时域光谱技术研究了肌红蛋白、溶菌酶、细菌视紫红质等蛋白质的分子构象变化和构象柔性[183]。发现太赫兹时域光谱技术对生物分子种类、构象和突变都非常敏感。Castro-Camus 等的研究表明[184],太赫兹光谱在检测悬浮于生理缓冲溶液中的光敏黄蛋白(photoactive yellow protein,PYP)的构象变化方面很有优势。

蛋白质能与内源物质结合,也能与许多外源物质配体作用。这些物质与蛋白质结合生成超分子复合物之后,体系的光谱、电化学性质等发生改变,从而可以提供蛋白质浓度或结构方面的信息。Chen 等[185]利用太赫兹时域光谱技术在水溶液的环境下快速检测鸡蛋清溶菌酶和 N-乙酰葡糖胺结合的过程,结果表明太赫兹时域光谱技术可以快速检测蛋白质-配体的结合过程。

太赫兹在检测抗原抗体结合以及蛋白质定量检测方面也有广泛应用。Sun 等[186]使用太赫兹光谱研究了 H9 亚型 A 型流感病毒的血凝素(HA)蛋白(H9 HA)周边水化层并对抗原与广谱中和单克隆抗体结合进行了检测。滕学明等采用太赫兹时域光谱技术研究了 3 种奶粉、杏仁粉和白砂糖共五种样品的光学性能和光谱特性[187]。

(4)太赫兹光谱技术在碳水化合物中的应用。糖类是碳水化合物中最主要的组成部分,是自然界中数量最多、分布最广的天然化合物,也是碳水化合物中最主要的类别成分。糖类在低频波段的吸收特征主要源于晶格振动或声子模式,糖类物质中存在的大量分子内和分子间氢键对太赫兹波产生共振吸收造成的机体震动具有重要的贡献,而不同的糖类分子在太赫兹波的吸收表现是不同的。

2006 年,Liu 等首次利用太赫兹光谱技术研究了无水和含结晶水的葡萄糖的吸收特性,发现它们的吸收光谱有显著的区别,并详细分析了其水合物脱水的动力学过程[188]。2007 年,Abe 等对含有不同量结晶水的葡萄糖进行研究,发现太赫兹光谱技术可以用来测量结晶水的含量[189]。Lee 等[190]于 2015 年对太赫兹光谱技术应用于碳水化合物分子的定量检测进行了实验,太赫兹光谱技术结合纳米天线可以用于测量低浓度的碳水化合物分子。

2)太赫兹光谱技术在细胞检测中的应用

(1)太赫兹光谱用于细胞检测的优势及挑战。

细胞是构成生物体的基本单位,各种组织都是以细胞为基本单位来执行特定的功能,整个机体的新陈代谢活动都是以细胞为单位协调地进行。快速准确的细胞检测技术对于基础医学研究和临床医学工作具有重大意义。目前的细胞检测主要依赖标记技术,标记检测技术从根本上限制了现有细胞检测对分子层次的解析能力,且外源性的标记基团会影响活细胞生物学活性和功能检测的准确性。如果能够找到一种在生物大分子层次无须标记就能实现离体或在体活细胞检测,将能够极大拓展现有细胞检测的临床应用范畴,更深层次地揭示活细胞的病理生理演变规律与发生机制。

太赫兹波所处物理频段决定其具有良好的细胞无标记检测特性。① 太赫兹波的周期范围在皮秒-亚皮秒范围内:细胞内水分子的弛豫过程和分子间伸缩振动模式处于皮秒或亚皮秒范围内,这恰好与太赫兹波的周期范围相匹配,使得细胞的测量可以更加准确;② 穿透能力强,可实现细胞整体检测:不同病理生理状态下的细胞具有特定的生物大分子构成规律,同时,细胞体积小,太赫兹波吸收系数小,太赫兹辐射可穿透整个细胞,因此,可以通过不同性状细胞的细胞差异分子表征的太赫兹波谱和成像模式实现细胞及细胞内脂质等生物大分子的无标记检测,并在同一检测时间节点通过波谱解析实现多种生物大分子的平行分析。③ 太赫兹波的光子能量低:在测量肿瘤细胞的过程中不会对细胞造成明显的损伤,可实时反映细胞结构与功能状态,特别适合于活细胞的检测。

太赫兹光谱具有细胞无标记检测优势的同时，也面临着挑战。① 太赫兹波的检测灵敏度尚不能完全满足活细胞检测的特殊需求：太赫兹波长为 0.03～3 mm，活细胞检测的分辨率要求在微米甚至纳米量级。受限于物理衍射极限，太赫兹波的分辨率与活细胞检测的需求存在尺度失配问题，无法探测单个分子和细胞对太赫兹波谱表征规律和成像模式的影响。② 太赫兹波的检测特异性受到检测环境条件复杂性的限制：生物样本通常存在不同性状的活细胞，细胞内及细胞外也存在大量生物大分子的相互干扰。这些不同性状的细胞和大量非靶分子在太赫兹波无标记检测状态下会产生大量甚至比较严重的信号干扰，导致靶细胞和靶分子的检测信号被干扰与湮没。③ 太赫兹波的水敏感性问题：太赫兹波对水非常敏感，而人体来源的生物样本富含水。同时，检测环境中也存在水蒸气的干扰，水敏感性会对检测信号造成干扰与湮没。

（2）太赫兹光谱用于肿瘤细胞的检测。

癌症在全世界的发病率和病死率居高不下，自 2010 年以来，癌症更是一跃成为中国最常见的死亡原因[191]，主要是因为癌症患者确诊时往往已属中晚期，因此早期诊断和定期监测无疑是降低癌症病死率的有效方法。太赫兹光谱无疑为肿瘤的诊断提供了一个全新的、无损伤的检测手段。实验结果表明肿瘤细胞可在太赫兹光谱上获得其对应的特征峰，Strepitov 等[192]采用太赫兹时域光谱技术对人正常成纤维细胞、人肺癌细胞（A549）和人结肠癌细胞（COLO320HSR）进行了检测，提示对人类癌细胞可以基于它们不同的特征峰进行鉴定。除了可以对肿瘤细胞类型进行鉴别外，太赫兹光谱还可用于定量检测癌细胞细微结构的变化[193]。

此外，越来越多的研究报告了太赫兹光谱在评估癌细胞水化状态中的应用。细胞的水化状态是指细胞内外水分子的含量与存在方式，细胞的生命活动离不开水分子的参与，水分子在细胞中可分为结合水和自由水两种存在状态，这两种水化状态的比例可以广泛影响细胞内的各项代谢活动。已经证明，活细胞中的水化状态与各种细胞活性相关。与正常细胞相比，癌细胞内部代谢旺盛，细胞内含有更多的自由水和更少的结合水，恶性程度会随着细胞水化动力学的增强而增加[194]。这可能是因为水化动力学的增强加速了细胞内代谢，从而增强了肿瘤细胞对营养物质的利用[195]。

（3）太赫兹光谱用于细菌的检测。

如何快速、准确检测细菌一直是多种感染性疾病早期诊断、治疗的焦点，也是太赫兹光谱检测细菌的努力方向。由于菌体细胞的光谱特征源于细菌成分的低频振动或相近频率振动带的组合，细菌成分均可影响菌体细胞整体或细菌芽孢的光谱特征，如 DNA、吡啶二羧酸（dipicolinic acid，DPA）和细胞内代谢产物等的振动特性都是菌体整体吸收光谱特征的组成部分[196]。2005 年，Bykhovski 等研究发现，枯草芽孢杆菌 DNA 与枯草芽孢杆菌细胞的吸收光谱极为相似。研究同时显示，枯草芽孢杆菌 DNA 与枯草芽孢杆菌芽孢的吸收光谱更为相似。这可能是由于相较于芽孢,细胞具有更为复杂的结构成分,即其他细胞成分包括 RNA 和蛋白质等均对细胞整体的光谱特征产生影响[197]。2012 年,Globus 等人进一步对比了大肠杆菌 DNA 与大肠杆菌细胞的吸收光谱,提示 DNA 可能是构成细菌细胞太赫兹光谱特征最为重要的组成部分,这可能归因于 DNA 中氢键对太赫兹波的强吸收[198]。

DPA 是细菌芽孢外壳的主要成分之一,占有细胞干重的 5%～15%。作为芽孢杆菌的独特组分,越来越多的证据表明通过 DPA 检测细菌芽孢的可能性。2004 年,Fitch 等人利用傅里叶变换光谱仪(Fourier transform spectroscopy)测量了 0.5～4 THz 范围内苏云金芽孢杆菌和球形芽孢杆菌两种芽孢的透射光谱,观察到两者的光谱特征有明显区别[199]。2005 年,Yu 等利用太赫兹时域光谱技术测量了室温下 0.2～2 THz 范围内枯草芽孢杆菌的芽孢和 DPA 的吸收光谱,在 1.538 THz 处得到芽孢特征吸收峰,和 DPA 粉末的吸收峰位置(1.54 THz)非常接近,提示 DPA 是构成细菌芽孢太赫兹光谱特征的重要组成部分[200]。近年来,也有学者对细菌的细胞内代谢物进行了太赫兹光谱检测。核黄素又称为维生素 B2,在脂肪、蛋白质和碳水化合物的代谢中起着重要作用,通过对比核黄素产量低的枯草芽孢杆菌压片、核黄素产量高的枯草芽孢杆菌压片和纯核黄素压片之间的吸收曲线,观察到三者具有不同的吸收峰,但后两者的吸收峰较为相似。这一结果提示细胞内代谢物是构成太赫兹光谱的组成部分,并显示了太赫兹光谱可以应用于监测细菌内代谢产物量的变化[198,201]。

细菌细胞整体的光谱特征也得到了广泛的研究。2004 年,Globus 等人研究了 3～10 cm^{-1} 范围内草生欧文氏菌和枯草芽孢杆菌冻干细胞的透射光谱,两者透射曲线间的不同显示出太赫兹光谱区分不同种属细菌的应用价值[202]。近十年来,他们针对太赫兹光谱检测细菌的实验条件进行了大量的探索,并构建了分辨率为 0.3 GHz 的亚太赫兹震动光谱传感器原型,极大提高了检测灵敏度,使得测试所需样本含量从毫克级降至纳克级[203]。此外,其他学者应用太赫兹生物传感器根据细菌对太赫兹波的不同响应实现了细菌的定量分析。2012 年,Mazhorova 等基于纤芯周围隐失波和纤芯上细菌层相互作用的原理设计了太赫兹光纤,实现了在 10^4～10^9 cfu/ml 浓度范围内对大肠杆菌的定量检测[204]。Berrier 等构建了共振频率位于太赫兹波段的等离子体天线,灵敏检测出单细胞层细菌间介电常数的差异[205],从而实现了不同细菌间的定量检测。

3) 太赫兹成像的生物学应用

成像作为电磁波的一项关键应用,在国防、生物医学、天文遥感等领域已经广泛开展。特别是在生物医学领域,电磁波成像已成为临床诊断不可或缺的技术手段。不同于 X 线影像学检查存在辐射暴露损伤的危险,太赫兹成像技术具备非电离模式无标记探测的巨大优势,因而相关生物医学研究已经在乳腺肿瘤、皮肤肿瘤、胃肠道肿瘤和烧伤组织动态监测评估等临床应用中广泛开展。太赫兹生物成像机制主要包括以下三个方面：① 肿瘤组织由于间质水肿和循环富血供，其水含量高于周围正常组织，太赫兹波对水含量差异高度灵敏；② 由于肿瘤细胞恶性、无规则增殖，组织细胞密度、结构以及对应的生物大分子含量与正常组织差异明显；③ 靶向纳米颗粒加热效应可特异增强肿瘤组织的响应特性。下面将从太赫兹生物成像的临床应用入手，探讨其临床应用的现状和发展前景。

（1）太赫兹成像在乳腺癌中的应用。在全世界范围内，乳腺癌的发病率位居女性恶性肿瘤发病率之首。目前各类影像学筛查手段均存在缺陷：X 线钼靶几乎无法识别未钙化的肿瘤组织；PET-CT 对血供不丰富的肿瘤组织不敏感；CT 检查单次辐射剂量过大无法用于常规筛查。太赫兹成像技术因具有安全、无电离、高度水敏感性以及生物大分子指纹图谱识别的优点，有望弥补现有影像学检查手段的不足。英国 Vincent P. Wallace 团队率先对新鲜切除乳腺纤维组织、脂肪组织和肿瘤组织太赫兹波谱响应进行观测，发现肿瘤组织与正常组织之间折射率差异明显[206]。Fitzgerald 团队首次使用手持式太赫兹反射脉冲成像系统对经过离体乳腺癌组织样本进行成像[207]，这为基于太赫兹技术便携术中成像设备的研发奠定了基础。Fitzgerald 等利用太赫兹时域成像系统对经过标准病理学处理的离体乳腺癌组织切片进行探测，图 3-19 显示太赫兹成像图片与光镜检查的吻合度高达 82%[208]。

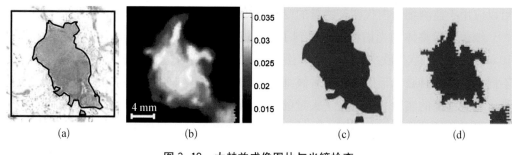

（a）　　　　　　（b）　　　　　　（c）　　　　　　（d）

图 3-19　太赫兹成像图片与光镜检查

（a）光学显微镜图片；（b）侵袭性导管癌组织的太赫兹图像；（c）光学显微镜下癌症区域划定形状图；（d）太赫兹成像图像中癌症区域划定形状图

受限于太赫兹探测波长导致的衍射极限，其成像空间分辨率在数百微米级别，无法在单细胞乃至大分子级别进行研究。太赫兹近场成像技术通过同步探测传播波和隐失波可以突破衍射极限进行成像观测。中国台湾 Chi-Kuang Sun 团队开发出系列太赫兹光纤近场成像设备对异种移植乳腺癌的小鼠进行在体探测，分辨率突破波长的 1/4，已实现对最小体积为 0.05 mm³ 的未染色肿瘤组织的无标记探测[209]。令人振奋的是，由英国伦敦国王学院、伦敦大学、西澳大利亚大学和英国剑桥 TeraView 公司联合开展的手持式太赫兹成像应用于乳腺癌术中病理诊断的研究结果显示，通过整合支持向量机算法和贝叶斯分类,对肿瘤组织和良性组织分辨的准确度为 75%,灵敏度为 86%,特异度为 66%[210],彰显出未来临床应用的巨大前景。

(2)太赫兹成像在皮肤恶性肿瘤中的应用。皮肤恶性肿瘤具备太赫兹成像研究的独特优势。皮肤组织位于人体外表面,可排除体内水吸收的强烈干扰,便于对异常区域进行在体成像研究。太赫兹反射成像技术最早应用于对基底细胞癌这一最常见的皮肤恶性肿瘤进行研究[211],结果显示病变组织区域相较正常皮肤组织具有更强烈的反射信号,所获得的图形与病理诊断结果吻合,可以用于评判肿瘤的边界(见图 3-20)。恶性黑色素瘤如能实现早期诊断可极大提高患者的生存率,相关太赫兹成像研究结果初步验证了其临床应用的可行性[212]。可以预见,通过整合光学成像技术的太赫兹多模态成像平台,将极大提高对病变组织形态的识别能力和分辨率[213]。

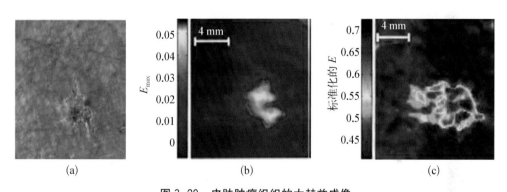

图 3-20　皮肤肿瘤组织的太赫兹成像

(a)病变组织的光学图片;(b)E_{max} 参数值处病变组织的太赫兹图像;(c)取 t 为 2.8 ps 处标准化处理后病变组织的太赫兹深度图像

(3)太赫兹成像在胃肠道恶性肿瘤中的应用。胃肠道恶性肿瘤是临床较为常见的肿瘤。近年来,消化道内镜检查已成为诊疗胃肠道恶性肿瘤和癌前病变极为有效的手段,如何将太赫兹成像技术整合入现有的内镜平台是研究的前沿热点。2009年,小型光纤耦合的太赫兹内镜系统问世,并应用于对口腔侧壁等体腔表面的反射测量[214]。随后针对太赫兹内镜成像系统的改进主要集中于信号传输环节,分别通过光导纤维和防谐振空芯光纤传输信号[215]。近期,Pallavi Doradla 团队成功研发出基于柔性金属包被波导管的单通道太赫兹内镜成像系统[216],对正常结肠组织和癌变结肠组织的检测结果显示癌变结肠组织的太赫兹反射率明显增强,这为太赫兹内镜技术走向临床奠定了坚实的基础。

(4)太赫兹成像的其他临床应用。烧伤评估的关键在于评估烧伤部位的深度,当前临床常用视觉或触觉方法进行评估,但该方法需要 3~5 天才能呈现较为完整的变化;同时视觉和触觉评估具有较强主观性,缺乏统一标准。前述太赫兹波对皮肤组织水含量十分敏感,进而可反映皮肤组织的不同生理状态。Taylor 的研究成果显示,反射式脉冲太赫兹成像系统可以穿透十层医用棉纱包覆对烧伤组织区域成像,通过烧伤组织和正常组织的水含量差异对其进行有效区分[217]。Tewari 团队开展了活体动物烧伤创面太赫兹成像动态研究(见图 3-21),可以在烧伤 1 h 后即识别出烧伤组织凝固区和瘀滞区,优于现有的光学成像手段,从而为烧伤患者病情的及时评估、诊治提供了可靠依据[218]。

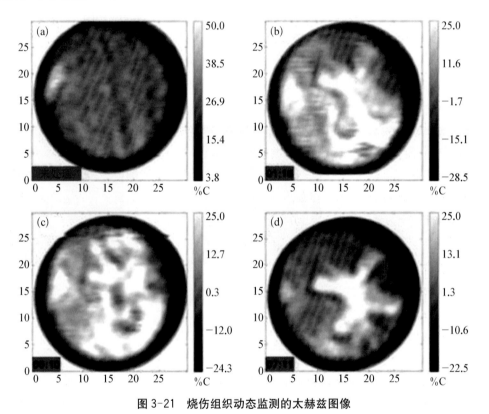

图 3-21 烧伤组织动态监测的太赫兹图像

(a) 未处理组织的太赫兹图像;(b) 烧伤处理 1 h 后皮肤组织的太赫兹图像;(c) 烧伤处理 10 min 后皮肤组织的太赫兹图像;(d) 烧伤处理 7 h 后皮肤组织的太赫兹图像

3.8.2.3 太赫兹辐射的生物学效应及生物安全性

1) 太赫兹辐射生物学效应的机制和影响因素

太赫兹辐射的生物学效应是指太赫兹辐射对暴露在其中的生物体造成的各类影响的总称。太赫兹辐射的光子能量为 0.4～41 meV,比电离或转移生物分子周围的价电子所需的能量水平低几个数量级。因此,太赫兹辐射可以被认为是一种非电离辐射,不会在生物系统结构中产生自由基,但是一定条件下会对生物系统产生热效应和非热效应。太赫兹辐射生物学效应主要受到三大因素的影响:生物物质的性质和组成、太赫兹辐射暴露参数和太赫兹辐射研究设备。这些因素可以影响太赫兹辐射在生物物质中的传播、能量空间分布和热效应的程度[219]，因此选择太赫兹辐射生物学效应的研究对象与研究太赫兹辐射和生物物质的相互作用主要是通过改变这些影响因素实现的。

2）太赫兹辐射在个体层次的生物学效应

近年来，德国科学家发现人类皮肤的汗管系统具有螺旋天线的形态，加之皮肤特有的导电性能，使其对 $0.07 \sim 0.6$ THz 范围内太赫兹发生电磁响应。以色列希伯来大学的研究者利用此原理发现在 0.11 THz 频段，人的精神压力及情绪变化引起的细微排汗反应过程，以及排汗反应在表皮所表现的微妙变化，可以通过太赫兹电磁信号敏感地记录下来，提示太赫兹波甚至有可能成为神经心理方面基础研究和应用的刺激手段和记录方式。

3）太赫兹辐射在组织、细胞、分子层次的生物学效应

由于皮肤基质含有大量水分，太赫兹辐射将主要被皮肤吸收，因此太赫兹辐射对皮肤的影响将会成为人们关注的重要问题。目前，研究人员已经开展了大量太赫兹辐射对皮肤组织生物学效应的研究。Dalzell 等[220]研究了在短时间辐射（几秒钟）和长时间辐射（分钟）下太赫兹对皮肤组织损伤的阈值。在短时间暴露研究中，使用杰弗逊实验室的自由电子激光器照射湿麂皮布：频率为 $0.1 \sim 1.0$ THz，功率密度为 $2.0 \sim 14.0$ W·cm^{-2}，暴露时间为 2 s。在长时间暴露研究中，用内部分子气体太赫兹激光器照射新鲜切除猪皮和蛋清：频率为 1.89 THz，功率密度为 189.92 W·cm^{-2}，暴露时间为 60 min。实验使用常规损伤分数和 Probit 分析技术预测损伤阈值，温度测量装置包括红外相机与热电偶。在短时间暴露的实验中，组织损伤阈值（ED50）确定为 7.16 W·cm^{-2}。

1970 年 Zalyubovskaya 等进行了太赫兹辐射在细胞层次生物学效应研究的首次尝试，研究者选取了许多不同的人类细胞系，包括人宫颈癌细胞（HeLa 细胞）、人喉表皮样癌细胞（HEp-2 细胞）和人肝癌细胞（RH 细胞），并将其分别暴露在 0.89 THz 频率，$0.3 \sim 1$ mW/cm^2 功率密度的太赫兹辐射照射下，暴露持续时间为 15 min，暴露温度为 25℃。实验结果初步表明，太赫兹辐射照射对于上述细胞会产生一些影响，这些影响包括：细胞膜破坏，多核细胞出现，细胞核尺寸增大，细胞质粒度增加和细胞死亡增多。可能是由于早期温度控制与测量装置的缺失，该项实验并未提供有关温度的数据。

太赫兹辐射在生物分子层次引起的生物学效应研究目前仍处于初级阶段，且尚无公认的结论。由于太赫兹辐射具有独特的性质，特别是其与生物分子间的相互作用，其生物学效应的研究面临许多的难题。虽然越来越多的科研人员关注并探索太赫兹辐射的生物学效应，但结果的低重复性和参数的非一致性使实验结果的准确性降低，且复杂的实验结果也无法明确太赫兹辐射对生物大分子的具体作用。因此，针对目前相关研究的进展，科研人员需总结经验，团结一致，建立统一的检测标准，严格控制实验条件，探索各个太赫兹辐射参数的价值，充分利用先进的实验仪器，并大力发挥高科技模拟计

算的作用,最终明确太赫兹辐射的生物学效应并阐明其机制,为其在技术层次的革新和在各领域的应用奠定坚实的基础。

3.8.3 拉曼光谱技术

拉曼光谱是一种用于分析物质化学成分、结构等信息的快速无损检测技术,具有制样简单、水的干扰小、非侵入、实时检测等特点,在生物医学等研究领域中有着广泛的应用。

3.8.3.1 拉曼光谱学的基本原理

1) 拉曼效应

拉曼效应也称为拉曼散射,是一种物理现象,由印度物理学家拉曼于 1928 年首次发现,他也因此获得 1930 年的诺贝尔物理学奖。从量子力学的角度解释(见图 3-22),

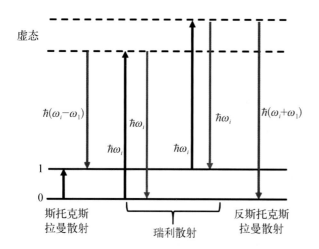

图 3-22 瑞利散射、斯托克斯拉曼散射和反斯托克斯拉曼散射过程能级示意图

当单色光束的入射光光子与分子相互作用时可发生弹性碰撞和非弹性碰撞。在弹性碰撞过程中,光子只改变运动方向而不改变频率,光子与分子间没有能量交换,这种散射过程称为瑞利散射(Rayleigh scattering)。而在非弹性碰撞过程中,光子与分子之间发生能量交换,光子不仅改变运动方向,而且同时光子的一部分能量传递给分子,或者分子的振动及转动能量传递给光子,从而改变了光子的频率,这种散射过程称为拉曼散射(Raman scattering)[221]。简单来说,产生拉曼散射的原因是散射分子的转动能级和振动能级发生了变化,使得散射光子的频率不同于入射光子。因此,每种物质的拉曼光谱,也就是拉曼散射光谱,都只与其自身的分子结构有关,而与入射光的频率无关。

2) 选择定则

分子在电场的作用下,分子中电子云变形的难易程度称为极化率,用 α 表示。在拉曼光谱中,只有伴随分子极化率发生变化的分子振动模式才能具有拉曼活性,产生拉曼散射。因此,拉曼活性主要取决于分子在运动过程中在某一固定方向上的极化率的变化,极化率越大,拉曼散射强度越大[222]。

3) 能量水平及基团频率

如图 3-23 所示,频率为 ω_i 的入射光照射在分子上后,分子被激发到虚态。分子能够回到激发态"1"振动能级,发射一个光子,其能量减少为 $\hbar(\omega_i-\omega_1)$,这称为斯托克斯拉曼散射;处在振动激发态上的分子被激发到虚态以后也能回到基态"0",发射一个光子,其能量增加为 $\hbar(\omega_i+\omega_1)$,这被称作反斯托克斯拉曼散射。根据玻耳兹曼统计分布,处在激发能级上的粒子布居数总是少于处于基态的粒子布居数,所以反斯托克斯拉曼谱线的强度总是比斯托克斯拉曼谱线弱。斯托克斯拉曼散射和反斯托克斯拉曼散射均满足动量守恒和能量守恒关系。

从图 3-22 也可以清楚地看到,处于基态"0"的分子由入射激光激发到虚态后能回到基态"0";处在激发态"1"振动能级的分子由入射激光激发到虚态后也能回到激发态"1"。这两个过程均属于弹性的瑞利散射。

在光散射研究中,能量通常以波数(cm^{-1})来表示。凡波数变化小于 10^{-5} cm^{-1} 的散射称为瑞利散射;波数变化为 0.1 cm^{-1} 的散射称为布里渊散射;波数变化大于 1 cm^{-1} 的散射称为拉曼散射。拉曼散射在光散射频谱中频率最高,所占频谱范围最宽,其典型的频率范围为 5~4 000 cm^{-1}[222]。

4)拉曼强度

拉曼强度(I_R)表征拉曼散射信号的强弱(见图 3-23),样品的拉曼散射截面越大,拉曼散射的信号越强[222]。一般而言,拉曼散射强度极弱,只有入射光的 $1/(10^6\sim10^{12})$,其强度 I_R 可用以下公式表达:

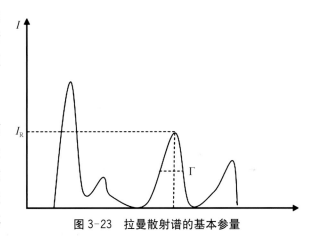

图 3-23 拉曼散射谱的基本参量

$$I_R=\frac{2^4\pi^3}{45\times3^2c^4}\times\frac{hI_LN(\upsilon_0-\upsilon)^4}{\mu\upsilon(1-e^{-h\upsilon/KT})}\left[45(\alpha_a')^2+7(\gamma_a')^2\right]$$

公式中,c 为光速;h 为普朗克常数;I_L 为激发光强度;N 为散射分子数;υ 为分子振动频率,以 Hz 计;υ_0 为激光频率,以 Hz 计;μ 为振动原子的折合质量;K 为玻尔兹曼常数;T 为绝对温度;α_a' 为极化率张量的平均值不变量;γ_a' 为极化率张量的有向性不变量。从公式中得出,拉曼散射强度与被激发光照明的分子数、入射光强度和 $(\upsilon_0-\upsilon)^4$ 成正比[222]。

5)拉曼带宽

拉曼带宽是拉曼光谱的基本参量之一,指的是拉曼散射峰谱强度一半处的谱线宽度(见图 3-23),表征材料激发起伏的衰减或寿命[222]。

6)拉曼光谱的基本特征

不同的光谱因产生机制不同,各自具有自己的特征。同样,拉曼光谱也具有一些基本特征,这些基本特征把拉曼光谱与其他光谱区别开来[223]。

(1)频率特征:改变入射光频率,散射光频率总是不变。另外,根据能量守恒定律,斯托克斯拉曼散射和反斯托克斯拉曼散射频率的绝对值相等。

(2)强度特征:拉曼散射强度极弱。根据 Boltzmann 分布定律,处于振动基态上的粒子数远大于处于振动激发态上的粒子数,因此,拉曼光谱的斯托克斯拉曼散射强度比反斯托克斯拉曼散射强度大许多。

(3)偏振特征:一般情况下,拉曼散射光是偏振光,故拉曼光谱往往是偏振光谱。对于一个特定的分子振动,其拉曼散射光的偏振方向就是该振动引起的电子云极化率变化的方向。

7)拉曼效应的干扰因素

在实际测量时,拉曼光谱中存在多种干扰源,主要包括:激光及拉曼散射光的发射噪声、CCD 探测器的散粒噪声、暗电流噪声及读出噪声、样品及样品容器等的荧光和磷光背景、样品及其周围环境的黑体辐射、环境中射线导致的尖峰等。这些干扰源会给后续的结果分析带来不准确性[224,225]。

3.8.3.2　拉曼光谱仪器

拉曼光谱仪器的基本组成结构如图 3-24 所示。

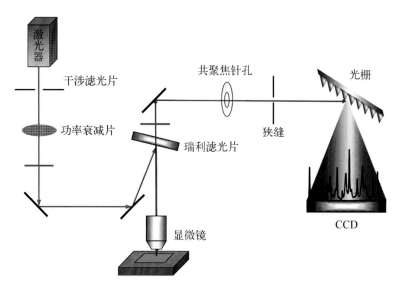

图 3-24　拉曼光谱仪器的基本组成结构

蓝色为偏振片

1)激光器

正确选择激光波长是拉曼光谱实验的一个重要因素。现代仪器通常使用几种不同的激光波长,用来得到最佳的拉曼信号(见表 3-8)。常用的激光器有氩(Ar)离子激光器、氪(Kr)离子激光器、氦-氖(He-Ne)激光器、掺钕钇铝石榴石(Nd:YAG)激光器和二极管激光器等。

表 3-8　拉曼仪器常用激光波长

激光分类	波　　　长
紫外	244 nm、257 nm、325 nm、364 nm
可见	457 nm、488 nm、514 nm、532 nm、633 nm、660 nm
近红外	785 nm、830 nm、980 nm、1 064 nm

激光波长的选择对于实验结果有着重要的影响。① 灵敏度:拉曼散射强度与激光波长的四次方成反比,因此,蓝/绿可见激光的散射强度比近红外激光要强 15 倍以上。② 空间分辨率:在衍射极限条件下,激光光斑的直径可以根据公式计算得出。例如,采用数值孔径为 0.9 的物镜,波长 532 nm 激光的光斑直径理论上可以小到 0.72 μm,在同样条件下使用 785 nm 波长激光时,激光光斑直径理论上最小值为 1.1 μm。因此,最终的空间分辨率在一定程度上取决于激发激光的选择。

人们可以基于样品的特性对激发波长进行优化性选择,蓝/绿色激光适合无机材料和共振拉曼散射研究(如碳纳米管和其他碳材料)以及表面增强拉曼散射(surface enhanced Raman scattering,SERS)研究;红色和近红外激光(660～830 nm)适合于抑制样品荧光;紫外激光适合生物分子(蛋白质、DNA、RNA 等)的共振拉曼散射研究以及抑制样品荧光。

因此,实用的拉曼光谱仪器一般会配置几种不同波长的激光,来匹配可能遇到的不同性质样品,以此满足共振增强、穿透深度和抑制荧光的需求。

2) 检测器

拉曼信号极其微弱,需要高灵敏度的检测器,传统的拉曼光谱仪器采用光电倍增管,目前多采用 CCD 检测器(见表 3-9)。

表 3-9　拉曼仪器常用检测器

简　称	名　　　称
PMT	光电倍增管(photomultiplier tube)
APD	雪崩光电二极管(avalanche photodiode)
CCD	电荷耦合器件(charge coupled device)

CCD检测器是一种结合数字信号处理技术构成的多道光信号检测装置,它是基于金属-氧化物-半导体(MOS)技术的光敏元件,可以探测紫外、可见和红外光。其基本工作原理是信号电荷的产生、存储、传输和检测。因为CCD检测器是高感光度半导体器件,适合分析微弱的拉曼信号,而且它允许进行多通道操作(可以在一次采集中探测到整段光谱),所以很适合用来检测拉曼信号,具有光谱范围宽、量子效率高、转换线性好以及分辨率高等优点。在拉曼光谱仪器中可以使用更高级别的CCD以获得更好的灵敏度、均一性和噪声特性。

3) 滤光片

滤光片主要由干涉滤光片和瑞利滤光片组成。干涉滤光片的主要作用是滤除等离子线的干扰。而瑞利滤光片被安装在拉曼光束经过的光路之中,其作用是选择性地阻挡激光线(瑞利散射),同时允许拉曼散射光通过,进而到达光谱仪和检测器。

瑞利滤光片现在主要分为Notch和Edge滤光片两种(见表3-10)。Edge滤光片是一种长波通光学滤光片,它可以吸收波长低于某个数值的所有光而允许波长大于该数值的所有光高效率地通过;Notch滤光片也是与特定的激光波长相匹配的,它有很锐利的吸收带,吸收带宽通常为几个纳米(对应于几百个波数)。

表 3-10 拉曼仪器瑞利滤光片

名 称	特 点
Notch滤光片	有机材料,使用寿命短,一般2~3年更新一套,可以同时测量斯托克斯拉曼散射和反斯托克斯拉曼散射
Edge滤光片	介电材料,在环境中稳定,使用寿命长,但只能测量斯托克斯拉曼散射

4) 色散系统

色散系统的存在可以使拉曼散射光按波长在空间分开,通常使用单色仪。单色仪要求成像质量好、分辨率高和杂散光小。而且由于拉曼散射强度很弱,必须要求拉曼光谱仪器有很好的杂散光水平,所以可以利用光栅消除仪器杂散光的出现。一个光栅不够理想,也常采用双单色器。常用的双单色器有Littrow型、Eber-Fastie型、Czemy-Tuyner型。

当一束均匀的平行光射到平面光栅上,光波就会在光栅每条刻痕的小反射面上产生衍射光,各条刻痕同一波长的衍射光方向一致,它们经物镜整合,并在焦平面上发生干涉。衍射光相互干涉,从而使光程差与衍射光波长成整数倍的光波互相加强,得到亮条纹,就是该波长单色光的光谱线。相对于标准分辨率的光栅,采用高分辨率的光栅可以获取更好的光谱分辨率,但会导致光谱检测范围减半,光谱信噪比降低。

5）光路系统

拉曼光谱仪器中的光路系统由聚光、集光、滤光、样品架等部件组成。

（1）聚光。用两个柱面的透镜进行光束聚焦，可以使会聚光在样品上的光斑呈矩形，与入射狭缝的形状相匹配，使散射光几乎全部进入分光光路，样品在单位面积上的辐照功率比不用透镜会聚前增强 10^5 倍，增强了入射光在样品上的辐照功率密度和亮度，因此，对于提高聚光效率又减少杂散光干扰是很有效的。

（2）集光。散射光的收集镜可使用透镜组或反射凹面镜，通常集光镜是由相对孔径数值在 1 左右的透镜组成。为了更多地收集散射光，对于某些实验样品可在集光镜对面和照明光传播方向上再添加反射镜。

（3）滤光。安装滤光部件的主要目的是为了抑制杂散光以提高拉曼散射的信噪比。在样品的前面，典型的拉曼光谱仪器中的滤光部件是前置单色器或干涉滤光片，它们可以过滤掉光源中非激光频率的大部分光能，小孔径光栏对滤去激光器产生的等离子线有很好的作用。而在样品后面，不需要瑞利线的一大部分能量可以用合适的干涉滤光片或吸收盒滤去，以提高拉曼散射的相对强度。

（4）样品架。样品架的结构设计以保证照明最有效和杂散光最少为原则，尤其要避免入射光进入光谱仪的入射狭缝。为此，对于透明的样品，要使样品被照明部分呈光谱仪入射狭缝形状的长圆柱体，并使收集光方向垂直于入射光的传播方向，所以样品的布置需要设计最佳的方案。

6）样品池和测量探针

除了三维可调节的平台之外，还有可更换的各种形式的样品池。常用的样品池包括毛细管池、液体池、气体池、旋转池，其中旋转池的设计是为了防止激光长期照射引起样品的局部过热或光分解。而按照温度和压力不同还分为低温池、高温池和高压池，实验时可根据样品状态的不同选择不同类型的样品池。

在拉曼实验中也常用到探针，探针的表面增强效应可以提高拉曼信号强度，在探针的作用下也可以提高空间分辨率，而探针的挤压使得分子键长改变，拉曼位移的位置改变，进一步提高分辨率，可以将分辨率提高到 4 nm。表面增强拉曼主要发生在曲率比较大的地方，对于表面粗糙的金或者银颗粒也不是所有地方都可以产生，而普通的探针也可以使空间分辨率达到 10 nm。一般常用的探针分子有对氨基苯硫酚（4-ATP）、罗丹明 6G（R6G）、4-巯基苯甲酸（4-MBA）等，可根据实验的需求采用不同的探针。

3.8.3.3 拉曼光谱分析技术

1）激光共聚焦显微拉曼光谱（laser confocal micro-Raman spectroscopy，LCM-Raman）

拉曼光谱技术具有非破坏性、如"指纹"般精细的分辨力以及不受水干扰等优点，已日益受到重视（见表 3-11）。激光共聚焦显微拉曼光谱是将拉曼光谱分析与显微分析相结合的一种应用技术,不仅具有常规拉曼光谱的特点,还有自己独特的优势。拉曼光谱属于分子振动光谱,能从分子水平反映样品化学组成和分子结构的差异。显微拉曼技术可将激发光的光斑聚焦到微米量级,进而对样品的微区进行精确分析。激光在样品上产生作用的确切部位,可以通过 CCD 清晰地显示出来,易于进行观察和控制。由于激光共聚焦显微拉曼光谱技术在微量分析测定中具有分离效果好、灵敏度高、设备简单、易于操作等诸多优势,它将具有很好的发展前景。

表 3-11　拉曼光谱技术

拉曼光谱相关技术	特　征	优　点	缺　点	适用检测目标
激光共聚焦显微拉曼技术	与显微分析技术相结合	分离效果好、灵敏度高、操作简便	需配合 CCD 设备进行检测、成本较高	微量分析(光斑微区微米级)
原位拉曼光谱技术	远程、原位	远程分析(光纤探头可距分析点几百米)、操作方便	荧光干扰、灵敏度低	样品不易于提取、获得困难
偏振拉曼光谱技术	探测分子取向等信息	可以探测有关分子形状取向、化学键振动对称性等信息	操作过程复杂、灵敏度低	晶体、高分子材料等有序材料
共振拉曼光谱技术	产生共振拉曼散射	灵敏度高达单分子检测水平	需要激光器等、操作较复杂	痕量样品检测
表面增强拉曼光谱技术	表面修饰	无须样品处理、灵敏度高、数据处理简单	金属修饰复杂	痕量样品检测
针尖增强拉曼散射技术	与原子力显微镜结合	空间分辨率高	实际应用较复杂、成本较高	痕量样品检测

2) 原位拉曼光谱

原位拉曼分析是一种原位或远程分析样品的方法,无须把样品提取出来,也不需要把样品带到拉曼光谱仪所在现场。远程原位拉曼常常通过光纤实现,由光纤把光纤探头耦合到拉曼光谱仪上(可以距离分析点几百米远)。一束光纤用于把激光传输到样品上,另一束光纤则把样品的拉曼信号传到标准的拉曼光谱仪和探测系统。两束光纤都连接到一个小巧紧凑的光纤探头上,探头把激光聚焦到样品上,并收集拉曼信号。对于远程原位拉曼来说,荧光干扰和灵敏度较低是阻碍其广泛应用的最主要问题。

3) 偏振拉曼光谱

偏振拉曼光谱除了可以提供常规拉曼能够给出的一般的化学识别信息之外,还可以探测有关分子取向和化学键振动对称性的信息。测量偏振拉曼光谱是通过选择性地测量与激发激光的偏振方向平行或者垂直的拉曼散射光实现的。测量时,在样品与光谱仪探测器之间的光路中插入偏振片,由使用者选择测量某个方向的拉曼散射光。对于入射激光,也可选择保持原有偏振方向、偏振方向偏转 90 度或者在激光器和样品之间的光路中插入"扰偏"元件来去除其偏振特性。偏振拉曼测量可以提供诸如晶体、高分子材料、液晶等有序材料的分子形状以及分子取向等有用信息。

4) 共振拉曼光谱

共振拉曼散射(resonance Raman scattering,RRS),以分析物的紫外-可见吸收光谱峰的邻近波长作为激发波长,样品分子吸光后跃迁至高电子能级并立即回到基态的某一振动能级,产生共振拉曼散射。共振拉曼光谱强度比普通的拉曼光谱强度可提高 $10^2 \sim 10^6$ 倍,并可观察到正常拉曼效应中难以出现的、其强度可与基频相比拟的泛音及组合振动光谱。与正常拉曼光谱相比,共振拉曼光谱灵敏度高,结合表面增强技术,灵敏度已达到单分子检测水平。

5) 表面增强拉曼光谱

拉曼散射效应非常弱,其散射光强度为入射光强度的 $10^{-12} \sim 10^{-6}$,极大地限制了拉曼光谱的应用和发展。Fleischmann 等人于 1974 年对光滑银电极表面进行粗糙化处理后,首次获得吸附在银电极表面上单分子层吡啶分子的高质量的拉曼光谱。1997 年,Jeanmaire 与 Van Duyne、Albrecht 和 Creighton 等人经过系统的实验研究和理论计算,将这种与银、金、铜等粗糙表面相关的增强效应称为表面增强拉曼散射,对应的光谱称为表面增强拉曼光谱。随后,人们在其他粗糙表面也观察到表面增强拉曼散射现象。表面增强拉曼散射技术迅速发展,在分析科学、表面科学以及生物科学等领域得到广泛应用,成长为一种非常强大的分析工具。

6) 针尖增强拉曼散射

针尖增强拉曼散射(tip enhanced Raman scattering,TERS)将表面增强拉曼光谱和拉曼-原子力显微镜分析结合了起来。这一令人激动的研究领域的目标是为拉曼分析提供真正的纳米尺度的空间分辨率。尽管 TERS 的原理很简单,但是 TERS 的实际应用是很复杂的,需要具有相当的光谱学和光学专业知识。表面增强拉曼散射能够使拉曼信号强度增强几个数量级。通过将原子力显微镜(atomic force microscope,AFM)的针尖包覆表面增强拉曼散射活性金属或金属纳米粒子使其具有表面增强拉曼散射活性,表面增强拉曼散射增强效应将可望只在针尖附近的很小范围发生。由于针尖的尺度一般都小于 100 nm,这种测量的空间分辨率也将相应地小于 100 nm。TERS 实验通常需要将激发光束通过标准的显微镜物镜聚焦,从而产生在衍射极限 $0.5 \sim 1.0~\mu m$ 范围内尺寸的光斑(具体大小依赖于激发激光波长和所使用的物镜);然后使具有表面增强拉曼散射活性的针尖与激光光斑范围内的样品接触。由于表面增强拉曼散射给出的拉曼强度增强可高达 $10^{14} \sim 10^{15}$ 倍,如果要利用 TERS 成功实现纳米尺度的拉曼分析,则 TERS 的强度必须达到或超过常规拉曼信号强度。因为与常规拉曼分析相比，TERS 所取样的分子数目相应地也减少了几个数量级，因此并非对所有样品均能实现 TERS 强度超过常规拉曼信号。

3.8.3.4 拉曼光谱在医学上的应用

1) 法医物证鉴定

近年来，拉曼光谱技术发展非常迅速，已广泛应用于医药、生物、工业在线检测、高分子材料、地质、文物鉴定等领域。拉曼光谱技术可对气、固、液体物质进行分析，具有检测时间短、灵敏度高、所需样品量少、无损检测等特点，是一种十分理想的物证鉴定技术[226]；而且拉曼光谱技术利用分子内部各种简正振动频率及有关振动能级的情况，鉴定分子中存在的官能团，与红外光谱相结合可以更加全面地研究分子的振动状态，可以提供更多的分子结构方面的信息[227-229]。在法医物证鉴定领域中，拉曼光谱的应用越来越多。

（1）DNA。DNA 是生物遗传信息的载体，是生物遗传的物质基础。随着细胞研究工作的深入，许多问题更需要在分子水平上进行研究。通过对比药物、温度、紫外线、酸度、γ 射线等对 DNA 作用前后的拉曼光谱分析，可以获知 DNA 的脱氧核糖、碱基和整个骨架的转动与振动以及空间构型变化等重要信息[230,231]。

（2）毛发。在毛发的鉴定分析中，要把长度、颜色、损坏程度都考虑在内，因此鉴定毛发样本是非常复杂的[232]。拉曼光谱能提供非常丰富的毛发的化学信息，这些信息结合显微镜鉴定就能形成一个更有说服力的证据链。Marcott 实验组利用亚微米空间分辨率的原子力显微镜结合拉曼光谱仪研究毛发的皮质、角质层和内髓质区，发现这些区域在含有长链亚甲基官能团的红外吸收上差别明显[233]。

（3）血液。利用激光共聚焦显微拉曼光谱可以对人体血液样品进行分析，通过测量血液的拉曼光谱随时间变化的情况，可以分析血浆和血细胞拉曼特征峰的位置及强度与时间的相关性，研究血液降解的过程，从而为血液离体时间的推断提供依据。此外，利用拉曼检测方法结合化学计量学方法可以实现对血迹种属的快速、无损鉴定。2009 年，Virkler 等报道了利用拉曼光谱结合 PCA 区分人和猫、狗血迹的可能性。2014 年，McLaughlin 在 Virkler 研究的基础上发现人和动物血迹的拉曼光谱中 1 220～1 300 cm^{-1} 之间拉曼峰形和强度存在微小差异，这主要是因为人和动物血迹中血红蛋白分子的拉曼光谱拉伸振动模式存在一定差异性。他们利用此差异性，结合偏最小二乘法判别分析（partial least squares discriminant analysis，PLS-DA）模型成功地区分了人和动物的血迹。拉曼光谱技术在血液中的应用较为广泛，囊括了对红细胞、白细胞、血小板和血清的拉曼光谱研究，以及血液病的研究。在法医物证鉴定领域中，血液的鉴定仍需要大量的样本和更完善的仪器以及合适的统计分析方法，但也预示着拉曼光谱技术应用于法医物证鉴定领域的美好前景。

2）拉曼光谱技术在微生物检测中的应用

（1）拉曼光谱技术在细菌检测中的应用。

目前，拉曼光谱技术可以对细菌进行快速的分类、鉴定以及定量分析，并能够对细菌组分及细菌耐药进行实时动态监测。Kotanen 等[234]将 5 株不动杆菌接种到人血清样本进行混合培养，采用银纳米颗粒为增强基底进行检测，成功地对人血清中 5 株细菌进行了准确鉴别，证明拉曼光谱可以通过不同细菌产生的特征光谱鉴别混合微生物。利用拉曼光谱还可以对葡萄球菌、单核细胞增生性李斯特菌进行快速区分检测，整个检测过程只需要十几秒的时间[235]。Buijtels 等[236]的研究表明，拉曼光谱技术可用于鉴定结核分枝杆菌，特异性高达 95.2%。Xie 等[237]将获得的拉曼光谱结合化学计量学方法实现了对链球菌的快速定量检测。Kloss 等[238]建立了一个常见病原菌的数据库，采用激光共聚焦显微拉曼技术直接在患者尿液标本中快速区分出粪肠球菌。Lin 等[239]利用表面增强拉曼散射技术与多步骤化学计量学方法相结合，实现了对细菌的高效定量检测。

拉曼光谱技术在菌体的组分及细菌耐药检测方面也有研究。Efrima 等[240]将纳米银颗粒选择性地吸附在大肠杆菌细菌中或细胞壁上，成功检测出细胞壁中蛋白质、肽和氨基酸等不同成分的表面增强拉曼散射光谱。Jung 等[241]将铜绿假单胞菌生物膜置于微流体装置中，并用三种抗生素处理后用于拉曼分析，获得了暴露于三种抗生素的生物膜的不同特征的拉曼光谱。随着广谱抗生素的广泛应用以及抗生物的滥用，细菌耐药性逐年增加。基于拉曼光谱的细菌耐药性检测分析技术可以检测耐药性细菌并获得部分耐药机制。Kastanos 等[242]利用表面增强拉曼散射对肺炎克雷伯菌、大肠杆菌和变形杆菌进行了鉴别，并将细菌暴露于环丙沙星 2 h 后获得抗菌谱，光谱分析显示敏感和耐药性细菌之间具有显著差异。Liu 等[243]应用表面增强拉曼散射技术获得大肠杆菌在 654 cm^{-1} 和 724 cm^{-1} 处的拉曼峰可作为鉴定其抗生素敏感性的生物标志信号。同时利用表面增强拉曼散射-抗菌药物敏感性试验（SERS-AST）方法获得金黄色葡萄球菌的 730 cm^{-1} 处拉曼峰为其抗生素敏感性鉴定的生物标志信号。

（2）拉曼光谱技术在病毒快速检测中的应用。

拉曼光谱能够在消除外部干扰的情况下以高分辨率检测和分析极小的分子物质[244]。Cao 等[245]使用寡核苷酸和拉曼活性染料标记的金纳米颗粒探针的核酸分子杂交技术与表面增强拉曼散射耦合，同时检测了 HAV/HBV、HIV、埃博拉病毒、天花病毒，获得了不同特征的拉曼光谱。Zhao 等[246]利用银纳米颗粒作为增强基底，使其能够获得高灵敏度的表面增强拉曼散射信号，完成了对腺病毒、鼻病毒和 HIV 三种不同RNA病毒的快速区分。Fan 等[247]在硅晶片上包覆金纳米颗粒作为表面增强拉曼散射的增强基底，通过化学计量学方法对拉曼光谱进行分析，快速、准确和无损地区分了7 种食物和水中的病毒。与现有的病毒检测方法相比，拉曼光谱技术的快速、特异性和易于操作性使其成为当前病毒诊断方法中非常有前途的替代方案。

（3）拉曼光谱技术在真菌、衣原体和支原体快速检测中的应用。

近年来，拉曼光谱技术在真菌、衣原体和支原体鉴别和分类中也有了新的突破。Edwards 等[248]首次报道了三种真菌细胞壁的拉曼光谱，并把分子的主要振动特征归因于几丁质、N-乙酰葡糖胺和（R）-葡聚糖。其初步研究表明，拉曼光谱技术可用来区分培养基中不同的混合物。在此基础上，李晓丽等[249]利用共聚焦显微拉曼技术发现真菌菌丝中存在明显的几丁质特征拉曼指纹谱带，实现了真菌的定性定位分析。Witkowska等[250]利用表面增强拉曼光谱技术结合 PCA 在几分钟内有效地区分了不同真菌病原体，并表明利用表面增强拉曼光谱从人皮肤样品中鉴定真菌的极好可能性。

衣原体和支原体在临床上主要引起女性下生殖道感染，因感染通常无明显临床症状，不易诊断。Henderson 等[251]开发了 NA-SERS 生物传感器检测平台，与真实的临床肺炎支原体咽拭子样本检测的灵敏度和特异性相比较具有显著的统计学意义，并且实现了肺炎支原体两种主要基因型菌株的区分。Childs 等[252]使用壳聚糖（CS）包被的金/银纳米颗粒作为表面增强拉曼散射探针，首次报道了沙眼衣原体蛋白酶活性因子的表面增强拉曼光谱，证明了将被包被纳米颗粒的探针作为表面增强拉曼散射增强基底对衣原体有快速诊断的能力。

3）拉曼光谱技术在血液和体液检测中的应用

在生物医学领域，表面增强拉曼光谱技术结合显微成像技术已广泛应用于组织、细胞及生物分子的光谱测量与光谱成像研究，成为生物医学领域的重要研究手段之一，显示出很好的应用前景。值得一提的是，近些年表面增强拉曼光谱技术在人体体液的分析检测方面备受关注，尤其在体液表面增强拉曼光谱检测的肿瘤辅助检测和诊断研究以及体液成分含量与体液中药物"痕量"含量的分析检测方面取得很好的进展，有望为临床生化检测研究提供新标准，开拓新方向。下面简要介绍近年来表面增强拉曼光谱技术在人体体液的检测研究以及体液成分定量分析检测的概况。

（1）表面增强拉曼光谱技术在人体血液检测中的研究应用。

利用表面增强拉曼光谱技术在外周血中对循环肿瘤细胞进行检测。例如，2008 年Michael 等利用乳腺癌细胞高度表达人类表皮生长因子受体 2（HER2）的特性，制备针对 HER2 的表面增强拉曼散射探针，通过测量血液样品中表面增强拉曼散射探针的拉曼信号实现快速且高灵敏度地检测全血中循环肿瘤细胞的数量。

基于血清（血浆）表面增强拉曼光谱的差异对疾病进行检测。例如，2010 年冯尚源等将表面增强拉曼光谱技术与多变量分析方法相结合首次开展了基于鼻咽癌患者血浆的表面增强拉曼光谱检测，对 76 份血液样品测量分析后获得 90.7% 的诊断灵敏度和100% 的诊断特异性。他们随后又开展了基于偏振光激发的胃癌患者血浆表面增强拉曼光谱检测，对比了正常人血浆与胃癌患者血浆在非偏振激光、线偏振激光、右旋圆偏振激光以及左旋圆偏振激光激发下面积归一化后的平均表面增强拉曼光谱的差异；此外，利用表面增强拉曼光谱可以分析血液中药物及蛋白质的相互作用，并且可以定量检测血液成分的含量。这些研究利用表面增强拉曼光谱对血液进行分析，从而达到对肿瘤等疾病进行辅助诊断、治疗、预后监测等的目的，为临床检验研究提供新标准。

（2）表面增强拉曼光谱技术应用于唾液的分析检测。

唾液中含有大量的蛋白质和人体代谢产物，很多疾病可以通过对唾液成分的分析进行诊断。唾液检测具有无创、获取方便、适合开展大规模普查等优点。此外，对服用药物后唾液中残留浓度的检测在临床和刑侦上都有重要的作用。表面增强拉曼光谱技术由于具有极高的检测灵敏度，使得"痕量"水平的物质检测成为可能。Inscore 等利用银胶、金胶作为增强基底，分别对兴奋剂、抗抑郁药、鸦片类药剂、迷幻药进行测量分析，并重点关注可卡因的检测，结果显示唾液的表面增强拉曼光谱检测可实现对最低浓度为 50 ng/ml 的可卡因的检测。Xiao 通过对正常人和肺癌患者唾液的表面增强拉曼光谱分析发现，肺癌患者的蛋白质和核酸的拉曼峰强度比正常人低，结合 PCA 和线性判别分析（linear discriminant analysis，LDA）获得 78％的检测灵敏度和 83％的特异性。

（3）表面增强拉曼光谱技术应用于尿液与精液的分析检测。

尿液分析被喻为肾脏的"流体活检"，分析尿液中的机体代谢产物（如尿素、尿酸、肌酐等）可以评估肾脏功能，Premasiri 等通过对尿素、尿酸、肌酐三种成分含量的检测，发现正常尿液中尿素的检测可直接在常规拉曼检测条件下进行，另两种则需通过表面增强拉曼散射增强检测。

精液由精子和精浆组成，是人类繁衍后代的物质基础。然而随着人们生活节奏加快和环境的变化，精液质量问题凸显，因而开展精液研究意义重大。拉曼光谱凭借其无损、快速的优点，在精液及精子分析研究中具有广阔的前景。目前，国内外开展了精子拉曼光谱成像和 DNA 损伤方面的研究。

综上所述，表面增强拉曼光谱技术作为一种强有力的光谱分析技术，表现出明显优于其他光谱技术的优势，以人体体液为研究对象开展的表面增强拉曼光谱研究广受关注，并获得很好的初步成果。随着表面增强拉曼光谱增强基底制备技术的改进和发展，激光与人体体液作用机制的深入研究以及更为高效、可靠的光谱数据分析处理方法的辅助应用，表面增强拉曼光谱技术将有望在基于人体体液的疾病诊断以及人体体液中多种生化成分的快速、定量检测方面发挥重要的作用，并服务于临床诊断研究。

4）拉曼光谱技术在肿瘤中的应用

众所周知，肿瘤特别是恶性肿瘤已成为威胁人类生命的第一杀手。早发现、早诊断和早干预，是提高肿瘤治愈率和减少病死率的重要手段。拉曼光谱是一种无损、信息量丰富的光谱技术，可应用于固态或液态生物分子的结构分析，且无须任何处理即可对生物样品如组织、细胞、蛋白质、核酸等进行检测。随着激光技术的进步和新型探测器

CCD 工艺及应用的逐渐成熟,拉曼光谱已被广泛应用于肿瘤诊断的研究中。

(1) 在肿瘤组织诊断中的应用。

因对组织的无损害性及无需预处理等优点,拉曼光谱技术较早应用在肿瘤组织与正常组织的鉴别诊断中。研究表明,拉曼光谱对基底细胞癌组织与正常皮肤鉴别的灵敏度和特异性分别为 100%、93%[253];在口腔癌和正常口腔黏膜的鉴别诊断中其准确率、特异性和灵敏度均超过 97%[254];在乳腺癌的研究中发现乳腺癌组织的拉曼光谱明显不同于正常乳腺组织和乳腺良性肿瘤组织[255]。在肺癌、胃癌、膀胱癌等肿瘤的鉴别诊断中拉曼光谱技术均体现出较高的准确度。综上所述,在肿瘤组织的鉴别诊断中,拉曼光谱技术已取得很好的应用,并能够较方便、快捷地鉴别良、恶性肿瘤,指导临床进一步治疗。

(2) 在肿瘤病理切片诊断中的应用。

拉曼光谱技术因其在各系统肿瘤组织鉴别诊断中的优势,目前已被应用于肿瘤病理切片诊断中。Eophan 等[256]探索了病理切片过程中冷冻、甲醛固定、石蜡包埋和脱蜡等对组织拉曼光谱的干扰。结果表明,尽管冷冻和甲醛固定有其特征峰,但经进一步分析后发现拉曼光谱用于鉴定肿瘤病理切片中组织良、恶性的方法是可行的,并且由于组织病理切片具有易获取和保存时间长等优点,拉曼光谱能够更加便捷地获取肿瘤信息。目前拉曼光谱较多地应用于乳腺癌的病理切片诊断中。

(3) 对肿瘤细胞特征变化的研究。

组织细胞在发生癌变后其构成成分如氨基酸、脂类、糖类等都有可能发生变化,可能成为特征拉曼光谱。通过正常细胞与癌变细胞的拉曼光谱对比分析可发现癌变细胞内生物分子结构及其含量的变化,在细胞水平上诊断疾病,这为癌症的早期诊断及癌变机制的分析提供了重要的理论基础。由此,可引入单细胞拉曼光谱技术,以用来准确分析肿瘤细胞内核酸、蛋白质、脂类等物质的浓度变化。

(4) 对肿瘤患者分子改变的研究。

近几年,国内外研究人员对肿瘤患者血液和体液样本的拉曼光谱特征进行了大量研究,展示出拉曼光谱技术在肿瘤分子诊断中的应用前景。例如,表面增强拉曼光谱可以很好地反映鼻咽癌患者血清与正常人血清之间的差异,其准确率可达 95.4%[257]。对比分析肺癌患者与健康人唾液的光谱特征后发现,拉曼光谱技术能明显区分两者[258]。利用拉曼光谱检测尿液标本中的肿瘤上皮细胞,其诊断膀胱癌的灵敏度为 96%,特异性为 90%[259]。

3.8.3.5　前景与展望

拉曼光谱是一种散射光谱,能够提供待测物质的化学振动信息,是物质的"指纹"谱。近年来,拉曼光谱技术由于具有非破坏性、特异性和高度自动化等优点,能对样品进行定性分析、定量分析、结构分析,已经广泛应用于化学、物理和生命科学等多个领域。由于检测无需试剂,并且水的拉曼光谱很微弱,拉曼光谱可以在接近自然状态下、活性状态下对生物样本进行原位检测、活体检测,因而拉曼技术在医学领域应用有独特的优势。拉曼技术现已在医学应用方面取得许多突破性进展,如法医检验、微生物分析、血液及体液分析、肿瘤组织分析等。拉曼技术在临床上的应用发展也很迅速,现在市场上已有可供临床应用的拉曼探针和适合医用的拉曼光谱仪。

对各种生物物质的拉曼图谱进行分析,确定特征峰,建立光谱"指纹"数据库与网络共享平台,突破时间和地域的界限,实现多机构、全网络资源共享,提高通用性,使其在各个领域得到更好、更广泛的应用,将是未来的发展方向。随着科技的日新月异,拉曼技术将会愈加成熟。同时,不同优势的技术手段互补将会完善原有的实验技术,拉曼作为一项新兴的、极具潜力的光学技术,必将有效克服目前存在的局限性,提高检测灵敏度,避免生物物质自发荧光的干扰,逐步从实验室走向应用,并且将与信号处理技术和互联网技术相结合,实现对待测物的准确、快速、无损检测。

参考文献

[1] 王廷华,刘进.分子杂交理论与技术[M].3版.北京:科学出版社,2013:48-65.

[2] 黄留玉,王恒樑,刘先凯,等.PCR最新技术原理、方法及应用[M].北京:化学工业出版社,2010:4-7.

[3] Bustin S A, Benes V, Nolan T, et al. Quantitative real-time RT-PCR—a perspective[J]. J Mol Endocrinol, 2005, 34(3):597-601.

[4] 王廷华,刘佳,夏庆杰.PCR理论与技术[M].3版.北京:科学出版社,2013.

[5] Loeb K R, Jerome K R, Goddard J, et al. High-throughput quantitative analysis of hepatitis B virus DNA in serum using the TaqMan fluorogenic detection system[J]. Hepatology, 2000, 32(3):626-629.

[6] 陈苏红,张敏丽,张政,等.复合探针实时荧光PCR检测大肠埃希菌O157:H7[J].解放军预防医学杂志,2005,23(6):403-405.

[7] 石晓路,扈庆华,张佳峰,等.多重实时PCR快速同时检测沙门菌和志贺菌[J].中华流行病学杂志,2006,27(12):1053-1056.

[8] 李光伟,邱杨,肖性龙,等.沙门菌荧光实时定量PCR检测试剂的研制及应用[J].微生物学通报,2007,34(3):496-499.

[9] Patel J R, Bhagwat A A, Sanglay G C, et al. Rapid detection of Salmonella from hydrodynamic pressure-treated poultry using molecular beacon real-time PCR[J]. Food Microbiol, 2006, 23(1):39-46.

[10] 张世英,洪帮兴,司徒潮满,等.荧光定量PCR技术在霍乱弧菌检测中的应用[J].中国公共卫生,2003,19(3):345-346.

[11] Oki E, Maehara Y, Tokunaga E, et al. Reduced expression of p33(ING1) and the relationship with p53 expression in human gastric cancer[J]. Cancer Lett, 1999, 147(1-2):157-162.

[12] Bieche I, Olivi M, Champeme M H, et al. Novel approach to quantitative polymerase chain reaction using real-time detection: application to the detection of gene amplification in breast

cancer[J]. Int J Cancer，1998，78(5)：661-666.

[13] Schuler F，Dolken G. Detection and monitoring of minimal residual disease by quantitative real-time PCR[J]. Clin Chim Acta，2006，363(1-2)：147-156.

[14] 张中保，李会勇，石云素，等. 应用实时荧光定量 PCR 技术分析玉米水分胁迫诱导基因的表达模式[J]. 植物遗传资源学报，2007，8(4)：421-425.

[15] Giulietti A，Overbergh L，Valckx D，et al. An overview of real-time quantitative PCR：applications to quantify cytokine gene expression[J]. Methods，2001，25(4)：386-401.

[16] Notomi T，Okayama H，Masubuchi H，et al. Loop-mediated isothermal amplification of DNA[J]. Nucleic Acids Res，2000，28(12)：E63.

[17] Compton J. Nucleic acid sequence-based amplification[J]. Nature，1991，350(6313)：91-92.

[18] 颜进. NASBA(核酸序列依赖的扩增)及其在医学上的应用[J]. 国外医学：临床生物化学与检验学分册，1997，18(2)：66-69.

[19] Gusev Y，Sparkowski J，Raghunathan A，et al. Rolling circle amplification：a new approach to increase sensitivity for immunohistochemistry and flow cytometry[J]. Am J Pathol，2001，159(1)：63-69.

[20] Lizardi P M，Huang X，Zhu Z，et al. Mutation detection and single-molecule counting using isothermal rolling-circle amplification[J]. Nat Genet，1998，19(3)：225-232.

[21] Kurn N，Chen P，Heath J D，et al. Novel isothermal，linear nucleic acid amplification systems for highly multiplexed applications[J]. Clin Chem，2005，51(10)：1973-1981.

[22] Vincent M，Xu Y，Kong H. Helicase-dependent isothermal DNA amplification[J]. EMBO Rep，2004，5(8)：795-800.

[23] Walker G T，Little M C，Nadeau J G，et al. Isothermal in vitro amplification of DNA by a restriction enzyme/DNA polymerase system[J]. Proc Natl Acad Sci U S A，1992，89(1)：392-396.

[24] Gao W，Li X，Zeng L，et al. Rapid isothermal detection assay：a probe amplification method for the detection of nucleic acids[J]. Diagn Microbiol Infect Dis，2008，60(2)：133-141.

[25] 李翔，彭涛. 一种快速等温检测核酸目标序列方法的建立[J]. 中华检验医学杂志，2008，31(3)：322-324.

[26] Brown James F，Silver J E，Kalinina Olga V. Method of sampling，amplifying and quantifying segment of nucleic acid，polymerase chain reaction assembly having nanoliter-sized sample chambers，and method of filling assembly：US，6143496[P/OL]. 2002-04-25[2002-11-07]. http://www. freepatentsonline. com/y2002/0164820. html.

[27] Vogelstein B，Kinzler K W. Digital PCR[J]. Proc Natl Acad Sci U S A，1999，96(16)：9236-9241.

[28] Pohl G，Shih IeM. Principle and applications of digital PCR[J]. Expert Rev Mol Diagn，2004，4(1)：41-47.

[29] Yan H，Dobbie Z，Gruber S B，et al. Small changes in expression affect predisposition to tumorigenesis[J]. Nat Genet，2002，30(1)：25-26.

[30] Zhou W，Goodman S N，Galizia G，et al. Counting alleles to predict recurrence of early-stage colorectal cancers[J]. Lancet，2002，359(9302)：219-225.

[31] Singer G，Oldt R，Cohen Y，et al. Mutations in BRAF and KRAS characterize the development of low-grade ovarian serous carcinoma[J]. J Natl Cancer Inst，2003，95(6)：484-486.

[32] Zimmermann B G，Grill S，Holzgreve W，et al. Digital PCR：a powerful new tool for noninvasive

prenatal diagnosis[J]. Prenat Diagn，2008，28(12)：1087-1093.

[33] Chiu R W，Lo Y M. The biology and diagnostic applications of fetal DNA and RNA in maternal plasma[J]. Curr Top Dev Biol，2004，61：81-111.

[34] van der Schoot C E，Hahn S，Chitty L S. Non-invasive prenatal diagnosis and determination of fetal Rh status[J]. Semin Fetal Neonatal Med，2008，13(2)：63-68.

[35] Lo Y M，Lun F M，Chan K C，et al. Digital PCR for the molecular detection of fetal chromosomal aneuploidy[J]. Proc Natl Acad Sci U S A，2007，104(32)：13116-13121.

[36] Ding C，Chiu R W，Lau T K，et al. MS analysis of single-nucleotide differences in circulating nucleic acids：Application to noninvasive prenatal diagnosis[J]. Proc Natl Acad Sci U S A，2004，101(29)：10762-10767.

[37] Li Y，Di Naro E，Vitucci A，et al. Detection of paternally inherited fetal point mutations for beta-thalassemia using size-fractionated cell-free DNA in maternal plasma[J]. JAMA，2005，293(7)：843-849.

[38] Galbiati S，Foglieni B，Travi M，et al. Peptide-nucleic acid-mediated enriched polymerase chain reaction as a key point for non-invasive prenatal diagnosis of beta-thalassemia[J]. Haematologica，2008，93(4)：610-614.

[39] Hahn S，Holzgreve W. Prenatal diagnosis using fetal cells and cell-free fetal DNA in maternal blood：what is currently feasible[J]. Clin Obstet Gynecol，2002，45(3)：649-656；discussion 730-732.

[40] 刘佩娜，姜素华，廖琳，等. 应用套式 PCR 检测我国西南部分疟区疟原虫的感染状况[J]. 华西医科大学学报，2002，33(3)：452-455.

[41] 杨岁虎，杨双旺，孙佩，等. 套式聚合酶链式反应极量稀释法评价外科乙型肝炎表面抗原携带者血液的传染性[J]. 中华医学感染学杂志，2000，10(5)：396-398.

[42] 李为民，韩东一，袁慧军，等. 多重 PCR 在线粒体基因突变聋病诊断中的应用[J]. 解放军医学杂志，2002，27(3)：280-281.

[43] 樊绮诗，崔杰峰，夏玉卿，等. 多重聚合酶链式反应检测 DMD 基因的初步分析[J]. 上海医学，2000，23(6)：336-338.

[44] Covone A E，Lerone M，Romeo G. Genotype-phenotype correlation and germline mosaicism in DMD/BMD patients with deletions of the dystrophin gene[J]. Hum Genet，1991，87(3)：353-360.

[45] Jeffreys A J，Neumann R，Wilson V. Repeat unit sequence variation in minisatellites：a novel source of DNA polymorphism for studying variation and mutation by single molecule analysis[J]. Cell，1990，60(3)：473-485.

[46] Neil D L，Jeffreys A J. Digital DNA typing at a second hypervariable locus by minisatellite variant repeat mapping[J]. Hum Mol Genet，1993，2(8)：1129-1135.

[47] 王计秋，丁梅，孙哲，等. MVR-PCR 及其法医学的应用[J]. 法医学杂志，2004，20(1)：40-43.

[48] 黄艳梅，伍新尧. MVR-PCR 分析技术的研究进展[J]. 中国法医学杂志，2003，18(3)：185-188.

[49] Sanger F，Nicklen S，Coulson A R. DNA sequencing with chain-terminating inhibitors[J]. Proc Natl Acad Sci U S A，1977，74(12)：5463-5467.

[50] Maxam A M，Gilbert W. A new method for sequencing DNA[J]. Proc Natl Acad Sci U S A，1977，74(2)：560-564.

[51] Smith L M，Fung S，Hunkapiller M W，et al. The synthesis of oligonucleotides containing an aliphatic amino group at the 5′ terminus：synthesis of fluorescent DNA primers for use in DNA

sequence analysis[J]. Nucleic Acids Res，1985，13(7)：2399-2412.

[52] Huang X C，Quesada M A，Mathies R A. DNA sequencing using capillary array electrophoresis [J]. Anal Chem，1992，64(18)：2149-2154.

[53] Mitra R D，Shendure J，Olejnik J，et al. Fluorescent in situ sequencing on polymerase colonies [J]. Anal Biochem，2003，320(1)：55-65.

[54] Shendure J，Porreca G J，Reppas N B，et al. Molecular biology：accurate multiplex polony sequencing of an evolved bacterial genome[J]. Science，2005，309(5741)：1728-1732.

[55] hendure J，Ji H. Next-generation DNA sequencing[J]. Nat Biotechnol，2008，26(10)：1135-1145.

[56] Voelkerding K V，Dames S A，Durtschi J D. Next-generation sequencing：from basic research to diagnostics[J]. Clin Chem，2009，55(4)：641-658.

[57] Schuster S C. Next-generation sequencing transforms today's biology[J]. Nat Methods，2008，5(1)：16-18.

[58] Wheeler D A，Srinivasan M，Egholm M，et al. The complete genome of an individual by massively parallel DNA sequencing[J]. Nature，2008，452(7189)：872-876.

[59] Margulies M，Egholm M，Altman W E，et al. Genome sequencing in microfabricated high-density picolitre reactors[J]. Nature，2005，437(7057)：376-380.

[60] Rothberg J M，Leamon J H. The development and impact of 454 sequencing[J]. Nat Biotechnol，2008，26(10)：1117-1124.

[61] Droege M，Hill B. The Genome Sequencer FLX™ System — Longer reads，more applications，straight forward bioinformatics and more complete data sets[J]. J Biotechnol，2008，136(1-2)：3-10.

[62] van Dijk E L，Auger H，Jaszczyszyn Y，et al. Ten years of next-generation sequencing technology [J]. Trends Genet，2014，30(9)：418-426.

[63] Bentley D R. Whole-genome re-sequencing[J]. Current Opinion Genet Dev，2006，16(6)：545-552.

[64] Ju J，Kim D H，Bi L，et al. Four-color DNA sequencing by synthesis using cleavable fluorescent nucleotide reversible terminators[J]. Proc Natl Acad Sci U S A，2006，103(52)：19635-19640.

[65] Turcatti G，Romieu A，Fedurco M，et al. A new class of cleavable fluorescent nucleotides：synthesis and optimization as reversible terminators for DNA sequencing by synthesis[J]. Nucleic Acids Res，2008，36(4)：e25.

[66] Mardis E R. The impact of next-generation sequencing technology on genetics[J]. Trends Genet，2008，24(3)：133-141.

[67] Mckernan K J，Peckham H E，Costa G L，et al. Sequence and structural variation in a human genome uncovered by short-read，massively parallel ligation sequencing using two-base encoding [J]. Genome Res，2009，19(9)：1527-1541.

[68] Schadt E E，Turner S，Kasarskis A. A window into third-generation sequencing[J]. Hum Mol Genet，2011，19(4)：R227-R240.

[69] Rusk N. Cheap third-generation sequencing[J]. Nat Methods，2009，6(4)：244.

[70] Harris T D，Buzby P R，Babcock H，et al. Single-molecule DNA sequencing of a viral genome[J]. Science，2008，320(5872)：106-109.

[71] Levene M，Korlach J，Turner S，et al. Zero-mode waveguides for single molecule analysis and fast DNA sequencing[C]// IEEE. Lasers and Electro-Optics，2002. doi：10. 1109/CLEO.

2002. 1034137.

［72］Eid J，Fehr A，Gray J，et al. Real-time DNA sequencing from single polymerase molecules［J］. Science，2009，323(5910)：133-138.

［73］Flusberg B A，Webster D R，Lee J H，et al. Direct detection of DNA methylation during single-molecule，real-time sequencing［J］. Nat Methods，2010，7(6)：461-465.

［74］Stoddart D，Heron A J，Mikhailova E，et al. Single-nucleotide discrimination in immobilized DNA oligonucleotides with a biological nanopore.［J］. Proc Natl Acad Sci U S A，2009，106(19)：7702-7707.

［75］Derrington I M，Butler T Z，Collins M D，et al. Nanopore DNA sequencing with MspA［J］. Proc Natl Acad Sci U S A，2010，107(37)：16060-16065.

［76］Ivanov A P，Instuli E，McGilvery C M，et al. DNA tunneling detector embedded in a nanopore［J］. Nano Lett，2011，11(1)：279-285.

［77］Goldberg S M，Johnson J，Busam D，et al. A Sanger/pyrosequencing hybrid approach for the generation of high-quality draft assemblies of marine microbial genomes［J］. Proc Natl Acad Sci U S A，2006，103(30)：11240-11245.

［78］Chen S，Parmigiani G. Meta-analysis of BRCA1 and BRCA2 penetrance［J］. J Clin Oncol，2007，25(11)：1329-1333.

［79］Valverde J R，Alonso J，Palacios I，et al. RB1 gene mutation up-date，a meta-analysis based on 932 reported mutations available in a searchable database［J］. BMC Genet，2005，6：53.

［80］Richter S，Vandezande K，Chen N，et al. Sensitive and efficient detection of RB1 gene mutations enhances care for families with retinoblastoma［J］. Am J Hum Genet，2003，72(2)：253-269.

［81］Liu P，Morrison C，Wang L，et al. Identification of somatic mutations in non-small cell lung carcinomas using whole-exome sequencing［J］. Carcinogenesis，2012，33(7)：1270-1276.

［82］Gerlinger M，Rowan A J，Horswell S，et al. Intratumor heterogeneity and branched evolution revealed by multiregion sequencing［J］. N Engl J Med，2015，366(10)：883-892.

［83］Palomaki G E，Kloza E M，Lambert-Messerlian G M，et al. DNA sequencing of maternal plasma to detect Down syndrome：an international clinical validation study［J］. Genet Med，2011，13(11)：913-920.

［84］Bhatt A S，Freeman S S，Herrera A F，et al. Sequence-based discovery of Bradyrhizobium enterica in cord colitis syndrome［J］. N Engl J Med，2013，369(6)：517-528.

［85］Palacios G，Druce J，Du L，et al. A new arenavirus in a cluster of fatal transplant-associated diseases［J］. N Engl J Med，2008，358(10)：991-998.

［86］Stoesser N，Sheppard A E，Shakya M，et al. Dynamics of MDR Enterobacter cloacae outbreaks in a neonatal unit in Nepal：insights using wider sampling frames and next-generation sequencing［J］. J Antimicrob Chemother，2015，70(4)：1008-1015.

［87］Simen B B，Simons J F，Hullsiek K H，et al. Low-abundance drug-resistant viral variants in chronically HIV-infected，antiretroviral treatment-naive patients significantly impact treatment outcomes［J］. J Infect Dis，2009，199(4)：693-701.

［88］Gargis A S，Kalman L，Berry M W，et al. Assuring the quality of next-generation sequencing in clinical laboratory practice［J］. Nat Biotechnol，2012，30(11)：1033-1036.

［89］Jungblut P R，Müller E C，Mattow J，et al. Proteomics reveals open reading frames in Mycobacterium tuberculosis H37Rv not predicted by genomics［J］. Infect Immun，2001，69(9)：5905-5907.

[90] Jungblut P R，Burnann D，Haas G，et al. Comparative proteome analysis of Helicobacter pylori [J]. Mol Microbiol，2000，36(3)：710-725.

[91] Duffes F，Jenoe P，Boyaval P. Use of two-dimensional electrophoresis to study differential protein expression in divercin V41-resistant and wild-type strains of Listeria monocytogenes[J]. Appl Environ Microbiol，2000，66(10)：4318-4324.

[92] Kahng H Y，Cho K，Song S Y，et al. Enhanced detection and characterization of protocatechuate 3，4-dioxygenase in Acinetobacter lwofii K24 by proteomics using a column separation[J]. Biochem Biophys Res Commun，2002，295：903-909.

[93] Agnihotri V，Gupta A，Kumar L，et al. Serum sHLA—G：Significant diagnostic biomarker with respect to therapy and immunosuppressive mediators in head and neck squamous cell carcinoma [J]. Sci Rep，2020，10(1)：3806.

[94] Kageyama S，Isono T，Iwaki H，et al. Identification by proteomic analysis of calreticulin as a marker for bladder cancer and evaluation of the diagnostic accuracy of its detection in urine[J]. Clin Chem，2004，50(5)：857-866.

[95] Takáts Z，Wiseman J M，Gologan B，et al. Mass spectrometry sampling under ambient conditions with desorption electrospray ionization[J]. Science，2004，306(5695)：471-473.

[96] Kaufmann R. Matrix-assisted laser desorption ionization(MALDI)mass spectrometry：a novel analytical tool in molecular biology and biotechnology[J]. J Biotechnol，1995，41(2-3)：155-175.

[97] Nomura F. Proteome-based bacterial identification using matrix-assisted laser desorption ionization-time of flight mass spectrometry (MALDI-TOF MS)：A revolutionary shift in clinical diagnostic microbiology[J]. Biochim Biophys Acta，2015，1854(6)：528-537.

[98] Yanagisawa K，Shyr Y，Xu B J，et al. Proteomic patterns of tumour subsets in non-small-cell lung cancer[J]. Lancet，2003，362(9382)：433-439.

[99] Nicholson J K，Lindon J C，Holmes E. 'Metabonomics'：understanding the metabolic responses of living systems to pathophysiological stimuli via multivariate statistical analysis of biological NMR spectroscopic data[J]. Xenobiotica，1999，29(11)：1181-1189.

[100] Fiehn O. Metabolic networks of Cucurbita maxima phloem[J]. Phytochemistry，2003，62(6)：875-886.

[101] Cheng L L，Lean C L，Bogdanova A，et al. Enhanced resolution of proton NMR spectra of malignant lymph nodes using magic-angle spinning [J]. Magn Reson Med，1996，36 (5)：653-658.

[102] Daykin C A，Corcoran O，Hansen S H，et al. Application of directly coupled HPLC NMR to separation and characterization of lipoproteins from human serum[J]. Anal Chem，2001，73(6)：1084-1090.

[103] 黄荣清,颜贤忠,骆传环,等. 人宫颈癌细胞(Hela)内的^{31}P 核磁共振研究[J]. 分析化学,2003,31(2)：201-204.

[104] 沈朋,康宇飞,程翼宇. 乳腺癌代谢物组模式特征发现方法及 HPLC/MS/MS 分析[J]. 高等学校化学学报,2005,26(10)：1798-1802.

[105] Wang C，Kong H，Guan Y，et al. Plasma phospholipid metabolic profiling and biomarkers of type 2 diabetes mellitus based on high-performance liquid chromatography/electrospray mass spectrometry and multivariate statistical analysis[J]. Anal Chem，2005，77(13)：4108-4116.

[106] Plumb R S，Stumpf C L，Gorenstein M V，et al. Metabonomics：the use of electrospray mass spectrometry coupled to reversed-phase liquid chromatography shows potential for the screening

of rat urine in drug development［J］. Rapid Commun Mass Spectrom，2002，16（20）：1991–1996.

［107］ Beaudry F，Yves Le Blanc J C，Coutu M，et al. Metabolite profiling study of propranolol in rat using LC/MS/MS analysis［J］. Biomed Chromatogr, 1999, 13(5)：363–369.

［108］ Griffin J L，Kauppinen R A. Tumour metabolomics in animal models of human cancer［J］. J Proteome Res，2007，6(2)：498–505.

［109］ Shockcor J P，Holmes E. Metabonomic applications in toxicity screening and disease diagnosis ［J］. Curr Top Med Chem，2002, 2(1)：35–51.

［110］ Ferrari M，Stenirri S，Bonini P，et al. Molecular diagnostics by microelectronic microchips［J］. Clin Chem Lab Med，2003,41(4)：462–467.

［111］ Teng X，Xiao H. Perspectives of DNA microarray and next-generation DNA sequencing technologies［J］. Sci China C Life Sci，2009,52(1)：7–16.

［112］ Selzer P M，Marhfer R J，Koch O. Sequence Comparisons and Sequence-Based Database Searches ［M］. Berlin：Springer，2018.

［113］ Xu J，He X，Zhou Y，et al. Research and applications of biochip technologies［J］. Chin Sci Bull，2000，45：101–108.

［114］ Zhu Q，Hong A，Sheng N，et al. microParaflo biochip for nucleic acid and protein analysis［J］. Methods Mol Biol，2007,382：287–312.

［115］ 彭俊文.生物芯片技术应用现状及其发展对策研究［D］.北京：中国人民解放军军事医学科学院,2004.

［116］ 许俊泉,贺学忠,周玉祥,等. 生物芯片技术的发展与应用［J］. 科学通报,1999,44（24）：2600–2606.

［117］ 韩金祥.生物芯片技术的原理［J］.山东医药,2005,45(26)：69–71.

［118］ 覃志坚.DNA 芯片在检验医学中的应用［J］.右江民族医学院学报,2002,24(1)：120–121.

［119］ 温晓岩,吴红敏.基因芯片技术的应用展望［J］.海南医学,2004,15(9)：126–127.

［120］ 李基文.21 世纪基因芯片在医学应用中的展望［J］.中国公共卫生,2002,18(7)：876–877.

［121］ Wang J. From DNA biosensors to gene chips ［J］. Nucleic Acids Res，2000，28（16）：3011–3016.

［122］ 单虎.基因芯片的研究进展［J］.莱阳农学院学报,2002,19(4)：289–292.

［123］ 浙江大学生物系.生物芯片核酸序列测定的新技术［J］.中国科技信息,1999(9–10)：76–77.

［124］ 董伟.分子生物芯片分析技术及其应用［J］.标记免疫分析与临床,2001,8(2)：100–103.

［125］ 王立强,倪旭翔,陆祖康,等.激光共聚焦生物芯片扫描仪的研究［J］.浙江大学学报（工学版）,2005,39(4)：565–568.

［126］ 戴克胜,阮长耿.基因芯片技术及其在疾病诊断上的应用［J］.江苏医药杂志,2001,27(4)：292–294.

［127］ 李珉珉,孙蓓.DNA 芯片与检验医学的发展［J］.上海医学检验杂志,2001,16(1)：51–53.

［128］ 樊蓉,曹加,沈年汉,等.利用荧光标记的通用引物检测基因芯片的制备质量［J］.武警医学院学报,2009,18(9)：745–747.

［129］ 胡庆沈.激光扫描共焦显微镜［J］.引进国外医药技术与设备,1997,9(4)：264–268.

［130］ 丁小平,王薇,付连春.光纤传感器的分类及其应用原理［J］.光谱学与光谱分析,2006,26(6)：1176–1178.

［131］ 邢汝冰,高福斌,张平.DNA 芯片技术及国内外发展概况［J］.光机电信息,2000,17(8)：6–10.

［132］ 许俊泉,万妮,程京.生物芯片技术与缩微实验室［J］.医学与哲学,2000,21(2)：8–10.

［133］Miller D A B. Rationale and challenges for optical interconnects to electronic chips［J］. Proc IEEE，2000，88：728－749.

［134］韩银和，张磊，李晓维. 三维芯片的测试技术研究进展［C］//. 第六届中国测试学术会议论文集. ［出版者不详］，2010.

［135］张凯，胡坪，梁琼麟，等. 微流控芯片中微液滴的操控及其应用［J］. 分析化学，2008，36（4）：556－562.

［136］刘小冬. 基因芯片技术的临床检验医学应用及存在问题［J］. 右江民族医学院学报，2002，24（5）：763－764.

［137］何大澄，肖雪媛. SELDI 蛋白质芯片技术在蛋白质组学中的应用［J］. 现代仪器，2002（1）：1－4.

［138］李红霞，余蓉，李晓红. 人胰岛素原在基因工程菌中的高效表达［J］. 华西药学杂志，2005，20（1）：14－17.

［139］徐晓丽，林娟，鄢仁祥. 基因芯片与高通量测序技术的原理与应用的比较［J］. 中国生物化学与分子生物学报，2018，34（11）：1166－1174.

［140］孙爱群. 人类基因组作图及其意义［J］. 六盘水师专学报（自然科学版），1993（4）：40－43.

［141］苗明三，孙艳红，方晓燕. 论分子生物学技术在中医药研究中的应用［J］. 河南中医学院学报，2003，18（109）：70－73.

［142］章晓波，徐洵. 荧光探针研究新进展［J］. 生物工程进展，2000，20（2）：14－15.

［143］周齐洋，高静贤，丁俊杰，等. 自制鳞状细胞癌抗原单克隆抗体芯片的临床诊断效能评价［J］. 微循环学杂志，2013，23（4）：56－57.

［144］向征. 定量检测人血清 IgG 蛋白质芯片的研制及应用研究［D］. 广州：南方医科大学，2007.

［145］陈焕文，胡斌，张燮. 复杂样品质谱分析技术的原理与应用［J］. 分析化学，2010，38（8）：1069－1088.

［146］姚丽，张伟，王姝妹，等. 液相芯片技术原理及应用简介［J］. 现代肿瘤医学，2008，16（12）：2196－2198.

［147］仇红刚. 蛋白质芯片的制备技术研究［J］. 国外医学（临床生物化学与检验学分册），2002，23（4）：223－224.

［148］Vlahou A，Schellhammer P F，Mendrinos S，et al. Development of a novel proteomic approach for the detection of transitional cell carcinoma of the bladder in urine［J］. Am J Pathol，2001，158（4）：1491－1502.

［149］吴玉梅. 蛋白芯片技术在乳腺癌诊断中的应用研究［D］. 太原：山西医科大学，2012.

［150］Rosty C，Christa L，Kuzdzal S，et al. Identification of hepatocarcinoma-intestine-pancreas/pancreatitis-associated protein I as a biomarker for pancreatic ductal adenocarcinoma by protein biochip technology［J］. Cancer Res，2002，62（6）：1868－1875.

［151］钟春英，彭蓉，彭建新，等. 蛋白质芯片技术［J］. 生物技术通报，2004（2）：34－37.

［152］胡洁，朱有名，韩金祥. 蛋白质芯片技术在蛋白质组学中的应用［J］. 中华医学实践杂志，2004，3（1）：34－36.

［153］Conroy P J，Hearty S，Leonard P，et al. Antibody production，design and use for biosensor-based applications［J］. Semin Cell Dev Biol，2009，20（1）：10－26.

［154］Mahon E，Aastrup T，Barboiu M. Dynamic nanoplatforms in biosensor and membrane constitutional systems［J］. Top Curr Chem，2012，322：139－163.

［155］翟俊辉，崔红，杨瑞馥. DNA 生物传感器进展［J］. 生物化学与生物物理进展，1997，24（2）：112－115.

［156］Zhang R，Hummelgard M，Dvorsek D，et al. Mo6S3I6－Au composites：synthesis， conductance，and applications[J]. J Colloid Interface Sci，2010. 348(2)：299－302.

[157] Chu L Q，Knoll W，Forch R，et al. Plasma polymerized non-fouling thin films for DNA immobilization[J]. Biosens Bioelectron，2009，25(2)：519－522.

[158] Li F，Chen W，Zhang S. Development of DNA electrochemical biosensor based on covalent immobilization of probe DNA by direct coupling of sol-gel and self-assembly technologies[J]. Biosens Bioelectron，2008，24(4)：787－792.

[159] Hejazi M S，Pournaghi-Azar M H，Ahour F. Electrochemical detection of short sequences of hepatitis C 3a virus using a peptide nucleic acid-assembled gold electrode[J]. Anal Biochem，2010，399(1)：118－124.

[160] Ansari A A，Singh R，Sumana G，et al. Sol-gel derived nano-structured zinc oxide film for sexually transmitted disease sensor[J]. Analyst，2009，134(5)：997－1002.

[161] Mach K E，Du C B，Phull H，et al. Multiplex pathogen identification for polymicrobial urinary tract infections using biosensor technology：a prospective clinical study[J]. J Urol，2009，182(6)：2735－2741.

[162] Zhang D，Peng Y，Qi H，et al. Label-free electrochemical DNA biosensor array for simultaneous detection of the HIV－1and HIV－2 oligonucleotides incorporating different hairpin-DNA probes and redox indicator[J]. Biosens Bioelectron，2010，25(5)：1088－1094.

[163] Marin S，Merkoci A. Direct electrochemical stripping detection of cystic-fibrosis-related DNA linked through cadmium sulfide quantum dots[J]. Nanotechnology，2009，20(5)：55101.

[164] Liao K，Cheng J，Li C，et al. Ultra-sensitive detection of mutated papillary thyroid carcinoma DNA using square wave stripping voltammetry method and amplified gold nanoparticle biomarkers[J]. Biosens Bioelectron，2009，24(7)：1899－1904.

[165] Luo X，Hsing I. Immobilization-free multiplex electrochemical DNA and SNP detection[J]. Biosens Bioelectron，2009，25(4)：803－808.

[166] Dogan-Topal B，Uslu B，Ozkan S A. Voltammetric studies on the HIV－1 inhibitory drug Efavirenz：the interaction between dsDNA and drug using electrochemical DNA biosensor and adsorptive stripping voltammetric determination on disposable pencil graphite electrode[J]. Biosens Bioelectron，2008，24(8)：2358－2364.

[167] Fawcett N C，Evans J A，Chien L C，et al. Nucleic acid hybridization detected by piezoelectric resonance[J]. Anal Lett，1988，21(7)：1099－1114.

[168] 陈宪,林亚惠,洪诚毅,等.DNA生物传感器研究进展[J].福州大学学报(自然科学版),2012,40(5)：670－683.

[169] Daniel M. Sensing with Terahertz Radiation[M]. New York：Springer，2002.

[170] Wu L，Zhang X C，Auston D H. Terahertz beam generation by femtosecond optical pulses in electro-optic materials[J]. Appl Phys Lett，1992，61(15)：1784-1786.

[171] Kübler C，Huber R，Leitenstorfer A. Ultrabroadband terahertz pulses：generation and field-resolved detection[J]. Semicond Sci Technol，2005，20(7)：S128－S133.

[172] Sakai K. Terahertz Optoelectronics[M]. Berlin：Springer，2004.

[173] Lu Z G，Campbell P，Zhang X C. Free-space electro-optic sampling with a high-repetition-rate regenerative amplified laser[J]. Appl Phys Lett，1997，71(5)：593-595.

[174] Born M，Wolf E. Principles of Optics[M]. Cambridge：Cambridge University，1980.

[175] 闫慧,范文慧,郑转平,等.DNA碱基分子胞嘧啶和胸腺嘧啶的太赫兹光谱研究[J].光谱学与光谱分析,2013(10)：2612-2616.

[176] Bolivar P H，Brucherseifer M，Nagel M，et al. Label-free probing of genes by time-domain terahertz sensing[J]. Phys Med Biol，2002，47(21)：3815-3821.

[177] Tang M，Huang Q，Wei D，et al. Terahertz spectroscopy of oligonucleotides in aqueous solutions [J]. J Biomed Opt，2015，20(9)：095009.

[178] Heyden M，Bründermann E，Heugen U，et al. Long-range influence of carbohydrates on the solvation dynamics of water-answers from terahertz absorption measurements and molecular modeling simulations[J]. J Am Chem Soc，2008，130(17)：5773-5779.

[179] Wang W N，Li H Q，Zhang Y，et al. Correlations between Terahertz spectra and molecular structures of 20 standard alpha-amino acids[J]. Acta Physico-Chimica Sinica，2009，25(10)：2074-2079.

[180] Kutteruf M R，Brown C M，Iwaki L K，et al. Terahertz spectroscopy of short-chain polypeptides [J]. Chem Phys Lett，2003，375(3-4)：337-343.

[181] 王卫宁，闫海涛，岳伟伟，等. 还原型谷胱甘肽的 THz 光谱[J]. 中国科学：物理学、力学、天文学，2005，35(5)：492-498.

[182] Liu R，He M，Su R，et al. Insulin amyloid fibrillation studied by terahertz spectroscopy and other biophysical methods[J]. Biochem Biophys Res Comm，2010，391(1)：862-867.

[183] Markelz A，Whitmire S，Hillebrecht J，et al. THz time domain spectroscopy of biomolecular conformational modes[J]. Phys Med Biol，2002，47(21)：3797-3805.

[184] Castro-Camus E，Johnston M B. Conformational changes of photoactive yellow protein monitored by terahertz spectroscopy[J]. Chem Phys Lett，2008，455(4-6)：289-292.

[185] Chen J Y，Knab J R，Ye S，et al. Terahertz dielectric assay of solution phase protein binding[J]. Appl Phys Lett，2007，90(24)：243901.

[186] Sun Y，Zhong J，Zhang C，et al. Label-free detection and characterization of the binding of hemagglutinin protein and broadly neutralizing monoclonal antibodies using terahertz spectroscopy [J]. J Biomed Opt，2015，20(3)：37006.

[187] 滕学明，田璐，赵昆，等. 太赫兹技术对营养品中蛋白质含量的研究[J]. 现代科学仪器，2012(1)：91-94.

[188] Liu H-B，Zhang X-C. Dehydration kinetics of D-glucose monohydrate studied using THz time-domain spectroscopy[J]. Chem Phys Lett，2006，429(1-3)：229-233.

[189] Abe K，Hayashi S，Doki N，et al. Measurement of hydrated water in D-glucose powder using THz-wave spectroscopy[J]. Bunseki Kagaku，2007，56(10)：851-856.

[190] Lee D K，Kang J H，Lee J S，et al. Highly sensitive and selective sugar detection by terahertz nano-antennas[J]. Sci Rep，2015，5：15459.

[191] Chen W，Zheng R，Baade P D，et al. Cancer statistics in China，2015[J]. CA Cancer J Clin，2016，66(2)：115-132.

[192] Strepitov E，Liakhov E，Balbekin N，et al. Investigation of the optical properties of normal fibroblasts and fibroblasts cultured with cancer cells in terahertz frequency range[C]//ECBO. European Conference on Biomedical Optics 2015. Munich：ECBO，2015：21-25.

[193] Liu H B，Plopper G，Earley S，et al. Sensing minute changes in biological cell monolayers with THz differential time-domain spectroscopy[J]. Biosens Bioelectron，2007，22(6)：1075-1080.

[194] Chaplin M. Do we underestimate the importance of water in cell biology[J]. Nat Rev Mol Cell Biol，2006，7(11)：861-866.

[195] Potma E O，de Boeij W P，Wiersma D A，et al. Femtosecond dynamics of intracellular water

probed with nonlinear optical Kerr effect microspectroscopy[J]. Biophys J, 2001, 80(6): 3019-3024.

[196] 刘浩,张阳,董金颖,等. 太赫兹光谱技术在细胞及组织检测中的应用[J]. 中华检验医学杂志, 2018,41(5): 348-351.

[197] Bykhovski A, Li X, Globus T, et al. THz absorption signature detection of genetic material of E. coli and B. subtilis[J]. Proc of SPIE, 2005, 5995. doi: 10.1117/12.629959.

[198] Globus T, Dorofeeva T, Sizov I, et al. Sub-THz vibrational spectroscopy of bacterial cells and molecular components[J]. Am J Biomed Eng, 2012, 2(4): 143-154.

[199] Fitch M J, Dodson C, Ziomek D S, et al. Time-domain terahertz spectroscopy of bioagent simulants[J]. Proc of SPIE, 2004, 5584. doi: 10.1117/12.579772.

[200] Yu B, Alimova A, Katz A, et al. THz absorption spectrum of Bacillus subtilis spores[J]. Proc of SPIE, 2005, 5727. doi: 10.1117/12.590951.

[201] Tyo K E, Alper H S, Stephanopoulos G N. Expanding the metabolic engineering toolbox: more options to engineer cells[J]. Trends Biotechnol, 2007, 25(3): 132-137.

[202] Globus T, Woolard D L, Khromova T, et al. Terahertz signatures of biological-warfare-agent simulants[J]. Proc of SPIE, 2004, 5411(1). doi: 10.1117/12.549128.

[203] Globus T, Moyer A M, Gelmont B, et al. Highly resolved sub-terahertz vibrational spectroscopy of biological macromolecules and cells[J]. IEEE Sensors J, 2013, 13: 72-79.

[204] Mazhorova A, Markov A, Ng A, et al. Label-free bacteria detection using evanescent mode of a suspended core terahertz fiber[J]. Opt Express, 2012, 20(5): 5344-5355.

[205] Berrier A, Schaafsma M C, Nonglaton G, et al. Selective detection of bacterial layers with terahertz plasmonic antennas[J]. Biomed Opt Express, 2012, 3(11): 2937-2949.

[206] Purushotham A D, Provenzano E, Pickwellmacpherson E, et al. Terahertz pulsed spectroscopy of freshly excised human breast cancer[J]. Opt Express, 2009, 17(15): 12444-12454.

[207] Fitzgerald A J, Wallace V P, Pye R, et al. Terahertz imaging of breast cancer, a feasibility study [C]//IEEE. Infrared and Millimeter Waves, Conference Digest of the 2004 Joint 29th International Conference on 2004 and 12th International Conference on Terahertz Electronics, Sep 27-Oct 1, 2004, Karlsruhe, Germany. Karlsrube: IEEE, 2004.

[208] Fitzgerald A J, Wallace V P, Jimenezlinan M, et al. Terahertz pulsed imaging of human breast tumors[J]. Radiology, 2006, 239(2): 533-540.

[209] Chen H, Chen T H, Tseng T F, et al. High-sensitivity in vivo THz transmission imaging of early human breast cancer in a subcutaneous xenograft mouse model[J]. Opt Express, 2011, 19 (22): 21552-21562.

[210] Grootendorst M R, Fitzgerald A J, de Koning S G B, et al. Use of a handheld terahertz pulsed imaging device to differentiate benign and malignant breast tissue[J]. Biomed Opt Express, 2017, 8(6): 2932-2945.

[211] Wallace V P, Fitzgerald A J, Shankar S, et al. Terahertz pulsed imaging of basal cell carcinoma ex vivo and in vivo[J]. Br J Dermatol, 2004, 151(2): 424-432.

[212] Tewari P, Taylor Z D, Bennett D, et al. Terahertz imaging of biological tissues[J]. Stud Health Technol Inform, 2011, 163: 653-657.

[213] Joseph C S, Patel R, Neel V A, et al. Imaging of ex vivo nonmelanoma skin cancers in the optical and terahertz spectral regions optical and terahertz skin cancers imaging[J]. J Biophotonics, 2014, 7(5): 295-303.

[214] Ji Y B，Lee E S，Kim S H，et al．A miniaturized fiber-coupled terahertz endoscope system[J]．Opt Express，2009，17(19)：17082-17087．

[215] Lu W，Argyros A．Terahertz spectroscopy and imaging with flexible tube-lattice fiber probe[J]．J Lightwave Technol，2014，32(23)：4621-4627．

[216] Doradla P，Alavi K，Joseph C，et al．Single-channel prototype terahertz endoscopic system[J]．J Biomed Opt，2014，19(8)：80501．

[217] Taylor Z D，Singh R S，Culjat M O，et al．Reflective terahertz imaging of porcine skin burns[J]．Opt Lett，2008，33(11)：1258-1260．

[218] Tewari P，Kealey C P，Bennett D B，et al．In vivo terahertz imaging of rat skin burns[J]．J Biomed Opt，2012，17(4)：40503．

[219] Wilmink G J，Grundt J E．Invited review article：current state of research on biological effects of terahertz radiation[J]．J Infrared Millim，2011，32(10)：1074-1122．

[220] Dalzell D R，McQuade J，Vincelette R，et al．Damage thresholds for terahertz radiation[J]．Proc of SPIE，2010，7562：7562M．

[221] 许以明．拉曼光谱及其在结构生物学中的应用[M]．北京：化学工业出版社，2005．

[222] 张明生．激光光散射谱学[M]．北京：科学出版社，2008．

[223] 张树霖．拉曼光谱学与低维纳米半导体[M]．北京：科学出版社，2008．

[224] 杨序纲，吴琪琳．拉曼光谱的分析与应用[M]．北京：国防工业出版社，2008．

[225] McCreery R L．Raman Spectroscopy for Chemical Analysis[M]．New York：John Wiley & Sons，2005：52-61．

[226] Kong K，Kendall C，Stone N，et al．Raman spectroscopy for medical diagnostics—From in-vitro biofluid assays to in-vivo cancer detection[J]．Adv Drug Deliv Rev，2015，89：121-134．

[227] 朱自莹，顾仁敖，陆天虹．拉曼光谱在化学中的应用[M]．沈阳：东北大学出版社，1998：5-15．

[228] 潘家来．激光拉曼光谱在有机化学上的应用[M]．北京：化学工业出版社，1986：12-25．

[229] 柯以侃，董慧茹．分析化学手册(第三分册)：光谱分析[M]．北京：化学工业出版社，1998：1120-1183．

[230] 朱自莹，方一行．激光拉曼光谱[J]．有机化学，1981(4)：300-305．

[231] 彭红军，周光明，黄成．拉曼光谱技术在生物体系研究中的应用[J]．化学通报，2005，68：1-6．

[232] Lyons L A，Grahn R A，Kun T J，et al．Acceptance of domestic cat mitochondrial DNA in criminal proceeding[J]．Forensic Sci Int，2014，13：61-67．

[233] Marcott C，Lo M，Kjoller K，et al．Localization of human hair structural lipids using nanoscale infrared spectroscopy and imaging[J]．Appl Spectrosc，2014，68(5)：564-569．

[234] Kotanen C N，Martinez L，Alvarez R，et al．Surface enhanced Raman scattering spectroscopy for detection and identification of microbial pathogens isolated from human serum[J]．Sensing and Bio-Sensing Research，2016，8：20-26．

[235] Sundaram J，Park B，Kwon Y，et al．Surface enhanced Raman scattering(SERS) with biopolymer encapsulated silver nanosubstrates for rapid detection of foodborne pathogens[J]．Int J Food Microbiol，2013，167(1)：67-73．

[236] Buijtels P C，Willemse-Erix H F，Petit P L，et al．Rapid identification of Mycobacteria by Raman spectroscopy[J]．J Clin Microbiol，2008，46(3)：961-965．

[237] Xie C，Chen D，Li Y Q．Raman sorting and identification of single living micro-organisms with optical tweezers[J]．Opt Lett，2005，30(14)：1800-1802．

[238] Kloss S，Kampe B，Sachse S，et al．Culture independent Raman spectroscopic identification of

urinary tract infection pathogens：a proof of principle study[J]. Anal Chem，2013，85(20)：9610-9616.

[239] Lin C C，Lin C Y，Kao C J，et al. High efficiency SERS detection of clinical microorganism by AgNPs-decorated filter membrane and pattern recognition techniques[J]. Sensor Actuat B-Chem，2017，241：513-521.

[240] Efrima S，Bronk B V. Silver colloids impregnating or coating bacteria[J]. J Phys Chem B，1998，102(31)：5947-5950.

[241] Jung G B，Nam S W，Choi，S，et al. Evaluation of antibiotic effects on Pseudomonas aeruginosa biofilm using Raman spectroscopy and multivariate analysis[J]. Biomed Opt Express，2014，5(9)：3238-3251.

[242] Kastanos E，Hadjigeorgiou K，Pitris C. Rapid identification of bacterial resistance to Ciprofloxacin using surface enhanced Raman spectroscopy[J]. Spie Bios，2014，8951(2)：139-144.

[243] Liu C Y，Han Y Y，Shih P H，et al. Rapid bacterial antibiotic susceptibility test based on simple surface-enhanced Raman spectroscopic biomarkers[J]. Sci Rep，2016，6：23375.

[244] Baena J R，Lendl B. Raman spectroscopy in chemical bioanalysis[J]. Curr Opin Chem Biol，2004，8(5)：534-539.

[245] Cao Y C，Jin R，Mirkin C A. Nanoparticles with Raman spectroscopic fingerprints for DNA and RNA detection[J]. Science，2002，297(5586)：1536-1540.

[246] Zhao Y，Shanmukh S，Liu Y，et al. Silver nanorod arrays can distinguish virus strains[J]. SPIE Newsroom，2006.

[247] Fan C，Hu Z，Riley L K，et al. Detecting food- and waterborne viruses by surface-enhanced Raman spectroscopy[J]. J Food Sci，2010，75(5)：M302-M307.

[248] Edwards H G M，Russell N C，Weinstein R，et al. Fourier transform Raman spectroscopic study of fungi[J]. J Raman Spectrosc，1995，26(8-9)：911-916.

[249] 李晓丽，罗榴彬，周斌雄，等. 基于共聚焦显微拉曼的真菌菌丝中几丁质的原位检测研究[J]. 光谱学与光谱分析，2016，36(1)：119-124.

[250] Witkowska E，Jagielski T，Kaminska A，et al. Detection and identification of human fungal pathogens using surface-enhanced Raman spectroscopy and principal component analysis[J]. Anal Methods，2016，8(48)：8427-8434.

[251] Henderson K C，Benitez A J，Ratliff A E，et al. Specificity and strain-typing capabilities of nanorod array-surface enhanced Raman spectroscopy for Mycoplasma pneumoniae detection[J]. PLoS One，2015，10(6)：e0131831.

[252] Childs A，Vinogradova E，Ruiz-Zepeda F，et al. Biocompatible gold/silver nanostars for surface-enhanced Raman scattering[J]. J Raman Spectrosc，2016，47(6)：651-655.

[253] Nijssen A，Bakker Schut T C，Heule F，et al. Discriminating basal cell carcinoma from its surrounding tissue by Raman spectroscopy[J]. J Invest Dermatol，2002，119(5)：64-69.

[254] Li Y，Wen Z N，Li L J，et al. Research on the Raman spectral character and diagnostic value of squamous cell carcinomous of oral mucosa[J]. J Ram Spectr，2010，41(4)：142-147.

[255] Saha A，Barman I，Dingari N C，et al. Raman spectroscopy：a real-time tool for identifying microcalcifications during stereotactic breast core needle biopsies[J]. Biomed Opt Express，2011，2(10)：2792-2803.

[256] Eoghan O F，Mary B H，Joe M B，et al. A study examining the effects of tissue processing on

human tissue sectings using vibrational spectroscopy[J]. Vibrat Sprect, 2005, 38(12): 121-127.

[257] Feng S Y, Chen R, Lin J Q, et al. Nasopharyngeal cancer detection based on blood plasma surface-enhanced Raman spectroscopy and multivariate analysis[J]. Bios Bioele, 2010, 25(3): 2414-2419.

[258] Huang Z, McWilliams A, Lui H, et al. Near-infrared Raman spectroscopy for optical diagnosis of lung cancer[J]. Int J Cancer, 2003, 107(6): 1047-1052.

[259] Shapiro A, Gofrit O N, Pizov G, et al. Raman molecular imaging: a novel spectroscopic technique for diagnosis of bladder cancer in urine specimens[J]. Eur Urol, 2001, 59(4): 106-112.

4

感染性疾病的精准分子诊断

由各种病原生物寄生于人体导致的局部或全身性炎症或器官功能障碍,称为感染性疾病。因此,对其进行精准诊断的第一要务是明确感染病原体,在此基础上进一步明确病原体的型别、变异、耐药性等特征,为临床救治提供依据。近年来,以第二代基因测序技术为代表的分子诊断技术的发展,为精准诊断的实施提供了保障;同时以基因组学、蛋白质组学等为代表的前沿生物技术的发展,特别是宏基因组学等组合筛查技术的发展,为实现感染性疾病的精准诊断提供了重要手段。

4.1 病毒感染性疾病

4.1.1 概述

感染性疾病中80%是由病毒感染引起的,目前已确定的对人有致病性的病毒多达400余种。精准诊断和对耐药发生的及时检出,对病毒感染性疾病的确诊和治疗具有决定性作用。随着分子生物学技术的高速发展,病毒感染性疾病的诊断更加快速和准确,这使得临床对急、慢性病毒感染性疾病的治疗和疗效判断、预后评估更加依赖于病毒的分型、变异和耐药检测,并使得许多过去不能明确诊断或新发的病毒感染性疾病能够得到及时诊断和治疗,同时也推动了新的抗病毒药物的研发和应用[1]。

4.1.2 病毒感染性疾病的种类

病毒感染性疾病按传播途径不同主要分为空气飞沫传播性传染病,粪口途径传播性传染病,血液、体液传播性传染病及媒介传播性传染病等。其中空气传播途径主要引发呼吸道病毒性疾病,包括流行性感冒、流行性腮腺炎以及由其他病毒(包括鼻病毒、腺病毒、呼吸道合胞病毒、副流感病毒和冠状病毒等)引起的呼吸道感染。粪口传播途径主要引发消化道病毒性疾病,包括甲型病毒性肝炎、戊型病毒性肝炎及轮状病毒性胃肠炎、诺沃克病毒性胃肠炎、腺病毒性胃肠炎、星状病毒性胃肠炎、冠状病毒性胃肠炎和杯状病毒性胃肠炎等,此外柯萨奇病毒、埃可病毒等感染也可引发消化道症状。血液、体液途径传播的病毒性疾病主要包括乙型病毒性肝炎、丙型病毒性肝炎、艾滋病等。媒介生物传播的病毒性疾病有病毒性出血热(包括流行性出血热、黄热病、克里米亚-刚果出血热、裂谷热、阿根廷出血热、玻利维亚出血热、拉萨热、鄂木斯克出血热、马尔堡病和埃博拉病毒病等)、登革热和登革出血热、西尼罗热、科罗拉多蜱传热、白蛉热、寨卡病毒病等。

4.1.3 用于病毒感染性疾病病原体检测的分子诊断技术

相比于病毒培养和免疫学等其他诊断技术,分子诊断有其独到之处:① 能够用于常规细胞培养系统不能或较难培养和分离的病毒的检测(如 HCV、HIV 等);② 仅需少量标本或标本中仅含少量病毒也能检出;③ 在病毒感染的急性期抗体尚未出现之前或免疫缺陷者感染后不能产生抗体时,分子检测是诊断的主要依据;④ 可对病毒进行定量检测,有助于疗效监测;⑤ 可对病毒进行基因分型,与血清分型互补;⑥ 通过对病毒耐药基因的检测,可预测或发现病毒的耐药性,指导临床用药选择;⑦ 可用于先天性或围生期获得性病毒感染的诊断;⑧ 灵敏度高(可达 pg 甚至 fg 水平,理论上能检出单个病毒基因)、特异性好、快速、简便[1]。因此,分子诊断技术已成为当前病毒感染性疾病临床诊断的常规技术,其方法学建立应遵循特异、敏感、快速、简便四个基本原则。病毒感染性疾病的精准分子诊断包括两个方面:一是病毒种类的确定和定量,即通过分子检测明确病毒的种类和数量;二是确定病毒的生物学特征(如耐药性、致病性、传播能力等),即通过检测与病毒生物学特征相关的分子机制,推测和确定病毒所具有的各种生物学特征。针对病毒的精确的分子诊断能够帮助临床医生快速、准确地明确病毒的种类及其特征,进而帮助临床医生有针对性地选择最为有效的抗病毒治疗手段,进行精准的抗感染治疗。

4.1.3.1 PCR 技术

(1) 实时荧光定量 PCR(qPCR)技术:因其灵敏度和精密度高于常规定性检测,已在临床得到了广泛应用。随后进一步发展了 qPCR 技术,它是在传统的 PCR 体系中加入荧光物质,通过监测每个循环累积的荧光信号实时监测整个反应过程,利用标准曲线或内标物质实现对未知模板的定量。由于 qPCR 技术采用荧光强度分析,避免了 PCR 后的凝胶电泳及后续的一系列繁杂的操作过程,同时避免了操作过程中的污染。qPCR 因其在敏感度、特异性、反应速度等方面的优势,目前应用十分广泛。例如,在 HBV DNA 的检测中,该方法不仅适用于判断 HBV 感染的病毒复制水平,还可作为抗病毒治疗适应证选择及疗效判断的依据。根据荧光标记物的不同 qPCR 可分为荧光染料法和荧光探针法。

(2) PCR-限制性片段长度多态性(PCR-restriction fragment length polymorphism,

PCR-RFLP)分析：PCR-RFLP 分析技术[2]，依据 DNA 限制性内切酶可识别特定的 DNA 序列并可在特定部位将 DNA 双链切断的原理，进行 DNA 片段分析。例如，在进行 HBV DNA 耐药性分析中，经 PCR 扩增后的目的基因，因为反应体系中加入了可识别已知突变位点的限制性内切酶，样本中已知 HBV 耐药突变的扩增产物即可被酶切割成不同长度的片段，相反，不具有此已知 HBV 耐药突变的扩增产物则不能被酶切割，仍保留原始长度；随后可通过电泳检测这些终产物片段的长度，再依据长度不同分析其突变类型。该方法不需对酶切产物进行杂交和测序，对样本量没有要求，尤其适合进行流行病学调查。但是，该方法只能识别目前已知的耐药基因，而对于那些限制性内切酶无法识别的突变，则因无法完成切割，耐药基因也就无法被识别[3]。

（3）PCR 微板核酸杂交-ELISA 分型法[2]：先将待测核酸进行 PCR 扩增，扩增产物分别与各型探针同时杂交，最后用酶联免疫显色判定结果。此方法操作简单、容易实现自动化，适合大规模 HBV 基因分型检测；同时，由于此方法在灵敏性、特异性、分型准确性、反应速度等方面的优势，在 HBV 流行病学、HBV 各基因型毒力强弱和致病性的研究方面有较好的应用前景。

（4）qPCR 熔解曲线分析：是在经典 PCR 方法的基础上发展而来的一种分析方法，即将 PCR 扩增反应与荧光标记探针加入同一反应体系内，待扩增反应结束后，逐渐升高体系温度，PCR 产物解链，实时监测荧光信号变化，在达到解链温度（Tm，DNA 双链解链 50％时的温度）时会产生特征峰，根据这个特征峰的位置可以明显区分特异产物和其他产物（如引物二聚体等），因两者的 Tm 值不同，其熔解曲线也不同。体系中双链 DNA 变性可使荧光染料再次恢复到游离状态从而降低荧光信号，用温度和荧光信号作图，便可得到每个样品的 PCR 扩增产物变化曲线。分析这些反应曲线，可得到病原体的定性检测结果，并可精确分析出病原体的点突变情况。

此外，在 PCR 技术的基础上，又发展出多种恒温扩增技术，常用的核酸恒温扩增技术包括：依赖核酸序列的扩增技术（NASBA）、链置换扩增技术（SDA）、滚环扩增技术（RCA）、环介导恒温扩增技术（LAMP）、转录介导的扩增技术（TMA）、依赖解旋酶 DNA 恒温扩增技术（HDA）、切刻核酸内切酶恒温扩增技术（NEMA）和重组酶聚合酶扩增技术（recombinase polymerase amplification，RPA）等。

4.1.3.2 基因芯片分析技术

基因芯片技术起源于 20 世纪 80 年代中期。此技术基于杂交原理，按照一定的规律将数以万计乃至百万计的特定序列的 DNA 片段（基因探针）排列固定在玻片或硅片等特殊的支持物上，从而通过微加工技术构成一个二维 DNA 探针阵列，确定荧光信号的探针位置，即可获得核酸的信息，因其与计算机的电子芯片十分相似，所以被称为基因芯片。基于此原理，衍生出多种实用技术，并且多数已实现商品化。

（1）灵活的多重分析（flexible multi-analyte profiling，xMAP）技术又称为悬浮芯片

(suspension array)或液相芯片(liquid chip)技术,是一种多指标、多功能同步分析技术,是由美国 Luminex 公司开发的一个集快速信号处理和数据分析系统、微流体技术、激光技术、荧光素编码微球等全新技术于一体的相对高通量的分子检测技术平台。该技术解决了从微量样本中同时检测与识别多个目标分子的难题,且无须洗涤,易于实现临床上的自动化高通量检测,是临床精准检测的有效手段。Luminex xMAP 系统一次反应可分析多达百种核酸片段,真正实现了"高通量"检测,能带来快速、准确、经济的分析结果。其抗原、抗体检测的产品已在临床上应用,目前已有多重呼吸道病毒核酸筛查试剂盒上市,可以同时检测 flu-A、flu-B、PIV-1、PIV-2、PIV-3、PIV-4、RSV-A、RSV-B、hMPV、RhV 和 SARS-CoV 等呼吸道病毒,因其灵敏度高、特异性好并实现了多重检测,可为实现病毒性呼吸道病原体的快速、精准检测助力。在 HPV 的检测方面,商品化的试剂可以实现 26 种亚型[包括低危型 7 种(6、11、40、42、44、53、54)以及高危型 10 种(16、18、31、33、35、39、45、52、58、26、51、55、56、59、61、66、68、73、83)]的多重检测。其检测过程主要包括采集检测部位的脱落细胞或病变组织细胞,抽提 DNA 和多重 PCR 反应,加入液相芯片微球进行杂交,在液相悬浮芯片系统上读取杂交信号。该技术已经达到精准诊断的要求。

(2) 泛病原体基因芯片(easy operating pathogen microarray, EOPM)平台是由 Huang 等人设计的,包含约 6 万条探针,基本涵盖了大部分病原体的基因组序列,可快速检测大部分已知的病原体。之后研发的一款分析软件,在实际应用中极大地缩短了分析时间。在使用特异性引物的前提下,该系统可检测到在 RNA 拷贝数为 10^{12} 的人体细胞中,拷贝数大于 1 000 的肠道病毒 RNA[4,5]。

(3) 国内已有基于等温扩增后芯片检测的呼吸道病原体核酸检测试剂上市,可以同时进行 24 种病原体的检测[6]。

4.1.3.3 测序分析技术

(1) 第一代基因测序技术又称为直接测序法(direct sequencing)[7],自 20 世纪 70 年代起,其发展日趋成熟,成为目前最经典的测序方法,其中 Sanger 法测序技术应用最为广泛。第一代基因测序技术的检测结果不仅可与其他突变检测技术相比较,成为检测功效的衡量标准,同时还可以用于检测新发突变位点。就 PCR 产物直接测序而言,第一代基因测序技术检测对于待测病毒 DNA 的含量是有要求的,如检测多种基因型同时存在的病毒群,第一代基因测序技术只能做到检出优势病毒株,即 DNA 含量高的病毒株,而对于病毒含量低的标本,可能会由其灵敏度不高导致低比例(<5%)耐药突变[8]漏检。但更准确的第一代基因测序技术无法满足临床快速诊断和大规模检测的要求,原因在于需要将目标序列进行扩增并连接到载体再行检测。目前,国内已有用于 HBV DNA 耐药突变检测的商品化试剂上市。

(2) SNaPshot 单核苷酸多态性检测法即微测序法[9],其基础是 DNA 直接测序。

该方法根据待检基因序列设计特异引物,在反应体系中加入标记有不同荧光物质的ddNTP,反应结束后,可以根据峰的荧光类型和位置,判读突变的类型并定位 SNP 位点。与直接测序法相比该技术的优点是经济快速、操作简便,缺点是对引物的要求较高且只可检测已知的突变位点。

(3)焦磷酸测序技术(pyrosequencing)是借助 DNA 合成过程中释放的焦磷酸,判断不同的碱基,以进行序列分析的方法。理论上,该方法的检测通量比直接测序法高约100 倍,已在临床检测中得到一定的推广应用,如在 HBV 耐药检测中,该方法已获得国家食品药品监督管理总局(CFDA,现国家市场监督管理总局)注册证,适用于核苷类似物治疗慢性乙型肝炎患者的疗效监测,可检测核苷类似物治疗患者 HBV 反转录酶区基因的耐药突变。目前,该方法已成为敏感性较高的检测 HBV 耐药相关变异的方法[10]。该方法可测序基因组上的任意区段,也可同时检测多个已知的耐药变异和未知的耐药变异。

(4)第二代基因测序技术又称为下一代基因测序技术(next-generation sequencing,NGS),是近年来随着后基因组时代技术的发展而逐渐发展起来的一项技术。其基本技术流程是首先要构建文库,即在待测核酸片段两端连接上含有已知序列的接头,随后要将文库加载到测序芯片上,芯片基底上的寡核苷酸序列可与文库两端的已知序列互补,每条文库片段经过桥式 PCR 扩增形成一个簇,根据不同的荧光信号确认碱基的种类,保证待测核酸片段最终的测序质量,合成与测序同步进行,循环往复进行核酸片段序列的读取。Illumina 公司研发的第二代基因测序技术和基因芯片技术为医学研究和临床应用提供了强大的工具,在无创 DNA 产前检测染色体疾病、遗传性疾病、肿瘤、代谢性疾病、HLA 分型、法医鉴定、病原微生物检测等众多领域已广泛应用,同时,利用目前已开发出的相应的临床检测方案,可进行新发及突发感染性疾病的检测以及 HBV、HCV的分型及耐药检测。

4.1.3.4 其他检测技术

(1)基质辅助激光解吸电离-飞行时间质谱(MALDI-TOF MS)[11,12]是一种新型的软电离生物质谱,具有灵敏、准确和分辨率高等特点,可以根据核苷酸的碱基组成在反应混合物内鉴别出每种 PCR 产物。其原理是通过质谱检测分子质量和利用碱基互补配对原则,根据计算机运算法则可以推断出 PCR 产物的碱基组成,进而实现病原体的鉴别。其在 HBV 耐药检测中已得到应用,基本流程是将 HBV 核酸片段经 PCR 扩增,利用限制性内切酶消化,得到长度不同的片段,再将这些片段铺板到芯片上,同时加入基质(能量吸收分子),待测核酸片段将与基质形成结晶体,经过特定波长的激光轰击,晶体将发生解离,解离后的带电粒子获得动能并在电场作用下加速,质量轻、所带电荷量多的粒子飞行时间短,再与标准数据库比对获得检测结果,可检测到 10^2 拷贝/ml 的HBV 耐药基因突变。德国生产的[13]生物传感器偶联核酸扩增和高效电喷射离子化质谱分析,可以高通量地鉴定一个样品中可能出现的 1 400 种病原体,对呼吸道病原体进行快速流行病学筛查、鉴别诊断及毒株分析,对新型流感病毒和腺病毒进行快速检测和分子分型。质谱法诊断病毒感染性疾病的不足之处在于质谱仪小型化困难,同时需要不断地将新的基因组序列补充进数据库中。

(2) 高分辨率熔解(high-resolution melting,HRM)曲线是一种新型的检测 SNP 及扫描突变的技术。其基于不同核苷酸序列熔解温度不同,能形成不同形态熔解曲线的原理,利用荧光染料对 PCR 产物进行分析。该方法无须使用序列特异性探针,具备极高的敏感性,可以检测出单个碱基的差异。此外,该方法还具有速度快、通量高、成本低、结果准确、不受检测位点局限等特点;同时,该方法在具有该功能的 qPCR 仪上进行检测,真正实现了闭管操作,非常适合大量样品的临床分析。目前,该方法已发展成为 SNP 基因分型、点突变筛查等的重要手段。在基因分型、SNP 分析、突变扫描、甲基化研究、序列匹配等方面高分辨率熔解曲线分析技术均发挥着重要作用。

(3) 线性探针检测(line probe assay,LiPA)基因分型技术的反应原理来自反向杂交,先在硝酸纤维素条上根据待测序列设计不同型别的特异性线性探针并将其固化,随后完成待测标本特定序列的 PCR 扩增,得到的扩增产物再与固相探针进行反向杂交,显色后判读结果。此方法能检测出低至 5% 的病毒点突变[14,15]。与直接测序法相比,此方法具有更好的特异性、灵敏性和可重复性[16]。线性探针检测基因分型技术可以检测出 HBV 基因的拉米夫定、阿德福韦、恩替卡韦、泰诺福韦、恩曲他滨和替比夫定耐药突变[17]。2011 年,美国食品药品监督管理局(FDA)批准了 Gen-Probe 公司的 Aptima® HPV 检测分析系统,该系统是将敏感的化学发光信号和高效液相杂交方法联合应用的扩增系统,能检测 14 种 HPV 亚型。

4.2　细菌感染性疾病

4.2.1　概述

细菌感染性疾病是目前最为常见的感染性疾病之一。此类感染可涉及社区内和住院的各类人群,也可涉及人体的各个部位甚至全身性疾病,主要包括呼吸道感染、消化道感染、泌尿生殖道感染、血流感染、中枢神经系统感染、皮肤软组织感染等。引起细菌感染性疾病的病原体主要分为革兰阳性球菌和革兰阴性杆菌两大类。前者主要包括葡萄球菌属、链球菌属、肠球菌属;后者主要包括埃希菌属、克雷伯菌属、肠杆菌属、不动杆菌属、假单胞菌属等。细菌感染性疾病的传统病原学诊断方法主要为对病原体的分离培养和种类鉴定。此外,也涵盖了检测引起感染的病原体对目前临床常用抗感染药物的敏感性,即药物敏感性试验。此类检测大多具有耗时耗力、检验成本高、对检验人员的技术能力要求高等特点,严重制约着细菌感染性疾病病原学诊断的效率和检验结果对于指导临床抗感染治疗的价值发挥。

细菌感染性疾病的精准分子诊断主要包括两个层面：一是确定引起感染的病原体种类和数量，即通过分子检测明确病原体的种类和数量；二是确定引起感染的病原体的生物学特征（如耐药性、致病性、传播能力等），即通过检测与病原体生物学特征相关的分子机制，推测和确定病原体所具有的各种生物学特征。针对引起感染的病原体的精确分子诊断能够快速、准确地明确引起感染的病原体的种类及其特征，进而帮助临床医生选择最为有效的抗感染治疗手段对感染进行精准治疗。

4.2.2　细菌感染性疾病相关病原体的种类

1）革兰阳性球菌

引起细菌感染性疾病的革兰阳性球菌主要包括葡萄球菌、链球菌和肠球菌。其中，葡萄球菌主要有金黄色葡萄球菌、表皮葡萄球菌、腐生葡萄球菌等。其中金黄色葡萄球菌多为致病菌，其他葡萄球菌一般不致病。链球菌依据溶血特征的差异主要包括：① α溶血性链球菌（甲型溶血性链球菌），有草绿色链球菌和肺炎链球菌，其中草绿色链球菌又包含变异链球菌群、唾液链球菌群、血液链球菌群等；② β溶血性链球菌（乙型溶血性链球菌），有化脓性链球菌、无乳链球菌、马链球菌、米勒链球菌等。肠球菌主要有粪肠球菌和屎肠球菌。上述细菌可引起组织化脓和全身各部位感染，也可引起脓毒血症等全身感染。

2）革兰阴性杆菌

引起细菌感染性疾病的革兰阴性杆菌主要包括埃希菌属、克雷伯菌属、肠杆菌属、不动杆菌属、假单胞菌属等。其中，埃希菌属主要有大肠埃希菌（俗称大肠杆菌）；克雷伯菌属主要有肺炎克雷伯菌属、产酸克雷伯菌属等；肠杆菌属主要有阴沟肠杆菌属、产气肠杆菌属等；不动杆菌属主要有鲍曼不动杆菌属、洛菲不动杆菌属等；假单胞菌属主要有铜绿假单胞菌属。这些细菌性病原体可引起全身各部位感染，也可引起菌血症等全身感染。

3）其他细菌

除上述病原体外，还有一些常见的细菌可引起各类感染，包括：结核分枝杆菌，可引起肺部及全身各部位结核；淋球菌，可引起泌尿生殖道感染；嗜血杆菌，可引起呼吸道及其他部位感染；霍乱弧菌，可引起消化道感染；布氏杆菌，可引起血流感染及呼吸道感染；难辨梭菌，可引起消化道感染。此类细菌性病原体具有独特的生物学特性，按照常规方法进行病原学检测往往比较困难。一旦明确病原学诊断，采用特定的治疗方法往往能够取得很好的疗效。因此，针对这些病原体的检测，分子诊断技术有更大的发挥空间。

4.2.3　用于细菌感染性疾病病原体检测的分子诊断技术

分子诊断是指采用分子生物学方法检测遗传物质的结构或表达水平的变化，进而对疾病做出诊断的技术。分子诊断技术主要是针对 DNA、RNA 和蛋白质等遗传分子进行检测。用于对细菌性病原体进行分子诊断的技术主要有：

1) PCR 技术

PCR 技术是基于 DNA 复制的原理，通过对特定序列进行特异扩增，可获得大量目的 DNA 片段，通过后续检测能够证实这些 DNA 片段及其携带宿主的各种特征，进而达到诊断的目的。PCR 技术方法成熟、灵敏度高、操作简单，一般实验室均可开展。针对细菌性病原体进行分子诊断，PCR 技术具有独特的优势。PCR 技术的高灵敏度特点使其具有很低的检测限，能够检测极少量的病原体。此外，对于一些难于培养或目前无法培养的病原体，通过 PCR 技术，也能够有效检出。目前，除常规扩增外，还发展出可用于对目标基因进行定量分析的定量 PCR 技术，可用于检测特异基因的转录水平。采用定量 PCR 技术，还能够明确感染组织或标本所携带的病原体数量，指导抗感染方案的制定和疗效评估。

2) 分子杂交技术

分子杂交是针对核酸和蛋白质分子进行分析的一类方法。此类方法用于检测样品中特定核酸分子或蛋白质分子是否存在以及分子量大小等特征。根据其检测对象的不同可分为 DNA 印迹（Southern blot）、RNA 印迹（Northern blot）和免疫印迹（Western blot），以及由此简化的斑点杂交、狭线杂交和菌落杂交等。目前，用于引起感染的病原体检测的分子杂交技术主要有荧光原位杂交（fluorescence *in situ* hybridization，FISH）和免疫印迹技术。FISH 技术是采用标记的特异寡核苷酸片段作为探针，与待测标本中的基因组 DNA 分子进行杂交，从而检测待测标本中特异病原体的种类和数量的技术。该技术具有操作简便、灵敏度高、可用于 DNA 分子结构和数量变化的特征分析等优点。免疫印迹技术是针对病原体特定的蛋白质分子，采用特异的抗体进行检测的技术。该技术具有分析容量大、敏感度高、特异性强等优点，是检测蛋白质特性、表达与分布的常用方法。

3) DNA 序列测定

按照测序目标和效率的不同，DNA 序列测定可分为片段 DNA 测序、全基因组测序和宏基因组学分析等。片段 DNA 测序是针对特定 DNA 分子（如 PCR 产物片段）或不特定 DNA 分子（如酶切 DNA 片段）进行的 DNA 序列测定。通过与已知序列进行比对，能够明确待测 DNA 片段的序列特征及其可能功能。全基因组测序是对特定病原体的全基因组进行序列测定，通过后续生物信息学分析，能够明确病原体的全基因组特征，也可据此分析该病原体的可能功能。宏基因组学是研究待测样品中的微生物群体基因组，通过功能基因筛选和（或）测序分析等研究手段，明确待测样品中微生物的多样性、种群结构、进化关系、功能活性、相互协作关系及其与环境之间的关系等特征。

4) 质谱技术

质谱技术是通过测量物质(蛋白质分子或核酸分子)的离子质荷比(质量-电荷比)的一种分析方法。其基本原理是使待测样本中各组分在离子源中发生电离,生成不同质荷比的带电荷离子,经加速电场的作用,带电荷离子形成离子束并进入质量分析器。在质量分析器中,通过对不同分子质荷比的分析,确定其各种特征。目前,用于细菌种类鉴定的是 MALDI-TOF MS 技术。MALDI-TOF MS 的原理是使用一定强度的激光对样本与基质形成的共结晶薄膜进行照射,基质通过从激光中吸收能量,进而使基质-样本之间发生电荷转移而使样本中的分子(蛋白质或核酸)发生电离。然后,在电场作用下电离的样本分子加速飞过飞行管道。这些电离样本分子的质荷比与飞行时间是成正比的,根据不同质量的分子到达检测器的飞行时间不同可识别这些电离样本分子的质荷比,进而明确它们的各种分子特征。MALDI-TOF MS 可用于鉴定细菌性病原体的种类,主要是采用此技术分析不同细菌的分子成分谱,再与数据库中标准菌株的分子成分谱进行比对,进而鉴定细菌的种类[18]。

4.2.4 精准分子诊断技术在细菌感染性疾病中的应用

在引起各类感染的主要病原体中,细菌占有很大比重。分子诊断技术在明确此类引起感染的病原体中也得到广泛应用,主要包括 16S rDNA 及其内转录间隔区(internal transcribed spacer,ITS)扩增和测序、细菌特异片段 PCR 扩增与测序、MALD-TOF MS 技术、FISH 技术、基因芯片技术以及基因组学研究等。

1) 16S rDNA 及其 ITS 扩增和测序

rRNA 是与核糖体蛋白结合的 RNA 分子,在蛋白质的翻译中发挥重要作用。原核生物的 rRNA 有 3 种,分别为 5S rRNA、16S rRNA 和 23S rRNA,其大小分别约为 120、1 500 和 3 000 个碱基。其中,16S rRNA 是所有原核生物蛋白质合成所必需的 rRNA,参与原核生物的蛋白质合成过程。16S rRNA 的功能是任何原核生物都必不可少的。而且,在漫长的生物进化过程中 16S rRNA 的基因序列变化缓慢,形成了既含有高度保守的序列区域又有中度保守和高度变化的序列区域的序列特征。此外,16S rDNA 的分子量大小适中(1 550 bp±200 bp),既能够表现出足够的种间多态性,又便于序列分析。因而,16S rDNA 非常适用于进化距离不同的各类原核生物亲缘关系的研究,可以作为分析各类原核生物进化和亲缘关系的良好工具[19]。

然而,由于 16S rDNA 进化十分缓慢,序列往往过于保守,有时无法仅凭该区域的序列特征区分某些遗传关系非常接近的菌种。而核糖体大、小亚基之间的基因间隔序列,即 16S rDNA 和 23S rDNA 之间连接序列(ITS)的进化速度较 16S rDNA 快十余倍,此区域的序列分析不但可以用于菌种间的鉴别,甚至还可以用于分辨同种内的不同菌株。在 ITS 中,包含一些比较保守的序列,如 tRNA 基因、某些酶切识别位点等,但这些区域不超过 ITS 的 50%。其余序列多是高度可变的无义序列,在进化过程中可能发生更多的变异,但这些变异在许多菌种内仍比较保守。因此,这种保守中的变异就可用作细菌病原体种类鉴定的遗传基础[20]。

在具体应用上,分析细菌性病原体时,通常扩增 16S rDNA 基因编码区以及 16S rDNA 和 23S rDNA 之间 ITS 的某些区域,再进行序列测定和比对分析,以确定待测菌株的种类等特征。检测时最好进行全长测序分析,以保证检测结果具有良好的敏感性和特异性。分析时,引物、序列比对数据库的选择、现有数据库精确性以及相近种类菌种或同种内不同菌株间鉴定率高低等因素都会影响最终结果的准确性。在引物选择方面,针对 16S rDNA 基因编码区通常选取能够扩增该基因全长的引物进行扩增。由于 1 500 bp 左右的扩增产物超出测序的最佳长度,可在产物中间区域设计单独的测序引物,以保证测序的准确性。表 4-1 列出了一些可供进行常见细菌 16S rDNA 基因编码区扩增的通用引物。其中,27F 和 1492R 可用于扩增整个编码区,515R 可用于序列测定,其他引物可用于一些补充实验[21]。所获的测序结果可与相关数据库的已知信息进行比对,如 GenBank(http://www. ncbi. nlm. nih. gov/BLAST/)、Ribosomal Database Project II(RDP-II,http://rdp. cme. msu. edu/html/analyses. html)等。在对比对结果进行确认时应注意预先考查数据库中已知数据的准确性和参考价值。例如,GenBank 为开放数据库,任何人都可以将序列结果上传至该数据库。该数据库中的许多序列数据并未经过准确性核实,不能作为比对的参考数据。但在比对时网站会将所有相关信息罗列出来,应注意区分。只有选用国际公认的标准菌株的数据作为比对参照,才能获得较为可靠和准确的比对结果。

表 4-1　用于 16S rDNA 基因编码区扩增的通用引物

引物名称	引物序列(5′→3′)	编码区域(5′→3′)	作　用
27F	AGA GTT TGA TC[A/C] TGG CTCAG	8-27	上游引物
1492R	G[C/T]T ACC TTG TTA CGA CTT	1509-1492	下游引物
515R	TAC CGC GGC TGC TGG CAC	533-515	测序引物
357F	CCT ACG GGA GGC AGC AG		补充实验
797F	CAA AC[A/G] GGA TTA GAT ACC C		补充实验
1221R	CAT TGT AGC ACG TGT GTA GCC		补充实验

(表中数据来自参考文献[21])

因为 ITS 序列兼具保守性和变异性,在进行序列分析时需要兼顾该区域的这两种特性,所以比 16S rDNA 基因编码区复杂。

ITS 两端分别是 16S rDNA 和 23S rDNA 的保守片段,可用于引物设计。此外,根据细菌种类不同,也可以将通用引物进行组合,筛选出最适合的引物组合进行扩增和测序。表 4-2 列出了常用的用于 ITS 扩增的通用引物。其中,正向引物 1405F 和 1506F 与反向引物 115R、189R 和 456R 最为常用[22]。

表 4-2　用于 ITS 编码区扩增的通用引物

引物名称	引物序列(5′→3′)	编码区域(5′→3′)
926F	CTY AAA KGA ATT GAC GG	16S rDNA：901-926
1072F	ATF FCT GTC GTC AGC TCG T	16S rDNA：1054-1072
1405F	TGY ACA CAC CGC CCG T	16S rDNA：1390-1405
1506F	AAG TCG TAA CAA GGT A	16S rDNA：1491-1506
1542F	GGC YTG GAT CAC CTC CTT	16S rDNA：1525-1542
21R	TGC CAA GGC ATC CAC CRT	23S rDNA：21-38
115R	GGG TTB CCC CAT TCR G	23S rDNA：115-130
189R	TAC TTA GAT GYT TMA RTT C	23S rDNA：189-207
422R	GAG TAT TTA GCC TT	23S rDNA：422-435
441R	TAC TGG TTC RCT ATC GGT CA	23S rDNA：441-460
456R	CCT TTC CCT CAC GGT ACT G	23S rDNA：456-474

注: M,A 或 C;Y,C 或 T;K,G 或 T;B,G、C 或 T;R,A 或 G(表中数据来自参考文献[22])

而 1405F-189R 和 1405F-4546R 配对使用能够扩增几乎所有 ITS 区域,并能够最大限度地反映 ITS 序列的长度多态性[22]。ITS 序列的应用主要有以下三个层面:一是不同细菌间拷贝数的差异;二是菌种间 ITS 片段长度的差异;三是 ITS 长度和序列的差异。根据研究目的,可将 ITS 序列分析应用于细菌的细致分类,以及特定范围内的菌群结构变化分析[21]。

2) 细菌特异片段 PCR 扩增与测序

通过对不同细菌所携带的具有独特序列特征的各类基因进行特异的 PCR 扩增,辅以扩增产物的序列测定,能够帮助鉴定细菌种类,或者明确细菌的基因型特征和与之相对应的表型特征。由于 PCR 具有快速、特异、操作简便等特点,采用此类方法能快速而准确地明确细菌的各种遗传特征,甚至能够鉴定菌种;采用定量 PCR 技术,还能够用于考查待测细菌转录水平等功能性研究。目前,一些商品化的检测系统也已经应用于各种细菌病原体的检测之中,如 Verigene® BC-GN,Verigene® Enteric Pathogens Test (Nanosphere 公司,诺斯布鲁克,美国),Biofire FilmArray™ Gastrointestinal Panel

（BioFire Diagnostics 公司，盐湖城，美国）以及 Luminex xTAG® Gastrointestinal Pathogen Panel(Luminex 公司，多伦多，加拿大)。这些产品都是基于多重 PCR 对特异序列进行扩增来检测细菌性病原体或者细菌所携带的耐药基因。其中，Verigene 系统采用了最好的纳米粒子技术检测核酸。该系统由 2 个核心部件构成，Verigene 读出器和 Verigene 处理器，另外还包括一次性检测板(cartridge)。该系统可同时检测多个基因指标。上述这些商品化系统在检测肠道细菌性病原体时，敏感性和特异性能够达到 71.4%~100%，且可在几个小时之内给出检测结果，可有效地提升检测效率，做到快速诊断[23]。

另一广泛采用的扩增技术就是 qPCR。该技术借助荧光信号检测 PCR 产物的产量，具有特异性强、灵敏度高的优点。此外，可以收集每个 PCR 循环数据，从而建立实时扩增曲线并准确地确定 Ct 值，最后根据 Ct 值确定起始待测 DNA 的拷贝数，即对待测 DNA 样本进行定量分析。通常，根据所使用的技术不同，qPCR 又可以分为 TaqMan 探针法和 SYBR Green I 荧光染料法两种。使用探针引物所得数据更为精确，而使用荧光染料技术虽实验精度稍差，但成本低廉，实验设计也更为简便。在选择检测方法时应当根据实验目的和对数据精度的要求做出选择。目前，许多研究已针对常见的细菌性病原体开发出定量检测方法[24,25]。其中，一家韩国公司开发出针对革兰阳性菌、革兰阴性菌和真菌的扩增试剂盒(Real-GP®、Real-GN® 和 Real-CAN® qPCR 试剂盒)，可用于常见病原菌的检测，总体的敏感性和特异性能够达到 99.6% 和 89.5%[24]。另外，Roche 公司推出的商品试剂盒 LightCycler SeptiFast Test MGRADE® 能够检测部分常见的细菌性病原体[25]。

目前针对细菌所携带的耐药基因的分子检测，主要是使用特异引物对目标基因进行 PCR 扩增，后续还可将扩增产物进行测序和序列比对分析，以确定耐药基因的种类与型别。检测革兰阴性杆菌所携带的常见耐药基因时，可参考他人设计并经过验证的多重 PCR 引物序列，如此能够简便、快捷地达到检测的目的。例如，检测常见超广谱 β-内酰胺酶(extended-spectrum β-lactamase，ESBL)时，可使用一些文献中验证过的引物进行检测[26-30]。

3) MALDI-TOF MS 技术

用于细菌性病原体种类与特种鉴定的方法目前主要是 MALDI-TOF MS 技术。该技术操作简单、快速、准确性好、检测成本低，但目前仍需使用细菌纯培养物，无法用于直接检测标本中的病原体，且需要使用专业的质谱仪，硬件成本较高。最近，有许多研究拓展了 MALDI-TOF MS 技术在细菌性病原体鉴定中的应用。例如，可直接检测待测标本中的病原体种类；检测特定的病原体种类（如大肠杆菌 ST131）；检测细菌的耐药性以及相应的耐药机制，如细菌所携带的抗菌药物水解酶（如碳青霉烯酶）、细菌膜蛋白的缺失等。此外，由于 MALDI-TOF MS 技术能够用于分析细菌的全部蛋白质和核酸分子,该技术还能够在少见病原体鉴定、细菌性病原体的毒力特征分析、分子流行病学分析以及蛋白质组学研究等方面发挥巨大作用[31-35]。

4) FISH 技术

FISH 技术属于分子杂交技术的一种,其原理是使用特异的核酸探针,对待测 DNA进行定性、定量或相对定位分析。FISH 技术可用于检测待测样本中是否含有特定细菌及其数量。该技术特异性强、灵敏度高、操作简单,并且能够进行定量检测,因此已广泛应用于科研和临床检测。常规 FISH 所使用的探针具有细胞渗透差、杂交亲和性差以及靶向部位对 DNA 探针的可通过性差等缺点,往往影响检测的特异性和敏感性。20世纪 90 年代 Nielsen 等人首先发现肽核酸(PNA)。在这种 DNA 模拟物中,DNA 带负电荷的磷酸糖骨架被一种中性的由 N-(2-氨基乙基)甘氨酸单元组成的聚酰胺主链所替代。中性 PNA 链和互补 RNA 链之间电荷斥力较低使得 PNA 和 RNA 能够更迅速和稳固地结合。PNA 探针的疏水性还使其具有良好的细胞膜渗透和扩散性,促进 FISH 技术拥有了更高的特异性和敏感度[36,37]。

目前,一些商品化试剂盒已获得美国 FDA 和欧洲药品管理局(EMA)的许可,可用于检测血流样本中的常见病原体,如金黄色葡萄球菌、大肠杆菌、肺炎克雷伯菌、铜绿假单胞菌、肠球菌以及一些真菌等。对于一些特殊部位的感染,FISH 在检测病原体时具有独特的优势,如口腔、下呼吸道、泌尿生殖道、各种组织标本感染等。采用 FISH 方法无须对细菌进行纯培养,只需少许标本即可进行检测,大大提高了敏感性。对于一些难培养的细菌性病原体(如厌氧菌等),以及一些特殊环境下细菌(如生物被膜中和机体各种组织中生长的细菌等)的检测,FISH 也能够发挥独特的作用。此外,FISH 技术还能够检测与细菌性病原体各种生物学特征相关的遗传因子,如耐药基因、毒力基因等。例如,用于检测幽门螺杆菌耐克拉霉素基因时,FISH 技术能够有效解决组织标本量少、病原体无法获得纯培养等问题,能够检出携带和不携带耐药基因的菌株,具有良好的敏感性和特异性[38]。

近年来,MALDI-TOF MS 技术和测序技术在细菌性病原体直接检测中快速发展和应用,大有取代 FISH 技术的趋势。但 FISH 技术的独特优势使其在细菌性病原体的分子诊断中仍能够发挥一定的作用。

5) 基因芯片技术

基因芯片技术又称为 DNA 微阵列(DNA microarray)。其基本原理是将众多的(数千或数万)核酸探针安装在大小为数平方厘米面积的特殊玻璃片之上,通过与待测样本进行杂交,一次性检测大量基因信息的技术。除可以检测目标基因是否存在以外,DNA微阵列技术还可以分析不同基因的表达水平,具有快速、操作简单、检测通量高、检测结果准确、成本低等优点,而且检测设备可实现微型化,检测流程可实现自动化和标准化。其中,设计具有高度敏感性和特异性的探针是决定基因芯片技术性能的关键环节。目前,有许多探针设计软件可供使用。这些软件针对不同的设计对象,具有各自的优点和局限性。在设计探针时,应重点关注特异性、敏感性和解链温度(Tm)三个指标[39],在充分对目标序列进行生物信息学调研的基础上,设计出具有良好特异性和敏感性的探针。探针依据性质不同,可分为 cDNA 探针、短寡核苷酸探针和长寡核苷酸探针,长度分别为 0.5~3 kb、15~20 bp 和 45~70 bp[40]。不同长度的探针,其理化特性、所需的制备技术、适用性都有较大差别,应当根据实际检测项目的需求进行选择。

在实际应用中,基因芯片技术可用于细菌性病原体各种特征的分析。① 菌种鉴定:利用 16S rDNA、23S rDNA 以及 16S rDNA 和 23S rDNA 之间 ITS 区域的特异性,设计相应的探针,用于对各种细菌性病原体进行种类鉴定。② 耐药基因检测:利用基因芯片技术高通量的特点,可一次性检测细菌所携带的多种耐药基因。③ 毒力基因检测:可检测各种细菌性病原体目前已知的与致病性相关的基因,帮助判断细菌的致病性。④ 同时进行菌种鉴定、耐药基因和毒力基因检测:利用芯片技术能够将不同探针整合在一张芯片上的高兼容性,分别设计用于菌种鉴定、耐药和毒力基因检测的探针,并整合在同一检测芯片上。通过一次检测,既能够确定病原细菌的种类,也能明确其所携带的耐药和致病基因,为后续疾病诊断和治疗手段的选择提供更为丰富的病原学信息。⑤ 特殊细菌性病原体的鉴定:在一些特殊情况下,如食品安全检验需要快速检验结果、高致病性病原体需要特殊检验环境、难培养细菌需要特殊培养条件等,基因芯片技术能够发挥其快速、操作简单、无须特殊检验环境的特点,满足上述特殊情况对于细菌性病原体检验的需求。目前,一些研究成果应用于食品安全检验、高致病和难培养病原体检测等,有效弥补了传统病原学诊断方法的局限性。

6) 基因组学

基因组学(genomics)是研究生物全基因组的序列、结构及其功能的学科,能够提供基因组信息,帮助解读和预测基因功能,在生物、医学等领域应用广泛。基因组研究包括两方面:结构基因组学(structural genomics)和功能基因组学(functional genomics)。功能基因组学又称为后基因组学(postgenomics)。结构基因组学以明确基因组序列、组织结构以及基因定位为研究目标;功能基因组学以明确基因功能,即明确各基因所编码的蛋白质分子在各种生物学代谢途径、生理途径、信号转导途径中所发挥的作用为研究目标,包括 DNA 序列变异研究、基因组表达调控研究等。

基因组学的发展和应用与基因测序技术的发展密切相关。基因测序技术目前已发展至第四代。第一代基因测序技术是指 1975 年由桑格等发明的双脱氧链终止法(Sanger 法)或者是 1977 年由马克萨姆和吉尔伯特发明的化学降解法,核心原理利用了 Sanger 法测序中可中断 DNA 合成反应的 ddNTP。Sanger 测序法测序读长能够达到 1 000 bp,准确率几乎达到 100%,缺点是成本高、通量低。第二代基因测序技术是由几家公司开发和改进的,现有的技术平台包括:瑞士 Roche 公司的 454 测序仪,美国

Illumina 公司的基因组测序仪（Genome Analyzer）、HiSeq 2000 和 MiSeq，美国 ABI 公司的寡聚物连接检测测序（sequencing by oligo ligation detection，SOLiD）5500XL，美国 Life Technologies 公司的 Ion Torrent Personal Genome Machine（PGM）等。第二代基因测序技术的核心原理是边合成边测序，具有高通量、成本低、敏感性高等优点，但读长较短，需要后续完成大量的拼接工作，测序过程还可能引入偏倚和错配。第三代基因测序技术平台包括美国 Helicos Bioscience 公司的 HeliScope 遗传分析系统和 Pacific Biosciences 公司的 PacBio RS Ⅱ 单分子实时（single-molecule real-time，SMRT）测序系统。第三代基因测序技术最大的特点是单分子测序，测序过程无须进行 PCR 扩增，可以实现超长读长（可达几十甚至 100 kb），且能直接对 RNA 和甲基化 DNA 序列进行测序。其最大的缺陷是测序的错误率较高，如测序速度较快的 SMRT 测序技术的错误率可以达到 15%。此外，第三代基因测序技术对于基因组样本的质量要求较高。第四代基因测序技术是指纳米孔测序技术，无须进行合成反应、荧光标记、洗脱和电荷耦合器件（charge coupled device，CCD）相机摄像，为真正的单分子测序技术。第四代基因测序技术实现了从光学检测到电子传导检测和短读长到长读长测序的双重跨越，具有长读长、高通量、低成本、短耗时、数据分析简单的优点。

在应用方面，通过基因测序技术能够对细菌性病原体进行全基因组测序（whole genome sequencing，WGS），揭示生物全部的遗传信息，因而能够更深入地了解和掌握细菌性病原体的种类、型别、所携带的耐药基因和毒力基因、在传播与流行过程中的进化规律等。不仅在病原体种类和型别鉴定上作用巨大，WGS 也能够替代传统的分子流行病学方法［如多位点序列分型（MLST）、多位点可变数目串联重复序列分析（MLVA）等］，对细菌性病原体的暴发流行与传播规律进行深入解析。通过分析流行菌株的遗传信息，WGS 能够明确其传播机制，也能够预测其未来潜在的传播模式以及可能的传播方式。WGS 还能够区分不同地区或地域的病原体间的差异性和相互联系，从而防止其进一步传播。此外，利用 WGS 对细菌性病原体进行监测，还能够了解病原体的进化和适应性变化，以确保准确和及时对其流行潜力进行判断，并完善针对性的控制策略。利用比较基因组分析，能够分析具有高度同源关系的细菌性病原体间的遗传和进化关系，从而明确其进化过程的各种遗传事件的生物学意义。比较基因组学采用第二代基因测序技术，对研究对象进行全基因组序列分析。通过全基因组比对、泛基因组分析、基因组组分及其功能分析、变异基因与致病毒力或耐药基因的联合分析等，可揭示流行菌株的毒力、耐药性和生物适应性等分子机制及其介导菌株传播的可能方式，明确生成特定代谢产物的核心基因。也可以通过系统进化分析，研究个体间的进化关系，寻找菌株在传播过程中的进化规律及其可能的生物学意义。

宏基因组学（metagenomics）是对特定环境中全部微生物的总 DNA 进行分析，其研究对象是整个微生物群落。通过直接从待测样本中提取全部微生物的 DNA，再利用基因组学的相关技术和研究策略进行分析,可明确待测样本中所包含的全部微生物组成及其可能的群落功能。相比针对单一菌种的基因组学研究,宏基因组学针对的是特定范围内全部微生物群体,因而能够揭示特定环境和样本中微生物的构成情况及其多样性,帮助分析微生物群体构成与环境和宿主之间的关系。此外,采用宏基因组学方法分析时无须分离单个细菌菌株,对于那些难分离或无法分离培养的细菌种类,具有相当的便利性。在应用方面,由于能够揭示特定研究对象的全部微生物遗传信息,宏基因组学研究能够发挥独特的作用,如发现新的病原体种类或型别、明确病原体的各种分子特征(如耐药机制和致病机制)、帮助分析微生物群体间的相互作用关系及其生物学意义、了解微生物群体特征与宿主生理特征的内在联系等。

4.2.5 细菌感染性疾病精准分子诊断展望

1) 结核分枝杆菌

我国是结核病高发国家之一。结核病的病原学诊断依赖结核分枝杆菌的培养和鉴定,但此过程需要近四十天的时间和很高的生物安全防护要求,一般实验室很难开展。因此,结核病特别是肺结核的诊断目前主要依据临床放射影像学和痰涂片抗酸染色结果。然而,痰涂片的阳性率偏低,新发肺结核痰涂片的阳性率仅为28%,加之结核病在影像学表现上缺乏特异性,进行准确而快速的诊断往往较难。因此,快速、准确的分子生物学检测方法对于结核分枝杆菌的鉴定非常有价值。最近,梅珍珍对目前用于检测结核分枝杆菌的分子诊断技术进行了总结,主要的技术方法包括:Xpert MTB/RIF 技术、分子线性探针测定法、基因芯片技术、多重 PCR 检测技术、基因测序、恒温扩增检测技术、高分辨率熔解曲线分析、质谱技术以及 qPCR 技术等。

Xpert MTB/RIF 是一种以半巢式 qPCR 为基础,利用美国 Cepheid 公司生产的基因 Xpert MTB/RIF 平台同时检测结核分枝杆菌/利福平耐药(MTB/RIF)的分子检测方法。2010 年 12 月,WHO 批准了 Xpert MTB/RIF 技术的应用。2013 年 7 月,Xpert MTB/RIF 技术通过了美国 FDA 认证。利用 Xpert MTB/RIF 技术可特异性地扩增结核分枝杆菌特有并与利福平耐药密切相关的 *rpoB* 基因片段,以 PCR 循环阈值反映待测标本中的结核分枝杆菌载量,可进行半定量分析。作为商品化检测系统,该技术操作简单、快速、准确性好,能够同时进行结核分枝杆菌的病原学鉴定和利福平耐药基因的检测。经过大量临床研究,Xpert MTB/RIF 技术对于结核病的诊断具有良好的敏感性和特异性,对肺外结核具有较高的诊断价值,尤其在确定诊断方面。除痰标本外,Xpert MTB/RIF 技术还可以用于肺泡灌洗液、各种体液、脑脊液、粪便等标本中结核分枝杆菌的病原学鉴定,具有广阔的应用前景[41,42]。

其他有关结核分枝杆菌的分子诊断技术如下。采用 qPCR 技术能够快速而准确地进行病原学诊断;通过检测特定的耐药基因,也可以确定病原体的耐药特征[43]。采用环介导恒温扩增技术能够在恒温条件下对结核分枝杆菌的某些特异基因进行扩增从而帮助进行病原学诊断。2013年,WHO曾经推荐一种商品化结核分枝杆菌环介导恒温扩增技术检测方法,该方法具有很好的灵敏性和特异性。此外,实时荧光核酸恒温扩增检测技术(simultaneous amplification and testing, SAT)是将新一代的核酸恒温扩增技术和实时荧光检测技术相结合的一种新型核酸检测技术,具有灵敏度高、特异性好、检测结果稳定等优点。采用SAT可直接检测各种标本中的结核分枝杆菌,检测结果具有良好的敏感性和特异性[44]。基于第二代基因测序技术的结核分枝杆菌生物信息学分析能够帮助深入了解和明确此类病原体的遗传特征、传播与播散规律、与致病性密切相关的耐药机制和毒力因子等,并能够帮助寻找有效的药物靶点,进而开发出针对结核病的有效防控手段[45]。

此外,国内一些学者也尝试采用分子生物学技术分析结核分枝杆菌。孟繁荣等建立一种可同时进行结核分枝杆菌鉴定并检测结核分枝杆菌利福平耐药突变基因的分子生物学方法[46]。方法以"5′ - TGTTCTTCAAGGAGAAGCG - 3′"和"5′ - TCGTCGGCGGTCAGGTA-3′"分别作为上、下游引物,对101株结核分枝杆菌复合群及52株非结核分枝杆菌临床分离株,进行rpoB基因扩增及序列测定,并应用BLAST数据库和DNAMAN软件进行菌种与rpoB基因突变分析。结果与传统分枝杆菌菌种鉴定方法符合率为83%;与比例法检测利福平耐药表型的符合率为96.15%。所以应用这对引物进行rpoB基因序列分析,可以一次性完成结核分枝杆菌鉴定与利福平耐药突变基因检测工作,有较大的临床应用价值。于霞等用采用分子杂交法对200株结核分枝杆菌临床分离株进行菌种鉴定[47]。人工制备结核分枝杆菌和胞内分枝杆菌、结核分枝杆菌和脓肿分枝杆菌、结核分枝杆菌和偶发分枝杆菌的混合感染模型,结果发现以对硝基苯甲酸分离鉴定结果为参照,分子杂交法的敏感性和特异性分别为65.12%和98.25%。对于人工制备的13种不同比例混合的H37Rv和NTM,芯片法和线性探针技术均可以准确鉴定出混合感染标本中的混合菌种。基因测序结果表明,H37Rv中偶发分枝杆菌的比例在10%~90%范围内才能区分出混合感染的类型。这说明分子杂交法对于结核分枝杆菌诊断有较高的特异性,一旦经该法鉴定为非结核分枝杆菌(NTM),则具有很高的诊断意义。

2) 布氏杆菌

布氏杆菌病,为人类和牛、羊、猪等动物均可发生的严重感染性疾病。布氏杆菌也列为失能性生物战剂之一。因此,快速、准确的病原学检测对此类疾病的诊断和治疗十分重要。布氏杆菌的分子诊断方法包括:采用单引物特异扩增16S rDNA和23S rDNA以及16S rDNA和23S rDNA之间的ITS区、外膜蛋白(outer membrane proteins, OMP)编码基因等;采用多重PCR扩增布氏杆菌多个特异基因;还可以采用qPCR对待测样本进行直接扩增检测[48]。

孟成艳等应用高变八聚体寡核苷酸指纹(hypervariable octameric oligonucleotide finger-prints,HOOF-Prints)分析法对我国的布氏杆菌进行亚型和分子流行病学研究[49]。根据布氏杆菌8个可变数目串联重复(VNTR)位点序列设计8对特异性的引物,用PCR方法扩增两株临床分离株并测序,得到8个位点的重复次数,进一步与国际上已公布的布氏杆菌VNTR数据进行比对及构建基因树,从而建立布氏杆菌亚型的HOOF-Prints分析法。HOOF-Prints分析法是在多态性的VNTR基础上,对布氏杆菌进行分子流行病学分析的新方法。VNTR首先在人类基因组中发现,之后才应用于细菌。多位点VNTR分析法已经越来越多地应用于一些分型较为困难的细菌上,可在分子水平分析我国布氏杆菌的流行特点。对目前已知的布氏杆菌所有生物种生物型的VNTR分析显示,这8个位点的指纹图谱具有高度多态性,足以把布氏杆菌的所有类型区分开来。但是每个VNTR的多态性程度不一样,如所有牛型位点8的重复次数均为2,所有羊型位点3的重复次数均为1,而有些位点的多态性程度较高,如位点1和位点4。生物种之内不同生物型之间的指纹相似程度要大于生物种之间的指纹相似程度。由于布氏杆菌各种生物型的产生是因为细菌在宿主体内为适应环境而产生的遗传变异,其必然存在进化上的亲缘关系,通过VNTR指纹图谱构建的基因进化树,可以粗略地了解各种生物型之间的相互关系。由于VNTR的进化规律尚不明确,如果仅仅是错配引起,可以认为这8个位点重复次数的进化过程是逐个递增或递减,那么同一位点重复次数越接近,它们的亲缘关系就越接近;但是如果加上重组的机制,VNTR重复次数的改变就不会是简单地逐个递增或递减,而可能是成倍地增减。该研究在我国初步建立了这种方法在布氏杆菌分型上的应用,值得进一步探讨该方法与传统分型方法的比较以及用于研究我国目前布氏杆菌流行病学的情况。

4.3 真菌感染性疾病

真菌可引起皮肤和黏膜表面的浅部感染,也可引起人体内部器官的深部感染。浅部感染非常常见并且通常易于治愈;深部感染发病率比浅部感染低得多,但可危及生命,特别是在免疫受损的患者中有较高的发病率和病死率。浅部真菌主要侵犯皮肤、毛发和指(趾)甲,主要病原体为癣菌,包括毛癣菌属、小孢子菌属和表皮癣菌属等,它们的传播速度快,致病力相对较弱。而深部真菌能侵犯人体皮下组织、黏膜、深部组织和内脏,甚至引起全身播散性感染,如严重败血症、肺炎、脑膜炎等致死性疾患。深部真菌感染主要由曲霉和念珠菌引起,这两类真菌导致的感染病例占临床真菌感染病例的80%左右[50,51]。浅部真菌一般采用显微镜直接检查,在毛发、鳞屑或甲标本中发现皮肤真菌孢子、菌丝等即可作为确诊依据;另外,通过营养培养基培养后观察菌落形态,再利用显微镜镜下菌丝和孢子的特征,可实现浅部真菌的种属鉴定。深部真菌感染的症状与其他感染很难区分,镜检和培养同样也是深部真菌病原体检测的经典方法,组织病理学检查、抗原检测、血清学检测也在临床得到应用[52]。还有一些方法如 MALDI-TOF MS、侧流免疫测定(LFIA)和生物传感器等技术也逐渐被证实可以用于真菌检测[53]。同时,很多精准分子诊断技术也不断被开发出来,如基于 PCR 的检测方法、宏基因组测序等,这些准确高效的方法为真菌的检测提供了更多选择。

4.3.1　真菌感染性疾病相关病原体的种类

浅部感染真菌可分为皮肤癣菌和角层癣菌,皮肤癣菌寄生于皮肤角蛋白组织,引起皮肤癣,以手足癣最为多见。皮肤癣菌有表皮癣菌属、毛癣菌属和小孢子菌属,主要病原体有絮状表皮癣菌、石膏样毛癣菌、红色毛癣菌等。深部感染真菌主要包括皮下组织感染真菌、系统性感染真菌和机会致病性真菌三大类,在免疫功能正常的患者中可引起鼻窦炎、肺炎和阴道炎等疾病,在免疫功能低下的患者中可引起侵袭性真菌感染,其中念珠菌、曲霉是从患者标本中分离出的最多的病原体。念珠菌常在患者及健康人体的黏膜表面、呼吸道、消化道等处定植,当机体免疫力低下时进入血流或组织后致病。它在院内血流感染分离病原体中排在第四位。白色念珠菌是念珠菌感染最主要的病原体,其次是光滑念珠菌、近平滑念珠菌、热带念珠菌等[54]。曲霉是重要的临床机会致病病原体,可侵入免疫功能低下患者引起侵袭性曲霉病,在真菌感染中其感染病例仅次于念珠菌。曲霉可引起变应性支气管肺曲霉病(ABPA)、曲霉过敏性鼻窦炎、曲霉肿、侵袭性肺曲霉病等。烟曲霉是曲霉感染最主要的病原体,其次分别是黄曲霉、黑曲霉和土曲霉等[55]。

4.3.2　精准分子诊断技术在真菌感染性疾病中的应用

真菌的早期检测具有十分重要的意义,可以为临床干预提供科学依据,同时可以指导合理用药,避免抗生素及抗真菌药物的滥用。临床浅部真菌的检测方法以镜检和培养为主,也有研究人员用 PCR 等分子生物学方法进行皮肤癣菌的鉴别诊断。念珠菌、曲霉、隐球菌和球孢子菌等是引起深部感染的常见真菌,其早期检测在降低患者病死率方面具有重要意义,传统检测方法在敏感性、特异性或检测时长等方面存在缺陷,因此研究人员开发了多种真菌精准分子诊断技术。

基于 PCR 的分子生物学方法与血清学测定一样是无创的方法,能比传统方法提供更快速的诊断。真菌 PCR 检测比传统方法更敏感,可以联合 G、GM 试验、血培养等不同方法用于深部真菌感染的诊断以提高准确性。基于 PCR 的检测方法主要有多重PCR、巢式 PCR、qPCR,大多数研究选择真菌 rRNA 基因为扩增模板,也有选择线粒体DNA 作为模板。最近,一些核酸恒温扩增技术也被用于真菌检测,如利用依赖核酸序列的扩增技术(NASBA)和环介导恒温扩增技术,具有很高的灵敏度和特异性,可快速完成检测。这类技术对实验人员和设备要求低,成本低廉,短时间内可获得快速可用的测试结果。

肽核酸-荧光原位杂交(PNA-FISH)方法使用 PNA 探针检测真菌特异性 rRNA 序列,反应过程中探针与特异性 rRNA 序列结合后显示特定的荧光,否则不发出荧光。利用 AdvanDx 公司的 PNA Candida QuickFISH BC 试剂进行检测时白色念珠菌发出绿色荧光,光滑念珠菌发出红色荧光,近平滑念珠菌发出黄色荧光,其他念珠菌不发光。PNA-FISH 方法简化了检测流程,大大缩短了检测时间。利用第二代基因测序技术可对真菌耐药标志物进行全基因组分析,可以同时揭示不同耐药类型的基因突变模式。基于基因芯片的分子检测技术可以同时检测几种病原微生物,也可用于未知微生物的鉴别。

表面增强共振拉曼光谱是一种可用于真菌病原体诊断的潜在新型光谱方法,它可以通过特定的传感器检测由 DNA 与专用染料偶联产生的散射光。探针与测试样品中的互补真菌 DNA 结合之后,对双链 DNA(dsDNA)具有活性的核酸外切酶消化探针,最后由表面增强共振拉曼光谱传感器测量剩余探针的散射光,缺失的探针类型可显示真菌病原体的种类。研究人员利用该技术对 8 个真菌阳性的临床血培养样品进行了测试,结果与培养结果 100% 一致。从测试结果看该方法具备较好的应用前景,但需要进行更多的研究以确定该方法在临床诊断中的价值[56]。

4.3.3 真菌感染性疾病精准分子诊断展望

分子诊断技术由于具有高灵敏度、用时短和创伤小等特点,在微生物检测领域被广泛应用,尤其在真菌感染检测研究中有了很大的进展。但是由于患者无菌组织或体液中真菌核酸成分含量低、真菌含有细胞壁不易提取 DNA 等各种因素,真菌临床分子诊断技术的应用受到很大阻碍。第二代基因测序技术已经在微生物监测和宏基因组研究中得到应用,然而临床标本微生物群落中的真菌丰度相对较低,并不利于通过深度测序进行真菌的检测,但可以通过对真菌核糖体基因 ITS 区域的扩增子进行靶向测序获得真菌的生物特征数据。基于基因组 DNA 扩增的检测方法是对侵袭性真菌感染(IFI)进行早期诊断的一种高灵敏度、非侵入性方法,但由于缺乏标准化,欧洲癌症研究和治疗组织侵袭性真菌感染协作组与美国国立变态反应和感染病研究院真菌病研究组(EORTC/MSG)2002 年制定的侵袭性真菌感染诊断标准中并没有将核酸分子检测纳入其中,2008 年修订版依然没有纳入,其应用还有很长一段路要走。2017 年 4 月,张锋团队在《科学》(Science)杂志上介绍了利用 CRISPR-Cas13a 系统和重组酶聚合酶扩增技术(recombinase polymerase amplification,RPA),对 RNA 或 DNA 检测的灵敏度均可以达到单分子的水平,该方法如果用于真菌检测或许能够解决感染患者体液中真菌含量过低的问题[57]。另外,真菌细胞内一些 mRNA 和非编码 RNA(ncRNA)的含量都高于 DNA,因此 RNA 作为真菌的成分用于真菌的检测将有其优势[58]。此外,研究人员已经提取得到真菌胞外囊泡(extracellular vesicle,EV),其中含有大量的 DNA 和 RNA 成分,如果将其作为检测靶标将可克服真菌内核酸提取的困难,该方法将可能成为真菌 PCR 检测标准化的突破口[59]。随着新的分子生物学检测方法的应用以及生物标志物的发现,精准分子诊断技术将在真菌诊断、抗真菌药物选择、疗效监测方面发挥积极作用。

4.4 其他病原体感染性疾病

4.4.1 立克次体病

4.4.1.1 概述

立克次体病一般是指原核生物中的立克次体属(*Rickettsia*)、东方体属(*Orientia*)、柯克斯体属(*Coxiella*)病原体所致疾病。这些病原体为嗜脊椎动物血管内皮细胞或单核细胞寄生的革兰阴性菌。以间接免疫荧光法(IFA)等为代表的血清学诊断方法被认为是检测立克次体病的"金标准"。但是,在立克次体病发病的初期进行血清学诊断,往往检测不到抗体。因此,采用 PCR 方法检测患者样本中的立克次体 DNA 也可以作为立克次体病辅助诊断的依据。

4.4.1.2 立克次体病相关病原体的种类

常见致病性立克次体及其所致疾病的主要特征如表 4-3 所示。

表 4-3　常见立克次体的分类与所致疾病

属	群	种	所致疾病
立克次体属 (*Rickettsia*)	斑疹伤寒群 (typhus group)	普氏立克次体 (*R. prowazakii*)	流行性斑疹伤寒
		莫氏立克次体 (*R. mooseri*)	地方性斑疹伤寒
	斑点热群 (spotted fever group)	立氏立克次体 (*R. rickettsii*)	落基山斑点热
		黑龙江立克次体 (*R. heilongjiangensis*)	远东蜱传斑点热
		康氏立克次体 (*R. conorii*)	地中海斑点热
东方体属 (*Orientia*)		恙虫病东方体 (*O. tsutsugamushi*)	恙虫病
柯克斯体属 (*Coxiella*)		贝氏柯克斯体 (*C. burnetii*)	Q 热

4.4.1.3　用于立克次体病原体检测的分子诊断技术

1）检测血清中立克次体抗体

立克次体凝集试验是立克次体病血清学诊断的经典方法。该方法利用变形杆菌某些菌株与某些立克次体享有共同的抗原簇,用变形杆菌菌株代替立克次体作为凝集抗原来检测患者血清立克次体抗体。但是,立克次体凝集试验缺乏特异性,在有条件获得立克次体抗原的实验室已经不再使用。

用立克次体作为抗原进行血清学诊断的方法包括补体结合试验、微量凝集试验、间接血凝试验、酶联免疫吸附试验(ELISA)、IFA 等。其中,利用 IFA 检测立克次体特异性抗体是目前诊断立克次体感染的"金标准"。特异性 IgM 可在感染早期检出,数月后消失;而特异性 IgG 通常在发病 2 周检出,并可持续数月至数年。在进行血清学诊断时,需要检测患者的双份血清,当后份血清的效价高于前份血清的 4 倍或 4 倍以上时可以确诊立克次体病[60]。立克次体血清学诊断的抗原制备受限于实验室条件和生物安全的高要求,目前在我国仅少数专业实验室能制备立克次体抗原。美国 FOCUS 公司生产的 IFA 诊断试剂盒为目前唯一经国际质量认证的检测立克次体抗体的商品化试剂盒。近年来,研究人员致力于研制立克次体特异的重组诊断抗原,以代替立克次体全菌抗原用于立克次体病血清学诊断[61]。

2）检测立克次体 DNA

采用 PCR 技术检测样本中的立克次体 DNA 可以作为立克次体病诊断的依据。立克次体 PCR 检测方法包括普通 PCR、巢式 PCR、qPCR。普通 PCR 常选用立克次体属、群或种特异性基因进行扩增,如立克次体属的 16S rRNA 基因、斑疹伤寒群和斑点热群的外膜蛋白 OmpB 基因、斑点热群的 OmpA 基因及东方体属的 56 - kDa TSA 基因等[62]。普通 PCR 检测由于引物设计和样本提取等问题,可能会出现假阳性或假阴性结果。巢式 PCR 通过针对检测基因设计嵌套引物,明显提高了检测灵敏度,同时降低了非特异性扩增。

qPCR 是目前最快速、准确和稳定的立克次体核酸检测方法。目前,该方法广泛用于检测节肢动物、宿主组织、全血、白细胞、外周血单个核细胞、血焦痂、拭子等标本中的立克次体核酸[63]。目前,我国尚无商品化的立克次体 qPCR 检测试剂盒上市,但已建立稳定的实验室检测方法。

4.4.1.4　立克次体病精准分子诊断展望

随着分子生物学的发展和全基因组测序等技术的运用,实验室诊断立克次体病的分子诊断方法层出不穷,如限制性片段长度多态性分析、多位点序列分型等。但目前,我国尚无立克次体诊断标准和诊断试剂上市,立克次体病的误诊和漏诊相当普遍。因此,我国应加强对立克次体病诊断方法和诊断试剂的研究,努力提高立克次体病的确诊率。

4.4.2 衣原体感染性疾病

4.4.2.1 概述

引起人类呼吸道感染的衣原体主要有沙眼衣原体、肺炎嗜衣原体和鹦鹉热嗜衣原体。沙眼衣原体是新生儿肺炎的常见原因。肺炎嗜衣原体感染最常见的症状为肺炎和支气管炎。在社区获得性肺炎的病例中,肺炎嗜衣原体引起的病例数占到 10% 以上。鹦鹉热由鹦鹉热嗜衣原体感染引起,此病以发热、头痛和肺炎为特征。传统的检测衣原体的细胞培养法分离检测时间长,方法复杂,成功分离率低;并且有时候患者需要等待很长时间才能获得检查结果。分子诊断具有灵敏度高、特异性强、快速、高通量的特点,有更强的鉴别诊断能力。

4.4.2.2 衣原体相关病原体的种类

衣原体科隶属于衣原体目,其下可分为衣原体属和嗜衣原体属。其中衣原体属包含沙眼衣原体(*Chlamydia trachomatis*)、鼠衣原体(*Chlamydia muridarum*)及猪衣原体(*Chlamydia suis*)3 个种;嗜衣原体属包含肺炎嗜衣原体(*Chlamydophila pneumoniae*)、鹦鹉热嗜衣原体(*Chlamydophila psittaci*)、流产嗜衣原体(*Chlamydophila abortus*)、豚鼠嗜衣原体(*Chlamydophila caviae*)、猫嗜衣原体(*Chlamydophila felis*)、兽类嗜衣原体(*Chlamydophila pecorum*)6 个种。其中与人类疾病关系密切的衣原体有沙眼衣原体、肺炎嗜衣原体和鹦鹉热嗜衣原体[64]。

4.4.2.3 用于衣原体病原体检测的分子诊断技术

目前不管是沙眼衣原体引起的性传播疾病,还是肺炎嗜衣原体、鹦鹉热嗜衣原体引起的呼吸道感染,诊断主要依据实验室诊断、接触史和临床症状进行综合分析。由于衣原体感染者多数情况下缺乏典型的临床表现或无症状,确诊仍需依靠实验室检测。传统的细胞培养法分离检测时间长,方法复杂,成功分离率低;且有时患者需等待很长时间才能获得检查结果。血清学检测更适合进行回顾性诊断。这在很大程度上降低了患者治疗的依从性,使患者无法获得完整的后续治疗和照顾。分子诊断具有灵敏度高、特异性强、快速、高通量的特点,有更强的鉴别诊断能力。尽早获知准确的病原体感染情况,并有针对性地用药,对于衣原体感染的治疗具有十分重要的意义。目前可用普通 PCR 或 qPCR 进行分子诊断,而实际应用较多的是利用 qPCR 法进行衣原体的精准分子诊断[65]。

4.4.3 肺炎支原体感染性疾病

4.4.3.1 概述

肺炎支原体(*Mycoplasma pneumoniae*)是引起人类呼吸道感染的重要病原体之

一。每年约有 $10\%\sim30\%$ 的社区获得性肺炎病例是由其感染所致,少部分肺炎支原体感染病例还会出现神经系统、心血管系统、泌尿系统等多系统功能损害的肺外并发症。国内肺炎支原体感染的诊断主要依据患者的临床特征,结合血清学检测等体外诊断技术进行判定。由于肺炎支原体与生殖支原体在基因组水平高度近似,部分试剂盒可能会产生交叉反应;此外,部分成年人感染肺炎支原体后 IgM 抗体滴度不发生显著性升高,可产生假阴性结果。

4.4.3.2　用于肺炎支原体病原体检测的分子诊断技术

最常使用的肺炎支原体分子检测方法为 PCR 技术,包括普通 PCR、巢式 PCR 及 qPCR。已报道的肺炎支原体 PCR 特异检测基因靶位点有 tuf 基因、ATP 酶操纵子基因、16S rRNA 基因、p1 基因、CARDS 毒素基因、RepMP 重复序列等。痰液、鼻咽拭子、口咽拭子以及肺泡灌洗液均可作为肺炎支原体分子诊断的临床标本,其中口咽拭子因采集方便且处理简易,是肺炎支原体分子检测最常用的标本。研究表明,临床咽拭子标本中肺炎支原体带菌量个体差异较大,半数左右感染者的临床咽拭子标本中肺炎支原体带菌量低于 10^3 拷贝。由于普通 PCR 及巢式 PCR 方法的检测限通常在 $10^2\sim10^3$ 拷贝范围,对于带菌量低的标本这两种方法易造成假阴性结果,且耗时长、易污染,已不是肺炎支原体分子诊断的主流技术。以 TaqMAN 探针为代表的 qPCR 技术是目前肺炎支原体分子诊断的最常用技术,国内外商品化肺炎支原体检测试剂盒也以 qPCR 技术为主。

4.4.3.3　精准分子诊断技术在肺炎支原体感染中的应用

目前已报道的肺炎支原体 qPCR 检测方法超过 20 种,除检测的靶序列不同,各种方法的检测灵敏度、特异性接近,比普通 PCR 超出 $1\sim2$ 个数量级[66]。在临床检测过程中,标本均采自患者呼吸道,部分 qPCR 技术同时使用人类管家基因(β-肌动蛋白、GAPDH、RNA 酶 P 基因等)作为内参进行双重荧光检测,以此进行检测体系质量控制,只有内参基因检测阳性的标本才能定义为合格标本。除 PCR 分子诊断技术外,恒温扩增技术也在肺炎支原体检测中有应用,主要有环介导恒温扩增技术和依赖核酸序列的扩增技术。尽管恒温扩增技术在核酸扩增过程中存在一定优势,但其过于复杂且缺乏特异性的结果呈现技术对判读造成影响,加之受到专利技术的保护,使其终究没有成为肺炎支原体分子诊断的主流技术。

4.4.3.4　肺炎支原体精准分子诊断展望

随着诊断技术的发展,分子诊断技术逐步成为肺炎支原体临床诊断中的重要检测手段,但任何检测方法都存在局限性,核酸检测中聚合酶的活性有时会受标本中抑制物的干扰,影响检测结果。在实际检测过程中,依据受试者的临床症状,并配合多种检测技术组合使用,方可达到更加精准的检测效果。

4.4.4　脲原体感染性疾病

4.4.4.1　概述

脲原体(*Ureaplasma*)属于支原体科,是引起泌尿生殖系统感染性疾病的重要病原体之一,现已被列为性传播疾病的病原体。脲原体感染主要引起泌尿生殖道炎症、早产、流产、死胎、不孕、婴儿肺部与呼吸道疾病、早产儿支气管发育异常和系统性感染等疾病。

临床上检测脲原体的主要方法有培养法、免疫学方法和分子生物学方法。培养法包括液体培养法和固体培养法,是微生物诊断的"金标准"。因操作烦琐、培养时间长、形态和菌落较难辨认等问题,目前在国内外临床上固体培养法应用甚少。免疫学方法是通过直接检测特异性抗原或抗体判断是否感染脲原体,可对脲原体的感染做出早期、快速的诊断,在临床上可作为脲原体感染的辅助诊断指标,常用的是金标法。由于免疫学方法的特异性不高,也未标准化,目前临床上未能广泛应用。分子生物学方法应用较多的是 PCR 技术[67]。

4.4.4.2　脲原体相关病原体的种类

脲原体有两个生物变种(生物变种Ⅰ和Ⅱ)和 14 个血清型。生物变种Ⅰ又叫细小脲原体(*Ureaplasma parvum*),生物变种Ⅱ叫解脲脲原体(*Ureaplasma urealyticum*),以前叫解脲脲原体 T-960 生物变种。从人体分离的脲原体主要是生物变种Ⅰ,分为3 个亚型,4 个血清型:血清型 1、3/14 和 6 型。生物变种Ⅱ也分为 3 个亚型,10 个血清型:亚型 1 为血清型 2、5、8 和 9,亚型 2 为血清型 4、10、12 和 13,亚型 3 为血清型 7 和 11。

4.4.4.3　用于脲原体病原体检测的分子诊断技术

分子生物学检测法应用较多的是 PCR 技术。分子生物学方法简便、快捷、灵敏度高、特异性高、重复性好、可以定量测定,目前在临床上广泛应用。目前多采用 16S rRNA 与 16S rRNA 和 23S rRNA 之间的基因区、尿素酶亚基基因区和多带抗原基因5'-端设计系列靶引物进行扩增检测,可对脲原体 2 个生物变种和 14 个血清型亚型进行鉴定[68]。此外,还有 PCR-单链构象多态性分析、多重 qPCR 技术和多位点序列分型用于脲原体快速鉴定分型。

4.4.5　螺旋体感染性疾病

4.4.5.1　概述

螺旋体广泛分布在自然界和动物体内,分为 5 个属:包柔氏螺旋体属(*Borrelia*,又称为疏螺旋体属)、密螺旋体属(*Treponema*)、钩端螺旋体属(*Leptospira*)、脊螺旋体属(*Cristispira*)和螺旋体属(*Spirochaeta*)。前 3 个属中有引起人患回归热、梅毒、钩端螺旋体病的致病菌,后 2 个属不致病。包柔氏螺旋体属中对人致病的有回归热螺旋体、莱姆病螺旋体和奋森氏螺旋体,其中前两者可分别引起回归热、莱姆病,后者常与棱形杆菌共生,可共同引起咽峡炎、溃疡性口腔炎等。密螺旋体属中对人致病的有梅毒螺旋体、雅司螺旋体、品他螺旋体,可分别引起人类的梅毒、雅司病和品他病。钩端螺旋体属对人致病的有钩端螺旋体,可引起钩端螺旋体病。

4.4.5.2 用于螺旋体病原体检测的分子诊断技术

回归热现有的分子诊断方法包括应用 PCR 技术检测病原体 16S rDNA、flaB、glpQ 等基因片段,应用多重 qPCR 技术检测病原体,应用多位点序列分型技术对病原体进行分型鉴定。近年发展起来的质谱离子化技术——基质辅助激光解吸电离质谱(MALDIMS)可以检测培养的和组织中的回归热螺旋体。

莱姆病的分子诊断方法包括美国疾病控制与预防中心(CDC)推荐使用的酶联免疫吸附试验和蛋白质印迹法,以及应用 PCR 技术检测病原体特定的基因片段。前两种方法特异性较好,但检测感染后 4～6 周患者血清的敏感性只有 44%～56%。应用 PCR 技术检测病原体特定基因片段的方法也有助于临床诊断。另外,还有一些仍处于研发阶段的利用组学技术(如蛋白质组学技术)检测莱姆病特定生物标志物的诊断方法、检测病原体 DNA 序列产生的电磁信号的诊断方法。

梅毒的分子诊断方法有梅毒螺旋体酶联免疫吸附试验、快速血浆反应素试验、梅毒螺旋体明胶凝集试验、应用 PCR 技术检测梅毒螺旋体 *arp* 基因片段、应用限制性片段长度多态性分析技术分析梅毒螺旋体 Tpr Ⅱ家族基因(tprE [tp0313]、tprG [tp0317] 和 tprJ [tp0621])核酸序列,可以通过鉴别病原体型别辅助临床诊断。

钩端螺旋体病的分子诊断方法包括免疫学检测方法和病原体核酸检测方法。现有的免疫学检测方法包括显微镜凝集试验、酶联免疫吸附试验、微囊凝集试验、蛋白质印迹法。病原体核酸检测方法包括 PCR、随机引物 PCR、核酸探针限制性酶分析、随机扩增 DNA 多态性指纹图谱、脉冲场凝胶电泳、核糖体基因分型。

4.4.6 人粒细胞无形体病

4.4.6.1 概述

人粒细胞无形体病(human granulocytic anaplasmosis,HGA)是由嗜吞噬细胞无形体(*Anaplasma phagocytophilum*)侵染人末梢血中性粒细胞引起的一种新发蜱传人兽共患病。人粒细胞无形体病患者的主要临床表现为发热、乏力、头痛、肌痛、关节痛及胃肠道症状等,实验室检查可发现白细胞减少、血小板减少及肝功能酶水平升高等。人粒细胞无形体病的形态学诊断方法为血涂片染色镜检,采用新鲜抗凝血标本制备血涂片,经瑞氏-吉姆萨染色后,可在光学显微镜下观察粒细胞内是否存在蓝紫色的"桑葚体"结构。该方法在患者感染第一周具有较高的灵敏度,美国人粒细胞无形体病报告病例中

25%~75%的患者可被诊断。

4.4.6.2　用于人粒细胞无形体病病原体检测的分子诊断技术

分子诊断方法主要包括 DNA 检测和抗体检测。PCR 法可广泛应用于全血、组织、焦痂、拭子、外周血单个核细胞等标本的核酸检测。PCR 法筛查抗凝血的灵敏度能达到 67%~90%。在患者感染一周内以及在其接受多西环素治疗前采集样本,会极大提高 PCR 法的检测灵敏度。常见的人粒细胞无形体病 PCR 检测方法包括巢氏 PCR 和 qPCR。巢氏 PCR 法常选用无形体属或种特异性基因区域进行扩增,如 16S rRNA 基因、$gltA$ 基因。巢氏 PCR 法的检测灵敏度较高,同时它可降低非特异性扩增。qPCR 法多选用嗜吞噬细胞无形体特异性基因区域进行扩增,如 $msp2$ 基因、$groEL$ 基因。该方法特异性强,可有效避免常规 PCR 污染,能实时监控并绝对定量,且耗时短[69]。目前,我国尚无商品化的嗜吞噬细胞无形体 qPCR 检测试剂盒上市。

血清抗体检测是人粒细胞无形体病最为敏感的诊断方法。以嗜吞噬细胞无形体感染细胞或纯化的嗜吞噬细胞无形体为抗原筛查 IgG 抗体的间接免疫荧光法是应用最为广泛且灵敏度最高的血清抗体检测方法。该方法以血清 IgG 抗体阴性转为阳性或 IgG 抗体 4 倍升高为判断标准,灵敏度能达到 82%~100%。若以筛查 IgM 抗体为标准,则灵敏度极低,为 27%~37%。利用血清抗体检测方法诊断人粒细胞无形体病需要注意几个方面:① 人粒细胞无形体病患者即使不再复发或者未出现持续感染症状,其血清 IgG 抗体也可以持续数月甚至数年呈阳性;② 一些蜱媒传染病疫区的健康人群中存在相对较高的血清 IgG 抗体阳性率;③ 若仅检测患者急性期血清样本,则会造成人粒细胞无形体病的大量漏诊。

4.4.6.3　人粒细胞无形体病精准分子诊断展望

目前,我国尚无人粒细胞无形体病诊断标准,也无相关诊断试剂上市,易出现人粒细胞无形体病的误诊和漏诊。因此,我国应加强对人粒细胞无形体病的诊断方法和诊断试剂的研究,提高人粒细胞无形体病的临床确诊率,以便及时开展有针对性的治疗、改善预后。

4.4.7　寄生虫感染性疾病

4.4.7.1　概述

人体寄生虫病(parasitic diseases)主要包括医学原虫(medical protozoa)、医学蠕虫(medical helminth)和医学节肢动物(medical arthropod)引起的人体疾病。寄生虫病在人类感染性疾病中占据重要位置,呈世界性流行,广泛分布于热带和亚热带地区,严重危害公众健康,阻碍社会经济发展。寄生虫病的实验诊断是临床实验室诊断的重要组成部分。及时有效的诊断是寄生虫病防治的首要环节。实验室传统采用血液、粪便等样品进行的病原学或血清学诊断,尽管已经使用了相当长的时期,但在实际应用中均存在一些不足。随着分子生物学技术的发展，以目标 DNA 序列为检测对象的核酸扩增方法更加简便精确，在寄生虫病检测方面展示出广阔的应用前景[70]。因此，寄生虫分子生物学诊断的发展将更有利于寄生虫病的诊断、鉴别诊断、病因分析和预后评估，更好地推动寄生虫病的精准诊断水平。

4.4.7.2　寄生虫感染性疾病相关病原体的种类

寄生虫感染性疾病主要包括原虫感染性疾病、蠕虫感染性疾病和由医学节肢动物感染导致的相关疾病。

原虫病（protozoiasis）是由原虫寄生引起的一类寄生虫病。寄生在人体管腔、体液、组织或细胞内的医学原虫大约有 40 余种。WHO 确定的疟疾、利什曼病和锥虫病是全球重点防治的 3 种原虫病。

由蠕虫引起的疾病称为蠕虫病（helminthiasis）。与人类有关的蠕虫种类隶属于线形动物门（Phylum Nemathelminthes）、扁形动物门（Phylum Platyhelminthes）和棘头动物门（Phylum Acanthocephala）[71]。

寄生于人体的线形动物门蠕虫大多属于线虫纲（Class Nematoda），如似蚓蛔线虫（*Ascaris lumbricoides*）导致蛔虫病（ascariasis），蠕形住肠线虫（*Enterobius vermicularis*）导致蛲虫病（enterobiasis），毛首鞭形线虫（*Trichuris trichiura*）导致鞭虫病（trichuriasis），十二指肠钩口线虫（*Ancylostoma duodenale*）和美洲板口线虫（*Necator americanus*）导致钩虫病（hookworm disease），丝虫（filaria）导致淋巴丝虫病（lymphatic filariasis）和其他丝虫病。

寄生于人体的扁形动物门蠕虫大多属于吸虫纲（Class Trematoda）和绦虫纲（Class Cestoda），前者如华支睾吸虫（*Clonorchis sinensi*）导致华支睾吸虫病（clonorchiasis），卫氏并殖吸虫（*Paragonimus westermani*）导致肺吸虫病（paragonimiasis），日本裂体吸虫（*Schistosoma japonicum*）导致血吸虫病；后者如链状带绦虫（*Taenia solium*）导致猪带绦虫病（taeniasis suis），肥胖带绦虫（*Taenia saginata* Goeze）导致牛带绦虫病（taeniasis bovis），细粒棘球绦虫（*Echinococcus granulosus*）导致棘球蚴病（echinococcosis）等。

寄生于人体的棘头动物门蠕虫主要属于后棘头虫纲，如猪巨吻棘头虫（*Macracanthorhynchus hirudinaceus*）引起人猪巨吻棘头虫病（macracanthorhynchosis）。

蠕虫在人体的感染包括虫卵、幼虫、成虫等不同阶段。因此，在原有病原学、免疫学诊断的基础上，分子生物学诊断技术在寄生蠕虫诊断中发挥了更加重要的作用，分子生物学鉴定可以完成寄生虫不同种属和基因型的鉴定。

4.4.7.3　用于寄生虫感染性疾病病原体检测的分子诊断技术

传统 PCR、巢式 PCR、qPCR、多重 PCR、反转录 PCR、数字 PCR 和环介导恒温扩增技术等核酸扩增技术因具有高度的敏感性、特异性以及可对虫种、虫株进行鉴别成为原虫诊断的"金标准"[72]。

分子生物学和免疫学技术相结合在寄生虫病的诊断中也具有重要价值,常用于寄生虫病的诊断基因多涉及线粒体基因(mitochondrial genes)和核糖体基因(ribosomal genes)[70]。除了检测寄生虫感染后患者全血、血清、组织中的寄生虫 DNA 外,目前最新的研究表明,体液(如唾液、尿液、羊水、脑脊液)中寄生虫游离 DNA 的检测,对多种寄生虫感染的快速简便诊断也具有重要意义[73]。另外,微 RNA(microRNA,miRNA)是一类真核生物内源性单链非编码 RNA,在疾病的发生发展过程中具有重要作用,是目前生命科学和医学研究的热点,也是寻找寄生虫病早期诊断生物标志物的重点[74,75]。

4.4.7.4 精准分子诊断技术在寄生虫感染性疾病中的应用

1) 精准分子诊断技术在疟疾中的应用

疟原虫(malaria parasite)是疟疾的病原体。寄生于人类的疟原虫共有 5 种,即间日疟原虫(*Plasmodium vivax*)、恶性疟原虫(*Plasmodium falciparum*)、三日疟原虫(*Plasmodium malariae*)、卵形疟原虫(*Plasmodium ovale*)和诺氏疟原虫(*Plasmodium knowlesi*)[76,77]。

常用的疟原虫分子生物学检测用靶基因包括裂殖子表面蛋白 1(MSP1)基因、环子孢子蛋白(CSP)基因、种特异性的共识重复序列(CRS)和核糖体小亚基 rRNA(SSUrRNA)基因等。目前实验室采用上述基因已完成疟疾患者的血液、尿液和唾液的相关疟原虫检测和分型鉴定。

2) 精准分子诊断技术在利什曼病中的应用

利什曼病(leishmaniasis)是由利什曼属原虫(*Leishmania* spp.)引起的一组具有不同临床表现的疾病。传播媒介主要是白蛉属(*Phlebotomus* spp.)或罗蛉属(*Lutzomyia* spp.)白蛉。利什曼病主要包括皮肤利什曼病(cutaneous leishmaniasis,CL)和内脏利什曼病(visceral leishmaniasis,VL)。其中内脏利什曼病又称为黑热病(Kala-azar),是由杜氏利什曼原虫(*Leishmania donovani*)和婴儿利什曼原虫(*Leishmania infantum*)引起。

用于临床诊断的分子生物学检测方法还包括 DNA 印迹法和 PCR-斑点杂交等技术,均具有良好的特异性和敏感性。

利什曼原虫的 kDNA 作为检测靶基因在检测中显示出较高的优越性。kDNA 由成千上万拷贝的小环与拷贝数较少的大环组成,在拓扑学上互相连环形成巨大的有高度组织结构的盘状网络,其中 95% 为小环。所有利什曼原虫小环有几个区域的 DNA 序列高度保守(100~200 bp 的序列具有 85%~90% 的保守性),其余序列则显示出高度的异质性。其他一些保守序列,如核糖体小亚基 rRNA 和剪接前导序列 RNA(SLRNA)等也可作为检测靶分子[78,79]。

3) 精准分子诊断技术在锥虫病中的应用

锥虫病(trypanosomiasis)是由锥虫引起的热带寄生虫感染性疾病。非洲锥虫病

(African trypanosomiasis)也称为昏睡病(sleeping sickness),其病原体主要包括冈比亚锥虫(*Trypanosoma gambiense*)和罗得西亚锥虫(*Trypanosoma rhodeshense*)。美洲锥虫病(American trypanosomiasis)也称为恰加斯病(Chagas disease),由克氏锥虫(*Trypanosoma cruzi*)引起。在亚洲及我国动物感染的主要是伊氏锥虫(*Trypanosoma evansi*)和路氏锥虫(*Trypanosoma lewisi*)。世界上第一例人类伊氏锥虫病病例在印度已经被证实[80]。

目前研究发现,还原型烟酰胺腺嘌呤二核苷酸(NADH)脱氢酶亚基 7 在有临床症状和无临床症状患者体内的表达有明显差异。NADH7 基因与慢性克氏锥虫病的发展有密切关系[81]。环介导恒温扩增技术和 PCR 技术均被证实可以用于克氏锥虫、布氏锥虫患者的血清、全血样本检测,同时证实唾液和尿液标本中游离 DNA 的检测在非洲锥虫病诊断中也具有重要意义[82]。

4) 精准分子诊断技术在其他寄生虫感染性疾病中的应用

弓形虫(*Toxoplasma gondii*)是专性细胞内寄生原虫,全球有近 1/3 的人口感染弓形虫,弓形虫是一种重要的人畜共患病病原体。它的宿主涵盖包括人在内的几乎所有温血动物[83]。

除传统 PCR 外,巢式 PCR 和 RFLP 结合、免疫 PCR 均表现出更强的敏感性和特异性。另外,目前研究证实,弓形虫基因组中重复 200～300 次的长 529 bp 的重叠序列比具有 35 个拷贝数的 B1 基因在检测中更敏感[84]。同时,检测弓形虫感染后的游离 DNA,可从羊水、血液、尿液和脑脊液等标本中查出弓形虫感染阳性。最近的研究表明,小鼠弓形虫感染后血液中 mmu-miR-712-p、mmu-miR-511-5p 和 mmu-miR-217-5p 三种微 RNA 的表达对诊断弓形虫感染具有足够的特异性和敏感性,有望成为潜在的用于弓形虫早期诊断的生物标志物[85]。

对于大量的蠕虫感染性疾病,目前采用公认的 18S rDNA(编码真核生物核糖体小亚基 rRNA 的 DNA 序列)、NADH 脱氢酶亚基 2 基因、细胞色素 c 氧化酶亚基 1(cox1)基因和 ITS(rDNA 基因中 5.8S rDNA 和 28S rDNA 基因间间隔序列)用于蠕虫种、属的分子生物学鉴定。在寄生虫相关肝脏不明原因占位、嗜酸性粒细胞增多症、颅内不明原因占位的诊断与鉴别诊断方面,相对于常规的免疫学诊断和病理学诊断,分子生物学诊断技术提供了丰富的实验室数据。

4.4.7.5 寄生虫感染性疾病精准分子诊断展望

寄生虫病是感染性疾病的一个特殊领域,诊断医学寄生虫学领域一直以病原学诊断为"金标准"。随着寄生虫基因组学和蛋白质组学研究的进展,分子生物学和表观遗传学研究方法在寄生虫病的实验室诊断中也占据了重要地位。一方面,在寄生虫标本难以从形态学角度区分的情况下,使用分子生物学方法进行诊断和分型尤为重要。另一方面,一些致命性寄生虫病的早期诊断,依赖于更为敏感的分子生物学技术的提高和发展。因此,寄生虫感染性疾病的实验室诊断应建立在病原学、免疫学和分子生物学诊断相结合的基础上。只有将形态学鉴定、免疫学检测和分子分型诊断相结合,才能真正使寄生虫病的精准诊断日趋完善,推动寄生虫病的精准治疗。

由此可见,随着人们对寄生虫病的不断认识、分子靶标的不断涌现以及新技术的不断发展,寄生虫病的分子检测将会为临床治疗提供更充分、更精准、更有效的支撑和指导。与此同时,也迫切需要建立一系列的质量控制和标准化检测流程,汇集和整合国内相关资源,形成一批国际认可的疾病诊疗指南、临床路径和干预措施,建立符合我国国情的寄生虫病精准诊治方案。

精准医疗正在生物医学领域迅速发展,并且正在改变诊疗和护理观念。精准医疗在感染性疾病中的应用,首先要解决精准诊断的问题,这不仅需要对细菌、真菌、病毒、立克次体、衣原体、支原体、脲原体、螺旋体、寄生虫等病原生物进行明确的检测,更需要对病原学的特性进行精准分析,以指导临床治疗和疾病控制。但是,即使在分子生物学技术高速发展的今天,临床分子诊断仍然面临诸多挑战。例如:在获得病原体和患者原始测序数据后,这些数据如何整合成与疾病的诊断、治疗和预防直接相关的信息,以便于临床医生采用;同时,在分子层面对病原体的致病基因、耐药基因及其他重要的标记性基因有待进一步深入解读,以实现精准医疗为目的的很多问题都亟待解决。因此,人们在感染性疾病精准分子诊断方面的工作还仅仅是个开端,要真正实现精准医疗,还需要对每一个患者遗传、分子或细胞学信息的个体特征进行深入了解,综合病原体与宿主的双方面因素甚至包括环境因素,制定精准的医疗模式;并通过大数据收集与分析,对临床个性化治疗的经验进行不断积累与发掘。

参考文献

[1] 汤一苇. 微生物分子诊断学[M]. 北京:科学出版社,2013:3-18.

[2] 托娅,董鹏霞. 乙型肝炎病毒基因分型研究进展[J]. 内蒙古医科大学学报,2014,36(5):473-476.

[3] 任来峰,申元英. 乙型肝炎病毒基因型分型方法研究进展[J]. 国际病毒学杂志,2006,13(1):26-29.

[4] Huang W, Yang Y, Zhang X, et al. An easy operating pathogen microarray (EOPM) platform for rapid screening of vertebrate pathogens[J]. BMC Infect Dis, 2013, 13:437.

[5] Lu Q B, Wo Y, Wang H Y, et al. Detection of enterovirus 68 as one of the commonest types of enterovirus found in patients with acute respiratory tract infection in China[J]. J Med Microbiol, 2014, 63(Pt 3):408-414.

[6] 刘志远,潘健,张婷菊,等. 恒温扩增芯片法在下呼吸道病原体检测中的应用[J]. 检验医学与临床,2017,14(8):1052-1053.

[7] Lindera J E, Plachco T E, Libster R, et al. Sequencing human rhinoviruses:direct sequencing versus plasmid cloning[J]. J Virol Methods, 2015, 211:64-69.

［8］ Lowe C F，Merrick L，Harrigan P R，et al. Implementation of next-generation sequencing for hepatitis B virus resistance testing and genotyping in a clinical microbiology laboratory［J］. J Clin Microbiol，2016，54(1)：127-133.

［9］ Salpini R，Alteri C，Cento V，et al. Snapshot on drug-resistance rate and profiles in patients with chronic hepatitis B receiving nucleos(t)ide analogues in clinical practice［J］. J Med Virol，2013，85 (6)：996-1004.

［10］ Villar L M，Cruz H M，Barbosa J R，et al. Update on hepatitis B and C virus diagnosis［J］. World J Virol，2015，4(4)：323-342.

［11］ Kim H S，Han K H，Ahn S H，et al. Evaluation of methods for monitoring drug resistance in chronic hepatitis B patients during lamivudine therapy based on mass spectrometry and reverse hybridization［J］. Antivir Ther，2005，10(3)：441-449.

［12］ Lim Y S. Management of antiviral resistance in chronic hepatitis B［J］. Gut Liver，2017，11(2)：189-195.

［13］ Colquhoun D R，Schwab K J，Cole R N，et al. Detection of norovirus capsid protein in authentic standards and in stool extracts by matrix-assisted laser desorption ionization and nanospray mass spectrometry［J］. Appl Environment Microbiol，2006，72(4)：2749-2755.

［14］ Lok A S，Zoulim F，Locarnini S，et al. Monitoring drug resistance in chronic hepatitis B virus (HBV)-infected patients during lamivudine therapy：evaluation of performance of INNO-LiPA HBV DR assay［J］. J Clin Microbiol，2002，40(10)：3729-3734.

［15］ Ding C，Wong V W，Chow K C，et al. Quantitative subtyping of hepatitis B virus reveals complex dynamics of YMDD motif mutants development during long-term lamivudine therapy［J］. Antivir Ther，2006，11(8)：1041-1049.

［16］ Rybicka M，Stalke P，Dreczewski M，et al. High-throughput matrix-assisted laser desorption ionization-time of flight mass spectrometry as an alternative approach to monitoring drug resistance of hepatitis B virus［J］. J Clin Microbiol，2014，52(1)：9-14.

［17］ Rybicka M，Stalke P，Bielawski K P. Current molecular methods for the detection of hepatitis B virus quasispecies［J］. Rev Med Virol，2016，26(5)：369-381.

［18］ Carbonnelle E，Mesquita C，Bille E，et al. MALDI-TOF mass spectrometry tools for bacterial identification in clinical microbiology laboratory［J］. Clin Biochem，2011，44(1)：104-109.

［19］ Clarridge J E 3rd. Impact of 16S rRNA gene sequence analysis for identification of bacteria on clinical microbiology and infectious diseases［J］. Clin Microbiol Rev，2004，17(4)：840-862.

［20］ 郑雪松，杨虹，李道棠，等. 基因间隔序列(ITS)在细菌分类鉴定和种群分析中的应用［J］. 应用与环境生物学报，2003，9(6)：678-684.

［21］ Schuurman T，de Boer R F，Kooistra-Smid A M，et al. Prospective study of use of PCR amplification and sequencing of 16S ribosomal DNA from cerebrospinal fluid for diagnosis of bacterial meningitis in a clinical setting［J］. J Clin Microbiol，2004，42(2)：734-740.

［22］ Gürtler V，Stanisich V A. New approaches to typing and identification of bacteria using the 16S-23S rDNA spacer region［J］. Microbiology，1996，142(Pt 1)：3-16.

［23］ Huang R S，Johnson C L，Pritchard L，et al. Performance of the Verigene(R) enteric pathogens test，Biofire FilmArray gastrointestinal panel and Luminex xTAG(R) gastrointestinal pathogen panel for detection of common enteric pathogens［J］. Diagn Microbiol Infect Dis，2016，86(4)：336-339.

［24］ Wang H Y，Kim S，Kim H，et al. Real-time PCR TaqMan assay for rapid screening of bloodstream infection[J]. Ann Clin Microbiol Antimicrob, 2014, 13: 3.

[25] Stevenson M, Pandor A, Martyn-St James M, et al. Sepsis: the LightCycler SeptiFast Test MGRADE(R), SepsiTest and IRIDICA BAC BSI assay for rapidly identifying bloodstream bacteria and fungi — a systematic review and economic evaluation[J]. Health Technol Assess, 2016, 20 (46): 1-246.

[26] Dallenne C, Da Costa A, Decre D, et al. Development of a set of multiplex PCR assays for the detection of genes encoding important beta-lactamases in Enterobacteriaceae[J]. J Antimicrob Chemother, 2010, 65(3): 490-495.

[27] Poirel L, Walsh T R, Cuvillier V, et al. Multiplex PCR for detection of acquired carbapenemase genes[J]. Diagn Microbiol Infect Dis, 2011, 70(1): 119-123.

[28] Woodford N, Ellington M J, Coelho J M, et al. Multiplex PCR for genes encoding prevalent OXA carbapenemases in Acinetobacter spp[J]. Int J Antimicrob Agents, 2006, 27(4): 351-353.

[29] McGann P, Chahine S, Okafor D, et al. Detecting 16S rRNA methyltransferases in Enterobacteriaceae by use of Arbekacin[J]. J Clin Microbiol, 2016, 54(1): 208-211.

[30] Correa L L, Montezzi L F, Bonelli R R, et al. Revised and updated multiplex PCR targeting acquired 16S rRNA methyltransferases[J]. Int J Antimicrob Agents, 2014, 43(5): 479-481.

[31] Lagace-Wiens P R, Adam H J, Karlowsky J A, et al. Identification of blood culture isolates directly from positive blood cultures by use of matrix-assisted laser desorption ionization-time of flight mass spectrometry and a commercial extraction system: analysis of performance, cost, and turnaround time[J]. J Clin Microbiol, 2012, 50(10): 3324-3328.

[32] Clark A E, Kaleta E J, Arora A, et al. Matrix-assisted laser desorption ionization-time of flight mass spectrometry: a fundamental shift in the routine practice of clinical microbiology[J]. Clin Microbiol Rev, 2013, 26(3): 547-603.

[33] Matsumura Y, Yamamoto M, Nagao M, et al. Detection of extended-spectrum-beta-lactamase-producing Escherichia coli ST131 and ST405 clonal groups by matrix-assisted laser desorption ionization-time of flight mass spectrometry[J]. J Clin Microbiol, 2014, 52(4): 1034-1040.

[34] Hrabak J, Studentova V, Walkova R, et al. Detection of NDM-1, VIM-1, KPC, OXA-48, and OXA-162 carbapenemases by matrix-assisted laser desorption ionization-time of flight mass spectrometry[J]. J Clin Microbiol, 2012, 50(7): 2441-2443.

[35] van Belkum A, Chatellier S, Girard V, et al. Progress in proteomics for clinical microbiology: MALDI-TOF MS for microbial species identification and more[J]. Expert Rev Proteomics, 2015, 12(6): 595-605.

[36] Nielsen P E, Egholm M. An introduction to peptide nucleic acid[J]. Curr Issues Mol Biol, 1999, 1(1-2): 89-104.

[37] Stender H. PNA FISH: an intelligent stain for rapid diagnosis of infectious diseases[J]. Expert Rev Mol Diagn, 2003, 3(5): 649-655.

[38] Frickmann H, Zautner A E, Moter A, et al. Fluorescence in situ hybridization(FISH) in the microbiological diagnostic routine laboratory: a review[J]. Crit Rev Microbiol, 2017, 43(3): 263-293.

[39] 陈熹, 吴灶全, 刘正春. 寡核苷酸芯片探针设计软件研究进展[J]. 生物医学工程学杂志, 2014, 31 (1): 214-221.

[40] Mansfield E S, Sarwal M M. Arraying the orchestration of allograft pathology[J]. Am J Transplant, 2004, 4(6): 853-862.

［41］刘佳庆,张丽霞,孙海柏,等.Xpert MTB/RIF 在结核病诊断中的研究进展［J］.广东医学,2016,37 (12)：1894-1899.

［42］Luetkemeyer A F, Firnhaber C, Kendall M A, et al. Evaluation of Xpert MTB/RIF versus AFB smear and culture to identify pulmonary tuberculosis in patients with suspected tuberculosis from low and higher prevalence settings［J］. Clin Infect Dis, 2016, 62(9)：1081-1088.

［43］Zimenkov D V, Antonova O V, Kuz'min A V, et al. Detection of second-line drug resistance in Mycobacterium tuberculosis using oligonucleotide microarrays［J］. BMC Infect Dis, 2013, 13：240.

［44］Cui Z, Wang Y, Fang L, et al. Novel real-time simultaneous amplification and testing method to accurately and rapidly detect Mycobacterium tuberculosis complex［J］. J Clin Microbiol, 2012, 50 (3)：646-650.

［45］徐鹏,甘明宇,高谦.二代测序技术在结核分枝杆菌研究中的应用进展［J］.微生物与感染,2015,10 (1)：54-60.

［46］孟繁荣,牛群,雷杰,等.一次性完成结核分枝杆菌鉴定与利福平耐药突变基因检测的新方法［J］. 现代医院,2016,17(8)：1096-1099.

［47］于霞,尚媛媛,赵立平,等.分子杂交法快速鉴定结核分枝杆菌和非结核分枝杆菌的初步评价［J］. 检验医学,2014,25(10)：1037-1040.

［48］Yu W L, Nielsen K. Review of detection of Brucella spp. by polymerase chain reaction［J］. Croat Med J, 2010, 51(4)：306-313.

［49］孟成艳,金嘉琳,阮斐怡,等.布氏杆菌分子亚型分析方法的建立与应用研究［J］.国际流行病学传 染病学杂志,2006,11(5)：296-300.

［50］Kappe R, Rimek D. Fungal diseases［J］. Prog Drug Res, 2003, Spec：13-38.

［51］Martin G S, Mannino D M, Eaton S, et al. The epidemiology of sepsis in the United States from 1979 through 2000［J］. N Engl J Med, 2003, 348(16)：1546-1554.

［52］Perlroth J, Choi B, Spellberg B. Nosocomial fungal infections：epidemiology, diagnosis, and treatment［J］. Med Mycol, 2007, 45(4)：321-346.

［53］Perfect J R. Fungal diagnosis：how do we do it and can we do better［J］. Curr Med Res Opin, 2013, 29(4)：3-11.

［54］Miceli M H, Diaz J A, Lee S A. Emerging opportunistic yeast infections［J］. Lancet Infect Dis, 2011, 11(2)：142-151.

［55］Sugui J A, Kwon-Chung K J, Juvvadi P R, et al. Aspergillus fumigatus and related species［J］. Cold Spring Harb Perspect Med, 2014, 5(2)：a019786.

［56］Arvanitis M, Anagnostou T, Fuchs B B, et al. Molecular and nonmolecular diagnostic methods for invasive fungal infections［J］. Clin Microbiol Rev, 2014, 27(3)：490-526.

［57］Gootenberg J S, Abudayyeh O O, Lee J W, et al. Nucleic acid detection with CRISPR-Cas13a/ C2c2［J］. Science, 2017, 356(6336)：438-442.

［58］Qishui O, Ling J, Ni L, et al. Comparison of real-time florescence quantitative PCR measurements of VAD1 mRNA with three conventional methods in diagnosis and follow-up treatment of Cryptococcus neoformans infection［J］. Mycoses, 2012, 55(4)：326-332.

［59］Peres da Silva R, Puccia R, Rodrigues M L, et al. Extracellular vesicle-mediated export of fungal RNA［J］. Sci Rep, 2015, 5：7763.

［60］Luce-Fedrow A, Mullins K, Kostik A P, et al. Strategies for detecting rickettsiae and diagnosing rickettsial diseases［J］. Future Microbiol, 2015, 10(4)：537-564.

[61] Xiong X，Wang X，Wen B，et al. Potential serodiagnostic markers for Q fever identified in Coxiella burnetii by immunoproteomic and protein microarray approaches[J]. BMC Microbiol，2012，12：35. doi：10.1186/1471-2180-12-35.

[62] Choi Y，Lee S，Park K，et al. Evaluation of PCR-based assay for diagnosis of spotted fever group rickettsiosis in human serum samples[J]. Clin Diagn Lab Immunol，2005，12(6)：759-763.

[63] Zhang J，Wen B，Chen M，et al. Balb/c mouse model and real-time quantitative polymerase chain reaction for evaluation of the immunoprotectivity against Q fever[J]. Ann N Y Acad Sci，2005，1063：171-175.

[64] George M G，Julia A B，Timothy G L. Bergey's manual of systematic bacteriology[M]. 2nd ed. New York：Springer，2004：302.

[65] Jaton K，Bille J，Greub G. A novel real-time PCR to detect Chlamydia trachomatis in first-void urine or genital swabs[J]. J Med Microbiol，2006，55(Pt 12)：1667-1674.

[66] Loens K，Ieven M，Ursi D，et al. Detection of Mycoplasma pneumoniae by real-time nucleic acid sequence-based amplification[J]. J Clin Microbiol，2003，41(9)：4448-4450.

[67] 全可新，周运恒. 脲原体检测的方法学研究进展[J]. 中国男科学杂志，2016，30(3)：67-69.

[68] Kong F，Ma Z，James G，et al. Species identification and subtyping of Ureaplasma parvum and Ureaplasma urealyticum using PCR-based assays[J]. J Clin Microbiol，2000，38(3)：1175-1179.

[69] Dumler J S，Madigan J E，Pusterla N，et al. Ehrlichioses in humans：epidemiology，clinical presentation，diagnosis，and treatment[J]. Clin Infect Dis，2007，45(Suppl 1)：S45-S51.

[70] Wong S S，Fung K S，Chau S，et al. Molecular diagnosis in clinical parasitology：when and why [J]. Exp Biol Med，2014，239(11)：1443-1460.

[71] 高兴政. 医学寄生虫学[M]. 北京：北京大学医学出版社，2007：123-240.

[72] Mharakurwa S，Simoloka C，Thuma P E，et al. PCR detection of Plasmodium falciparum in human urine and saliva samples[J]. Malar J，2006，5：103.

[73] Weerakoon K G，McManus D P. Cell-free DNA as a diagnostic tool for human parasitic infections [J]. Trends Parasitol，2016，32(5)：378-391.

[74] Arora N，Tripathi S，Singh A K，et al. Micromanagement of immune system：role of miRNAs in helminthic infections[J]. Front Microbiol，2017，8：586.

[75] Bayer-Santos E，Marini M M，da Silveira J F. Non-coding RNAs in host-pathogen interactions：subversion of mammalian cell functions by protozoan parasites[J]. Front Microbiol，2017，8：474.

[76] Barber B E，Rajahram G S，Grigg M J，et al. World Malaria Report：time to acknowledge Plasmodium knowlesi malaria[J]. Malar J，2017，16(1)：135.

[77] Singh B，Kim Sung L，Matusop A，et al. A large focus of naturally acquired Plasmodium knowlesi infections in human beings[J]. Lancet，2004，363(9414)：1017-1024.

[78] Ica A，Inci A，Yildirim A，et al. Investigation of canine leishmaniosis by nested-PCR in Kayseri and vicinity[J]. Turkiye Parazitol Derg，2008，32(3)：187-191.

[79] Pessoa-e-Silva R，Mendonca Trajano-Silva L A，Lopes da Silva M A，et al. Evaluation of urine for Leishmania infantum DNA detection by real-time quantitative PCR[J]. J Microbiol Methods，2016，131：34-41.

[80] World Health Organization. A new form of human trypanosomiasis in India. Description of the first human case in the world caused by Trypanosoma evansi[J]. Wkly Epidemiol Rec，2005，80 (7)：62-63.

[81] Baptista C S，Vencio R Z，Abdala S，et al. Differential transcription profiles in Trypanosoma cruzi

associated with clinical forms of Chagas disease: Maxicircle NADH dehydrogenase subunit 7 gene truncation in asymptomatic patient isolates[J]. Mol Biochem Parasitol, 2006, 150(2): 236-248.

[82] Ngotho M, Kagira J M, Gachie B M, et al. Loop mediated isothermal amplification for detection of Trypanosoma brucei gambiense in urine and saliva aamples in nonhuman primate model[J]. Biomed Res Int, 2015, 2015: 867846.

[83] Hill D, Dubey J P. Toxoplasma gondii: transmission, diagnosis and prevention[J]. Clin Microbiol Infect, 2002, 8(10): 634-640.

[84] Khalifa Ke-S, Roth A, Roth B, et al. Value of PCR for evaluating occurrence of parasitemia in immunocompromised patients with cerebral and extracerebral toxoplasmosis[J]. J Clin Microbiol, 1994, 32(11): 2813-2819.

[85] de Oliveira Azevedo C T, do Brasil P E, Guida L, et al. Performance of polymerase chain reaction analysis of the amniotic fluid of pregnant women for diagnosis of congenital toxoplasmosis: a systematic review and meta-analysis[J]. PLoS One, 2016, 11(4): e0149938.

5

遗传性疾病的精准分子诊断

遗传性疾病大多属于罕见病,影响了世界总人口的约 10%。我国每年因遗传性疾病导致出生缺陷的人口给家庭和社会带来了沉重的负担。随着科技和医学的不断进步,分子诊断技术被广泛应用于遗传性疾病的检测中,在遗传性疾病、优生优育、代谢病等的诊治中发挥了重要的作用。分子诊断已经渗透至遗传学、生殖医学、产科学等多个学科领域,极大地提高了出生人口质量。作为未来辅助实现精准医疗的关键技术,分子诊断将推动临床突破传统的疾病诊疗模式,使遗传性疾病的诊疗进入一个全新的时代。

5.1 单基因遗传病的精准分子诊断

单基因遗传病(monogenic disorder)是由同源染色体等位基因发生突变导致其编码蛋白质的结构、功能或表达异常,进而导致人体生理功能或发育异常。依照孟德尔遗传规律,基因突变所在染色体的不同和基因显隐性的差异,可表现出不同的遗传方式。虽然单基因遗传病中每个病种的发病率不高,但由于单基因遗传病种类众多,加之日益严重的环境污染致使基因突变率增高,单基因遗传病的总体受累人数逐渐增多,其危害也越来越显著。1976 年,美籍华裔科学家简悦威成功使用液相 DNA 分子杂交技术完成了对镰状细胞贫血的基因诊断,使人类单基因遗传病诊断进入了新时代。随着科技和医学的不断进步,基因诊断被公认为确诊单基因遗传病的"金标准",这使得分子诊断技术被广泛地应用于单基因遗传病的检测中。相对于常规诊断,该方法不仅可检测出患者,还可检测出携带者,这对产前诊断、遗传性疾病早期诊断和减少患儿的出生有着极大的临床意义。

5.1.1 假肥大性肌营养不良

假肥大性肌营养不良是临床上最常见的肌营养不良症[1]。主要分为迪谢内肌营养不良(Duchenne muscular dystrophy,DMD)和贝克肌营养不良(Becker muscular dystrophy,BMD)。该病是一种常见的 X 连锁隐性遗传病,因此患者通常为男性,发病率为 1/3 500。女性为突变基因携带者,罕有患病。患者多有明确家族史,另有 1/3 患者为基因突变所致。该病的发病机制主要为抗肌萎缩蛋白基因(dystrophin gene)突变导致细胞膜上的抗肌萎缩蛋白(dystrophin)合成缺乏,这使得细胞膜稳定性降低,肌细胞通透性增加并最终变性坏死。

5.1.1.1 假肥大性肌营养不良的分子遗传学

DMD 基因突变是 DMD/BMD 患者发病的分子遗传学基础。*DMD* 基因定位于患者染色体 Xp21.2 区,是目前已知的人类最大基因,跨越基因组序列约 2 500 kb,cDNA 长度为 14 kb,含有 79 个外显子,编码 1 个由 3 685 个氨基酸组成的蛋白质,称为抗萎缩蛋白。*DMD* 基因突变包括缺失突变、重复突变、点突变、微小缺失和插入,其中缺失突变最常见,约占总突变的 2/3。基因缺失是 DMD 发生的主要原因,占 60%～70%,*DMD* 基因缺失集中在两个热点区域,分别位于 *DMD* 基因外显子 1～11 和外显子 44～55 区域[2],且没有明显的种族差异[3]。而重复突变占总突变的 5%～10%,仅累及少数外显子且多发生于基因缺失的两个热点区域内。点突变与微小缺失和插入分别占总突变的 20%与 8%,前者主要为错义突变和无义突变。

5.1.1.2 假肥大性肌营养不良的分子诊断

分子诊断是 DMD/BMD 的确诊手段,目前多用于 DMD/BMD 的检测和产前诊断,以及无明确家族遗传史但与其他肌肉组织疾病鉴别困难者。目前,分子诊断的应用已越来越广泛,主要包括以下几种方法。

1) 点突变的检测

利用第二代基因测序技术,对 *DMD* 基因外显子进行序列测定,并通过 Sanger 法测序验证,该方法也是点突变诊断的"金标准"。除了直接测序外,等位基因特异的寡核苷酸(ASO)探针杂交技术、PCR-限制性片段长度多态性(PCR-RFLP)分析、PCR-单链构象多态性(PCR-SSCP)分析、变性高效液相色谱(DHPLC)技术等均可用于点突变的检测。其中 ASO 技术为避免假阳性或假阴性,对杂交条件要求很严格,此法的缺点是检测一个突变点需对应合成一对寡核苷酸探针和一对引物,相对成本比较高。PCR-RFLP 技术特异性较高且应用广泛,是目前较简单的一种检测点突变的方法,但其针对的主要是已知点突变而不是未知点突变。PCR-SSCP 技术只能检测 DNA 片段有无突变,但不能确定其突变位置,并且随着 DNA 片段长度的不断增加,不同序列分子间迁移率差异逐渐减小,SSCP 敏感性逐渐降低,因此该方法只适用于检测 200 bp 以内的 DNA 片段。DHPLC 技术的敏感性和特异性均明显高于 SSCP 技术,但 DHPLC 技术的缺点是不能检测纯合突变,因此检测纯合突变时需加入野生型的扩增产物。

2) 大片段缺失或重复的检测

(1) DNA 印迹法:此法为检测大片段基因缺失/重复的经典手段,结果准确可靠,然而该方法的实验操作过程耗时耗力,工作量大,DNA 需要量大,且有放射性同位素污染,故临床不能常规开展。

（2）多重 PCR 技术：该技术是诊断 DMD/BMD 的常用方法，根据 *DMD* 基因的两个热点突变区和基因结构特点，Chamberlain 设计了 9 对引物[4]，可同时扩增第 4、8、12、17、19、44、45、48 和 51 号外显子，成功检测出 80％的基因缺失患者。den Dunnen 等又增设了 9 对引物[5]，可同时扩增启动子（promoter，Pm）和第 3、6、13、43、47、50、52、60 号外显子。两组引物经 PCR 扩增后用聚丙烯酰胺凝胶电泳分析，在无外显子缺失的情况下，PCR 扩增产物按分子量大小依次排列可分为 9 条带，由此可确定每个外显子的具体位置。这样，根据外显子的条带数和对应位置，可判断被检者有无外显子缺失及其缺失条带的位置，这 18 对引物可检测出 98％的 *DMD* 基因缺失患者（见表 5-1、表 5-2）。

表 5-1 Chamberlain 多重 PCR 检测 *DMD* 基因缺失的引物序列

外显子	引物序列(5′→3′)	片段大小(bp)
45	AAACATGGAACATCCTTGTGGGGAC CATTCCTATTAGATCTGTCGCCCTAC	547
48	TTGAATACATTGGTTAAATCCCAACATG CCTGAATAAAGTCTTCCTTACCACAC	506
19	TTCTACCACATCCCATTTTCTTCCA GATGGCAAAAGTGTTGAGAAAAAGTC	459
17	GACTTTCGATGTTGAGATTCTTTCCC AAGCTTGAGATGCTCTCACCTTTTCC	416
51	GAAATTGGCTCTTTAGCTTGTGTTC GGAGAGTAAAGTGATTGGTGGAAAATC	388
8	GTCCTTTACACACTTTACCTGTTGAG GGCCTCATTCTCATGTTCTAATTAG	360
12	GATAGTGGGCTTTACTTACATCCTTC GAAAGCACGCAACATAAGATACACCT	331
44	CTTGATCCATATGCTTTTACCTGCA TCCATCACCCTTCAGAACCTGATCT	268
4	TTGTCGGTCTCCTGCTGGTCAGTG CAAAGCCCTCACTCAAACATGAAGC	196

表 5-2 Beggs 多重 PCR 检测 *DMD* 基因缺失的引物序列

外显子	引物序列(5′→3′)	片段大小(bp)
Pm	GAAGATCTAGACAGTGGATACATAACAAATGCATG TTCTCCGAAGGTAATTGCCTCCCAGATCTGAGTCC	535
3	TCATCCATCATCTTCGGCAGATTAA CAGGCGGTAGAGTATGCCAAATGAAAATCA	410

（续表）

外显子	引物序列(5′→3′)	片段大小(bp)
43	GAACATGTCAAAGTCACTGGACTTCATGGA ATATATGTGTTACCTACCCTTGTCGGTC	357
50	CACCAAATGGATTAAGATGTTCATGAAT TCTCTCTCACCCAGTCATCACTTCATAG	271
13	AATAGGAGTACCTGAGATGTAGCAGAAAT CTGACCTTAAGTTGTTCTTCCAAAGCAG	238
6	CCACATGTAGGTCAAAAATGTAATGAA GTCTCAGTAATCTTCTTACCTATGACTATGG	202
47	GTTGTTGCATTTGTCTGTTTCAGTTAC GTCTAACCTTTATCCACTGGAGATTTG	181
60	AGGAGAAATTGCGCCTCTGAAAGAGAACG CTGCAGAAGCTTCCATCTGGTGTTCAGG	139
52	AATGCAGGATTTGGAACAGAGGCGTCC TTCGATCCGTAATGATTGTTCTAGCCTC	113

（3）多重连接探针扩增（MLPA）技术：近年来，随着分子诊断技术的发展，对于缺失型 *DMD* 基因的检测，MLPA 技术逐渐取代了多重 PCR 方法[6]，可对靶序列进行定性和半定量分析。该技术主要包括靶序列杂交、探针连接、连接探针扩增和结果检测分析过程。MLPA 探针包括两个荧光标记的寡核苷酸片段，PCR 反应中两个寡核苷酸片段首先与相应的靶序列杂交，然后连接酶使两个彼此相邻的寡核苷酸片段连接在一起，之后一对通用引物分别与探针的 5′端和 3′端杂交，以连接完好的 MLPA 探针为模板进行 PCR 扩增，而不是扩增待测靶序列。如果靶序列发生缺失，则这两个寡核苷酸片段无法连接，不能进行 PCR 扩增。所有 MLPA 探针连接好后用同一对引物进行扩增，由于每个探针在杂交序列和共同序列间有不同长度的间隔序列，连接后的每个探针长度各不相同，因此所得各探针扩增产物长度也有所不同，一般相邻产物长度相差 6~8 bp。该技术在单次反应中可检测 40 多种不同的靶序列，最后通过毛细管电泳和激光诱导的荧光标志物检测扩增产物，呈现的图像数据清晰明了。该技术具有所需样本量小、高效、特异、重复性好等诸多优点，现已被广泛应用于 *DMD* 基因缺失的检测[7,8]，但该方法只能检测已知突变和缺失。

（4）qPCR 技术：由于受携带者正常 X 染色体的影响，*DMD* 基因缺失或重复不能通过扩增产物的电泳结果反映出来，因此需要对扩增产物进行定量分析。根据 qPCR 技术的基本原理可知，在指数扩增期，产物的生成量与起始模板量及循环数之间保持特定的数学关系，应用该技术扩增待测样本与正常对照样本，在指数期内分析待测样本与对照样本 DMD 基因扩增产物间量的变化,便可鉴别出待测样本是否为携带者。该方法可对缺失型和重复型杂合子进行基因诊断[9]。

(5) 反转录 PCR 技术:DMD 基因为人类最大基因,其分子内部 98％ 的内含子序列尚不清楚,加之基因缺失多发生于外显子区域,因此通过反转录 PCR 技术可对 cDNA 全长进行检测,以确定基因缺失的位置。该技术从患者非肌肉组织中提取总 RNA,反转录得到 cDNA,再利用巢式 PCR 获得 DMD 基因片段,低表达水平提示 DMD 基因可能存在转录异常。另外,对 cDNA 序列测序分析也可揭示缺失或重复突变等。

3) 针对缺陷 X 染色体的诊断

微卫星 DNA(STR)连锁分析:STR 是一种广泛存在于人类基因组中以 2～6 bp 为单位、串联重复排列的序列。它们在人群中有多达十几个等位基因片段,具有高度的多态性,并按照孟德尔共显性遗传的方式传递,具有杂合度高和多态信息量大的特点,可以作为一种遗传标记用于遗传性疾病的诊断。对 DMD/BMD 的 X 染色体进行基因分型常使用 STR 遗传标记,如果受试者所携带的 X 染色体类型与患者相同,则有较大患病风险,反之患病风险减小。但该方法有明显的缺陷,如在散发病例中无法应用,诊断需要有足够的家系成员样本和足够的遗传信息连锁标记等,该方法可作为一种产前诊断的辅助方法。另外,该技术难度较大、方法烦琐,临床已很少应用。因此,可以将 STR 与 MLPA 技术联合使用能够更迅速、更省时省力地诊断 DMD/BMD[10]。

5.1.2　遗传性视网膜病

视网膜位于眼球壁的最内层,结构精细,功能复杂。遗传性视网膜病(inherited retinal diseases,IRD)是临床最常见且危害最为严重的眼科遗传性疾病,主要包括非综合征性视网膜色素变性(40％)、Usher 综合征(Usher syndrome,USH)(10％)、视锥视杆细胞营养不良(10％)、Leber 先天性黑矇(Leber congenital amaurosis,LCA)(5％)、Leber 遗传性视神经病变(Leber hereditary optic neuropathy,LHON)及各大类亚型等[11]。

遗传性视网膜病在临床上以视野和视力等视功能严重受损为主要特征。其病因包括溶酶体异常、氨基酸代谢异常、线粒体疾病等。该类病变的主要特点是具有高度的临床异质性和遗传异质性,因此精准的分子诊断对于临床确诊是非常重要的。

5.1.2.1　常见遗传性视网膜病及致病基因

1) 视网膜色素变性

视网膜色素变性(retinitis pigmentosa,RP)是临床上最常见且危害最严重的眼科遗传性疾病,位于遗传性致盲眼病的第 1 位,国外 RP 的患病率为 1/3 500[12],而我国 RP 的患病率为 1/3 784[13],RP 是当今造成失明的重症眼病之一。绝大多数 RP 为单基因遗传,少数为线粒体遗传或双基因遗传,其中约 32％ 为常染色体显性遗传 RP(autosomal dominant retinitis pigmentosa,adRP),57％ 为常染色体隐性遗传 RP(autosomal recessive retinitis pigmentosa，arRP），11％为 X 染色体连锁遗传 RP（X-linked retinitis pigmentosa，xlRP）[14]。65％的 RP 是以非综合征的形式存在，还有 20％～30％的 RP 是以综合征的形式出现，包括 Usher 综合征和巴尔得-别德尔综合征（Bardet-Biedl syndrome，BBS）等。

（1）原发性视网膜色素变性。

原发性视网膜色素变性是一种常见的遗传性致盲眼病。它是由光感受器细胞变性导致的细胞正常功能缺失所引起。它的主要临床特征是：早期出现夜盲、进行性视野缩小、视网膜骨细胞样色素沉着、视盘呈蜡黄色萎缩和视网膜电图（electroretinogram，ERG）记录异常等[15]。目前共确定了 57 个 RP 致病基因（https：//sph. uth. edu/retnet/，见表 5-3）[11]。在已发现的 adRP 致病基因中，RHO、RP1 和 PRPH2 基因突变分别占 25％～30％、5％～10％ 和 5％～10％。发生在 RPGR 基因上的突变与 xlRP 有关，大约占 xlRP 的 70％～90％，另有 10％～20％的 xlRP 是由 RP2 基因突变导致。

表 5-3　遗传性视网膜病的致病基因

遗传性视网膜病	遗传模式	已报道的基因	已鉴定的基因
视网膜色素变性	AD	RP63	BEST1，CA4，CRX，FSCN2，GUCA1B，HK1，IMPDH1，KLHL7，NR2E3，NRL，OR2W3，PRPF3，PRPF4，PRPF6，PRPF8，PRPF31，PRPH2，RDH12，RHO，ROM1，RP1，RP9，RPE65，SEMA4A，SNRNP200，TOPORS
	AR	RP22，RP29，RP32	ABCA4，ARL6，ARL2BP，BBS1，BBS2，BEST1，C2orf71，C8orf37，CERKL，CLRN1，CNGA1，CNGB1，CRB1，CYP4V2，DHDDS，DHX38，EMC1，EYS，FAM161A，GPR125，HGSNAT，IDH2B，IFT172，IMPG2，KIAA1549，KIZ，LRAT，MAK，MERTK，MVK，NEK2，NEUROD1，NR2E3，NRL，PDE6A，PDE6B，PDE6G，PRCD，PROM1，RBP3，RGR，RHO，RLBP1，RP1，RP1L1，RPE65，SAG，SLC7A14，SPATA7，TTC8，TULP1，USH2A，ZNF408，ZNF513
	X 连锁	RP6，RP24，RP34	OFD1，RP2，RPGR
巴尔得-别德尔综合征	AR		ARL6，BBIP1，BBS1，BBS2，BBS4，BBS5，BBS7，BBS9，BBS10，BBS12，CEP290，IFT172，IFT27，INPP5E，KCNJ13，LZTF1. 1，MKKS，MKS1，NPHP1，SDCCAG8，TRIM32，TTC8
Usher 综合征	AR	USH1E，USH1H，USH1K	ABHD12，CDH23，CEP250，CIB2，CLRN1，DFNB31，GPR98，HARS，MYO1A，PCDH15，USH1C，USH1G，USH2A

（续表）

遗传性视网膜病	遗传模式	已报道的基因	已鉴定的基因
视锥视杆细胞营养不良	AD	CORD4, CORD17, RCD1	AIPL1, CRX, GUCA1A, GUCY2D, PITPNM3, PROM1, PRPH2, RIMS1, SEMA4A, UNC119
	AR	CDRD6	ABCA4, ADAM9, ATF6, C21orf2, C8orf37, CACNA2D4, CDHR1, CERKL, CNGA3, CNGB3, CNNM4, GNAT2, KCNV2, PDE6C, PDE6H, POC1B, RAB28, RAX2, RDH5, RPGR1P1, TTLL5
	X 连锁	COD2	CACNA1F, RPGR
Leber 先天性黑矇	AD		CRX, IMPDH1, OTX2
	AR		AIPL1, CABP4, CEP290, CRB1, CRX, DTHD1, GDF6, GUCY2D, IQCB1, KCNJ13, LCA5, LRAT, NMNAT1, PRPH2, RD3, RDH12, RPE65, RPGR1P1, SPATA7, TULP1
黄斑变性	AD	BCAMD, BSMD, MCDR1, MCDR3, BEST1, C1QTNF5, EFEMP1, ELOVL4, FSCN2, MCDR4, MCDR5, MDDC	GUCA1B, HMCN1, IMPG1, PROM1, PRPH2, RP1L1, TIMP3
	AR		ABCA4, CFH, DRAM2, IMPG1
	X 连锁		RPGR
先天性静止性夜盲症	AD		GNAT1, PDE6B, RHO
	AR		CABP4, GNAT1, GPR179, GRK1, GRM6, LR1T3, RDH3, SAG, SLC24A1, TRPM1
	X 连锁		CACNA1F, NYX
脉络膜萎缩或退化	AD	MCDR1	RGR, TEAD1
视神经萎缩	AD	OPA4, OPA5, OPA8	MFN2, NR2F1, OPA1
	AR	OPA6	TMEM126A
	X 连锁	OPA2	TIMM8A
Leber 遗传性视神经病变	线粒体		MT-ND1, MT-ND4, MT-ND6, MT-ATP6, MT-TH, MT-TL1, MT-TP, MT-TS2
其他视网膜病变	AD	CACD, CODA1, EVR3, MCDR4	BEST1, CAPN5, CRB1, FZD4, ITM2B, LRP5, M1R204, OPN1SW, RB1, TSPAN12, ZNF408

（续表）

遗传性视网膜病	遗传模式	已报道的基因	已鉴定的基因
其他视网膜病变	AR	*RNANC*，*VRD1*	*BEST1*，*C12orf65*，*CDH3*，*CNGA3*，*CNGB3*，*CNNM4*，*CYP4V2*，*LRP5*，*MFRP*，*MVK*，*NR2E3*，*OAT*，*PLA2G5*，*PROM1*，*RBP4*，*RGS5*，*RGS9BP*，*RLBP1*
	X 连锁	*PRD*	*CACNA1F*，*CHM*，*DMD*，*NDP*，*OPN1LW*，*OPN1MW*，*PGK1*，*RS1*

注：AD，常染色体显性遗传；AR，常染色体隐性遗传（表中数据来自 https:// sph. uth. edu/ retnet）

（2）视网膜色素变性综合征。

① Usher 综合征。Usher 综合征是最常见的 RP 综合征之一，患者多呈现不同程度听力损伤，并伴随渐进性视网膜色素变性[16]。目前已确定 16 个染色体位点与该综合征相关，其中 13 个位点的基因已鉴定。2014 年，Rong 等[17]在 3 个常染色体隐性 Usher 综合征家系中发现 *MYO7A* 基因上的 3 个新突变，即一个新的移码突变 p. Prol94His 和两个新的双等位基因突变 c. ［1343＋1G＞A］和 c. ［2837T＞G］。

② 巴尔得-别德尔综合征。巴尔得-别德尔综合征约占 RP 患者总数的 5％～6％[18]。多数患者出生后即患病且伴有肥胖、多指/趾畸形、性腺发育不全、肾脏畸形及学习困难等综合征症状[19]。该综合征在全球范围内发病，目前已确定 17 个与该病相关的基因，占总致病基因的 80％。

2）视锥视杆细胞营养不良

部分视网膜病变是视锥细胞先于视杆细胞发生病变进而造成渐进性损伤，这类遗传性视网膜病称为视锥视杆细胞营养不良。患者早期表现为视觉敏锐度下降、色素异常、畏光，这些特征可能一直持续至患者青少年时期，最后出现夜盲等症状。视锥视杆细胞营养不良主要是常染色体显性遗传[20]，少数为常染色体隐性遗传、X 连锁遗传或线粒体母系遗传。目前已确定 19 个基因的 25 个位点与视锥视杆细胞营养不良发病有关，其中 10 个基因与常染色体显性视锥视杆细胞营养不良发病有关，包括两个主要致病基因 *CRX*（也称为 *LCA7*）和 *GUCY2D*（也称为 *LCA1*）。大多数散发性视锥视杆细胞营养不良以常染色体隐性方式遗传。*ABCA4* 基因突变是造成常染色体隐性视锥视杆细胞营养不良的主要原因，约占常染色体隐性视锥视杆细胞营养不良的 30％～60％。2000 年 Boylan 等[21]研究发现，*RPGR* 基因突变是造成 X 连锁遗传视锥视杆细胞营养不良的主要原因。

3）Leber 先天性黑矇

Leber 先天性黑矇是一种罕见的、婴幼儿时期发病的遗传性视网膜病。患儿多出现眼球震颤、固视障碍、畏光等症状。该病新生儿发病率约为 0.33/10 000，约占遗传性视网膜病的 5%[22]。该病多呈常染色体隐性遗传，有明显的异质性特点。目前已知与Leber 先天性黑矇有关的基因超过 18 个，其中 *CRX* 基因突变与常染色体隐性 Leber 先天性黑矇发病有关，致病突变位点超过 400 个，约占 Leber 先天性黑矇致病突变位点的70%。2001 年 Zhang 等[23]研究发现导致我国 Leber 先天性黑矇发病的主要原因是*CRY* 基因 A181D 1 bp 缺失引起移码突变。2012 年 Chiang 等[24]对 Leber 先天性黑矇患者进行外显子测序，发现 *NMNAT1* 基因上的一个无义突变 c.507G＞A(p. Trpl69X)和一个错义突变 c. 769G＞A(p. Glu257Lys)。

4) Leber 遗传性视神经病变

Leber 遗传性视神经病变由 Theoder Leber 于 1871 年首先报道。据统计，该病在全球范围内的发病率约为 1/10 000[25]。患者有明显的家族史，多为男性，男女患者比例因种族不同而有差异，我国约为 3∶2，欧美白种人男女患者比例则为 9∶1。

Leber 遗传性视神经病变是目前最常见、最典型的线粒体遗传病之一。Leber 遗传性视神经病变患者的发病特点有：① 多呈现母系家族遗传史，但也存在较多的散发病例；② 在一个月或一年内出现无痛性、急性或亚急性视力减退或丧失等症状；③ 发病集中在 15～35 周岁的青壮年中，男性高发，约 50% 的男性突变携带者和 10% 的女性突变携带者会发病[26]。不完全外显和男性高发是 Leber 遗传性视神经病变的两个主要临床特征，这说明核修饰基因、环境等因素均可能在 Leber 遗传性视神经病变发病过程中起一定的调控作用[27]。

目前已报道 70 多个线粒体位点与 Leber 遗传性视神经病变发病相关，其中 3 个原发突变(*MT-ND4* 11778G＞A、*MT-ND6* 14484T＞C 和 *MT-ND1* 3460G＞A)是Leber 遗传性视神经病变发病的主要原因。8%～25% 的 Leber 遗传性视神经病变由线粒体 DNA3460 位点突变引起，10%～15% 由线粒体 DNA14484 位点突变引起，50%～70% 由线粒体 DNA(mitochondrial DNA，mtDNA)17788 位点突变引起。在亚洲 Leber 遗传性视神经病变患者中线粒体 DNA(mtDNA)11788 位点突变较多[28]。在原发性线粒体 DNA 不同位点突变的情况下，视功能损害能否逆转有显著差异。其中 14484 位点突变预后相对较好，3460 位点突变次之，11778 位点突变预后最差[29]。

Bi 等[30]于 2010 年对我国普通人群 Leber 遗传性视神经病变的原发突变携带率进行了检测，发现我国普通人群 Leber 遗传性视神经病变突变频率极低，但 11778G＞A仍是中国 Leber 遗传性视神经病变患者的主要突变[31]，同时也存在一些罕见原发突变如 m. 3635G＞A[32,33]。有学者对 1 200 多个 Leber 遗传性视神经病变家系进行统计分析后发现，*MT-ND4* 基因突变 11778G＞A、11696G＞A 和 11253T＞C 占患者的38.72%，*MT-ND6* 基因突变 11484T＞C、14502T＞C 和 14459G＞A 占患者的 7.7%，而 *MT-ND1* 基因突变的比例最小[34,35]。研究者也在 5 个携带 m. 11778G＞A 突变的家系中鉴定了线粒体蛋白基因 *YARS2* 上的纯合突变 c. 572G＞T(p. Gly191Val)与

Leber 遗传性视神经病变外显相关[36]。

5.1.2.2　常见遗传性视网膜病分子诊断的常用技术

眼遗传病分子诊断最常用的技术是基因全长测序,优点是基因突变的检出率较高,缺点是耗时长。如果已知致病基因存在突变热点,则可以先通过一些简单的方法进行检测,如 RFLP、SSCP[37]等。如果致病基因中存在大片段的缺失或插入,可以用多重连接探针扩增技术对 DNA 序列进行定性和半定量分析[38]。甲基化特异性多重连接探针扩增(methylation-specific multiplex ligation-dependent probe amplification,MS-MLPA)技术还可以对基因启动子区的甲基化程度进行定性和半定量分析[39]。如果 DNA 检测没有发现突变,则需要提取 RNA 进行全长测序,检测是否存在内含子剪接突变或大片段重排[40]。通过实时荧光定量 PCR(qPCR)技术检测 RNA 的水平,可以反映基因表达的变化。

目前,眼遗传病的分子诊断主要局限于 DNA 检测。然而,随着研究的深入,人们发现蛋白质功能、信号通路和基因调节在眼遗传病发病机制中的地位越来越重要,因此,分子诊断的内容和技术也将发生相应改变。

5.1.2.3　基因诊断

相关学者[41]提出了眼遗传病的分子诊断流程,如图 5-1 所示。

1)基因诊断

基因诊断的对象为临床诊断患者,或该患者同家属一起接受基因检测。经过检查前宣教,向患者及其家属解释基因检测的优缺点,解决潜在的伦理问题。受检者或其合法监护人签署《知情同意书》。由医护人员抽取受检者的外周血并置于抗凝管中保存,及时抽提 DNA 或 RNA,进行基因检测。根据检测结果做出基因诊断。

近年来,随着人类基因组研究的深入,基因突变检测的速度不断加快。在原有技术的基础上又衍生出许多新的检测技术,尤其是基因芯片的出现使突变检测变得规模

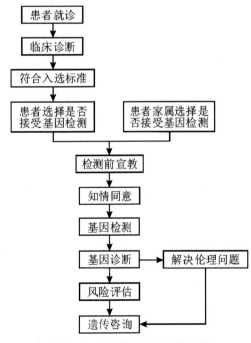

图 5-1　眼遗传病分子诊断流程

化和程序化。20 世纪 80 年代,人们开始采用 PCR 和基因芯片等相关分子生物学技术。到目前为止,已经发现 192 个与遗传性视网膜病相关的致病基因,其中 144 个已经被鉴定。更令人振奋的是,目前专为眼科设计的高效、快速、灵敏度高和特异性强的第三代基因突变检测技术,即等位基因特异性引物延伸芯片技术的应用,实现了真正的眼科芯

片实验室。可以在小的芯片上完成 RP 等遗传性视网膜病的相关致病基因研究[42]。国外通过应用等位基因特异性引物延伸芯片技术显著提高了遗传性视网膜病基因突变筛查的进度。我国学者在遗传性视网膜病基因研究方面也紧跟国外研究步伐,在常染色体显性遗传 RP 的基因研究方面已经取得了重大进展[43,44]。到目前为止,利用等位基因特异性引物延伸芯片技术已经鉴定出 46 个与遗传性视网膜病相关的致病基因和 2 497 个突变位点,其准确性已经得到公认[44]。此外,为了实现对特定疾病进行经济高效、简化且靶向的新一代基因测序,Illumina 公司提供了 TruSight 测序试剂盒。TruSight 测序试剂盒由领先研究机构内公认的医疗保健专家设计,包含寡核苷酸探针,它们可以靶定与特定疾病相关的基因和区域。其中的 TruSight One Sequenling Panel 囊括了 4 800 多个基因,包括遗传性视网膜病 RP 的部分基因和 Leber 遗传性视神经病变的相关基因。

2) 风险评估

基因检测结果可以用于评估疾病风险。风险评估的意义在于趋利避害,指导患者进行个性化健康管理,采取个性化的行为生活方式,提前做好预防和保健工作,最终达到远离疾病的目的。由于多数常见眼遗传病属于多基因遗传病,而且存在遗传异质性和地域、民族差异,很难明确各种眼遗传病致病基因的突变位点和表型间的关系,这为眼遗传病的风险评估带来了一定的困难。运用遗传学的基本原则可以预测后代遗传父母突变基因的概率。在这里列举最简单的例子——单基因的单点突变。如果父母双方都是同一个基因突变的纯合子,那么后代遗传该突变的概率是 100%;如果父母一方是纯合子,另一方是杂合子,其后代有 50% 的可能是纯合子,同时有 50% 的可能是杂合子,但不会有正常基因型的后代;如果父母双方都是杂合子,其后代有 25% 的可能是纯合子,50% 的可能是杂合子,还有 25% 的可能是正常基因型;如果父母一方正常,另一方是杂合子,其后代有 50% 的可能是杂合子,同时有 50% 的可能是正常的。在进行风险评估时还要考虑到疾病的遗传方式,隐性遗传病的杂合子是没有临床症状的携带者,而显性遗传病的杂合子也会出现显著的临床症状。线粒体遗传属于母系遗传,母亲的线粒体基因突变几乎 100% 遗传给后代,而父亲的线粒体基因突变则不会遗传给后代。

3) 遗传咨询

遗传咨询是眼遗传病分子诊断必需的一步。在对患者或其家属进行遗传咨询前,需要先得到基因检测结果,并明确基因型和表型的对应关系以及疾病的遗传方式。遗传咨询可以为准父母提供眼遗传病的基因信息,并帮助他们确定将这些疾病遗传给孩子的可能性。有些基因突变并不能直接导致疾病的发生,需要和某些特定的环境因子共同作用才能诱发疾病。遗传咨询不仅能提前告知检测对象其后代患病风险的高低,还能提供个性化健康指导服务、个性化用药指导服务和个性化体检指导服务,帮助人们在疾病发生之前进行准确的预防,通过调整膳食营养、改变生活方式、增加体检频度、接受早期诊治等多种方法有效地规避诱发疾病的环境因素[45]。

5.1.2.4　结语

遗传性视网膜病由于致盲率高,已成为危害全球的致盲疾病。目前,治疗遗传性眼疾的过程尚面临诸多挑战[1]:① 致病基因多,目前尚有 50%的基因未被鉴定;② 遗传性视网膜病多存在高度遗传异质性,个体化病症明显,治疗复杂;③ 在临床前研究阶段,部分眼疾缺乏动物模型,难以验证治疗的有效性。近年来,在遗传性视网膜病的诊断和治疗方面已取得巨大进展。随着致病基因的发现、第二代基因测序技术的临床应用,越来越多的遗传性眼病将被及时诊断,减少了误诊的发生。同时,CRISPR-Cas9 基因编辑技术与腺相关病毒(AAV)载体等的有效结合,胚胎干细胞(ESC)、人类诱导性多能干细胞(hiPSC)的发展,以及眼遗传病致病机制和动物模型的研究,必将为遗传性视网膜病的诊疗提供更多方案与策略。目前,基因检测还不是医院常规的临床检查项目,分子诊断在眼遗传病的临床应用更是处于起步阶段,但随着疾病分子遗传学研究的不断深入和高通量分子诊断技术的不断发展,越来越多眼遗传病的基因信息将被识别并被用于指导临床疾病的预测、预防、诊断和治疗。因此,急需建立一个标准的分子诊断程序用于眼遗传病的致病基因鉴定。

在此之前必须先建立一个种族特异性的眼遗传病数据库,包括临床信息、致病基因及突变位点信息、疾病的遗传方式等,这样才能保证分子诊断更加安全有效地应用于症状前诊断、产前诊断和遗传咨询[41]。

5.1.3　地中海贫血

地中海贫血(thalassemia)是世界上发病率最高、危害最大的常染色体隐性单基因遗传病。该病常见于地中海区域、非洲、中亚等地区,在我国主要发生在长江以南地区。地中海贫血不仅会给患者的身心健康带来严重危害,也会给社会及患者家庭带来沉重的精神和经济负担。目前,地中海贫血尚无有效的根治办法,只能通过规范的婚前筛查、孕前筛查和产前诊断避免中重度患儿的出生。

5.1.3.1　地中海贫血的分类及临床表现

地中海贫血主要是由珠蛋白基因缺失或突变导致某种珠蛋白链合成障碍,造成 α 链或 β 链合成失去平衡而导致的溶血性贫血。根据合成障碍的肽链不同,可将地中海贫血分为 α-地中海贫血和 β-地中海贫血。

α珠蛋白基因簇位于 16 号染色体上,每条染色体有 2 个 α 珠蛋白基因。缺失一个 α 基因可写为 $-\alpha/\alpha\alpha$,突变一个 α 基因可写成 $\alpha\alpha^T/\alpha\alpha$,以此类推。我国常见的缺失型 α-地中海贫血为$--^{SEA}$、$-\alpha^{3.7}$ 和$-\alpha^{4.2}$,非缺失型 α-地中海贫血为 $\alpha^{CS}\alpha$、$\alpha^{QS}\alpha$ 和 $\alpha^{WS}\alpha$ 3 种类型[46]。α-地中海贫血根据临床症状和受累基因的数量以及单体型的不同可以分为 4 种类型(见表 5-4)。

表 5-4 α-地中海贫血的分类和临床表现

表 型	异常基因	临 床 症 状
静止型	1 个基因异常	无明显临床症状，血液学一般无明显表型。通常临床上难以发现，常规血液学筛查也难以查出，需要使用基因检测验证
轻型(标准型)	2 个基因异常	临床表现为间或轻度贫血。血液学筛查表现为：典型小细胞低色素贫血，MCV<80 fl，或 MCH<27 pg，Hb A_2 水平略低或者正常。国内常见的非缺失型 α-地中海贫血杂合子 $\alpha\alpha^{CS}/\alpha\alpha$ 和 $\alpha\alpha^{QS}/\alpha\alpha$ 虽然只有一个基因缺陷，但其临床表现为轻型(标准型)α-地中海贫血
中间型 (血红蛋白 H 病)	3 个基因异常	多表现为中度溶血性贫血。血液学筛查表现为：典型小细胞低色素贫血，MCV<80 fl，MCH<27 pg，Hb A_2 和 Hb F 含量正常或略低，出现典型的 Hb H 条带。部分血红蛋白 H 病患者的基因型为 $\alpha^{CS}\alpha/\alpha^{CS}\alpha$，$\alpha^{QS}\alpha/\alpha^{QS}\alpha$，$\alpha^{CS}\alpha/\alpha^{QS}\alpha$
重型 （Hb Bart's 胎儿水肿综合征）	4 个基因异常	血红蛋白检测几乎全是 Hb Bart's，或有少量的 Hb H、Hb Portland。Hb Bart's 胎儿水肿综合征在妊娠 15～26 周 B 超监测有提示，胎儿出现心/胸比值增大，胎儿大脑中动脉血流峰值速度异常，腹水，胸腔积液，心包积液，胎盘增厚，肝脾肿大，皮下水肿等，均提示胎儿出现水肿

　　β珠蛋白基因簇位于 11 号染色体上，每条染色体上只有一个 β 珠蛋白基因。β-地中海贫血主要分为 β^0-地中海贫血(β-珠蛋白链完全不能生成)、β^+-地中海贫血(β-珠蛋白链生成受到部分抑制)和 β^N-地中海贫血(β-珠蛋白链正常合成)。目前，全世界已发现超过 800 种 β-地中海贫血突变型，我国研究发现超过 60 种，主要包括：CD41-42(-4 bp)、IVS-Ⅱ-654C→T、CD17 A→T、CD 71-72(＋A)、Hb E(β26 Glu→Lys)及 TATA box-28(A→G)等[47]。β-地中海贫血根据基因型和病情分为重型 β-地中海贫血、中间型 β-地中海贫血、轻型 β-地中海贫血和遗传性胎儿血红蛋白持续症(见表 5-5)。

表 5-5 β-地中海贫血的分类和临床表现

表 型	异常基因	基因型	临 床 症 状
轻 型	1 条 β 链基因异常	β^0/β^N，β^+/β^N	无贫血或轻度贫血，典型的小细胞低色素症，MCV<80 fl，或 MCH<27 pg，Hb A_2 含量增高，Hb F 含量正常或轻度升高

（续表）

表　型	异常基因	基因型	临　床　症　状
中间型	2条β链基因异常	β^+/β^+、β^+/β^0、β地中海贫血复合HPFH、β地中海贫血复合α三联体、β地中海贫血复合δβ地中海贫血	该型患者贫血程度不一,发病的严重程度与β链合成量的多少密切相关,不同中间型β-地中海贫血个体间存在较大差异:轻者临床症状不显著,血液学筛查表现为典型小细胞低色素贫血,MCV<80 fl,或MCH<27 pg及中度血红蛋白降低;重者与重型β-地中海贫血相似,肝脾肿大,需不定期输血维持生命。Hb A$_2$含量正常或增高,Hb F含量为40%~80%。血红蛋白维持在60~100 g/L
重型	2条β链基因异常	β^+/β^0、β^0/β^0	发病过程呈慢性持续性贫血,伴有轻度黄疸,肝脾肿大,发育不良,并具有典型的地中海贫血面容。血液学筛查表现为:典型小细胞低色素贫血,MCV<80 fl和(或)MCH<27 pg,Hb F含量明显增高(大多大于40%)
遗传性胎儿血红蛋白持续症	δ链和β链合成受抑制,γ链合成明显增加	β基因簇片段缺失或突变	Hb F在成人中持续维持在较高水平,无明显的血液学异常和临床症状,是一种良性的血红蛋白病

注:β^0包括41-42M、71-72M、17M、43M、IntM、14-15M、IvsI-1M、27-28M、31M;β^+包括654M、-28M、-29M、βEM、IvsI-5M、CapM。基因型或临床表型相同的患者,因自身体质不同,临床症状存在差异

随着人们对疾病的进一步认识,近年来发现顺式作用元件调控、DNA甲基化、组蛋白乙酰化以及微RNA的表达调控等都对地中海贫血发病及临床异质性有一定的影响[48]。

5.1.3.2　地中海贫血的精准诊断

地中海贫血的筛查方法有血常规、血红蛋白电泳、高效液相色谱技术及基因检测等。血常规检测难以将地中海贫血和缺铁性贫血区分开,容易漏检静止型α-地中海贫血。血红蛋白电泳检测容易漏检静止型α-地中海贫血,成年人Hb A$_2$含量大于3.5%疑为β-地中海贫血,Hb A$_2$含量小于2.5%疑为α-地中海贫血[49],但无法确认具体类型,存在一定的个体差异。高效液相色谱技术采用离子交换层析法自动、快速地分析血红蛋白,可准确定量各种血红蛋白组分,对β-地中海贫血的筛查效率好于α-地中海贫血[50]。

α-地中海贫血主要是以基因片段缺失为主。裂口PCR(gap-PCR,跨越断裂点的PCR)通过一次PCR扩增能够检测多种α-地中海贫血常见缺失类型,是目前缺失型地中海贫血最常用的检测方法[51]。多重连接探针扩增技术具有很好的重复性、特异性等特点,可用于检测已知和未知的大片段缺失或重复突变。

β-地中海贫血主要以基因点突变为主,检测技术按原理主要可分为：杂交芯片检测技术、熔解曲线检测技术、基因测序技术等。反向斑点杂交基因芯片检测技术是目前国内广泛使用的地中海贫血基因诊断技术,优点是操作容易、迅速准确,特别是独特的导流杂交技术与传统杂交技术相比,提高了杂交效率,缩短了杂交时间[52]。此外,反向斑点杂交基因芯片检测技术能同步进行缺失型 α-地中海贫血、突变型 α-地中海贫血和突变型 β-地中海贫血联合检测,可在一定程度上避免 α-地中海贫血复合 β-地中海贫血和缺失型 α-地中海贫血复合突变型 α-地中海贫血的漏诊；避免通过血红蛋白电泳初筛的误判。第一代基因测序技术能用于分析人类 DNA 获得已知或未知的突变,是基因检测的"金标准"。其精准性高,流程细致,污染现象少,质量可控程度高,假阳性、假阴性结果极少,可作为罕见病例的确诊检测手段。

目前胎儿地中海贫血基因检测基于有创性手术获得胎儿 DNA 进一步进行基因诊断,有一定的流产和宫内感染的风险。无创产前诊断对胎儿无损伤且可于妊娠早期检测,是产前诊断临床应用领域的重要发展方向,而第二代基因测序技术因其独特的技术优势将成为主流技术平台[53]。方法学的探索与发展,将推动地中海贫血无创产前诊断技术早日走向临床。

5.1.4　血友病

分子遗传学分析广泛应用于血友病的诊疗中。基因分析和基因诊断的不断发展使得血友病患者的缺陷基因能被准确测定并且推动了新生儿患病的评估与预防。在近十年的发展中,新的基因诊断技术以及医疗软件的运用让血友病的基因诊断更加快速且准确。血友病的基因诊断主要通过对编码凝血因子基因片段的分析确定受试者是否携带致病基因。在不同分子生物学方法的帮助下实现对患者的致病突变分析、致病突变携带者的检出和新生儿的产前诊断[54]。

1) 直接基因诊断

直接基因诊断是目前最精确的诊断方法,其采用多种分子生物学方法(如 PCR、DNA 测序等)直接检测目标基因的变异情况。

(1) 血友病 A：98％的血友病患者都可以通过直接基因诊断检测出基因缺陷,最常见的是由凝血因子Ⅷ基因内含子 22 倒位突变引起的凝血因子Ⅷ严重缺乏,这是 45％～50％重型血友病 A 的分子发病机制。而凝血因子Ⅷ基因内含子 1 倒位突变是另一热点突变,2％～5％重型血友病 A 是由该基因突变引起。对血友病 A 而言,几乎每个家系都有不同的突变,存在高度异质性,包括基因缺失、插入和点突变,如错义突变、无义突变、剪接突变等,其中 65％是由单核苷酸突变引起。

① 小片段基因突变的检测。

a.通过 SSCP 方法进行检测。PCR 产物变性后得到 2 条互补的单链,若其中任一条链存在基因突变,其构象即改变,在非变性聚丙烯酰胺凝胶电泳中的迁移率也发生改变。SSCP法即基于此原理找出基因突变。当待检测PCR产物片段在200 bp以下时,可筛查出点突变等的70%～95%;当待检测PCR产物片段大于400 bp时,其点突变等的检出率不足50%。以往多用同位素标记PCR产物,近年来为避免放射性污染以适应临床工作需要,开发了荧光染色、银染等非放射性标记技术。Arruda等用非放射性SSCP法发现轻、中型血友病A和重型血友病A患者中的基因突变检出率分别为85%和50%。

b. 通过PCR-变性梯度凝胶电泳(PCR-denaturing gradient gel electrophoresis,PCR-DGGE)技术进行检测。利用野生型和突变型基因DNA在变性梯度凝胶电泳中迁移率不同检测基因突变,当被检测片段小于600 bp时检出率可达95%。与SSCP法相比,PCR-DGGE可靠精确,且可检测DNA片段较长。

c. 通过PCR-构象敏感凝胶电泳(PCR-conformation sensitive gel electrophoresis,PCR-CSGE)技术进行检测。在单碱基突变检测中,PCR-CSGE在检测碱基替换方面较SSCP具有显著的高敏感性,原因在于该方法建立的基础为单碱基错配。这也是PCR-CSGE技术用于单核苷酸多态性筛查的优势。另外,本方法步骤简单、快速、通量高、成本低、可检测较长基因片段(250～500 bp),是一种强有力的单核苷酸和基因突变的检测手段[55]。目前PCR-CSGE技术主要用于筛查较大的基因外显子的单碱基突变,Lillicrap等[56]的研究证实PCR-CSGE在检测单碱基突变方面具有高度敏感性。

② 凝血因子Ⅷ基因内含子22和内含子1倒位的筛查。

以往国际上采用传统的DNA印迹法检测凝血因子Ⅷ基因内含子22倒位较为准确,但此法DNA用量大、操作复杂且通常要用同位素,不适用于临床常规检测,近几年报道较少。直接基因诊断在血友病A谱系使用反转录PCR检测凝血因子Ⅷ基因内含子22倒位、缺失、重复和内含子1倒位[57]。目前常用的检测方法有以下几种:

a. 长链PCR(long distance-PCR,LD-PCR)及改良后的LD-PCR。正常人DNA经LD-PCR扩增后,得到12 kb和10 kb 2个条带;当有凝血因子Ⅷ基因内含子22倒位时,出现11 kb、10 kb 2个条带;出现12 kb及10 kb 2个条带诊断为凝血因子Ⅷ基因内含子22非倒位;而携带者的LD-PCR产物中将有11 kb、12 kb及10 kb 3个条带。这种方法DNA用量少、简便迅速、灵敏准确,目前已成为国内血友病A检测的首选方法。近年来发现凝血因子Ⅷ基因内含子1倒位是仅次于内含子22倒位的突变热点,结合基因内含子22和基因内含子1倒位的检测可使血友病A的分子诊断策略更趋完善。

b. 反向PCR(inverse PCR,iPCR)。2005年,Rossetti等在国际上首次报道了通过iPCR技术确定倒位热点基因型的最新方法。该方法用于血友病A检测的3个步骤是酶切、连接及PCR扩增,与LD-PCR相比其优势在于PCR扩增的片段较短,为559 bp和487 bp,大大减小了扩增难度。

c. 多重 PCR(multiplex PCR,M-PCR)。为了精确验证变异区域,基于定量 PCR 的新方法得到发展。这些方法在一次实验中可同时检测 50～100 个区域特异性短片段的突变,本方法包括依赖于连接的多重连接探针扩增技术和多重扩增探针杂交技术。多重连接探针扩增技术是一种灵敏度高、重复性好且只需 20 ng DNA 样品即可在单个外显子水平检测基因扩增或缺失的技术。针对每个待检测靶基因需设计相互毗邻的 2 个探针,且 2 个探针跨越的碱基长度各异。所有的探针对两侧都连接有通用引物,与靶序列配对杂交后,2 个毗邻探针通过连接反应相连,连接产物的量与完整靶基因的拷贝数成正比,经 PCR 扩增后根据电泳结果分析基因的扩增与缺失。Santacroce 等[58]证实多重连接探针扩增方法在检测多个内含子缺失以及整条基因缺失方面比传统的序列分析法更加准确。多重扩增探针杂交技术在血友病 A 诊断中的应用目前国内外暂未见报道。凝血因子Ⅷ基因内含子 1 倒位的检测可通过双步 PCR 法,分别对 Int1h-1 与 Int1h-2 片段扩增进行分析。

③ 凝血因子Ⅷ基因拷贝数变异的检测。

对于凝血因子Ⅷ基因大片段重复患者和女性携带者,测序及 PCR 产物电泳各条带均正常,无法做出诊断。目前有多种检测基因拷贝数变异(copy number variation,CNV)的技术方法,如 qPCR、液相色谱定量多重 PCR、多重连接探针扩增技术、AccuCopy 多重荧光竞争 PCR 法等,为基因拷贝数变异男性患者及女性携带者的诊断提供了很大的便利[59-63]。

④ 凝血因子Ⅷ基因剪接位点突变的检测。

对于经典剪接位点突变,即发生在"GU-AG"4 个碱基间的突变,剪接位点分析软件通常能得出正确的结论。但对于那些离剪接位点有一定距离(如 60 bp)的突变以及突变是否导致新的剪接位点产生,软件预测结果的可靠性则有待验证。因此,需对患者进行外周血凝血因子Ⅷ基因 mRNA 异位转录水平的分析,以此评估剪接位点突变的影响。另外,在无法得到先证者 cDNA 标本时,对剪接位点突变致病机制的研究可以采用小基因体外表达的方式[64]。

⑤ 凝血因子Ⅷ基因其他突变的直接测序。

直接测序法通过 DNA 自动测序仪对基因直接进行测序,找出基因突变的确切位置,可提供最为准确的信息。直接测序法是检测突变的"金标准"。Liang 等[65]通过直接测序法发现凝血因子Ⅷ基因外显子 14 是一个热点突变区,p. His1202LeufsX16 是凝血因子Ⅷ基因的一种新的突变。虽然直接测序法有非常高的敏感性,但由于其对整段基因进行测序,工作量大,时间长,限制了其在血友病 A 诊断中的广泛应用,而且依然可能存在某些患者的突变不在测序区域内。

目前血友病 A 基因诊断通常采用反向 PCR 和双管多重 PCR 检测出凝血因子Ⅷ基因内含子 22 倒位和内含子 1 倒位突变,然后通过高效液相色谱和(或)直接测序法对非倒位突变进行分析。通过 B 结构域敲除晶体模型和生物信息学,进一步分析新突变的保守性和三维结构,最后通过以上提到的技术间接地通过连锁分析确定患者的诊断结果[66]。

(2) 血友病 B 以及其他血友病。血友病 B 是一种 X 连锁隐性遗传病,其发病机制是凝血因子Ⅸ基因突变导致凝血因子Ⅸ缺陷。由于凝血因子Ⅸ基因较小,可以利用 PCR 及基因测序的方法对血友病 B 家系先证者的凝血因子Ⅸ基因进行检测,从而发现基因突变如点突变、单个碱基缺失、单个碱基插入;也可以先用敏感性和成本效益均高的 DHPLC 技术,然后通过直接测序可疑的片段检测凝血因子Ⅸ基因[67]。凝血因子Ⅸ基因拷贝数变异的检测可以使用 AccuCopy 多重荧光竞争 PCR 法、qPCR、多重连接探针扩增技术等方法。

凝血因子Ⅶ/Ⅹ缺乏症属于出血紊乱组,凝血因子Ⅶ/Ⅹ血浆活性降低。凝血因子Ⅶ/Ⅹ缺乏症可能是由单独的凝血因子缺陷或一个常见原因的偶然性遗传引起的,包括两个基因位点的大量缺失。凝血因子Ⅶ和Ⅹ基因位于 13 号染色体的长臂上,可以用直接基因测序和多重连接探针扩增技术进行大量缺失基因的分析[68]。应用多重连接探针扩增技术也可以检测凝血因子Ⅴ基因中大量的缺失和重复,是凝血因子Ⅴ缺乏分子诊断的有价值的工具[69]。

2) 间接基因诊断

间接基因诊断用于诊断一些无法通过直接基因诊断方法检出的非常见的基因变异导致的血友病。它需要检测患者家庭成员的基因情况,并对比该家系特有的致病基因样式和 DNA 多态性分析来测定目标基因的变异情况。间接基因诊断的局限性体现在需要家族中的先证者基因样本[54,55],即在先证者中确定具有遗传缺陷的染色体,然后判断该家系成员是否存在这条染色体。用于间接诊断的遗传标记主要有以下几类。① RFLP。PCR-RFLP 广泛应用于血友病的基因诊断。② 小卫星 DNA(VNTR)。③ STR。④ SNP。SNP 是通过基因组内特定核苷酸位置存在的 2 种不同的碱基,确定基因组的多态性。

高信息性杂合多态标记间接关联分析是确定突变基因在家系内与血友病 A 检测共分离的一种替代方法。STR 标记和连锁分析快速多重荧光 PCR 技术,是实现血友病 A 携带者诊断的一种简单方法[70]。

3) 产前诊断

产前诊断主要针对有血友病家族史的胎儿,可以在妊娠 10～12 周时通过取绒毛膜样本进行检测,或者在妊娠 13 周后通过羊膜腔穿刺术得到胎儿 DNA 并进行检测。

血友病 A 首先用 PCR-DGGE 和 DNA 印迹法检测凝血因子Ⅷ基因内含子 22 倒位(阳性率为 49%);对内含子 22 倒位阴性者,再进行间接连锁分析,国际上首次采用联合

9 个多态性位点(DXS15、G6PD、DXS9901、DXS52、DXS1073、F8Civs13、F8Civs22、BclⅠ、DXS1108)和性别基因位点,累积识别能力达 99.6%,经随访诊断率和准确率达 100%。研究人员对血友病 B 携带者 22 例和产前诊断 15 例进行间接连锁分析,在国际上首次采用 6 个 STR 位点(DXS1192、DXS1211、DXS102、DXS8013、DXS1227、DXS8094),经随访累积识别能力为 99.99%,诊断率和准确率达 100%[71,72]。

4) 常见变异类型

在编码凝血因子的基因中(如凝血因子Ⅷ基因、凝血因子Ⅸ基因等)发现了不同类型的变异,如基因重组、多种点突变以及小或者大范围的编码缺失和重复,其中最为显著的是基因重组。因为基因重组变异复杂且多样,其往往导致严重的血友病。以血友病 A 的凝血因子Ⅷ基因为例,它最为常见的变异是发生在内含子 22 或 1 的倒位。多个独立研究的数据都表明内含子 22 或 1 的倒位占重型血友病 A 的 50%。点突变导致的血友病也十分常见,可分为错义突变、无义突变、同义突变和剪接位点突变。这些变异有可能阻断凝血因子生成,影响凝血因子功能的完整性,干扰凝血因子与其配体结合,削弱凝血因子的运输效率及其稳定性,最终导致血友病。此外,整条编码凝血因子(凝血因子Ⅷ或凝血因子Ⅸ)基因的小规模基因缺失、嵌入和重复与重型血友病也有密切关联[73]。靶向第二代基因测序是检测凝血因子Ⅷ和凝血因子Ⅸ基因突变的一种有效技术,尤其是新突变的发现。该方法具有较高的准确性,节省时间,在揭示大缺失突变方面具有很大的优势,同时也能区分野生型基因型和杂合子型大缺失[74]。

5.1.5　遗传性代谢病

遗传性代谢病又称为先天性代谢缺陷(inborn error of metabolism,IEM),指基因突变使合成的酶、受体、载体受损,导致体内生化物质在合成、代谢、转运和储存等方面出现异常的一大类疾病,属于单基因遗传病,总体发病率在 0.5% 以上。遗传性代谢病诊断的重点和难点在致病基因变异和特异性表型的早筛查、早确诊。实验室诊断包括:生化代谢物、酶活性及分子的检测,染色体基因组芯片的分析,影像学和细胞形态学的检查。诊断涉及新生儿疾病筛查、产前诊断、遗传咨询等领域。未来的遗传性代谢病诊疗模式将是融合代谢组学、基因组学和酶学为一体的综合诊疗模式。

5.1.5.1　代谢组学在遗传性代谢病诊疗中的运用

1) 代谢组学检测的优点

代谢组学全面反映正常生理、病理状态下细胞、组织、体液的生化分子信息[75]。代谢组学主要运用串联质谱法(tandem mass spectrometry,MS/MS)和气相色谱质谱联用(gas chromatography mass spectrometry,GC-MS)技术对可疑遗传性代谢病人群的血液和尿液滤纸片进行氨基酸和酰基肉碱的检测。

质谱可提供正常、病理状态下的生物化学信息,和表型的相关性强而直观,这是基因分析无法提供的生物学信息。美国医学遗传学与基因组学学会新生儿筛查专家组推荐使用串联质谱法对新生儿进行核心和次要检测的共 49 种遗传性代谢病筛查谱[76]，如表 5-6 所示。除了诊断，MS/MS 和 GC-MS 还能提供疾病预后，有助于描述疾病及进行亚类分型。例如，鞘氨醇升高是 Krabbe 病婴幼儿发病期的特异生物学指标，但是非婴儿型患者的鞘氨醇水平正常[77]。又如，对于半乳糖脑苷脂酶活性低的新生儿，鞘氨醇水平检测可作为辅助二类检查。Hex4 可帮助区分婴儿期发病的庞贝病患者和迟发型患者[78]。

表 5-6　推荐的串联质谱遗传性代谢病筛查谱

通过串联质谱(MS/MS)检测的遗传性代谢病					其他方法检测的遗传性代谢病
氨基酸代谢病	有机酸代谢病	脂肪酸代谢病	溶酶体贮积症	过氧化物酶代谢病	其他代谢性疾病
核心疾病					
苯丙酮尿症	丙酸血症	原发性肉碱摄取障碍	庞贝病	X-ALD	生物素酶缺乏症
精氨基琥珀酸尿症	甲基丙二酸血症（甲基丙二酸单酰辅酶 A 变位酶缺陷）	中链酰基辅酶 A 脱氢酶缺乏症	MPS-Ⅰ		半乳糖血症
瓜氨酸血症Ⅰ型	甲基丙二酸血症（钴胺素紊乱血症）	极长链酰基辅酶 A 脱氢酶缺乏症			
高同型半胱氨酸血症Ⅰ型	戊二酸血症Ⅰ型	长链-3-羟酰辅酶 A 脱氢酶缺乏症			
	3-甲基巴豆酰辅酶 A 羧化酶缺乏症				
枫糖尿症	异戊酸血症 全羧化酶合成酶缺乏症 β-酮硫解酶缺乏症	三功能蛋白质缺乏症			
	3-羟基-3-甲基戊二酸尿症				
次要疾病					
精氨酸血症	甲基丙二酸血症伴高胱氨酸尿症	短链脂酰辅酶 A 脱氢酶缺乏症			半乳糖差向异构酶缺乏
瓜氨酸血症Ⅱ型	丙二酸血症	中/短链-3-羟酰辅酶 A 脱氢酶缺乏症			半乳糖激酶缺乏症

（续表）

| 通过串联质谱(MS/MS)检测的遗传性代谢病 | | | | | 其他方法检测的遗传性代谢病 |
氨基酸代谢病	有机酸代谢病	脂肪酸代谢病	溶酶体贮积症	过氧化物酶代谢病	其他代谢性疾病
高甲硫氨酸血症	异丁酰甘氨酸尿症	戊二酸血症Ⅱ型症			
温和的高苯丙氨酸血症	2-甲基丁酰甘氨酸尿症	中链酮脂酰辅酶 A			
辅因子合成中的生物蝶呤缺陷	3-甲基戊二酸尿症	2,4-二烯酰辅酶 A 还原酶缺乏症			
辅因子再生中的生物蝶呤缺陷	2-甲基-3-羟丁酸尿症	肉碱棕榈酰转移酶Ⅰ型缺乏症			
酪氨酸血症Ⅰ型		肉碱棕榈酰转移酶Ⅱ型缺乏症			
酪氨酸血症Ⅱ型		过氧化氢酶缺乏症			

注：X-ALD,X连锁肾上腺脑白质营养不良；MSP-Ⅰ,黏多糖贮积症Ⅰ型(表中数据来自参考文献[76])

2) 代谢组学结果解读的注意事项

一是通过质谱技术只能检测小部分特异的生化标志物，目前可检测的生化标志物仅有 60 多种，受限于发病机制认识和技术的改进。

二是一种代谢生化标志物异常可提示单一代谢病，也可提示多种不同的代谢病，它的表达水平受母体疾病或其他因素的影响（如药物治疗、早产、营养缺乏等）。例如，酰基肉碱(脂肪酸氧化缺陷和有机酸血症的生物学标志物)异常中辛酰肉碱(C8)升高只见于中链酰基辅酶 A 脱氢酶缺乏症(MCADD)；而 3-羟基异戊酰肉碱(C5-OH)升高可见于 β-酮硫解酶缺乏症、生物素酶缺乏症、全羧化酶合成酶缺乏症、3-羟基-3-甲基戊二酰辅酶 A 裂解酶(HMG-CoA lyase)缺乏、2-酰基-3-甲基巴豆酰辅酶 A 羧化酶缺乏、3-羟基-3-甲基戊二酸尿症或 3-甲基巴豆酰辅酶 A 羧化酶缺乏症。在鉴别这些疾病时应进行尿有机酸、血浆酰基肉碱分析和(或)基因检测；也可能是假阳性，如肌肉组织蛋白质水解，分娩过程中缺氧，还有溶血可引起脂酰肉碱(acylcarnitine)错误升高[79]。氨基酸作为氨基酸代谢紊乱的标志物同样存在以上情况。例如，升高的苯丙氨酸水平和苯丙氨酸/酪氨酸比值提示苯丙酮尿症(PKU)；高甲硫氨酸血症可提示典型的高半胱氨酸尿症、甲硫氨酸腺苷转移酶Ⅰ/Ⅲ(MATⅠ/Ⅲ)缺陷或者其他因素引起如早产或全胃肠外营养(TPN)；酪氨酸升高可能是酪氨酸血症Ⅰ型、酪氨酸血症Ⅱ型、酪氨酸血症Ⅲ型或瞬时型、非代谢性肝病，或者全胃肠外营养。

三是当患者未出现代谢失调时,使用尿有机酸、血氨基酸和酰基肉碱谱并不能帮助诊断遗传性代谢病,甚至会出现临床症状和生化检查分离的结果[80],会误认为假阴性。故经代谢组水平诊断的遗传性代谢病还需结合病史、临床症状和基因检测,因为实际的遗传变异可能存在。当然不可否认的是,即便仍处于探索起步阶段,代谢组学正逐渐成为后基因组时代来临的一个关键的驱动力[81]。

3) 我国现状

我国开展 GC-MS、MS/MS 检测起步于 20 世纪 80 年代初。2008 年,研究人员使用 GC-MS 在神经管缺陷高发地——华东地区进行代谢缺陷分析。结果显示,代谢缺陷检出率为 0.9%,共筛查出 22 种遗传性代谢病,以甲基丙二酸尿症检出率最高,其次是希特林蛋白缺陷病(citrin deficiency,CD)导致的新生儿肝内胆汁淤积症和多种羧化酶缺乏症(MCD)。后两者治疗效果良好,而该地区女性妊娠期高甲基丙二酸尿症常伴维生素 B12 缺乏症,具有地域特色,预后差[82]。广州地区于 2009~2012 年期间基于 GC-MS 筛查可疑代谢病,遗传性代谢病的检出率为 1%[83]。浙江省新生儿筛查中心 2010~2012 年期间基于 MS-MS 的遗传性代谢病检出率为 0.56%[84],亚类也均以氨基酸和有机酸代谢紊乱为主[83,84]。遗传性代谢病确诊时平均检出年龄为 26.6 个月,神经损害难以逆转,患者服药依从性差。北京协和医院新生儿 ICU 室的遗传性代谢病前瞻性研究报告显示,新生儿 ICU 中遗传性代谢病发生率高达 1.1%,亚类仍以甲基丙二酸血症为主,其次为酪氨酸血症 I 型、枫糖尿症、丙酸血症和多种酰基辅酶 A 脱氢酶缺乏症[85]。

5.1.5.2 基因组学在遗传性代谢病诊疗中的运用

全外显子组测序(whole exome sequencing,WES)用于分析人类基因组中所有编码蛋白质基因的所有外显子,这项技术在临床应用越来越广泛[86]。WES 可用于分析能翻译成功能型蛋白质的 3 亿多个碱基对。这些碱基对受损可能影响蛋白质的表达和功能从而引起疾病。相比全基因组测序(whole genome sequencing,WGS),WES 分析是一种较为经济且高效的检测单基因遗传病的方式。当然 WGS 也是一种适用的甚至有时是必需的检测手段,因为 WGS 涵盖所有的基因节点,比 WES 检测单核苷酸位点变异(single nucleotide variants,SNV)和拷贝数变异更有效[87],WGS 检测的编码蛋白质基因的大量外显子以及 RNA 和蛋白质编码区的变异均为 WES 不能检测的项目。目前,WGS 测序技术已经在以最快的速度发展,同时成本也在下降,所以 WGS 会成为首选的临床检测手段。

第二代基因测序因可灵活对全基因组、全外显子组或感兴趣的特定遗传性代谢病相关基因的特定区域进行基因变异检测,检测范围广,包括单核苷酸位点变异、插入/缺失(insertion/deletion,InDel)、拷贝数变异和结构变异(structural variation,SV)等,成为国内儿科常见遗传性代谢病基因诊断的首选工具。首都儿科研究所陈倩教授团队使用第二代基因测序对苯丙酮尿症患者同时进行苯丙氨酸羧化酶基因点突变和缺失突变的检测,其检出率、检测速度优于传统 PCR、多重连接探针扩增[88]。研究人员从广州地区 970 例新生儿中通过尿素酶预处理、GC-MS 结合 Sanger 法测序和临床症状诊断出遗传性代谢病 5 例,阳性率为 1/194,包括甲基丙二酸尿症 2 例(MUT⁰ 型,cb1A 型)、尿素循环障碍 2 例、枫糖尿症 Ⅰ b 型 1 例。研究人员对 5 例患儿基因进行 Sanger 法测序,结果均发现对应致病基因突变 MUT、MMAB、OTC、BCKDHB,同时临床使用维生素 B12 治疗 cblB 型甲基丙二酸尿症部分有效,但对 MUT⁰ 型患儿治疗无效,实现了对遗传性代谢病的精准分子诊断和治疗[89]。

随着基因测序的广泛应用,对其产生的大量生物学信息进行解读存在困难和疑惑[90]。解读注意事项如下:

(1) 使用在线人类孟德尔遗传数据库(OMIM),可查询疾病表型和致病基因变异数据。表 5-7 列举了部分遗传性代谢病致病基因,基因注释数据来自 OMIM,该表显示了国外开展较多的部分遗传性代谢病检查项目。当然还有许多基因注释数据库,如 HGMD、1000 Genome Project、RefSeq、Swiiss—Prot 等可解读和预测基因结果。

表 5-7　国外开展产前基因诊断的部分遗传性代谢病

疾　　病	表型(MIM 编号)	基　　因	基因(MIM 编号)	遗传方式
苯丙酮尿症	261600	PAH	612349	AR
6-丙酮酰四氢蝶呤合成酶缺乏症	261640	PTS	612719	AR
二氢蝶啶还原酶缺乏症	261630	QDPR	612676	AR
酪氨酸血症 Ⅰ 型	276700	FAH	613871	AR
氨甲酰磷酸合酶 1 缺乏症	237300	CPS1	608307	AR
鸟氨酸氨甲酰基转移酶缺乏症	311250	OTC	300461	XLR
瓜氨酸血症 Ⅰ 型	215700	ASS1	603470	AR
瓜氨酸血症 Ⅱ 型	605814	SLC25AL3	603859	AR
精氨酰琥珀酸裂解酶缺乏症	207900	ASL	608310	AR
精氨酸血症	207800	ARG1	608313	AR
枫糖尿症 Ⅰ a 型	248600	BCKDHA	608348	AR
枫糖尿症 Ⅰ b 型	248600	BCKDHB	248611	AR
枫糖尿症 Ⅱ 型	248600	DBT	248610	AR
异戊酸血症	243500	IVD	607036	AR
丙酸血症	606054	PCCB PCCA	232050 232000	AR

（续表）

疾　病	表型 （MIM 编号）	基　因	基因 （MIM 编号）	遗传方式
全羧化酶合成酶缺乏症	253270	*HLCS*	609018	AR
生物素酶缺乏症	253260	*BTD*	609019	AR
甲基丙二酸尿症 MUT⁰ 型	251000	*MUT*	609058	AR
甲基丙二酸尿症 cb1A 型	251100	*MMAA*	607481	AR
甲基丙二酸尿症 cb1C 型合并同型半胱氨酸血症	277400	*MMACHC*	609831	AR
戊二酸尿症 Ⅰ 型	231670	*GCDH*	608801	AR
糖原贮积症 Ⅰa 型	232200	*G6PC*	613742	AR
糖原贮积症 Ⅱ 型	232300	*GAA*	606800	AR
糖原贮积症 Ⅲ 型	232400	*AGL*	610860	AR
肝豆状核变性（Wilson 病）	277900	*ATP7B*	606882	AR
黏多糖贮积症 Ⅰ 型	607016	*IDUA*	252800	AR
黏多糖贮积症 Ⅱ 型	309900	*IDS*	300823	XLR
黏多糖贮积症 Ⅳ A 型	253000	*GALNS*	612222	AR
黏多糖贮积症 Ⅳ B 型	253010	*GLB1*	611458	AR
黏多糖贮积症 Ⅵ 型	253200	*ARSB*	611542	AR
戈谢病 Ⅰ 型	230800	*GBA*	606463	AR
尼曼-皮克病 A 型	257200	*SMPD1*	607608	AR
尼曼-皮克病 B 型	607616	*SMPD1*	607608	AR
尼曼-皮克病 C1/D 型	257220	*NPC1*	607623	AR
尼曼-皮克病 C2 型	607625	*NPC2*	601015	AR
法布雷病	301500	*GLA*	300644	XL
异染性脑白质营养不良	250100	*ARSA*	607574	AR
多种硫酸酯酶缺乏症	272200	*SUMF1*	607939	AR
球形细胞脑白质营养不良	245200	*GALC*	606890	AR
GM1 神经节苷脂贮积症 Ⅰ 型	230500	*GLB1*	611458	AR
黏脂贮积症 Ⅱ α/β 型	252500	*GNPTAB*	607840	AR
低磷性佝偻病（X 连锁显性）	307800	*PHEX*	300550	XLD

注：AR，常染色体隐性遗传；XLR，X 连锁隐性遗传；XL，X 连锁；XLD，X 连锁显性遗传

（2）在识别和报道测序的偶然结果（secondary finding）时[91]，由于这些结果和已知的致病基因变异并不相关，有可能有医疗价值。美国医学遗传学与基因组学学会针对偶然结果列出的 59 个基因中含 4 种遗传性代谢病相关的基因，分别是肝豆状核变性（Wilson disease）相关的 *ATP7B* 基因，鸟氨酸氨甲酰基转移酶缺乏症相关的 *OTC* 基因，家族性高胆固醇血症相关的 *LDLR*、*APOB*、*PCSK9* 基因，家族性甲状腺髓样癌相关的 *RET* 基因[92,93]。这些基因除了有已知的致病变异外，还存在偶然的变异，这些偶然的变异同样有高度致病可能。实验室需要报告此类偶然结果，而临床医生需再次进行疾病风险评估和重审基因报告[91]。这从另一个方面反映了目前基因检测技术的局限性。从遗传疾病的发生来看，人们需要专注于点突变和小片段插入/缺失突变，而不仅仅是基因的结构变异、重复序列增加或拷贝数变异。

进行 WGS 或 WES 的新生儿筛查需完善伦理和法律方面的规定[94]。在未来，WGS 或 WES 作为新生儿筛查工具存在的成本和周转时间问题均可解决。但伦理和法律问题的焦点集中在 WGS 是否为强制性筛查、偶然结果带来的利弊、家长/监护人/儿童的认同感等方面[95]。对于早期诊断可以挽救生命的疾病，政府可以强制性进行新生儿筛查。例如，苯丙酮尿症患者起病隐匿，出现临床症状时大脑已出现不可逆的损伤，药物也无法阻止智力缺陷的发生。如果通过新生儿筛查已确证，在出生后依靠简单的干预（低蛋白饮食、低苯丙氨酸饮食）就可挽救苯丙酮尿症患者的生命，这就是政府强制性检测苯丙酮尿症的意义[76]。甲基丙二酸尿症是先天性有机酸尿症中最常见的类型，我国患者中 30% 为单纯型甲基丙二酸尿症，该病临床表现复杂，易出现代谢危象。来自北京大学第一医院的 126 例单纯性甲基丙二酸尿症患者的基因测序结果显示，*MUT* 基因缺陷是我国单纯型甲基丙二酸尿症的主要病因（该基因共出现 46 种突变，最常见的是 c.729_730insTT 突变），*MMAA* 基因缺陷、*MMAB* 基因缺陷各 1 例。患儿中，仅 3 例通过新生儿筛查后的积极诊断治疗未出现临床症状，118 例患儿几经曲折才获得诊断，27 例有遗传病家族史患儿延误诊断最长达 8 年，这些患儿在诊断时均出现不同程度的智力运动障碍和多脏器损伤[96]。上述结果提示，我国仍需加强高危人群产前诊断、遗传咨询、新生儿高危筛查，对不明原因围生期异常伴代谢紊乱、运动障碍、家族史异常者应尽早进行尿液有机酸、氨基酸、脂酰肉碱谱分析和基因诊断，以便进行早期诊断及有针对性的治疗，改善预后，提高患者的生存质量，达到优生优育。

5.1.6 遗传性耳聋

耳聋是一种严重影响人类生活质量的常见疾病，我国现有耳聋患者超过 2 000 万，遗传性耳聋是未成年人的主要致残原因[97]，遗传因素在许多迟发性进行性听力下降、年龄相关性耳聋的发生中也有着不可忽视的作用[98]。2012 年，国家卫生部（现国家卫健委）发布的《中国出生缺陷防治报告（2012）》显示，耳聋已成为我国第二大出生缺陷疾病,其中 $50\%\sim60\%$ 的新生聋儿是由遗传因素致聋。

遗传性耳聋主要涉及 4 种遗传方式：常染色体显性遗传、常染色体隐性遗传、性连锁遗传和线粒体遗传。常染色体显性遗传占遗传性耳聋的 $10\%\sim20\%$,常染色体隐性遗传占遗传性耳聋的 80%,性连锁遗传较为少见,仅占遗传性耳聋的 1%。线粒体遗传为母系遗传,主要与药物性耳聋有关。

5.1.6.1 遗传性耳聋的分类

1) 综合征性耳聋

综合征性耳聋(syndromic hearing loss,SHL)占遗传性耳聋的 30%。患者绝大部分表现为语前聋,除了听力损失外还伴有其他器官系统的疾病,如眼、骨骼系统、神经系统、肾脏、皮肤、内分泌系统疾病和代谢性疾病等。并且,发病年龄早,表型变化多样。既有常染色体显性遗传的先天性耳聋-眼病-白额发综合征(Waardenberg syndrome,WS)、鳃-耳-肾综合征(BOR)、Van der Hoeve 综合征等,也有常染色体隐性遗传的遗传性耳聋-色素性视网膜炎综合征(Usher syndrome)、彭德莱综合征(Pendred syndrome)、耶韦尔和朗格-尼尔森综合征(Jervell and Lange-Nielsen syndrome)等。

2) 非综合征性耳聋

非综合征性耳聋(non-syndromic hearing loss,NSHL)占遗传性耳聋的 70%。患者除耳聋外不伴有其他症状,其中 $75\%\sim80\%$ 为常染色体隐性遗传,20% 左右是常染色体显性遗传,1% 为性连锁遗传,不到 1% 的病例为线粒体遗传。

5.1.6.2 遗传性耳聋的基因突变位点

20 世纪 90 年代末,对遗传性耳聋的病因学研究取得了重大进展,迄今为止,已发现 200 多个基因可引起耳聋,包括 *GJB2*、*SLC26A4*、*COCH*、*MYH9*、*TMPTSS3*、*MYO6*、*CDH23*、*OTOF* 等。

被确认与非综合征性耳聋相关的共有 28 个常染色体隐性基因、22 个常染色体显性基因和 1 个 X 连锁基因。在不同的地区和种族中耳聋基因的突变谱和优势突变不同。中国汉族人群的常见耳聋基因有 *GJB2*、*SLC26A4*、*GJB3*、线粒体 12S rRNA 基因等,其热点突变携带率达 6%,已明确的致聋基因突变的携带比例至少为 12%,即每 100 人中至少有 12 人携带可导致遗传性耳聋的基因缺陷[99]。

1) *GJB2* 基因

GJB2 基因编码的 Cx26 属于缝隙连接蛋白家族,与相邻细胞的缝隙连接蛋白组成一个完整的缝隙连接通道,这些通道是完成电解质、第二信使和代谢产物细胞间转换的重要通道。*GJB2* 基因定位于人类染色体 13q11-q12 区域,全长为 4 804 bp,基因编码区为 678 bp[100]。研究发现,部分突变可导致缝隙连接蛋白的功能及 HeLa 细胞的细胞间连接功能减退,影响细胞间物质转运,从而阻碍声信号向神经信号的转化,导致感音神经性耳聋。研究还发现,*GJB2* 基因的突变是遗传性非综合征性耳聋

的主要致病原因,50％以上的常染色体隐性遗传性非综合征性耳聋是由 *GJB2* 基因突变引起的,临床表现主要是双耳重度或极重度感音神经性耳聋,因此 *GJB2* 基因是听力学筛查和遗传咨询中最主要的部分。

GJB2 基因突变导致的遗传性耳聋遍布全球,不同人种间有不同的突变及频率,目前已发现几百种突变方式。在汉族人群中 *GJB2* 基因常见的突变位点有 35delG、176del16、235delC、299delAT、512inAACG 等。

2) *SLC26A4* 基因

SLC26A4 基因属于离子转运蛋白 26A 家族,定位于人类染色体 7q31,mRNA 全长为 4 930 bp,含外显子 21 个,开放阅读框为 2 343 bp,编码 Pendrin 蛋白。该基因突变与大前庭导水管综合征和彭德莱综合征发病相关。致聋机制可能是异常扩大的前庭导水管扰乱了内淋巴循环平衡,高渗液反流导致听神经纤维上皮损伤,从而产生神经性耳聋[101]。大前庭导水管综合征是一种常见的先天性内耳畸形,是一种常染色体隐性遗传病。由于对于患有大前庭导水管综合征的儿童即使感冒、头部轻微撞击等外界因素也会导致听力的下降,通过对 *SLC26A4* 基因突变进行筛查,可以提示有该基因突变的患儿如果采取严格的防护措施,可以保护听力不受外界因素影响,同时可以对患儿的听力损失进行有效的早期干预。在汉族人群中 *SLC26A4* 基因常见的突变位点有 IVS7-2A＞G、2168A＞G、1174A＞T、1226G＞A、1229C＞T、IVS15＋5G＞A、1975G＞C、2027T＞A、281C＞T、589G＞A、H723R 等。

3) 线粒体 DNA

线粒体 DNA 突变也是遗传性耳聋的重要原因。人类线粒体 12S rRNA 基因有高度保守 A 位,发生突变就可能形成新的 G-C 或 A-U 碱基对,创造了药物结合位点。携带此类突变者会对某些药物敏感,线粒体蛋白质合成大量减少,耳蜗和前庭细胞 ATP 合成减少,细胞功能失常甚至死亡,从而表现出耳聋表型。携带线粒体突变基因使用氨基糖苷类药物致聋者占药物性耳聋患者的 20％。1999 年,国家卫生部就颁布了《常用耳毒性药物临床使用规范》,对耳毒性药物使用进行了规范。

线粒体 12S rRNA 和 tRNAser(UCN)基因是药物性耳聋基因突变的热点区域,相关致聋突变包括 1555A＞G、1494C＞T、7445A＞G、7511T＞C、7492C＞T、7444G＞A 等。国内流行病学研究发现,线粒体 12S rRNA 基因 1555A＞G、1494C＞T 与药物性耳聋密切相关。另有研究报道,一部分 12S rRNA 基因 1555A＞G 突变患者即使不使用氨基糖苷类药物,也会出现感音神经性耳聋。胡伟群等在对 5 025 例新生儿进行药物性耳聋基因筛查中发现,1555A＞G 为主要突变形式[102]。

开展药物性耳聋筛查,筛出人群中的敏感个体,可以对临床用药起到重要的预警作用。同时运用线粒体 DNA 的母系遗传规律,筛出阳性个体的家族中至少有 10 个以上的母系携带者,为这个人群提供用药指导、产前诊断和遗传咨询,可以避免药物致聋。

这个筛查价值重大，是一种有效的前瞻性预防手段。

4) *GJB3* 基因

GJB3 基因编码的缝隙连接蛋白 31(Cx31)也属于缝隙连接蛋白家族。1998 年,夏家辉等[103]首次克隆出 *GJB3* 基因并发现了 538C>T 和 547G>A 两种致聋突变。后面相继研究发现了一些罕见基因突变,可引起常染色体显性及隐性遗传性耳聋、周围神经性病变、红斑角化病等。

5.1.6.3　遗传性耳聋的精准诊断

遗传性耳聋的精准诊断是精准治疗和精准预防的基础。目前,人工耳蜗是帮助重度和极重度耳聋患者重新恢复听力的最有效手段,也是语前聋最重要的治疗康复方法。但人工耳蜗治疗重度耳聋在不同基因缺陷患者中的效果有较大差异,如表 5-8 所示[104]。所以,精准治疗和精准预防的实施都需要以精准诊断为前提。

表 5-8　遗传性耳聋基因缺陷与人工耳蜗植入效果

基　　因	蛋白质功能	临床表现	植入后效果
GJB2	离子通道蛋白	先天性耳聋	好
SLC26A4	离子通道蛋白	先天性耳聋	好
OTOF	突触传递	听神经病	好
CDH23	细胞结构蛋白	耳聋综合征	好
MYO6	肌球蛋白	先天性耳聋	好
MYO7A	细胞动力蛋白	耳聋综合征	好
KCNQ1	离子通道蛋白	耳聋综合征	好
TMC1	未知	迟发性耳聋	好
COCH	细胞结构蛋白	迟发性耳聋	好
LOXHD1	纤毛蛋白	先天性耳聋	好
MYO15A	肌球蛋白	先天性耳聋	好
TECTA	盖膜蛋白	先天性耳聋	好
ACTG1	细胞结构蛋白	先天性耳聋	好
TMPRSS3	离子通道相关蛋白	迟发性耳聋	好
MYH9	细胞动力蛋白	迟发性耳聋	不确定
POU3F4	转录因子	先天性耳聋	不确定
PCDH15	钙黏蛋白	耳聋综合征	不确定
CHD7	转录因子	耳聋综合征	差
TIMM8A	线粒体蛋白质转运	耳聋综合征	差
PJVK	未知	先天性耳聋	差

(表中数据来自参考文献[104])

流行病学调查资料显示,我国耳聋患者中 20% 由 *GJB2* 基因突变导致。Guo 等对我国西北地区聋校的 514 例耳聋患者进行 *SLC26A4* 基因突变研究发现,致病突变率为 8.95%。胡华等 2012 年研究发现,*GJB2* 基因突变的新生儿携带率为 2.3%;*SLC26A4* 基因突变的新生儿携带率为 1.9%。袁永一等调查显示,中国正常人群 *GJB2* 基因突变的携带率为 3.16%,*SLC26A4* 基因突变的携带率为 2.75%,线粒体 DNA 突变的携带率 2.87%[105]。

早期的流行病学研究提示,仅筛查这几个基因的热点突变就可以得到较高的阳性率。这为遗传性耳聋的大面积筛查提供了条件,袁永一和戴朴[105]提出通过耳聋个体、孕早期个体、新生儿 3 个层次的基因筛查预防耳聋出生缺陷的防聋策略。我国近 10 年在全国范围内开展了大量的耳聋基因筛查工作,适用于我国人群的耳聋基因筛查位点和检测诊断技术得到快速的发展(见表 5-9)。

表 5-9 国内 SFDA 批准的耳聋基因筛查项目及常用检测方法

致聋基因	检测位点	临床表现	遗传方式	检测方法
GJB2	35delG、176del16、235delC、299delAT、512inAACG	先天性感音神经性耳聋	常染色体隐性遗传	qPCR 法 基因芯片法
SLC26A4	IVS7-2A>G、2168A>G、1174A>T、1226G>A、1229C>T、IVS15＋5G＞A、1975G>C、2027T>A、281C>T、589G>A、	大前庭导水管综合征	常染色体隐性遗传	PCR-酶切法 ARMS-PCR 法 PCR＋导流杂交 多重 qPCR＋毛细管电泳 测序法
线粒体 12S rRNA 基因	1555A>G、1494C>T	药物性耳聋	线粒体母系遗传	
GJB3	538C>T	后天高频感音神经性耳聋	常染色体显性遗传	

注: SFDA,国家食品药品监督管理局(现国家市场监督管理总局);ARMS-PCR,扩增受阻突变系统-PCR;qPCR,实时荧光定量 PCR

1) 基因芯片法

通过光刻原位合成或点样技术,将常见耳聋基因热点突变的核酸探针按顺序固定于载体上,可同时固定多个突变探针。该技术具有价格低、速度快、准确性高的特点,在国内应用较广,也是较早获得 SFDA 批准的耳聋基因筛查临床技术。

2) 第一代基因测序

以 Sanger 法测序为代表的 DNA 测序方法被称为第一代基因测序。第一代基因测序通过对目的片段碱基序列的逐一测定,可以发现耳聋基因的纯合突变、杂合突变及多态性突变等,现在是遗传性耳聋基因筛查的确证方法。但其仪器、试剂成本高,耗时长,不易在全国大范围使用。

3) 第二代基因测序

第二代基因测序,也称为下一代基因测序(next-generation sequencing,NGS),实验过程大致可分为样本准备、文库构建、测序反应和数据分析四个步骤。目前常用的第二代基因测序方法有 3 种:

(1) 靶向基因富集大规模平行测序(targeted genomic enrichment with massively parallel sequencing,TGE+MPS)[106]。Shearer 等在 2010 年首次将 TGE+MPS 应用于非综合征性耳聋病因诊断,诊断率达 83%[107]。Sloan-Heggen 等对 1 119 例多民族耳聋患者进行 TGE+MPS 测序,39% 耳聋患者明确病因,检测到致病基因 49 个[108],有助于了解耳聋遗传特征及在不同民族、区域之间的差异。三种方法中,TGE+MPS 具有成本低、富集度高、操作时间短、数据分析简便等诸多优势,使其成为热门研究方法,更适合于临床实验室诊断。

(2) WES。WES 被证实是发现、鉴定遗传性耳聋致病基因的有效工具。2010 年,Walsh 等[109]首次报道了应用 WES 鉴定耳聋新基因,之后应用该技术成功鉴定超过 70 个新的耳聋致病基因。Perrault 综合征(Perrault syndrome,PRLTS)是以感音神经性耳聋和卵巢早衰为特征的常染色体隐性遗传病,具有遗传异质性,已知致病基因中 *HSD17B4*、*CLPP*、*LARS2* 等就是通过 WES 方法发现的。WES 是发现和证实遗传性疾病致病基因的有效方法,有助于准确定位新发疾病。

(3) WGS。WGS 费用很高,用于耳聋疾病诊断较为少见。TGE+MPS 和 WES 是未来短期内应用第二代基因测序技术研究遗传性耳聋的主要手段。

第二代基因测序技术在遗传性耳聋精准诊断中的应用仍面临一系列挑战。在病因学上,由于人类基因组的复杂性和耳聋基因的遗传异质性,患者表型与大量数字化检测信息的整合是精准诊断的关键;中国各民族间的致聋突变位点阳性率不同,需要大量流行病学研究完善细化突变谱。在检测技术上,各个检测平台都有优缺点,对检测过程进行标准化建设、对检测结果数据进行信息化管理、对平台间数据进行整合是亟待开展的工作。

遗传性耳聋的精准诊断在我国已经开展近十年,多以 PCR 和芯片杂交方法为主。第二代基因测序技术将成为未来遗传性耳聋诊断的主流方法。中国人口基数大,耳聋人群或者致聋基因携带者数量众多,耳聋人群、产前筛查、新生儿耳聋基因筛查需要国家和社会的共同重视。

5.1.7 多囊肾病

多囊肾病(polycystic kidney disease,PKD)是一种常见单基因遗传病,疾病累及多个系统,根据遗传方式不同,可分常染色体显性遗传多囊肾病(autosomal dominant polycystic kidney disease,ADPKD)和常染色体隐性遗传多囊肾病(autosomal recessive polycystic kidney disease,ARPKD)。其中 ADPKD 是多囊肾病最常见类型,发病率高达 1/1 000~1/400[110,111]。ADPKD 的特点是肾囊肿进行性发展,约一半的 ADPKD 患者最终发展成为肾衰,只能通过血液透析或肾移植维持。除肾囊肿外,ADPKD 通常还累及其他系统,如肝脏、胰腺、精囊和蛛网膜等[112,113],颅内动脉瘤的患病率高出正常人 5 倍左右,伴有极高的死亡率。ARPKD 则被称为婴儿型多囊肾,30%~50% 的患病胎儿在围生期就因为疾病的发作导致羊水过少、肺发育不良而死亡。多囊肾病尤其是 ADPKD 往往伴有家族史,给家庭及个人均带来沉重的精神和经济负担。对多囊肾病的诊断目前主要以双肾的超声、CT 等影像学手段为主,虽然 ADPKD 大多伴有典型的家族史而较容易通过影像学手段诊断出来,但基因层面的确诊对明确多囊肾病类型、预后及产前诊断和预防疾病的发生有着更为关键的作用[114]。

5.1.7.1 多囊肾病的分子遗传学

研究表明,85% 的 ADPKD 患者是由常染色体 16p3.3 区的 *PKD1* 基因突变所致,该基因长度为 52 kb,有 46 个外显子,mRNA 约为 14 kb,另外 15% 的患者由常染色体 4q21 区的 *PKD2* 基因突变导致[115],该基因长度为 68 kb,有 15 个外显子,mRNA 约为 2.9 kb,*PKD1* 和 *PKD2* 基因的表达产物分别称为多囊蛋白-1(polycystin-1,PC-1)和多囊蛋白-2(polycystin-2,PC-2)[116]。PC-1 为介导细胞间相互作用的膜蛋白,PC-2 则是一种非特异性阳离子通道。对多囊肾病的致病基因研究发现,ADPKD 以点突变致病为主,大片段缺失、重复或重排只占致病原因的极少数(3%~4%)。因此,对多囊肾病的基因诊断技术以测序为主。

然而,相对其他单基因遗传病的诊断,对多囊肾基因的诊断要复杂得多,尤其是对 ADPKD 基因的诊断目前存在几个方面的困难。首先,*PKD1* 和 *PKD2* 两个基因突变均可引起 ADPKD,其中 *PKD1* 基因突变占全部病因的 85%,临床表型也较 *PKD2* 基因突变严重得多,患者透析或肾移植时间平均要比 *PKD2* 基因突变患者提前 20 年左右发生。其次,现有的研究证明,ADPKD 基因突变没有突变热点,在 ADPKD 突变数据库(http://pkdb.mayo.edu)和其他生物信息数据库中致病性的 *PKD1* 突变位点有 1 000 多个,致病性的 *PKD2* 突变位点有 500 多个,这意味着 *PKD1* 或 *PKD2* 突变位点有着高度的不确定性,基因的整个蛋白质编码区及转录剪接位点都可能发生突变而导致 ADPKD。最后,*PKD1* 基因 1~33 号外显子存在 6 个序列高度相似的假基因,并且此基因空间结构复杂,同时,整个 *PKD1* 基因序列 GC 含量非常高,部分区域 GC 含量高达 70% 甚至 80%,这直接导致对 *PKD1* 进行 PCR 扩增的效率会很低,这些都给 *PKD1* 基因测序和突变分析带来了极大困难。

5.1.7.2 多囊肾病的分子诊断

分子诊断是 ADPKD 的确诊手段,目前多用于囊肿发生前和产前诊断,以及无明确家族遗传史而与其他囊肿性疾病鉴别困难者。目前分子诊断已被越来越广泛地应用，主要包括以下几种方法。

1）连锁分析

自 1985 年首次采用基因连锁分析将 *PKD1* 基因定位于第 16 号染色体以来，国内外先后开展了基因连锁分析诊断 ADPKD 的工作。目前发现的与多囊肾病 *PKD1* 基因连锁的简单重复序列（微卫星）遗传标记有：SM6、SM7、CW2、CW4、AC2.5、KG8、SⅢ6 等。基因连锁分析方法虽简便易行，但其缺点是患者家族中要有多个患者提供 DNA 样本。当先证者没有明显的家族史或其变异极有可能是新突变的时候，连锁分析就不适用于 ADPKD 基因突变的筛查与诊断。

2）SSCP 分析

SSCP 分析是指基因组 DNA 中的单个核苷酸发生突变，引起突变 DNA 在变性条件下形成的单链 DNA 进行聚丙烯酰胺凝胶电泳时的迁移速度与野生型的不同，这是由单链的突变型 DNA 与单链的野生型 DNA 碱基空间构象不同导致的。ADPKD 患者体内存在多个多囊肾病基因突变，利用 PCR-SSCP 分析技术检测相对简单、敏感性高，但该技术只能检测 DNA 片段有无突变，不能确定其突变位置，并且随着 DNA 片段长度的不断增加，不同序列分子间迁移率差异逐渐减小，SSCP 敏感性逐渐降低，因此该方法只适用于检测 200 bp 以内的 DNA 片段，并且由于多囊肾病致病基因无突变热点区，PCR-SSCP 检测方法仍有 5%～30% 的漏检率。

3）变性梯度凝胶电泳

DGGE 是利用正常样本和突变样本的 PCR 产物在聚丙烯酰胺凝胶中泳动速度的差异检测双链中是否存在基因突变。该方法需设计 ADPKD 靶基因两端最佳的 PCR 引物及变性条件，待正常样本和待测样本进行 PCR 反应后，将两者的 PCR 产物在含尿素和甲酰胺浓度递增的聚丙烯酰胺凝胶上进行电泳分离。由于正常样本与突变样本的 PCR 产物片段 Tm 值不同，两者在电泳中部分解链的先后不同。电泳一段时间后，若有碱基突变，待测样本便可出现与正常样本不同的条带，通过对两样本条带的分析，可判断待测样本是否含有突变基因。该方法的样本引物和变性条件复杂，引物设计时要求靶基因片段两端的 Tm 值有一定差异，这是实验的关键所在。与 SSCP 方法相比，DGGE 方法灵敏度更好、精确度更高、重复性更好，扩增的 DNA 片段也更长，对 600 bp DNA 片段中单碱基突变的检出率可高达 95%。但这两种方法都只能确定突变存在与否而不能确定突变位置和突变性质。

4）变性高效液相色谱分析

DHPLC 是利用离子对反相液相色谱技术，通过 DNA 分离基质，对特定 PCR 产物进行分离。DHPLC 能通过温度调节的异源双链分析，自动检测单碱基替换、小片段插入和缺失等基因序列的改变。DHPLC 具有灵敏度高、特异性强、省时省力且成本低等优点。采用 DHPLC 技术检测 ADPKD 突变,检出率高达 95％,最大检测片段可达 1.5 kb,对 *PKD1* 突变的检出率约为 75％,对 *PKD2* 突变的检出率约为 90％,是近年来较成熟、应用较为普遍的 ADPKD 分子诊断方法[117]。DHPLC 技术的敏感性和特异性均高于 SSCP 技术,但 DHPLC 技术的缺点是不能检测纯合突变,所以对纯合突变进行检测时需加入野生型的扩增产物。

5) 巢式 PCR 测序

设计特异性引物高效扩增 *PKD1/PKD2* 基因,为后续巢式 PCR 提供特异性模板。以巢式 PCR 产物为模板进行特异性扩增,从而进一步减少测序反应时非特异产物带来的干扰,为准确定位 *PKD1/PKD2* 基因突变建立良好的基础。之后再对最终的 PCR 产物进行测序。但该方法操作步骤复杂[118],不同反应因结构序列因素、引物设计问题等需要采用不同的酶、不同的退火温度及不同的 PCR 循环条件等分别进行,增加了应用困难。由于单个外显子扩增时的引物并非特异性引物,残存的基因组 *PKD1/PKD2* 假基因序列在这个过程中仍有可能被扩增出来,这将给后续的基因突变分析带来干扰。

6) 第二代基因测序技术测序

目前虽已有多种方法可对 *PKD1/PKD2* 基因突变进行诊断,但均存在技术上的缺陷和不足,难以广泛应用。随着第二代基因测序技术的日益成熟,第二代基因测序在遗传性疾病诊断中的应用越来越多[119]。由于第二代基因测序技术可以同时对大量 DNA 片段进行并行处理,其测序效率比传统的 Sanger 法测序大幅提高,加大测序深度后还可检测极低比例的嵌合变异。因此第二代基因测序技术的应用将能有效克服多囊肾病基因诊断的技术瓶颈。然而即便如此,第二代基因测序技术对复杂的结构基因、高 GC 含量区的检测仍有不足之处,需结合常规的 Sanger 法测序进行补充,对第二代基因测序发现的变异仍需 Sanger 法测序的验证[120]。

单基因遗传病的表型和遗传异质性均很复杂,基因突变涉及点突变、片段缺失/重复、动态突变等多种类型,因此针对不同突变类型单基因遗传病应采用不同的分子诊断技术。例如,对已知的点突变常采用 ASO、PCR-RFLP、基因芯片、qPCR 等方法,对未知的点突变通常应用 PCR-SSCP、PCR-DGGE、DNA 测序等方法,检测片段缺失/重复可采用 DNA 印迹法、多重 PCR 技术、MLPA、qPCR 等分子诊断技术。不同类型的检测方法各有利弊,在实际应用时应根据各自的研究目的和实验条件合理进行选择。随着分子诊断技术的发展,qPCR 因具有快速简便、灵敏、特异性高等优点,克服了普通 PCR 操作烦琐、交叉污染等诸多不足,已逐步取代传统 PCR 及其相关的检测技术而被广泛应用,但 qPCR 依赖于参照样本和标准曲线,且在模板浓度差异微小、低浓度核酸样本条件下,其检测灵敏度、精确度、特异性都受到限制。在此背景下,数字 PCR(dPCR)应运而生,它是一种绝对定量的方法,相对于 qPCR 技术,该方法能够直接检测目标序列的拷贝数,因此数字 PCR 在基因表达研究、miRNA 研究、第二代基因测序结果验证等领域有着广阔的应用前景。在各种检测方法的敏感性和特异性受到限制时,DNA测序无疑是最重要的方法。第二代基因测序是一种新型的测序技术,它的出现使得临床基因诊断由单基因发展到多基因。该方法具有高通量、所需模板量少、敏感性高、耗时少等优点,因此在临床个体治疗中有广泛的应用前景。然而随着该技术的深化发展,人们逐步发现该方法仍有一定的局限性,伴随测序通量的提高,大量数据给生物信息分析带来了极大的挑战,对数据存储和处理的分析软件提出了更高的要求。以对单分子DNA进行非PCR测序为主要特征的第三代基因测序技术已经显露出来,该技术不同于第二代基因测序依赖的PCR扩增信号放大过程,而是真正读取单个荧光分子。随着第三代基因测序技术的发展,同时运用遗传学、代谢组学、蛋白组学等方法,相信能为临床的诸多难题找到解决办法,同时也必将会为个体化精准医疗带来变革。

5.2　多基因遗传病的精准分子诊断

多基因遗传病是遗传信息通过两对以上致病基因的累积效应所致的遗传病,其遗传效应也受环境因素的影响。与单基因遗传病相比,多基因遗传病不是仅由遗传因素决定,而是由遗传因素与环境因素共同作用,易患性的高低受遗传基础和环境因素的双重影响。此类疾病有家族聚集现象,同时也存在性别差异和种族差异[121]。目前多基因遗传病有100多种,常见的如糖尿病、高脂血症、原发性高血压、冠心病、原发性癫痫、躁狂抑郁性精神病、哮喘、重症肌无力、先天性心脏病以及某些先天畸形等。

5.2.1　糖尿病

糖尿病(diabetes mellitus,DM)是由多种病因引起、由遗传基因决定的、常见的内分泌代谢障碍性疾病。中国现有糖尿病患者9 240万,约占全球糖尿病患者的1/3,居全球之首。糖尿病已成为继心脑血管疾病和肿瘤之后第三位严重危害国民健康的慢性非传染性疾病。

1999年,世界卫生组织(WHO)公布了新的分类法,建议将糖尿病分成四大类型,即1型糖尿病、2型糖尿病、其他特殊类型糖尿病和妊娠糖尿病[122]。

1型糖尿病(type 1 diabetes mellitus,T1DM)即以前所称的"胰岛素依赖型糖尿病",起病早,常常在35岁以前发病。1型糖尿病患者占糖尿病患者的10%以下。由于胰岛β细胞受损,胰岛素分泌功能减低,导致血糖、尿糖升高,初发时可有酮症,需胰岛素治疗。

2型糖尿病(type 2 diabetes mellitus,T2DM)为以前所称的"非胰岛素依赖型糖尿病",2型糖尿病患者占糖尿病群体的大多数(95%)。主要病理生理改变为从以胰岛素抵抗为主伴胰岛素分泌不足,到以胰岛素分泌不足为主伴胰岛素抵抗,有明显的异质性。此型多见于成人，尤其 40 岁以后起病，多数发病缓慢，症状相对较轻，一些患者因慢性并发症、伴发病或仅于健康检查时发现，很少自发性发生酮症酸中毒。多数患者不需要依赖胰岛素治疗。

其他特殊类型糖尿病共有 8 个类型数十种疾病，包括胰岛 β 细胞功能遗传性缺陷、胰岛素作用遗传性缺陷、胰腺外分泌疾病所致糖尿病、胰腺内分泌疾病所致糖尿病、药物或化学物诱导所致糖尿病、感染所致糖尿病、不常见的免疫介导糖尿病及免疫介导伴糖尿病的其他遗传综合征。

妊娠糖尿病（gestational diabetes mellitus，GDM）是指在怀孕期间发生或第一次发现有糖耐量减低。妊娠糖尿病是侵袭孕妇的最为常见的代谢异常，可发生于 0.15%～12.3% 的孕妇。

糖尿病病因及发病机制十分复杂，目前尚未完全阐明，举世公认糖尿病是遗传性疾病。遗传学研究表明，糖尿病发病率在血统亲属中与非血统亲属中有显著差异，前者较后者高出 5 倍。在 1 型糖尿病的病因中遗传因素的重要性为 50%，而在 2 型糖尿病中其重要性达 90% 以上，因此引起 2 型糖尿病的遗传因素明显高于 1 型糖尿病。

5.2.1.1 1型糖尿病发病的相关基因

目前认为，1 型糖尿病是一种由 T 细胞介导的，以免疫性胰岛炎和选择性胰岛 β 细胞损伤为特征的自身免疫性疾病。通过基因组筛选，已发现 12 个 1 型糖尿病的易感基因[123]。根据易感基因的强弱、效应主次，将 1 型糖尿病基因［即人类白细胞抗原（human leukocyte antigen，HLA）基因，定位于 6p21］定为 1 型糖尿病的主效基因，其余皆为次效基因。1 型糖尿病基因主要为 HLA Ⅱ类分子中 DQ 和 DR 的编码基因。其中 $DQA_1 * 0301-B_1 * 0302(DQ_8)$ 和 $DQA_1 * 0501-B1 * 0201(DQ_2)$ 与 1 型糖尿病的易感性相关；$DQA_2 * 0102-B_1 * 0602(DQ_6)$ 与 1 型糖尿病的保护性相关。同样，DR_3、DR_4 与 1 型糖尿病的易感性相关；DR_2 与 1 型糖尿病的保护性相关[123]。近年来，研究人员在我国不同地区对 HLA-DQ 基因型与 1 型糖尿病的关系进行了研究，报道中国北方人 $DQA_2 * 0501$、$DQA_1 * 301$、$DQB_2 * 201$、$DRB_1 * 0301$ 为 1 型糖尿病的易感性基因，$DQA_1 * 0103$、$DQB_1 * 0601$ 为 1 型糖尿病的保护性基因（DQα 链第 52 位精氨酸和 DQβ 链第 57 位天冬氨酸则构成保护结构域）。据报道，中南地区汉族人 1 型糖尿病的易感性与 $DQB_1 * 0201$、$DQB_1 * 0303$ 基因频率增加有关，1 型糖尿病的保护性与 $DQB_1 * 0301$ 减少有关，小于 35 岁人群 1 型糖尿病的易感性与 DQα 链 52 位精氨酸纯合子、57 位非天冬氨酸纯合子增加有关。研究证实，1 型糖尿病具有遗传性，一级亲属的患病率为 6%，明显高于普通人群的 0.4%。家系调查也发现，1 型糖尿病患者中同卵双生子糖尿病发生的一致率为 30%～50%。同卵双生子随时间延长，其胰岛 β 细胞自身免疫反应损伤的一致性约为 2/3。同卵双生同胞如果 1 型糖尿病在 15 岁以后发病，则与非同卵双生同胞的一致率相似，如果在 10 岁以前发病，则前者的一致率比后者高。一般而言,1 型糖尿病在儿童期发病时的年龄越小,则遗传因素在发病中所起的主导作用越大。

目前与 1 型糖尿病有关的基因概括如下。① 主效基因:人类白细胞抗原基因区 IDDM1 基因、人胰岛素基因区 IDDM2 基因;② 易感基因:肿瘤坏死因子 α(tumor necrosis factor-α,TNF-α)基因;③ 相关基因:维生素 D 受体(VDR)基因、白细胞介素 6(interleukin-6,IL-6)基因、白细胞介素 12B 基因、淋巴特异性酪氨酸磷酸酶(LYP)基因(PTPN22)、小分子泛素相关修饰物蛋白 4(SUMO4)基因、细胞毒性 T 细胞相关抗原 4(CTLA-4)基因、载脂蛋白 E(APOE)基因、T-bet 基因、IFIHI 基因等。

目前,人们对 HLA 基因在 1 型糖尿病中的作用已有较多了解,并且提出了两个假说[124]。第一个假说与三元体复合物有关,假设 1 型糖尿病的危险性由 MHC Ⅱ类分子与抗原肽结合决定,即在 T 细胞和抗原呈递细胞(以及和靶细胞)之间形成了一个以 T 细胞受体(TCR)、抗原肽和 MHC(主要组织相容性复合体,人类为 HLA)为主要成分的抗原-MHC-TCR 三分子复合结构(三元体)。在构成三元体的三类分子之间,即抗原-TCR、抗原-MHC 以及 MHC-TCR 之间都出现了相互作用的结合部位、成分或活性中心。三元体启动特异性免疫识别,最终激活 T 细胞,自身组织通过自身耐受使自身抗原所在靶组织免遭攻击和排斥。其中,T 细胞参与耐受的机制主要有三种:① 克隆清除;② 克隆失活或静止;③ 主动抑制。第二个假说认为 HLA 抗原具有与 1 型糖尿病相关的背景,HLA 抗原与某种疾病有关联,但并不意味着携带某一抗原就一定患某种疾病,HLA 抗原一般不致病,而仅仅是一种遗传标志,HLA 抗原可能与某一有关基因相关联;也有认为 1 型糖尿病发病与某些特殊 HLA 类型有关,Ⅰ类分子等位基因 B15、B8、B18 出现频率高,B7 出现频率低;Ⅱ类分子等位基因为 DR3、DR4 阳性以及天冬氨酸 DQB57、精氨酸 DQA52 基因突变。

环境因素在具有遗传易感性的人群中可能促进或抑制其自身免疫反应。环境因素中的病毒感染、特殊化学物质以及可能的牛奶蛋白、生活方式及精神应激等与 1 型糖尿病发病的关系较密切。与 1 型糖尿病发病有关的病毒有风疹病毒、巨细胞病毒、柯萨奇 B$_4$ 病毒、腮腺炎病毒、腺病毒以及脑心肌炎病毒等,这些病毒多属于微小型病毒,目前认为与 1 型糖尿病发病有关。

根据 1999 年 WHO 对糖尿病分型的新建议,成人隐匿性自身免疫性糖尿病(latent autoimmune diabetes in adults,LADA)属于 1 型糖尿病的亚型。我国在 25 个城市共 46 个中心联合进行了 LADA China 多中心协作研究,发现其中 LADA 阳性率为 6.2%,LADA 的发病年龄多在 45 岁左右,患者胰岛自身抗体阳性,起病时尚保存一定的胰岛 β 细胞功能,不需依赖胰岛素治疗。LADA 作为一种自身免疫性疾病,容易伴随与 1 型糖尿病相关的其他自身免疫性疾病,包括自身免疫甲状腺疾病等。综合国内外研究发现[125],LADA 具有较高的胰岛素依赖性糖尿病易感基因频率,如 HLA-DR3/

$HLA-DR4$、$BW54$、$DQB1*0201/DQB1*0302$、$DRB1*03-DQA1*0501-DQB1*0201$ 和 $DQB1\ 57\ Non-Asp$ 纯合子基因型等。HLA-DQ 介导的胰岛 β 细胞自身免疫损害在 LADA1 型的发病中起重要作用,在 LADA2 型的发病中起次要作用。除 HLA 基因外,尚有胰岛素基因的 Ⅰ 类 VNTR 位点、$CTLA-4$ 基因外显子 1G 等位基因、$MICA5$ 等位基因及 TNF-α、IL-6、IL-18 等细胞因子基因多态性与 LADA 存在关联。

5.2.1.2 2 型糖尿病发病的相关基因

2 型糖尿病有明显的遗传异质性,并受到多种环境因素的影响,其发病与胰岛素抵抗和胰岛素分泌的相对性缺乏有关,两者均呈不均一性。家系调查发现 2 型糖尿病 38% 的兄妹和 1/3 的后代有糖尿病或糖耐量异常。对 2 型糖尿病双生子研究发现 58% 有糖尿病,追踪 10 年其余大部分人也发生糖尿病。单卵双生子的发病率可能是 70%～80%。据报道[122],我国糖尿病家族史与糖尿病的发病率特点是 25 岁以上人群糖尿病家族史阳性率为 14%,正常人群是 7.4%。糖尿病人群中父亲、母亲糖尿病家族史阳性率无差异,有糖尿病家族史的糖尿病患者 2/3 在 54 岁以前发病。有研究发现,2 型糖尿病家系各组成员空腹血浆胰岛素水平显著高于正常对照组,胰岛素敏感性指数(ISI)显著低于正常对照组;新诊断与原诊断糖尿病组 ISI 显著降低。因此认为 2 型糖尿病家系中,各类成员均存在高胰岛素血症,一级亲属胰岛 β 细胞初期分泌功能代偿性增强,以维持正常的糖耐量。

目前研究认为 2 型糖尿病是一种异质性、多基因遗传病。关于 2 型糖尿病的多基因模式,由于绝大多数 2 型糖尿病究竟按哪一种模式遗传,仍不十分清楚。目前人们推论可能有两种遗传易感模式。① 主效基因作用模式,即一两个主效基因对疾病易感性起主要作用,且基因在群体中的发生频率较高,其余的次要基因风险贡献率很小。这一模式在 2 型糖尿病研究中,尚未有肯定的证据。据推测,这一模式可能存在于 30 岁以前发病的患者之中。② 微效基因作用模式,即来自多个位点的大多数风险等位基因在群体中的发生频率都很低,它们之间有相互作用,通过数量性状的剂量-效应关系,达到疾病发生的临界域值,而共同决定了 2 型糖尿病的遗传易感性。这一模式在大部分患者中已经得到了证明。

通过遗传关联研究确定的 2 型糖尿病易感基因,即与 2 型糖尿病有关的遗传基因有[126]:胰岛素受体底物-1(insulin receptor substrate-1,IRS-1)基因、$IRS-2$ 基因、$UCP2$ 基因、胰高血糖素受体基因、β_3 肾上腺素受体(AR)基因、葡萄糖转运蛋白基因、糖原合成酶基因、过氧化物酶体增殖物激活受体 γ(peroxisome proliferator activated receptor gamma,PPARγ)基因、小肠脂肪酸结合蛋白-2 基因、TNF-α 基因、线粒体基因、$WFS1$ 基因、转录因子 $FOX\ C2$ 基因、FTO 基因、内皮型一氧化氮合酶基因、$FABP4$ 基因、$KCNQ1$ 基因、$UCP2$ 基因、核苷酸内焦磷酸酶磷酸二酯酶 1 基因。

1) IRS-1 基因

IRS-1 是胰岛素信号转导分子,其基因定位于 2q36,为单拷贝基因。*IRS-1* 基因有一个共有的多态性 Gly971Arg,在人群中突变率大约为 15%。组织细胞内 IRS-1 蛋白水平的高低及其结构和功能状态(如酪氨酸磷酸化)是胰岛素信号转导的基础,胰岛素与胰岛素受体结合后,磷酸化的胰岛素受体 β 亚基与细胞质内的 IRS-1 相互结合,促使 IRS-1 的酪氨酸磷酸化,IRS-1 再与含有 SH_2 结构的分子(如 PI_3K)结合,向多个方向传递信息,当 IRS-1 浓度减低到一定程度或 IRS-1 结构与活性异常时,胰岛素信号在细胞内的传导即受阻滞。IRS-1 基因表达下降也是引起胰岛素抵抗的原因之一。Rondinone 等发现,*IRS-1* 基因突变(如 Gly972Arg)也是引起脂代谢紊乱和动脉粥样硬化、冠心病的危险因素。

2) IRS-2 基因

胰岛素受体底物-2(insulin receptor substrate-2,IRS-2)定位于 13q8.6,由两个外显子编码,在骨骼肌、肺、脑、肝、肾、心脏和脾脏中均有表达。作为接头蛋白,IRS-2 可连接胰岛素受体和含 SH2 区的蛋白质,介导胰岛素、胰岛素样生长因子等信号转导途径,从而调节细胞新陈代谢、生长和分化。Mammarella 等研究发现,*IRS-2* 基因的 G1057D 多态性与意大利人群 2 型糖尿病显著关联(DD 纯合子的 $OR = 5.74$),且随体质量的增加其发病风险也显著升高。敲除 *IRS-2* 基因的纯合子动物(*IRS-2-/-*)具有 2 型糖尿病的全部表型特征,故 *IRS-2* 基因突变可能参与 2 型糖尿病的致病过程。

3) UCP2 基因

解偶联蛋白 2(uncoupling protein 2,UCP2)基因定位于 11q,该区域与高胰岛素血症及肥胖相连锁,在人类的许多组织及器官中广泛表达,包括骨骼肌、脂肪、肺、心、肾、胎盘、胃及胰腺。解偶联蛋白是位于线粒体内膜上的质子转运蛋白,正常情况下可产生质子漏(proton leak),从而使质子电化学梯度消失,呼吸链与 ATP 产生过程解偶联,能量以产热形式消耗,而不以 ATP 形式储存,进而参与机体能量平衡的调控。研究发现,在 166 例 2 型糖尿病患者中,*UCP2* 基因 A/V55 变异与糖负荷 3h 胰岛素总值(SUM)、胰岛素曲线下面积(*AUC*)以及稳态模型胰岛素分泌指数(HOMA-β)相关,且糖负荷 3h C 肽总值及 C 肽曲线下面积变化与胰岛素有相同趋势。因此认为 *UCP2* 基因 A/V55 变异与中国人 2 型糖尿病患者葡萄糖兴奋后胰岛素分泌功能相关,提示该变异可能参与了中国人 2 型糖尿病胰岛素分泌不足的病理生理过程。

4) INS 基因

胰岛素(insulin,INS)基因位于 11 号染色体上。人体内有多种形式的胰岛素可能会与免疫系统相互作用。胰岛素自身抗体(insulin autoantibodies,IAA)是一组能与胰岛素结合的抗体,表位定位于胰岛素的 B 链,绝大部分与胰岛素结合成复合物而使胰岛素失去生物活性。有研究在各 500 例患者与正常对照人群中进行 3 个 SNP 位点的基因分型和血清中 IAA 水平的检测,证实 *INS* 基因 rs689 位点可能是糖尿病的易感基因位点,并且可能与 IAA 水平相关[127]。

5) 糖原合成酶基因

糖原合成酶(GS)是糖原合成的限速酶。研究发现,2 型糖尿病早期及血糖正常的 2 型糖尿病患者一级家属中该酶的合成和水解异常,这种异常反映在胰岛素对糖原合成酶的活性调节能力下降上。糖原合成酶基因包括 16 个外显子,全长 27 kb,在人类基因组中以单拷贝形式存在。包括所有磷酸化位点的负电荷区域均由第一个或最后一个外显子编码。该基因定位于染色体 19q13.3。编码糖原合成酶的基因有两个多态性等位基因(A_1 和 A_2),A_2 是由一个内含子单碱基改变(C-T)导致在糖原合成酶 cDNA1970 位点上游 302 碱基对处产生一个新的 *Xba* I 酶切位点。A_2 等位基因频率在芬兰 2 型糖尿病患者中比非糖尿病者高 4 倍(17% 与 4%),带 A_2 基因的糖尿病患者有更强的糖尿病家族史、更高的高血压发生率和更多的糖原贮存。这一结果提示带 A_2 等位基因的糖尿病患者可能是一个有糖尿病家族史、高血压高发病倾向、显著胰岛素抵抗的 2 型糖尿病亚群,但以后在法国、日本、美国犹他人及高加索人、中国汉族人群中的研究表明 A_2 等位基因频率在 2 型糖尿病患者和正常人群中无显著差异。这说明 2 型糖尿病具有遗传异质性种族差异。糖原合成酶基因突变导致糖原贮积症。肝糖原贮积症(O 型,GSD-O)的肝细胞糖原合成酶活性低(肝糖原合成酶基因定位于 12p12.2)。基因突变,如第 5 号外显子的 Arg246X、第 6 号内含子的 G+1T→CT、Asn39Ser、Ala339Pro、His446Asp、Pro479Gln、Ser483Pro 和 Met491Arg 等均可引起 GSD-O。

6) 过氧化物增殖物激活受体 γ

PPARγ 基因定位于染色体 3p25,在 D3 s1529 和 D3 s1286 两个微卫星之间有 9 个外显子,基因全长超过 100 kb。在人类已发现 3 种不同的 PPARγ mRNA 剪接体,即 $PPARγ^1$、$PPARγ^2$ 和 $PPARγ^3$。其中,$PPARγ^1$ 和 $PPARγ^2$ 有相似的活性,但是,$PPARγ^2$ 在其氨基末端有额外的 28 个氨基酸残基,提供了一个非配体激活的结构域,这使其激活效率比 $PPARγ^1$ 高 5~10 倍。胰岛素均可诱导 $PPARγ^1$ 和 $PPARγ^2$ 的非配体依赖性激活,而肥胖和营养因子却仅影响 $PPARγ^2$ 在脂肪细胞的表达。研究表明,$PPARγ^2$ 基因是一种节俭基因,与 2 型糖尿病相关。

7) 线粒体基因

线粒体基因的 3 316 位点处于呼吸链复合物 I 基因编码的 1 个跨膜 α 螺旋区域上,此位点突变可能导致线粒体功能异常,影响胰岛 β 细胞功能。不同国家的研究资料显示,此突变引起的糖尿病约占糖尿病总人群的 1.5%,并且有家族史的比无家族史的要高出 2~5 倍。日本学者发现,2 型糖尿病群体中有 3.4% 带有呼吸链复合物 I 基因中的 3 316 突变。线粒体基因的 3 243 bp 处 A-G 突变,又称为 tRNALeu(UUR),已报道的 45 个家系中有 199 位 2 型糖尿病患者带有此位点突变,其中 82% 患有糖尿病,这说明该位点的突变与 2 型糖尿病相关联。

8）胰高血糖素受体及其基因

胰高血糖素（glucagon）与肝、胰岛 β 细胞等组织内表达的胰高血糖素受体（glucagon receptor, GCGR）结合后，可促进肝糖原分解、肝糖原异生及 β 细胞分泌胰岛素。胰高血糖素受体基因定位于染色体 17q25，包含 13 个外显子，全长大于 5.5 kb。该基因介导胰高糖素的功能，属 7 次跨膜受体超家族，通过 G 蛋白偶联到腺苷酸环化酶。该基因的 Gly40Ser 错义突变在法国人和意大利撒丁人中的表达显示其与 2 型糖尿病相关联，其受体亲和力在突变型中降低为野生型的 1/3。国外有报道在某些人种中发现胰高血糖素受体基因（染色体 17q25）40 号密码子的错义突变（Gly40Ser）与 2 型糖尿病相关。中国相关研究报道汉族 2 型糖尿病患者中未发现该基因突变。此基因突变有明显的种族异质性，到目前为止仅见于白种人，而在亚洲日本人及中国汉族人中均未见到。

尚有其他一些基因在 2 型糖尿病发生过程中的作用尚无一致意见，这些相关的 2 型糖尿病基因有 15 种[128]：亚甲基四氢叶酸还原酶（MTHFR）基因、脂连蛋白（ADIPOQ）基因、钙蛋白酶 10（CAPN-10）基因、尾加压素 Ⅱ（UTS2）基因、磺脲类药物受体 1（SUR1）基因（ABCC8）、维生素 D 受体（VDR）基因、瘦蛋白（LEP）基因、脂蛋白脂肪酶（LPL）基因、载脂蛋白 B（apoB）基因、载脂蛋白 E（apoE）基因、解偶联蛋白 3（UCP3）基因、雌激素受体（ESR1）基因、细胞毒性 T 细胞相关抗原 4（CTLA-4）基因、E-选择素（SELE）基因、白细胞介素 1a（IL-1a）基因。这 15 种基因大致分为五类。第一类是血胰岛素抵抗相关基因，包括 MTHFR、ADIPOQ、CAPN-10。第二类是胰岛 β 细胞功能相关基因，包括 UTS2、SUR1、VDR。第三类是与肥胖相关基因，包括 LEP、LPL、APOB、APOE、UCP3。第四类是免疫调节相关基因，包括 CTLA-4、SELE、IL1A。第五类是其他基因，包括 ESR1。

年轻的成年发病型糖尿病，缩写为 MODY（maturity-onset diabetes of the young）。1975 年将此型发病年龄早、以常染色体显性遗传为共同特点的 2 型糖尿病命名为 MODY。在 1985 年的 WHO 分类中此型属 2 型糖尿病的一种亚型，临床特点为：① 诊断糖尿病时年龄小于 35 岁；② 至少五年内不需要用胰岛素；③ 无酮症倾向；④ 空腹血清 C 肽大于等于 0.3 nmol/L，葡萄糖刺激后空腹血清 C 肽大于等于 0.6 nmol/L；⑤ 有 3 代或 3 代以上常染色体显性遗传史。已证实 MODY 为单基因遗传突变糖尿病[129]。MODY1 亚型为第 20 号染色体长臂 HNF-4a（肝细胞核因子-4a）基因突变，表现为胰岛 β 细胞对糖刺激反应障碍。MODY2 亚型为第 7 号染色体短臂葡萄糖激酶（glucokinase, GCK）基因突变，此亚型最多见，占 MODY 患者的 50%，引起胰岛分泌减低。MODY3 亚型为第 12 号染色体短臂肝细胞核因子 HNF-1a 基因突变，除胰岛 β 细胞发育障碍外还有肾小管肾糖阈减低。MODY4 亚型为与胰岛素启动子-1 基因突变有关，表现为 *INS*

基因表达障碍。MODY5 亚型为 HNF-1b 基因突变,该基因定位于染色体 17cen-q,同时伴多囊肾和肾功能障碍。MODY6 亚型为 *NeuraD1* 基因突变,该基因定位于染色体 2q32。新近发现的 MODY 五种亚型[130] 为 MODY7 到 MODY11。其基因定位如下: MODY7 由 *KLF11* 基因(Kruppel-like factor 11)突变所致;MODY8 由羧基酯脂肪酶 (*CEL*)基因突变引起;MODY9 由 *PAX4* 基因突变所致;MODY10 由 *INS* 基因突变导致;MODY11 由 B 细胞酪氨酸激酶(*BLK*)基因突变所致。

2 型糖尿病是一种多种因素作用的复杂遗传病,生活方式干预贯穿于糖尿病防治的始终。研究已发现,来自多个基因(包括 *TCF7L2*、*CDKN2A/CDKN2B*、*SLC2A2*、*ABCC8*、*ADRA2B* 等)的多态性位点与 2 型糖尿病患者接受生活方式干预的效果有关。有糖尿病遗传易感性的个体并不是都会发生糖尿病。环境因素在 2 型糖尿病的发生发展中起重要作用,这些环境因素主要有肥胖、饮食不合理、体力活动减少、吸烟、年龄、应激等。

随着人类基因组计划的完成,第三代遗传标记——SNP 被应用于 2 型糖尿病与候选基因的关联研究中,必然更加高效、稳定,将为解释 2 型糖尿病的遗传机制提供新的信息。

5.2.1.3 特殊类型糖尿病发病的相关基因

胰岛 β 细胞功能缺陷为单基因缺陷所致胰岛 β 细胞分泌胰岛素不足,目前发现的基因突变如下[123]。① *MODY3* 基因(位于 12 号染色体,即肝细胞核因子 12 基因)、*MODY2* 基因(位于 7 号染色体,即葡萄糖激酶基因)和 *MODY1* 基因(位于 20 号染色体,即肝细胞核因子 4α 基因)突变。② 线粒体基因突变:线粒体 DNA 常见 tRNA Leu (UUR)基因 3243 位点突变(A→G)。③ 胰岛素作用的遗传缺陷:此型呈明显的高胰岛素血症,明显的胰岛素抵抗,有遗传性胰岛素抵抗(矮妖精貌综合征、Rabson-Mendenhall 综合征及 A 型胰岛素抵抗,由胰岛素受体基因的不同类型突变所致)、脂肪萎缩性糖尿病(Lawrence 综合征、Beradinelli-Seip 综合征)等。

5.2.1.4 妊娠糖尿病发病的相关基因

妊娠糖尿病是一种多因素疾病,其病因复杂。妊娠糖尿病可对母胎产生严重影响,造成巨大儿、并发妊娠高血压综合征、胎儿窘迫、胎儿畸形、羊水异常等不良妊娠结局,严重危害母婴安全。目前关于妊娠糖尿病遗传因素的研究越来越多,众多基因位点的单核苷酸多态性被证实与妊娠糖尿病遗传易感性相关。其中,人类主要有 HLA Ⅱ 类分子基因、钙蛋白酶 10 基因(*CAPN-10*)、芳香烃受体核转位蛋白 3 基因(*BMAL1*)等主效基因或易感基因,这些基因可能与妊娠糖尿病发病有关[131]。

HLA 是机体启动和参与特异性免疫识别与应答的成分之一,HLA Ⅱ 类分子基因是迄今为止发现的与糖尿病关联最强的基因。研究发现,妊娠糖尿病产妇胎盘组织中 HLA-G$^+$CD4$^+$T、HLA-G$^+$CD8$^+$T 两种细胞的表达均下降。由此推测,由于 HLA-G

的表达下降,母胎免疫耐受失衡,两种淋巴细胞表达异常,可能参与了妊娠糖尿病的发病。*CAPN-10* 是细胞内钙依赖的半胱氨酸蛋白酶 10 基因,存在于包括骨骼肌、肝脏和胰腺的许多组织中,可调节细胞内信号转导、脂肪细胞分化以及胰岛素分泌。有研究发现,妊娠糖尿病组、糖耐量受损组与糖耐量正常组孕妇 *CAPN-10* 基因 19、63 位点的基因型频率、等位基因频率分布无明显差异,而在 43 位点上妊娠糖尿病组 GG 基因型频率和 G 等位基因频率明显高于对照组,提示 *CAPN-10* 基因 43 位点多态性与妊娠糖尿病遗传易感性有关,而与 19、63 位点无关。*BMAL1* 基因在脂肪细胞的分化和成熟、糖代谢中有重要作用。研究发现[132],*BMAL1* 基因 rs795022 位点次要等位基因 A 在妊娠糖尿病组的分布频率明显高于正常组,rs11022775 位点 CC 基因型及等位基因 C 在妊娠糖尿病组分布频率较正常组明显增高,而 GC、AC 基因型在妊娠糖尿病组呈明显高表达,提示 *BMAL1* 基因的多态性与妊娠糖尿病的易感性密切相关。

其他相关基因,如磷酸酶和张力蛋白同源物基因(*PTEN*)、*PPARγ²* 基因、*IGF2BP2* 基因和 *KCNQ1* 基因、脂连蛋白基因 rs266729 位点单核苷酸多态性、转录因子 7(transcription factor 7,TCF7)类似物 1 基因和转录因子类似物 2 基因、*IRS-1* 基因多态性、*TNF-α* 基因多态性、*HNF* 基因、葡萄糖激酶基因、*ERα* 基因多态性等,都与妊娠糖尿病的发病有关。

5.2.2 家族性高脂血症

血脂是血浆中所有脂质的总称。高脂血症(hyperlipidemia)是指血脂水平过高,可直接引起一些严重危害人体健康的疾病,如动脉粥样硬化、冠心病、胰腺炎等。脂质分为:脂肪酸(FA)、甘油三酯(TG)、胆固醇(Ch)和磷脂(PL)。其中甘油三酯和磷脂为复合脂质。血浆中的胆固醇又分为游离胆固醇(FC)和胆固醇酯(CE)两种,两者统称为血浆总胆固醇(TC)。

高脂血症是指血浆中的脂蛋白水平过高。人群中的血脂水平呈钟形正态分布,正常与异常之间并不存在明确的界限。长期以来,人们一直将人群血脂分布中最高的 5%~10%部分,即第 90~95 百分位数以上的水平定义为高脂血症[122]。美国国家胆固醇教育计划(NCEP)专家委员会提出,理想的胆固醇水平为低于 5.2 mmol/L(2 000 mg/L),如果超过 6.2 mmol/L(2 400 mg/L)即为高脂血症,介于 5.2~6.2 mmol/L(2 000~2 400 mg/L)者为临界性升高。

通常根据引起高脂血症的原因不同可将其分为原发性高脂血症和继发性高脂血症两类。原发性高脂血症是由遗传基因的缺陷所致。继发性高脂血症是由全身系统性疾病所致。可引起血脂升高的系统性疾病主要有糖尿病、甲状腺功能减退症、肝肾疾病、糖原贮积症、系统性红斑狼疮、骨髓瘤、脂肪萎缩症、急性卟啉病等。此外,某些药物如利尿剂、β受体阻滞剂、糖皮质激素等也可引起继发性血脂升高。

1967年，Fredrickson等首先根据各种血浆脂蛋白升高的程度将高脂血症分为5型（Ⅰ、Ⅱ、Ⅲ、Ⅳ和Ⅴ型）。这种高脂蛋白血症分型法不但促进了人们对高脂血症的了解，而且有利于临床上对高脂血症的诊断和治疗，所以被广泛采用。1970年，WHO对Fredrickson等提出的高脂血症分型法进行了部分修改，将其中的Ⅱ型分为两个亚型，即Ⅱa型和Ⅱb型。

目前发现，原发性高脂血症都是由基因的缺陷导致，多具有家族聚集性，有明显的遗传倾向，临床上通常称为家族性高脂血症（familial hyperlipidemia）。原发性高脂血症包括家族性高胆固醇血症（familial hypercholesterolaemia，FH）、家族性高甘油三酯血症（familial hypertriglyceridemia，FHTG）、家族性混合型高脂血症（familial combined hyperlipidemia，FCHL）、家族性载脂蛋白B-100缺陷症（familial defective apoliprotein B-100，FDB）、家族性异常β脂蛋白血症（familial dysbetalipoproteinemia，FD）、家族性高乳糜微粒血症、家族性高前β脂蛋白血症合并高乳糜微粒血症和家族性多基因性高胆固醇血症等。其中以家族性混合型高脂血症最为多见。

常见的家族性高脂血症的遗传特征及其与各型高脂蛋白血症之间的关系如表5-10所示。

表5-10 家族性高脂血症的遗传特点

疾 病	突变基因	遗传方式	患病率	相当于 WHO 分型
家族性脂蛋白脂肪酶缺乏症	*LPL*	常染色体隐性	$1/10^6$	Ⅰ、Ⅴ
家族性载脂蛋白CⅡ缺乏症	*APOC$_2$*	常染色体隐性	$1/10^6$	Ⅰ、Ⅴ
家族性高胆固醇血症	*LDLR*	常染色体显性	1/500（杂合子）$1/10^6$（纯合子）	Ⅱa（少数为Ⅱb）
家族性载脂蛋白B-100缺陷症	*APOB*	常染色体显性	1/1 000	Ⅱa
家族性异常β脂蛋白血症	*APOE*	常染色体隐性（少数为显性）	$1/10^5$	Ⅲ
家族性混合型高脂血症	*USF1*	常染色体显性	1/100	Ⅱa、Ⅱb、Ⅳ（少数为Ⅴ）
家族性高甘油三酯血症	*LPL*	常染色体显性	不详	Ⅳ（少数为Ⅴ）

此外，还有一些较为少见的家族性高脂血症，包括家族性多基因性高胆固醇血症、家族性高甘油三酯血症、家族性胆固醇酯转运蛋白缺陷症、家族性卵磷脂胆固醇酰基转移酶缺陷症、家族性高α脂蛋白血症、家族性高脂蛋白（a）血症等。

1) 家族性脂蛋白脂肪酶缺乏症

家族性脂蛋白脂肪酶缺乏症是一种极为罕见的常染色体隐性遗传病,常于婴幼儿期发病,表现为腹痛、反复发作的急性胰腺炎、肝脾大、视网膜脂血症或黄色瘤。诊断靠脂蛋白脂肪酶(LPL)活性低及 LPL 等位基因均有结构异常而确立。血浆 LPL 的正常功能是在载脂蛋白 CⅡ 的协同下,水解乳糜微粒及低密度脂蛋白中的甘油三酯(TG)。LPL 酶活性降低可导致血浆中乳糜微粒大量蓄积,伴甘油三酯浓度升高,LPL 功能异常。LPL 基因位于染色体 8p22,长约 35 kb,由 10 个外显子和 9 个内含子组成。应用 PCR 法和不对称 PCR 法进行点突变检测,可发现第 4~6 号外显子的酶切位点的变化。

2) 家族性载脂蛋白 CⅡ 缺乏症

载脂蛋白 CⅡ 与载脂蛋白 CⅠ 基因均位于 19 号染色体上长约 48 kb 的载脂蛋白 E/CⅠ/CⅡ 基因簇内。载脂蛋白 CⅡ 基因长 3.4 kb,主要在肝脏和小肠中表达。载脂蛋白 CⅡ 是脂蛋白脂肪酶的必需激活剂,但高浓度的载脂蛋白 CⅡ 反而抑制脂蛋白脂肪酶的活性。载脂蛋白 CⅡ 激活脂蛋白脂肪酶的机制目前尚不完全清楚。载脂蛋白 CⅡ 基因缺陷患者的血浆脂蛋白脂肪酶活性明显降低,甘油三酯水平极度升高。迄今已进行基因测序的载脂蛋白 CⅡ 缺乏症家系共有 11 个,其基因突变多发生在第 3 个和第 2 个外显子,可分为下列 5 种类型:① 移码突变;② 剪接供体位点突变;③ 启动信号突变;④ 无义突变;⑤ 错义突变。在载脂蛋白 CⅡ 基因突变体中还发现一系列单个氨基酸发生替换,它们往往是由④和⑤2 种突变所引起,导致载脂蛋白 CⅡ 的合成不能正常启动,或产生无功能的载脂蛋白 CⅡ。

3) 家族性高胆固醇血症

有报告在临床确诊的患者中检测到低密度脂蛋白受体(low density lipoprotein receptor,LDLR)致病性基因突变 Y398X。LDLR 基因位于染色体 19p13.1-p13.3,在其 4 780 位核苷酸存在(TA)n 重复序列。基因测序显示该患者发生了 LDLR 基因 Y398X 突变;激光扫描共聚焦显微镜(CLSM)结果显示突变蛋白部分滞留于内质网中;流式细胞术结果显示细胞表面 LDLR 的表达量减少至 5.5%,内吞活性减少至 20.1%。结果造成 LDLR 转运缺陷,从而导致血浆中胆固醇代谢障碍,继而诱发家族性高胆固醇血症的发生[133]。然而,在一个包括 48 名成员的家系中,16 例患者有高胆固醇血症,研究人员对这个家族性高胆固醇血症纯合子家系进行基因突变分析。提取患者及家系成员外周血基因组 DNA,用 PCR 方法对患者 apoB-100 基因 Q3500R 位点进行扩增并测序,与 PCSK9 基因连锁的微卫星位点 D1S417、D1S2797、D1S2890 以及与 LDLR 基因相连锁的微卫星位点 D19S221、D19S394 进行连锁分析。结果显示,核苷酸序列分析未发现 apoB-100 基因 Q3500R 突变,数个常见的与 LDLR 基因或 PCSK9 基因连锁的微卫星多态性位点与此家族性高胆固醇血症无连锁。结论认为,在该家族性高胆固醇血症家系中未发现常见的 apoB-100 基因突变,微卫星多态性分析未发现与 LDLR 基因、

PCSK9 基因连锁的多态性存在。是否存在新的基因突变,尚需进一步通过全基因组扫描验证[134]。患者的 apoE 基因型多为 E4 杂合子或 E4 纯合子。

4)家族性载脂蛋白 B-100 缺陷症

家族性载脂蛋白 B-100 缺陷症(familial defective apolipoprotein B-100,FDB)是指 apoB-100 作为配体有缺陷时,LDL 通过载脂蛋白(apoB-100)与 LDL 受体结合经胞吞作用进入细胞而被分解利用下降,最终导致 LDL 清除减慢,血浆胆固醇升高。1987 年,Innerarity 等报道了首例家族性载脂蛋白 B-100 缺陷症患者,随后确定为 Arg3500Gln 突变,含此种突变的 apoB-100 与 LDL 受体的结合力只有正常的 4%,1995 年又发现两种新突变类型,分别为 Arg3500Trp 和 Arg3531Cys。由 2 号染色体上 *APOB* 基因突变造成 apoB-100 上 3500 位的精氨酸被谷氨酰胺置换,影响了 LDL 的分解代谢。

5)家族性异常 β 脂蛋白血症

家族性异常 β 脂蛋白血症,又称为高脂蛋白血症 Ⅲ 型,是由于 apoE 的异常影响了乳糜微粒和极低密度脂蛋白(VLDL)残粒的分解代谢,该类患者的 VLDL 中载脂蛋白 E2 增多,载脂蛋白 E3、E4 缺乏所致。人 *APOE* 基因定位于 19 号染色体,由 4 个外显子和 3 个内含子组成,血清 apoE 分子呈明显的多态性。研究发现患者几乎均是 *APOE* 的纯合子。人群中 ApoE 纯合子的出现率为 1%,并且所有 E2/E2 个体血浆中均能检测到 β-VLDL,然而其中仅 1%～10% 的个体发生家族性异常 β 脂蛋白血症,显然还有其他因素参与本病发生。

6)家族性高甘油三酯血症

家族性高甘油三酯血症是一种家族性的以甘油三酯显著升高为特征的常染色体显性遗传病。目前认为家族性高甘油三酯血症是复杂的多基因病。家族性高甘油三酯血症的主要候选基因为 *LPL* 基因,该基因具有 200 多种突变。其他的遗传因素包括 apoC-111、apoE、apoC-Ⅰ、apoC-Ⅱ 等[135]。

7)家族性混合型高脂血症

家族性混合型高脂血症是最常见的血脂代谢异常,是具有复杂性状的多基因病,存在遗传异质性。家族性混合型高脂血症与人类染色体 1q21-q23 区域连锁,已在多个不同的人群得到证实。研究人员也证实了家族性混合型高脂血症的第一个致病基因 *USF1*,研究发现 *USF1* 基因通过刺激脂肪酸的合成作用于 VLDL-TG 的代谢途径,从而影响 VLDL、apoB、胆固醇及甘油三酯的水平。目前,家族性混合型高脂血症家系血浆总胆固醇或甘油三酯表型的全基因组扫描及候选基因筛查提示以下连锁位点:1p31、2p、2q31、4p、6q、8p22、8q23、10p、10q、11q23、11p、12p13、16p12、16q24、17p11、19q、20q13、21q21、22q13。有关家族性混合型高脂血症家系小而密 LDL 颗粒表型的遗传连锁位点如下:9p、11q、14q 与 16q。目前与家族性混合型高脂血症表型相关的其他候选基因包括:*LPL* 基因、apoA1-C3-A4 基因簇、APOE 基因、肝酯酶基因(*HJ*)、一氧化氮合酶基因、*PPARγ* 基因、*TNFRSF1B* 基因、卵磷脂胆固醇酰基转移酶基因（*LCAT*）、锰超氧化物歧化酶（*SOD2*）基因以及脂肪酸结合蛋白 2 基因等[136]。其具体遗传基因尚不清楚，常伴有肝脏过多合成 apoB。

目前已有近 20 种突变分析的技术得到应用和发展，如单链构象多态性分析技术、异质性双链构象多态性分析、错配裂解法、变性高效液相色谱分析、等位基因特异的寡核苷酸杂交、等位基因特异性扩增等。这些方法都是传统方法，其中变性高效液相色谱法具有自动化、高通量、快速、检出率高、适合大片段等优点。近年来出现了一些新的基因诊断方法，如多重连接探针扩增技术和基因芯片。基因芯片是应用已知核酸序列作为探针，使其与互补的靶核苷酸序列杂交，通过随后的信号检测进行定性与定量分析。文献报道[137]了一种可检测已知突变的芯片，可检测 117 种常见的 *LDLR* 基因点突变和 1 种载脂蛋白 B-100 基因 3500 位点突变，1 180 个经 DNA 测序证实存在基因突变的家族性高胆固醇血症患者采用该芯片检测全部得到相同结果，特异性和敏感性分别达 99.7％和 99.9％。

5.2.3　原发性高血压

高血压（hypertension）是指以体循环动脉血压［收缩压和（或）舒张压］增高为主要特征（收缩压≥140 mmHg，舒张压≥90 mmHg），可伴有心、脑、肾等器官的功能或器质性损害的临床综合征。高血压是最常见的慢性病，也是心、脑血管疾病最主要的危险因素。临床上高血压可分为两类：① 原发性高血压，是一种以血压升高为主要临床表现而病因尚未明确的独立疾病，占所有高血压患者的 95％以上，通常所指的高血压一般都是指原发性高血压；② 继发性高血压，又称为症状性高血压，在这类疾病中病因明确，高血压仅是该种疾病的临床表现之一，如糖尿病、甲状腺疾病、肾动脉狭窄、肾脏实质损害、肾上腺占位性病变、嗜铬细胞瘤、其他神经内分泌肿瘤等，血压可暂时性或持久性升高。

大约 60％的高血压患者有家族史。目前认为高血压是多基因遗传所致，30％～50％的高血压患者有遗传背景，有家族史者较正常人群发病率高 15 倍。

候选基因研究、全基因组连锁研究（genome-wide linkage studies，GWLS）及全基因组关联分析（genome-wide association studies，GWAS）是目前高血压发病机制的基因学研究中常用的三种方法。这些方法在基因的筛查原则、样本类型、基因变异的效力和频率方面各不相同，需要专门的生物学知识去解释结果。GWLS 和 GWAS 从全基因组筛选未知的基因或者通路，而候选基因研究则是从特定的人群检测理论上应该存在的基因多态性。另外，全基因组研究通常会发现包含上百个基因的连锁区域（GWLS）或者隐藏在非编码区域的基因多态性（GWAS）[138]。

某些基因由于在高血压发病机制中的一些作用假说或者动物实验模型支持其在高

血压病理生理过程中有作用而被确定为候选基因。目前,研究比较多的候选基因主要集中于肾素-血管紧张素-醛固酮系统(renin-angiotensin-aldosterone system,RAAS)、离子通道(*SLC12A3*、*SLC12A1*、*KCNJ1*、*SCNN1A*、*SCNN1B*、*SCNN1G*、*CLCNKB*)、G-蛋白信号转导系统(*GNB3*)、肾上腺素系统(*TH*、*COMT*、*DBH*、*DRD1*、*DRD2*、*ADRB1*、*ADRB2*、*ADRB3*、*ADRA1A*)、炎症(*TGF-β*)、血管舒缩(*NOS3*、*EDN1*、*EDNRA*、*CYP2C8*)及水盐代谢(*ADD1*)等[139]。欧洲最近公布了一项包含 86 588 例样本的荟萃分析,发现肾上腺素能受体 β1(adrenergic receptor β1,ADRB1)基因、肾上腺素能受体 β2(adrenergic receptor β2,ADRB2)基因、血管紧张素原(angiotensinogen,AGT)基因、电压依赖性钙通道 α1A 亚基(voltage-dependent calcium channel α1A subunit,CACNA1A)基因、电压依赖性钙通道 α1C 亚基(voltage-dependent calcium channel α1C subunit,CACNA1C)基因和钠氯离子转运蛋白 12A3(sodium-chloride transporter 12A3,SLC12A3)基因的多态性与一个或者多个血压性状相关联[140]。另一个大样本的荟萃分析纳入了 25 118 个独立筛查个体、高血压病例对照及一般人群总共 84 467 例样本,利用人类心血管疾病基因芯片(Human CVD Bead Chip,Illumina,圣迭戈,美国)对独立筛查样本的 49 452 个 SNP 进行了分析,检测每一个 SNP 的基因型与血压相关的表型(收缩压、舒张压、平均动脉压、脉压以及高血压)的关联,结果发现四个基因位点(*MTHFR-NPPB*、*AGT*、*LSP1/TNNT3* 和 *ATP2B1*)在 $P < 8.56 \times 10^{-7}$ 的检验水准上与血压表型显著相关。

近年,我国的 GWAS 研究也取得很大进展。Lin 等[141]对我国畲族的 4 460 例样本进行全基因组扫描,结果发现 *CYP17A1* 基因(rs11191548)与舒张压显著相关,*CACNB2* 基因(rs11014166)和 *PLEKHA7* 基因(rs381815)与高血压显著相关。Yang 等[142]对 400 例汉族高血压患者和正常血压对照者进行了全基因组扫描,结果发现 100 个高血压的易感基因,其中 17 个基因在高血压组和正常对照组表现出不同的等位基因和表达分布,而胰岛素样生长因子 1(insulin-like growth factor 1,IGF1)基因、钠氯离子转运蛋白 C4A4(sodium-chloride transporter C4A4,SLC4A4)基因、包含氧化还原酶的 WW 结构域(WW domain containing oxidoreductase,WWOX)基因和含有 4 个 MBT 结构域的 Scm 样蛋白 1(Scm-like protein 1 with four MBT domains,SFMBT1)基因不仅在基因关联和表达分析中显示与高血压易感性显著相关,还在进一步的研究中被重复证实。

随着高通量技术的发展,可以通过表观遗传改变,如 DNA 的甲基化、组蛋白的修饰、转录调节、翻译调节等研究基因与高血压发病机制的关系。微 RNA(microRNA,miRNA)是一段短小的单链非编码 RNA,可以通过与特定基因 mRNA 的 3′端非翻译区(untranslated regions,UTR)结合从转录后水平调节基因的表达。最近研究发现一个由人类巨细胞病毒(human cytomegalovirus,HCMV)编码的 miRNA

(HCMV-miR-UL112)与高血压发病风险相关,HCMV-miR-UL112 结合到干扰素调节因子-1 的 3′端非翻译区,抑制该蛋白质的合成,进而下调血管紧张素Ⅱ受体 2(angiotensin Ⅱ receptor 2,AT2)的表达,引起血压水平的升高。随后,其他与血压调节相关的 miRNA 也陆续被发现。而最近的动物实验研究发现,血管紧张素转换酶(angiotensin converting enzyme,ACE)的甲基化和组蛋白修饰也可以影响血压水平的变化[143]。

目前比较集中的研究结果显示,血管紧张素原(AGT)M235T 基因,*ACE* 基因 *ACE-DD*、*ADDUCIN-TT*、*CYP11B2-TC/CC* 联合基因型,内皮型一氧化氮合酶(eNOS)基因 G894T,内皮素-2(endothelin-2,ET-2)基因,ST2 基因 rs3821204、rs11685424、rs12999364、rs6543116,*IL-1RAcP* 基因 rs16865597,*HLA-DRB1* 基因 rs2308765,*PAI-14G/5G* 基因、血小板内皮细胞黏附因子-1(PECAM-1)第 3、12 外显子 Val125Leu 和 Gly670Arg 的基因[144]等的多态性与高血压发病风险有显著性关联。

5.2.4 原发性高尿酸血症

高尿酸血症是一组嘌呤代谢紊乱所致的疾病,其临床特点为高尿酸血症(hyperuricemia)及由此引起的痛风(gout)性急性关节炎反复发作、痛风石沉积致痛风石性慢性关节炎和关节畸形,常累及肾脏,引起慢性间质性肾炎和尿酸肾结石形成。高尿酸血症病可分为原发性和继发性两大类。原发性者常伴高脂血症、肥胖、糖尿病、高血压、动脉硬化和冠心病等,属遗传性疾病。继发性者多由肾脏病、血液病和应用影响排泄尿酸的药物所致。

流行病学调查显示,无论是在欧美人群还是在东方人群中痛风的患病率随着经济发展和生活方式改变有逐年递增的趋势,所有年龄段痛风的患病率为 0.84%。原发性痛风患病率男性高于女性,男女比例约为 20∶1;男女高尿酸血症患病比例为 2∶1;老年人高尿酸血症的患病率高达 20%,痛风患病率达 3%,多见于体形肥胖的中老年男性和绝经期后妇女。痛风的家族遗传性在世代和家系中的规律尚不明显,在原发性痛风患者中 10%～25%有阳性家族史,在患者的近亲中 15%～25%有高尿酸血症。现今认为原发性痛风是性染色体显性遗传,但外显不全。高尿酸血症的遗传变异极大,可能是多基因性的。

原发性高尿酸血症和痛风的病理机制是由先天性嘌呤代谢障碍引起尿酸生成过多和(或)尿酸排泄减少。原发性高尿酸血症主要有以下两种类型:① 多基因遗传缺陷,引起肾小管分泌尿酸功能障碍,使尿酸排泄减少,导致高尿酸血症;② 酶及代谢缺陷,为 X 染色体显性遗传,如 5-磷酸核糖-1-焦磷酸(PRPP)合成酶活性增强、次黄嘌呤-鸟嘌呤磷酸核糖转移酶(HGPRT)缺陷症,均可使嘌呤合成增加,导致尿酸生成增加。

17 世纪,托马斯·西德纳姆就认识到高尿酸血症和痛风的家族遗传性。然而直到 10 年之后,人们对痛风的发病机制中单基因变化与肾脏疾病的关联性才有所了解。随着对痛风及血清尿酸水平相关基因研究的深入,研究人员发现尿酸盐转运蛋白基因可调节血清尿酸水平和痛风的发病风险[145]。

分子遗传因素在痛风和原发性高尿酸血症的发生中起着重要作用,有研究估计尿酸的遗传影响为40%～70%。GWAS锁定的基因编码与肾尿酸盐转运系统相关的蛋白质,参与肾脏对尿酸的重吸收和分泌,被称为"尿酸盐转运蛋白"基因,其位于肾近端小管的管腔膜和基底膜上,调节血尿酸水平稳态。起主要调节作用的尿酸盐转运蛋白基因有:*SLC22A12*、*SLC2A9* 和 *ABCG2*。

SLC22A12 基因是第一个被发现的尿酸盐转运蛋白基因,编码 hURAT1 蛋白,具有有机离子转运蛋白同源性,表达于肾小管顶端膜[146]。是一个肾脏近端小管至关重要的尿酸盐转运蛋白,在顶端膜尿酸盐的吸收中起重要作用。韩琳等应用 PCR 扩增、基因测序方法对青岛地区汉族人原发性高尿酸血症患者 215 例的 *hURAT1* 基因启动子区进行序列分析。结果显示,中国汉族人群中 *hURAT1* 基因启动子区共发现 5 个多态性位点,分别为 -454A/T、-434T/C、-382C/T、-87C/T、$+118$G/A,5 个 SNP 高度连锁($r=0.99$)。5 个 SNP 杂合突变基因型(AT、CT、CT、CT、AG)频率的分布在高尿酸血症组和正常对照组(323 名)之间差异有统计学意义(均 $P<0.05$)。结论认为,*hURAT1* 基因启动子区 -454A/T、-434T/C、-382C/T、-87C/T、$+118$G/A SNP 与原发性高尿酸血症密切相关[147]。有研究证实,*SLC22A12* 基因多态性与血尿酸水平增高和尿酸盐排泄减少有关[148,149]。孟冬梅等选择山东沿海地区原发性高尿酸血症患者 215 例,提取基因组 DNA,通过 PCR 扩增 *SLC22A12* 基因第 8 内含子和第 8 外显子,对 PCR 扩增产物进行测序。结果证实,*SLC22A12* 基因第 8 外显子 T1309C 及第 8 内含子 103A>G SNP 与原发性高尿酸血症密切相关[150]。

SLC2A9 基因编码葡萄糖转运蛋白 9(GLUT9)。该蛋白质有 2 种异构体(GLUT9L 和 GLUT9S),分别表达于肾近端小管细胞的基底端和腔内端。这 2 种异构体均有生理性转运尿酸盐的作用,并与血清尿酸盐水平密切相关。*ABCG2* 基因编码 ABCG2 蛋白——一种属于 ATP 结合家族的多功能转运蛋白,它以 ATP 依赖的形式调节各种物质的排泄。ABCG2 表达于肾近端小管的刷状膜端,并参与顶端尿酸盐的分泌。该转运蛋白也表达于小肠和肝脏的上皮细胞顶端膜,提示其在肾外调节尿酸分泌的作用[151]。

除上述主要位点外,研究人员还发现了其他候选基因。*SLC22A11* 基因编码有机阴离子转运蛋白4,与 *SLC22A12* 基因同源。有研究发现,在中国的汉族人群中 *GCKR* 基因的 2 个 SNP rs780093 和 rs780094 都是新的痛风致病基因突变[152];在白种人中一个可复制的全基因组已经验证了 *SLC17A3* 基因与血清尿酸水平及痛风相关联;*SLC17A1* 基因和 *SLC17A3* 基因分别编码 SLC17A1(也称为 NPT1)和 SLC17A3(也称为 NPT4)。这些蛋白质具有依赖性,并对近曲小管顶端膜和顶端膜上尿酸盐的分泌有特异性。*SLC17A1*（Arg138Ala）和 *SLC17A3* 基因（Va125Phe、Gly279Arg 和 Phe378Leu）可引起高尿酸血症是由于其转运蛋白减少。支架蛋白 PDZK1 与 SLC22A12（URAT1）、SLG22A13、SLC5A8、SLC5A12、SLC22A11、SLC17A1 和 SLC17A3 相互作用。由此，PDZK1 联合转运蛋白 URA1（对尿酸盐的重吸收）和 SLC17A1（对尿酸盐的分泌）潜在地调节尿酸盐的排泄。PDZK1 变异体（*ABCG2* 基因 C421A 多态性）与痛风及血尿酸水平相关可能是因为其复杂的调节功能[153]。李长贵等应用 PCR 技术和基因测序技术，检测中国汉族男性原发性高尿酸血症群体 208 例葡萄糖转运蛋白 9 基因 rs13137343 位点多态性，发现其与原发性高尿酸血症的遗传易感性有关[154]。

以上易感基因位点在各种族人群的验证研究表明这些易感基因位点有明显的种族特异性，且从近年在欧美及亚洲地区进行的与血尿酸水平变异相关的 GWAS 来看，也呈现出地域及种族的差异。Köttgen 等[155] 从对欧洲人群的全球尿酸遗传联盟（GUGC）超过 140 000 人的 GWAS 研究中发现 28 个与尿酸相关的全基因组显著位点，这些位点包括先前发现的 10 个位点以及 18 个新发现的位点；同时发现 10 个 SNP 位点（SLC2A9、GCKR、ABCG2、RREB1、SLC22A11、NRXN2/SLC22A12、UBE2Q2、IGFIR、NFAT5、HLF）与尿酸排泄分数显著相关，这些新的发现为血尿酸水平与遗传变异的关系提供了新的思路。对 1 300 多名中国汉族老年女性高尿酸血症易感基因关联复制的研究结果发现，与上述中国 GWAS 结果相似，*SLC2A9* 基因和 *ABCG* 基因位点与血尿酸水平具有强关联[156]。

有研究发现，基因多态性参与促尿酸排泄药物（如苯溴马隆）的代谢，影响药物的有效性和毒性，苯溴马隆或氯沙坦治疗可显著增加 *SLC22A12* 基因为野生型的高血压患者的尿酸清除率与肌酐清除率的比值，从而降低血尿酸水平，而在 *SLC22A12* 基因为纯合子或复合杂合子的高血压和低尿酸血症患者中，并未发现苯溴马隆或氯沙坦治疗对尿酸清除率与肌酐清除率的比值有影响，提示在这类患者中，苯溴马隆或氯沙坦对尿酸水平无作用；而在不同 *SLC22A12* 基因型的患者中，药物基因组学可提供有效的药物疗效评估和个体化用药指导；同时，已见关于苯溴马隆具有致死肝脏毒性与相关基因的报道。

综上所述，高尿酸血症和痛风相关单核苷酸多态性和遗传学研究已发现一些相关的易感基因位点，为疾病筛查、早期诊断、早期干预、药物治疗提供了重要的指导和基础。高尿酸血症发病受地域、种族、性别差异影响。目前，GWAS 及其荟萃分析已在高尿酸血症及痛风的致病易感基因筛选方面取得一定成果，为今后深入了解其发病机制以及进行发病风险预测提供了依据。但前期对该病的研究仍具有一定的局限性，主要总结为以下四个方面。① 目前发现的候选基因大部分为编码尿酸转运蛋白的基因，但这些转运蛋白调节尿酸水平的确切机制还不十分明确。并且，对转运蛋白进行的功能研究现仅局限于在肾脏进行，但由于人类肝细胞是嘌呤代谢的主要场所且人体内尿酸盐 1/3 通过肠道排泄,因此尿酸转运系统在肝脏及肠中的作用有待进一步研究。② 原发性高尿酸血症虽然为痛风发病的前驱因素,但两者也具有相对独立性,在后续研究中若能发现非编码尿酸转运蛋白的痛风易感基因,将会为寻找该病发病机制提供新的依据。③ 目前仅在白种人及黑种人中进行了原发性高尿酸血症及痛风的 GWAS 筛查,得到的 9 个候选基因中已证实 *SLC2A9*、*ABCG2* 及 *SLC22A12* 基因与中国人群痛风发病相关,但各种族人群致病易感基因具有一定的差异性,在中国汉族人群对高尿酸血症及痛风患者进行 GWAS 研究势在必行。④ 虽然 GWAS 已证明上述基因与原发性高尿酸血症及痛风发病相关,但目前痛风致病的主效基因尚未明确,今后还需进行相关研究。

5.2.5 遗传性肿瘤

肿瘤的发生经过了多因素参与的多阶段病理过程,肿瘤发病的危险因素包括环境因素和遗传因素。目前的研究显示在恶性肿瘤的致病原因中,85% 以上是环境因素,5%~10% 为遗传因素,这部分由遗传因素导致的肿瘤即为遗传性肿瘤。遗传性肿瘤患者具有明显的家族聚集性,发病年龄早,有多个原发癌,成对器官表现为双侧受累,并伴随机体其他方面的异常。遗传性肿瘤的致病基因(也称为肿瘤易感基因)常符合孟德尔遗传定律,且外显度相对较高。由于致病基因处于关键的癌变信号通路上,其胚系突变携带者具有较高的患癌风险。

肿瘤易感基因检测就是针对人体内与肿瘤发生、发展密切相关的易感基因进行的,它可以检测出人体内是否存在肿瘤易感基因或家族聚集性的致癌因素,根据个人情况给出个性化的指导方案。肿瘤易感基因检测特别适合家族中有癌症病例的人群,可以帮助这类人群提前了解自身是否存在肿瘤易感基因。已知的肿瘤易感基因如 *BRCA1*、*BRCA2*、*CDH1*、*APC* 和 *MUTYH*、*RB1*,分别与遗传性乳腺癌/卵巢癌、胃癌、结直肠癌、视网膜母细胞瘤相关。采用 DNA 直接测序等技术可以检测相关基因的改变,从而用于辅助评估个体患病风险,也可以用于疾病的早期预防和诊断。

常见的用于肿瘤易感基因变异的检测技术包括 Sanger 法测序、扩增受阻突变系统-PCR(ARMS-PCR)和第二代基因测序技术。

(1) Sanger 法测序:又称为第一代基因测序,也叫双脱氧链终止法测序。该方法将被荧光标记的 ddNTP 掺入到 dNTP 中,从某一固定的核苷酸开始,随着 PCR 反应进行,PCR 产物从引物之后的第一个碱基开始,每一个位置都有可能掺入 ddNTP。由于 ddNTP 缺乏链延伸所需要的 3'-OH,链的延伸就选择性地在 G、A、T 或 C 处终止。这样的 PCR 产物不能形成一条电泳带,而是形成一组长度相差一个碱基的成百上千种片段。这组产物具有共同的起始点,终止在不同的核苷酸上,每一个碱基都有相同的概率被终止。将得到的不同大小的片段进行毛细管电泳,通过对荧光信号的采集和拼接,最终获得目的片段的碱基序列,再和参考序列做对比,即可获得突变的碱基和位置信息。

Sanger 法测序是"金标准",具有成本低、准确度高的特点,但只能针对特定区域的突变位点设计引物并进行扩增测序,且对起始模板量要求相对较高,灵敏度相对较低。

(2) ARMS-PCR:其原理是利用 3′端和 5′端序列经过改造的特异性引物对含有突变的靶向序列进行高精度扩增,同时阻滞不含突变的基因序列的 PCR 扩增反应,结合实时 PCR 平台实现对样品突变的检测。该方法在检测单个已知突变位点时具有便捷、经济的优势。

(3) 高通量测序技术:该方法可实现对单个样本一次性检测多基因区域内的突变,甚至是全基因组范围内的突变。在展现丰富的肿瘤分子生物信息的同时,也大大减少了样品耗费总量(ng 级)。在检出突变类型方面,高通量测序技术所能检测的突变类型涵盖了点突变、小片段插入/缺失突变、拷贝数变化和其他重要的染色体结构变异。

5.2.5.1 遗传性乳腺癌/卵巢癌

乳腺癌/卵巢癌是我国妇女发病率较高的恶性肿瘤,可以分为遗传性、家族性和散发性的(男性也有患乳腺癌的风险)。5%～10%的乳腺癌患者和 10%～15%的卵巢癌患者为家族性或遗传性癌,在两种遗传性癌中 BRCA1 和 BRCA2 基因突变的概率都比较大,其中有 40%～50%的遗传性乳腺癌是由 BRCA1/BRCA2 基因突变引起的[157-159]。

由 BRCA1/BRCA2 基因突变导致的乳腺癌/卵巢癌又称为遗传性乳腺癌-卵巢癌综合征(hereditary breast and ovarian cancer syndrome,HBOC),为常染色体显性遗传,具有可变的外显度。在 HBOC 患者中,66%患者携带 BRCA1 基因的致病突变,34%患者携带 BRCA2 基因的致病突变。在东欧犹太人中,99%以上的患者携带 BRCA1/BRCA2 的 3 个祖先突变(BRCA1 c. 68_69delAG、BRCA1 c. 5266dupC、BRCA2 c. 5946delT)。BRCA1 基因突变导致的乳腺癌与 BRCA2 基因有区别。在形态学上,BRCA1 基因突变导致的乳腺癌常为 3 级髓样癌,相比于同级别 BRCA2 突变导致的乳腺癌具有较清晰的边界、活跃的淋巴细胞浸润及坏死[160]。大多数 BRCA1 突变患者呈现三阴性并有基底样乳腺癌分子标志物表达[161]。BRCA2 基因突变的患者具有更高的组织学分级和清晰的边界,常为乳腺癌雌激素受体(ER)阳性[162],另外组织学类型多为浸润性小叶、多形性小叶、管状和筛状。

除了 BRCA1/BRCA2 基因突变导致乳腺癌和(或)卵巢癌之外,其他综合征相关的致病基因也会导致乳腺癌或卵巢癌的罹患风险增高,包括:CDH1[163]、PTEN[164]、STK11[165] 和 TP53[166]。另外,其他研究显示,ATM、BACH1、CHEK2、NBN、PALB2、RAD51C 和 RAD51D 基因的胚系致病突变会导致乳腺癌或卵巢癌的罹患风险增加[167-174]。

5.2.5.2 遗传性胃癌

胃癌是世界排名第 4 的常见癌症,约有一半发生在东亚,主要是中国。胃癌的死亡率仅次于肺癌,同时胃癌死亡率最高的地区也在东亚。大部分胃癌是散发性的,10%～

20%的胃癌患者有家族聚集性。家族性胃癌包括遗传性胃癌和组织病理学不明的家族性胃癌,遗传性胃癌又分为遗传性弥漫性胃癌(hereditary diffuse gastric cancer,HDGC)、胃腺癌和胃近端息肉(gastric adenocarcinoma and proximal polyposis of the stomach,GAPPS)和家族性肠型胃癌(familial intestinal gastric cancer,FIGC)[175-177]。此外,其他遗传性肿瘤综合征也可导致胃癌,包括 APC 基因相关的家族性腺瘤性息肉病[178]、BRCA1/BRCA2 相关的遗传性乳腺癌-卵巢癌综合征[179]、SMAD4 和 BMPR1A 相关的幼年性息肉综合征[180]、TP53 相关的 Li-Fraumeni 综合征[181]、DNA 错配修复系统基因相关的遗传性非息肉性结直肠癌[182]、STK11 基因相关的 Peutz-Jeghers 综合征[183,184]。遗传性胃癌约占胃癌的 1~3%,其中主要的亚型为 HDGC。

HDGC 为常染色体显性遗传且外显不全,其主要致病基因为 CDH1,40%~50%的 HDGC 患者具有该基因的胚系突变[185,186]。携带 CDH1 基因突变的男性个体在 80 岁罹患弥散性胃癌的累积风险为 70%,女性为 56%;女性在 80 岁罹患乳腺小叶癌的风险达到 42%[187]。截至目前,有超过 155 个 CDH1 基因的胚系突变被检出,其中最主要的致病突变为截短突变,大片段的外显子缺失比较罕见,约占 6%[185,187,188]。CDH1 为抑癌基因,常发现该基因的体细胞二次打击突变,包括甲基化、点突变和杂合性缺失[189-192]。除了 CDH1 基因外,CTNNA1、BRCA2、PALB2 和 MAP3K6 等基因的胚系突变也在 HDGC 患者中检测到[187,193,194]。

5.2.5.3 遗传性结直肠癌

结直肠癌是美国发病率和死亡率最高的肿瘤,在发展中国家为第 6 高发的癌症。在结直肠癌患者中,约 70%患者无家族史,即为散发性结直肠癌;约 25%患者的 2 个一级亲属或二级亲属也罹患结直肠癌,即为家族性结直肠癌;约 5%的患者具有强烈的家族史,即遗传性结直肠癌,这部分患者通常携带遗传性肿瘤相关的致病基因突变[195,196]。与遗传性结直肠癌相关的肿瘤综合征包括:遗传性非息肉性结直肠癌、家族性腺瘤性息肉病、MUTYH 相关息肉病、幼年性息肉综合征和 Peutz-Jeghers 综合征。

1) 遗传性非息肉性结直肠癌

遗传性非息肉性结直肠癌(hereditary non-polyposis colorectal cancer,HNPCC)又称为林奇综合征(Lynch syndrome),是最常见的遗传性结直肠癌,占结直肠癌的 1%~6%。HNPCC 为常染色体显性遗传,外显不完全[197]。HNPCC 主要是由错配修复基因(MMR:MLH1、MSH2、MSH6 和 PMS2)的胚系突变所致,而发展为 HNPCC 需要 MMR 基因 2 个等位基因失活即"二次打击",首先是 MMR 的 1 个基因发生胚系失活突变(通常是 MLH1 或 MSH2,少见的是 MSH6 或 PMS2),然后余下的等位基因通过体细胞突变、杂合性缺失(LOH)或启动子甲基化失活从而导致 HNPCC。在由 MMR 基因突变导致的 HNPCC 患者中,MLH1 和 MSH2 基因突变占 90%,MSH6 基因突变占 7%~10%,PMS2 基因突变占不到 5%,另外约有 1%的 HNPCC 患者是由于 EPCAM

基因缺失使 MSH2 基因失活所致。此外，MLH3、PMS1 等基因的胚系突变也在 HNPCC 患者中检出。MLH1 基因突变导致更高的结直肠癌发生率，MSH2 基因突变更容易导致肠外肿瘤，MSH6 基因突变与更低的结直肠癌发生率相关但更易导致子宫内膜癌，*EPCAM* 基因缺失突变更易导致十二指肠和胰腺肿瘤[198,199]。*MMR* 系统性基因缺陷会导致 MMR 蛋白表达缺失从而造成微卫星不稳定性（microsatellite instability，MSI），在 HNPCC 中 70%～90% 的患者显示为 MSI 阳性[200]。

2）家族性腺瘤性息肉病

家族性腺瘤性息肉病（familial adenomatous polyposis，FAP）在结直肠癌患者中占比不足 1%，为常染色体显性遗传。FAP 患者中仅有 25% 有新发的胚系基因突变，在由 *APC* 基因胚系突变导致的息肉病患者中，外显率接近 100%[201,202]。*APC* 基因为 FAP 的主要致病基因，超过 90% 的致病突变均为移码突变或无义突变[203]。*APC* 基因上不同位置的致病突变导致的肿瘤表型有差异，位于突变簇区域 1250～1464 号密码子上的突变会导致大量息肉，携带该区域突变 FAP 患者的发病年龄相对于典型的 FAP 患者提前了 8 岁[204]。而靠近 3′端致病突变、9 号外显子上的无义突变、3～4 号外显子上的无义突变或移码突变常会导致较温和的表型，即衰减型家族性腺瘤性息肉病（AFAP）[205]。

3）MYH 相关性息肉病

MYH 相关性息肉病（MYH-associated polyposis，MAP）是由 *MYH* 双等位基因突变导致的常染色体隐性遗传病。MAP 约占结直肠癌患者的 0.7%，占无家族史腺瘤性息肉病患者的 10%～20%，占 *APC* 基因阴性腺瘤性息肉病患者的 42%[206,207]。典型的 MAP 表现出十到几百个腺瘤性息肉，在 *APC* 阴性息肉病患者中，不同息肉拷贝数的腺瘤性息肉患者检出 *MYH* 基因致病突变的比例也不同（见表 5-11）[207,208]。64% 的 MAP 结直肠癌患者同时在体细胞中可检测到 *KRAS* 基因的致病突变（通常为 12 号密码子突变），因此，体细胞中 *KRAS* 基因的分析也被建议用于 MYH 相关结直肠癌患者的预筛选[208-210]。MAP 会大大增加结直肠癌的患病风险，此外，MAP 患者罹患胃癌、十二指肠癌、子宫内膜癌及卵巢癌的风险也增加[211]。

表 5-11　APC 阴性的息肉病患者中息肉拷贝数及 *MYH* 基因致病突变检出率

息肉拷贝数	*MYH* 基因致病突变检出频率
1～19	0%（0/1 240）
10～19	4%（37/970）
10～49	5%（3/62）
10～99	26%（113/435）

274

（续表）

息肉拷贝数	*MYH* 基因致病突变检出频率
20~99	7%(233/3 253)
100~999	7%~14%(94/1 338,52/370)
>1 000	2%(2/119)

4）幼年性息肉综合征

幼年性息肉综合征（juvenile polyposis syndrome，JPS）是一种常染色体显性遗传的胃肠道息肉综合征，也是最常见的错构瘤综合征。JPS 患者在结直肠癌患者中占比不到 1%。JPS 常见的致病基因为 *SMAD4*、*BMPR1A* 和 *PTEN*，分别占 JPS 患者的 15%、25%和 5%[182,212,213]。"幼年性"是指息肉的类型而不是发病年龄，大多数 JPS 患者在 20 岁就会检出息肉，少数患者一生中仅有 4 或 5 个息肉，而其他患者可能检出上百个息肉。JPS 可能和 Osler-Weber-Rendu 综合征合并发生，JPS 患者罹患结肠癌、胃癌、小肠癌及胰腺癌的风险增加。

5）Peutz-Jeghers 综合征

Peutz-Jeghers 综合征（Peutz-Jeghers syndrome，PJS）是一种以胃肠道出现错构瘤性息肉为特征的肿瘤易感综合征，其遗传方式为常染色体显性遗传，在结直肠癌患者中占比不到 1%。与 JPS 和 Cowden's 综合征相比，PJS 患者的息肉更多发生在小肠。PJS 的常见致病基因为 *STK11*，94%~96%的 PJS 患者检出该基因致病突变[183,214]。PJS 患者罹患结直肠癌、小肠癌、胃癌、胰腺癌、食管癌、卵巢癌、子宫内膜癌、肺癌和乳腺癌的风险均增加。

5.2.5.4 遗传性胰腺癌

胰腺癌是美国第 4 大致死性肿瘤，也是欧洲及其他发达国家十大致死性肿瘤之一。约 95%的胰腺癌为导管腺癌，在胰腺癌患者中 5%~10%具有家族史[215]。这部分具有家族史的患者中有 10%~15%是由遗传性肿瘤综合征相关基因导致的，为遗传性胰腺癌，剩余 85%~90%的患者无明确致病基因，为家族性胰腺癌[216]。

遗传性胰腺癌患者表现为急性胰腺炎易感，且在至少 50%患者中伴有慢性胰腺炎并发症状（包括胰腺纤维化、慢性疼痛、消化不良和 3c 型糖尿病）。遗传性胰腺癌由 *PRSS1* 和 *SPINK1* 基因胚系突变所致，*PRSS1* 基因相关的遗传性胰腺癌为常染色体显性遗传，*SPINK1* 基因相关的遗传性胰腺癌为常染色体隐性遗传。在未经选择的慢性或特发性胰腺炎患者中，*PRSS1* 和 *SPINK1* 基因突变所占比例为 2%~4%[217]。60%~100%的遗传性胰腺癌家系患者中可检测到 *PRSS1* 基因致病突变[217]；*SPINK1* 基因突变检出率较低，在美国、欧洲和印度，携带 p.Asn34Ser 风险突变的单体型较常见

[最小等位基因频率(MAF)为 3%],在中国、日本和韩国,c. 194+2T>C(IVS3+2T>C)较常见。相比于 *PRSS1* 相关的遗传性胰腺癌,非 *PRSS1* 相关的遗传性胰腺癌患者发病年龄更晚(约 10 年)。

此外,*BRCA1/BRCA2* 基因杂合失活突变相关的遗传性乳腺癌-卵巢癌综合征、*MMR* 基因失活突变及 *EPCAM* 缺失相关的遗传性非息肉性结直肠癌、*APC* 基因杂合失活突变相关的家族性腺瘤性息肉病、*STK11* 基因杂合失活突变相关的 Peutz-Jeghers 综合征、*CDKN2A* 基因杂合致病突变相关的家族性非典型多痣黑色素瘤综合征、*CFTR* 双等位基因失活突变相关的囊性纤维化及 *ATM* 双等位基因失活突变相关的毛细血管扩张性共济失调综合征患者罹患胰腺癌的风险增加。

5.3 出生缺陷的产前诊断

5.3.1 染色体病

染色体病(chromosomal disease)指因染色体的数目、形态或结构异常引起的疾病,又称为染色体遗传病,主要由亲代生殖细胞在发生过程中畸变造成。染色体异常是导致胎儿严重智力低下及先天畸形的主要原因之一,在自然流产胎儿中有 20%~50% 是由染色体异常所致,在新生的活婴中染色体异常发生率为 5‰~10‰[218]。

按染色体畸变所涉及的染色体是常染色体还是性染色体,染色体异常可分为常染色体异常和性染色体异常。按异常是由染色体数目增减还是由染色体结构畸变引起,染色体异常可分为染色体数目异常和染色体结构异常。

5.3.1.1 常染色体病

常染色体病指由常染色体数目或结构异常引起的疾病,约占染色体病的 2/3,常见以下几种。

1) 21 三体综合征

21 三体综合征,又称为唐氏综合征(Down syndrome,DS)、先天愚型,由英国医生 Langdon Down 首先描述得名。1959 年,法国细胞遗传学家 Lejeune 证实此病的病因是多了一个小的 G 组染色体(后来确定为 21 号染色体),故此病又称为 21 三体综合征[219,220],如图 5-2 所示。

典型的 21 三体综合征几乎都是新发生的(*de novo*),与父母的染色体核型无关,主要是减数分裂时染色体不分离的结果。表型研究提示,21 三体综合征的关键区位于 21q22.13-q22.2,在 21 号染色体上许多基因都可能与表型相关。21 三体综合征患儿的主要临床表现为生长发育迟缓、不同程度的智力低下,患儿常呈现伸舌样痴呆特殊面容,表现为眼距宽、眼裂小、眼外侧上斜、鼻梁低平,耳位低,通贯掌,身材矮小,头围小于正常,常呈现嗜睡和喂养困难,约 50% 患儿伴有先天性心脏病等其他畸形[219]。男性患

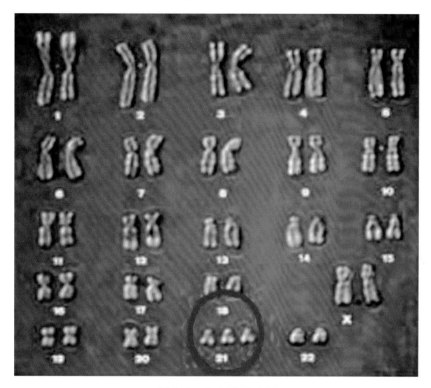

图 5-2　21 三体综合征

者无生育能力,50%为隐睾,女性患者偶有生育能力,所生子女 50%将发病。

根据患者的染色体核型类型不同,21 三体综合征可分为三种遗传学类型。

(1) 21 三体型,也称为游离型,是 21 三体综合征发生的主要类型。该类型患者具有三条独立存在的 21 号染色体,占 92%～95%,是由于生殖细胞形成过程中,在减数分裂时 21 号染色体发生不分离,导致异常的精子(24,Y)或卵子(24,X)形成,其与正常的卵子(23,X)或精子(23,Y)结合,产生 47,XX/XY,+21 的患儿,这种典型的 21 三体综合征的发生率随着孕妇的年龄增长而增加。

(2) 易位型,患者细胞中有一条不平衡易位的染色体,它通常由一条 D 组或 G 组染色体与 21 号染色体长臂通过着丝粒融合而成,也称为罗伯逊易位,占全部患者的 3%～4%。不同易位的遗传学后果不同,D/21 平衡易位的携带者通过减数分裂可以形成 6 种配子,而受精后除不能发育者外,可以产生正常胎儿、易位型三体患儿及平衡易位携带者三种胎儿。

(3) 嵌合型,较为少见,占全部患者的 2%～4%,其发生是正常受精卵在胚胎发育早期染色体发生不分离的结果。根据染色体不分离发生的早晚,核型中正常细胞与三体细胞的比例有所不同,不分离发生越早,三体细胞比例越大,临床症状越重。反之,症状就越轻。

有共识认为,当孕妇生育 21 三体综合征患儿的风险大于羊膜腔穿刺或绒毛膜取样可能引发流产的风险时,应该做产前诊断。孕早期(孕 11～13 周)行超声检查胎儿颈项透明层(nuchal translucency,NT)结合母体血清生化筛查指标(PAPP-A、AFP、β-HCG、uE3),可提高 21 三体综合征检出率。针对高龄及早期筛查高风险人群,产前可行孕早期绒毛膜活检术、孕中期的羊膜腔穿刺术、孕中晚期的脐静脉穿刺术通过染色体核型分析、荧光原位杂交(FISH)及单核苷酸多态性-微阵列比较基因组杂交技术(SNP array-based comparative genomic hybridization,SNP-array)等进行诊断[221]。

2) 18 三体综合征

18 三体综合征,又称为 Edward 综合征(Edward syndrome)。如图 5-3 所示,1960 年 Edward 等首先发现患者 E 组染色体多出一条,但当时未能确定是哪一条,1961 年 Palau 证实多出来的一条染色体为 18 号,因此得名[222]。18 三体综合征的发病是由亲代生殖细胞染色体减数分裂不分离所致,与母亲年龄相关。

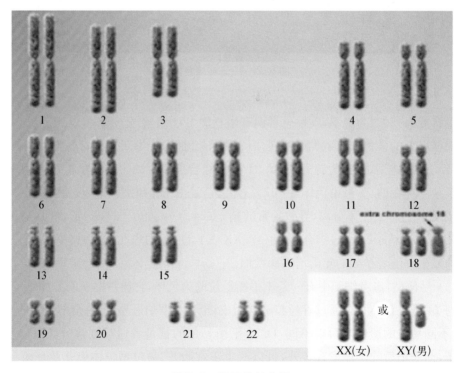

图 5-3　18 三体综合征

最早是从流产组织中发现 18 三体综合征,其群体发病率为 0.12%～0.30%,其在活产婴儿中的发病率为 1/5 000～1/4 000。18 三体综合征患者中约 80% 的核型为 47,

XX/XY，+18，症状典型，其余 20％为嵌合型(46/47，+18)与部分 18 号染色体的部分三体。该综合征临床症状较为复杂，主要症状如表 5-12 所示。

表 5-12 18 三体综合征的临床表现

累及脏器	临 床 表 现
一般情况	出生体重低(平均小于 2 300 g)，30％死于出生后第一个月，50％死于出生后第二个月，存活 1 年以上的少于 10％，平均寿命为 70 天，幸存者生长发育迟缓
精神、神经	智力低下，肌张力亢进
心、胸	胸骨短，99％～100％有先天性心脏病，主要为室间隔缺损、动脉导管未闭
腹部	肠息肉、腹股沟疝或脐疝
泌尿、生殖系统	肾脏畸形、隐睾
四肢	握拳时中指和无名指紧贴掌心，示指和小指重叠其上；足内翻，足底成摇篮装
面部	小眼、眼距宽、内眦赘皮；耳位低畸形；小口、小颌、腭弓窄。唇裂和(或)腭裂

孕早、中期母体血清生化筛查，孕早、中、晚期进行无创产前检测筛查高风险人群，18 三体综合征往往伴有很严重的结构异常，产前超声检查对有特殊结构异常的胎儿可以进行提示。针对高龄及早期筛查高风险人群，产前可行胎儿取样术(有创)、孕早期绒毛膜活检术、孕中期的羊膜腔穿刺术、孕中晚期的脐静脉穿刺术通过染色体核型分析、荧光原位杂交及单核苷酸多态性-微阵列比较基因组杂交技术进行诊断。18 三体综合征患儿结构畸形较为严重，无特殊疗法，不易存活。50％的患儿在出生一周内死亡，平均年龄为 14.5 天。

3) 13 三体综合征

13 三体综合征，又称为 Patau 综合征，由 1960 年 Patau 首先描述的一个具有一条额外 D 组染色体的患儿得名(见图 5-4)。13 三体综合征为染色体畸变，其发生机制主要是生殖细胞配子在减数分裂过程中或合子早期卵裂过程中发生染色体不分离或染色体后期迟滞，产生 13 号染色体二体配子，受精发育的胚胎为 13 三体[223]。

80％的病例是核型为 47，XX/XY，+13 的标准型 13 三体综合征，其余则为嵌合型和易位型。嵌合型因有正常细胞系存在，一般症状较轻，易位型通常以 13 和 14 号罗伯逊易位居多，患者有一条 t(13q;14q)易位染色体，核型为 46，XX/XY，+13，t(13;14)(q10;q10)，其结果是多了一条 13 号染色体长臂。

13 三体综合征临床表现多样，一般较 21 三体综合征要严重得多，颅面畸形通常表现

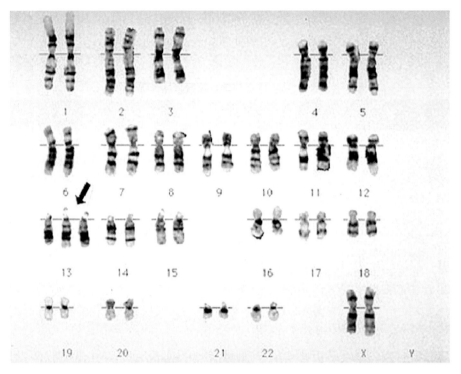

图 5-4　13 三体综合征

为小头、前脑发育缺陷,严重时有全裂额露脑畸形和面中部发育异常。眼球小,常有虹膜缺损,偶有无眼球畸形,鼻宽而扁平,2/3 的病例有上唇裂,并常伴有腭裂,低耳位,耳廓畸形,小下颌,毛细血管瘤和头皮溃疡也很常见[220]。其他常见的异常还有多指及手指相盖叠,足后跟向后突出及足掌中凸形成"摇椅底"足。男性患儿常有阴囊畸形和隐睾,女性则有阴蒂肥大、双阴道、双角子宫等。脑和内脏的畸形非常普遍,如无嗅脑畸形。耳聋也是一个常见的症状,这是由内耳柯替器缺损造成。智力发育障碍见于所有的患者,而且程度严重。

　　13 三体综合征的群体患病率为 0.07‰~0.20‰,男、女性均可患病,女性患者较多见。产前早期筛查有一定意义,可行超声颈项透明层测量、妊娠相关血浆蛋白 A(pregnancy-associated plasma protein A,PAPPA)、β-HCG 及产前无创 DNA 检测。高龄、筛查高风险人群及产前超声提示 13 三体综合征异常时,应及时行有创的胎儿取样术得到胎儿细胞通过染色体核型分析、荧光原位杂交及单核苷酸多态性-微阵列比较基因组杂交技术进一步诊断。13 三体综合征缺乏有效的治疗措施,死产和胎儿宫内死亡是常见的妊娠结局,成人 13 三体综合征患者极少有报道。

　　4) 猫叫综合征

　　猫叫综合征,因患儿具有特有的猫叫样哭声得名,由 5 号染色体短臂缺失所致(见图 5-5)。该疾病核型为 46,XX/XY,5p-,也有部分是嵌合型,多数病例由父母生殖细胞中新发生的染色体结构畸变所致。该病新生儿发病率为 1/50 000，主要特征是患儿在婴幼儿期的哭声似猫叫，其他症状有头小，圆月脸不对称，呈惊恐状，眼距增宽，眼角下斜，斜视，白内障，视神经萎缩，偶见唇腭裂，耳位低，鼻梁宽，发育不良等[224]。多数患儿可活至儿童期，少数活至成年。

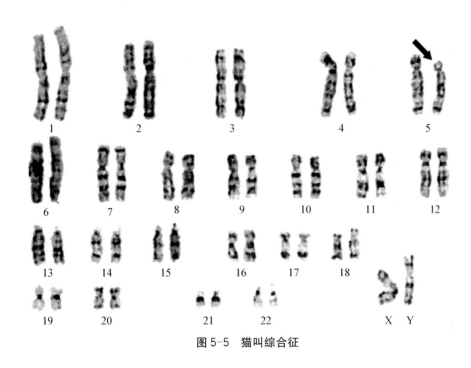

图 5-5　猫叫综合征

5.3.1.2　性染色体病

性染色体病(sex chromosome disease)是指性染色体 X 或 Y 发生数目异常或结构畸变引起的疾病，约占染色体病的 1/3。性染色体病有多种类型，但具有共同的临床特征，即性腺发育不全或两性畸形。

1) Klinefelter 综合征

Klinefelter 综合征，也称为克氏综合征，有先天性睾丸发育不全或原发性小睾丸症。1942 年，美国医生 Klinefelter 等首先报道一种男性中发生的综合征，表现为小睾丸、乳房发育、精子生产显著减少、垂体激素分泌增加。1956 年 Bradbury 等证明这类患者体细胞间期有一个 X 染色质(或 Barr 小体)，1959 年 Jacob 等证实其核型为 47，XXY，因此本病也称为 XXY 综合征(见图 5-6)。该病额外的 X 染色体是配子在减数分裂或合子在有丝分裂时发生了错误，出现性染色体不分离的 XY 或 XX 配子，它们与正常的 X 或 Y 配子结合即产生非整倍体合子[225,226]。本病与母亲年龄相关，也有研究提示父亲年龄也与本病有关。

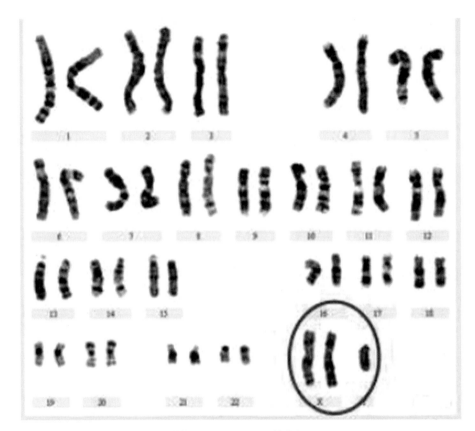

图 5-6 Klinefelter 综合征

Klinefelter 综合征临床变化主要累及睾丸,在青春期早期睾丸发育正常,但在中期睾丸停止发育,男性青春期前的睾丸活检可能只显示生殖细胞数目减少,后曲细精管纤维化,最终因发育不良且呈玻璃样变性,生精细胞严重减少,甚至完全破坏,导致小而硬的睾丸和精子缺乏。曲细精管中缺乏功能性滋养细胞,并伴随血清低浓度的抑制素 B,睾丸病理活检见曲细精管壁膜增厚、玻璃样变和硬化。生殖细胞病理改变有很大的个体差异,波动于生殖细胞完全缺如和部分小管存在活跃的精子发生之间。本病的发病率相当高,在男性群体中的患病率为 1/600。随着产前诊断技术的不断发展,部分 Klinefelter 综合征可在产前通过染色体核型分析、荧光原位杂交、单核苷酸多态性-微阵列比较基因组杂交等技术做出诊断。Klinefelter 综合征的染色体核型是无法改变的,临床上可采取对症治疗的措施,早期诊断、早期治疗,预后效果比较理想。

2) 特纳综合征

特纳综合征(Turner syndrome),又称为性腺发育不全或先天性卵巢发育不全,因 1938 年 Turner 首次报道命名,在 1959 年被证实系因性染色体畸变所致(见图 5-7)。患者核型为 45,X,这是最早发现的性染色体异常。该病患者的卵巢组织常呈条索状,子宫测量值偏小,故缺乏女性激素,导致第二性征不发育和原发闭经,是人类唯一能生存的单体综合征[227]。

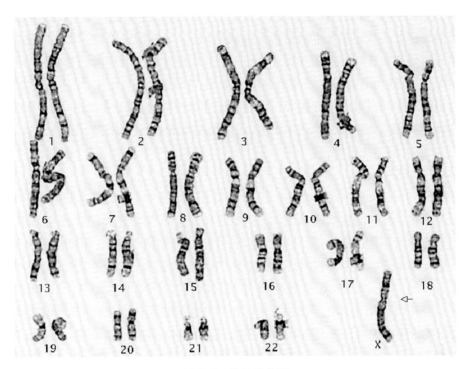

图 5-7 特纳综合征

　　特纳综合征最常见的原因主要是双亲配子在形成过程中不分离,绝大多数单条 X 染色体来源于母亲,提示染色体不分离的事件主要发生于父方,约有 10% 的丢失发生在合子后早期卵裂时。特纳综合征核型较为复杂,除单纯 45,X 外,最常见的是嵌合型 45,XX 和 i(Xq)。嵌合体的临床表现受到 45,X 以外细胞系的影响,45,X/46,XX 的症状因有正常细胞系而有所减轻,而有 Y 染色体的嵌合体可表现出男性化的特征,或外生殖器性别不明,46,X,(iXq)缺少的是 X 染色体短臂,他们具有典型的身材矮小等症状,身材矮小是由于矮小身材同源框的编码基因 *SHOX* 缺失引起的,而该基因正是位于 X 染色体短臂的基因。

　　特纳综合征患者常表现为身材矮小,部分患者有轻到中度智力障碍,表现为语言能力低下,有些出现精神分裂倾向,面呈三角形,常有上睑下垂及内眦赘皮,项后发际低,50% 有项蹼,即多余的翼状皮肤,双肩径宽,胸宽平如盾形,乳头和乳腺发育差,两乳头距宽,肘外翻,即提携角增大,在本病十分典型。第四、第五掌骨短,第五指短而内弯,并常有指甲发育不全,在婴儿时期,足背部的淋巴样水肿引人注目,为非感染性水肿,一般在次年消退,患者皮肤还常有色素痣。泌尿生殖系统异常主要是卵巢发育差,无滤泡生成,子宫发育不全,由于卵巢功能低下,患者的阴毛稀少、无腋毛,外生殖器幼稚,此外,大约有 40%的患者有主动脉瓣二瓣化畸形和主动脉狭窄,60%有肾畸形如马蹄肾等[228]。患者的指纹嵴数增高,远端轴三叉见于 40%病例,但不能依据皮纹做出诊断。

特纳综合征多数为新发生的染色体疾病,存在一定的再发风险。常规的胎儿染色体核型分析是产前诊断的主要方法。30%～70%B 超显示水囊状淋巴管瘤的胎儿可能为特纳综合征,其他 B 超异常发现有颈部半透明、主动脉缩窄、短头(畸形)、肾脏畸形、羊水过多或过少和宫内生长障碍等。随着分子生物学技术的不断推出,也可根据具体核型、基因型、标记染色体及亲代来源等,产前快速准确诊断特纳综合征,估计胎儿存活率,防止严重表型患儿出生。

3)X 三体综合征

1959 年,Jacobs 等首先描述具有三条 X 染色体的女性,并称之为超雌综合征。X 三体综合征在女性中的发病率约为 1‰。多数具有三条 X 染色体的女性在外形、性功能与生育力方面都是正常的,但身材较高,患者常有月经减少、继发闭经或过早绝经等现象。运动和语言能力下降较同龄女孩常见,平均智商稍低,可伴先天性畸形和智力低下。患者核型多为 47,XXX,少数核型为 46,XX/47,XXX,极少数为 48,XXXX,49,XXXXX,额外的 X 染色体几乎都来自母体减数分裂的染色体不分离。和常染色体三体一样,XXX 的病因主要与母亲高龄有关,患儿母亲的平均年龄有所增加,大部分 X 三体源于母亲,主要为第一次减数分裂不分离。

4)XYY 综合征

1961 年由 Sandberg 等首先描述此综合征,并查明其患者的性染色体为 XYY,因而此病得名 XYY 综合征,也称为超雄综合征。XYY 综合征在性染色体疾病中比较常见,在男性新生儿的发病率是 1‰～2‰。XYY 综合征是由于 Y 染色体数目增加所致,显然是由于父方精细胞减数分裂Ⅱ Y 染色体不分离产生 YY 精子,也有可能是由受精卵早期细胞在分裂过程中发生 Y 染色体不分离造成。XYY 男性一般表现为身材高大,通常会超过 180 cm,在儿童早期既表现出生长速度较快,患者脾气较正常人暴烈、易激动,大多数男性可以生育,睾酮水平多数正常,其性腺发育正常,具有正常的性器官及第二性征发育,智力正常或稍微低下。

5.3.1.3 染色体微缺失/微重复综合征

染色体微缺失/微重复综合征是由染色体微小片段缺失或重复使正常基因剂量发生改变导致的具有复杂临床表现的一组染色体病,合并发病率较高。该类疾病目前已发现近 300 种,发病率在 1/200 000～1/4 000 不等,合并发病率高达 1/600,其遗传特点常为显性发病,以新发突变为主(占 85%～95%),家族性遗传占 5%～10%[229]。微缺失/微重复综合征的染色体畸变一般小于 5 000 000 bp,传统的染色体核型分析分辨率较低,只能依赖于细胞分子遗传技术或分子遗传技术进行检测。

染色体微缺失/微重复的检测在出生缺陷防控中具有重要意义,如:① 反复流产、死胎、死产人群的遗传检测;② 曾生育过不明原因智力落后、发育迟缓、多发畸形或类似综合征患儿的人群的病因学检测;③ 超声检测异常胎儿的产前诊断;④ 出生缺陷新生儿的遗传筛查。目前,临床应用较多的是对超声高风险胎儿的产前诊断,推荐采用染色体微阵列分析(CMA)技术,可获得大量的胎儿遗传状况数据,有利于临床处理。但对一些临床意义不明确的微缺失、微重复,进行结果判读和临床处理时面临较大的伦理学困境。

随着精准医学的兴起、人类基因组研究的深入和细胞分子检测技术的不断发展,目前临床上应用于染色体病检测的技术主要有荧光原位杂交技术、染色体微阵列分析技术、qPCR 技术、多重连接探针扩增技术、第二代基因测序技术、细菌人工染色体标记-磁珠鉴别/分离技术及高分辨率熔解曲线法等[230]。

5.3.2 先天畸形

先天畸形(congenital malformation)是指胎儿在子宫内发生的结构或染色体异常,目前广义的先天畸形包括人类出生时的各种结构畸形、功能缺陷、代谢及行为发育的异常等。它是出生缺陷的一种,也是造成新生儿死亡的主要原因。在发达国家,先天畸形是婴儿死亡的首要原因,在我国先天畸形死亡构成比也有上升趋势[231]。

先天畸形的诊断,关键在于对胎儿进行仔细的超声扫描及某些畸形特征的了解,定期进行 B 超与其他诊断方法检查,如染色体核型分析、脐带血穿刺获取血标本行实验室检查[232]。准确的产前诊断对预后的评估及围生期的指导十分重要,任何理想的处理方案均应考虑诊断时的孕周、畸形种类与孕妇及家属的意见。下面介绍儿种常见先天畸形的精准分子诊断。

5.3.2.1 头面部畸形

1) 小头畸形

小头畸形,是许多罕见的神经系统、代谢和遗传性疾病常见的标志,主要是指枕额头围(occipito-frontal head circumference,OFC)低于第三百分位数或超过 2 个标准差。常表现为常染色体显性遗传、常染色体隐性遗传以及染色体拷贝数变异,与其关联比较密切的基因一种是位于染色体 10q23 上的 *KIF11* 基因杂合突变,属于常染色体显性遗传。另外,早孕感染弓形虫、巨细胞病毒等也可引起小头畸形。这类患儿头顶部尖而小,头围低于相同性别同龄组 3 个标准差以上,一般不超过 43 cm,前额及枕部平坦,前囟闭合早,骨缝全部或部分闭合早,智力低下,运动及发育障碍,患儿常有惊厥,甚至有痉挛性脑瘫。临床诊断可根据头部特征、头围长度以及发育迟缓等表现、头部 CT 或磁共振成像检查、基因诊断、外周血染色体高分辨显带分析检查等方式进行判断,依靠孕中期以后的 B 超检查及基因诊断尤为重要。治疗以手术为主,目的在于扩大颅腔,解除颅内高压,使受压的脑组织及脑神经得以发育。

2) 先天性外耳畸形

先天性外耳畸形,指外耳的发育异常,常与中耳畸形同时发生,少数伴有内耳畸形。先天性外耳畸形和鳃器发育障碍有关,发病率男性高于女性,单侧多于双侧,右侧多于左侧。发病原因包括遗传性和非遗传性两大类,遗传性大部分属于常染色体显性遗传,部分患者合并颅面骨或颜面骨畸形,或全身其他部位发育异常,非遗传性因素主要包括孕期用药和病毒感染等因素。临床表现一般按外耳畸形的程度和部位分为 3 级。第 1 级(轻度)为耳廓轻度畸形,或仅略小于正常耳,外耳道软骨段形态存在,深部狭小或闭锁,鼓膜存在,听力基本正常。第 2 级(中度)为耳廓明显畸形,呈条索状突起,相当于耳轮或仅有耳垂,耳轮缺乏完整结构,外耳道闭锁,鼓膜未发育,有传导性耳聋。此为临床常见类型。第 3 级(重度)为耳廓残缺不全,只有零星不规则突起,位置多前移或下移,外耳道闭锁,伴有内耳功能障碍,有混合性耳聋或感音神经性耳聋。先天性外耳畸形的诊断容易确定,影像学和听力学检查对于正确的评估和治疗很关键,治疗主要涉及外耳畸形的矫正和听力重建。

5.3.2.2 消化道畸形

1) 先天性巨结肠

先天性巨结肠,又称为希尔施普龙病,由于结肠缺乏神经节细胞,肠管持续痉挛,粪便淤滞于近端结肠,近端结肠肥厚、扩张,是小儿常见的先天性肠道疾病之一。其遗传方式包括常染色体显性遗传、常染色体隐性遗传和多基因遗传等,一些病例是由环境因素造成的,其发病率为 1/(2 000～3 000),以男性多见。先天性巨结肠患者在新生儿阶段 80%～90%有典型临床症状,90%以上患儿表现为出现胎粪性便秘,24～48 h 没有或只有少量胎粪排出,呕吐,腹部膨胀,严重时腹壁皮肤发亮,静脉怒张,往往可见到肠型,有时肠蠕动显著,听诊肠鸣音存在,并发症大多发生在患儿出生后头两个月内,主要有肠梗阻、肠穿孔、腹膜炎、小肠结肠炎及全身免疫力下降、易感染等[233]。临床诊断主要依据新生儿不排便、呕吐,且呕吐物中有胆汁,X 线检查可见扩张的肠段,B 超检查可见结肠扩张,内有强回声粪渍等。该病通过手术切除无神经节段结肠,可达到较满意的效果。

2) 先天性幽门狭窄

先天性幽门狭窄,又称为先天性肥厚性幽门狭窄,是婴儿期常见的消化道畸形,它以幽门环肌增生肥厚、胃输出道梗阻为主要特征。该病是多基因遗传病,发病率约为 1/1 000,以男性居多,且半数以上为第一胎。临床表现主要为呕吐,呕吐物为奶汁或乳凝块,不含胆汁,伴发黄疸可能因为幽门肿块或扩张的胃压迫胆管引起肝外阻塞性黄疸。腹部体征显示上腹部较膨隆,常见自左向右移行的胃蠕动波,喂奶后尤其明显。患儿出生后 2～3 周出现喷射性呕吐,呕吐物不含胆汁,上腹部见胃蠕动波及幽门肿块即可确诊,若不能扪及肿块,则需进行 B 超或者钡餐检查。超声检查可见胃内容物过多或早期胃增大。该病以手术治疗为主，辅以对症治疗，效果较满意。

5.3.2.3 心血管疾病

先天性心脏病（congenital heart disease，CHD）是指婴儿在出生时就已经存在的心脏和大血管结构或者功能的异常，是一组多因素的心脏疾病，最常见的是心脏间隔缺损，包括房间隔缺损、室间隔缺损和房室间隔缺损等[234]。

1）法洛四联症

法洛四联症（tetralogy of Fallot，TOF），因 Fallot 首先描述而得名，发病包括室间隔缺损、肺动脉口狭窄、主动脉骑跨和右心室肥厚四种异常，发病率占先天性心脏病的 11%～13%，男性与女性比例相近[235]。由于肺动脉口狭窄，血液进入肺循环受阻，引起右心室代偿性肥厚，右心室压力增高，肺动脉口狭窄严重者右心室压力与左心室压力相仿，血流经过室间隔缺损处发生双相分流，右心室血液大部分进入主动脉。该病由遗传因素与环境因素相互作用所致，常见的引起法洛四联症的基因如表 5-13 所示，环境因素如妊娠头 3 个月内宫内病毒感染、药物、放射线等均是致病因素。该病患者大部分于出生后数月出现发绀，重症出生后即显发绀，活动后气促，患儿常感乏力，活动耐力差，在剧烈活动、哭闹或清晨刚醒时可有缺氧发作，患儿突然呼吸困难、发绀加重，严重者可致抽搐、昏厥。活动时喜欢蹲踞也是该病的特征之一，患儿生长发育落后，有发绀和杵状指。临床诊断可根据病史、临床表现、体格检查、心电图、X 线检查、超声心动图、心导管检查、心血管造影等表现综合判断。该病提倡早期手术，预后差，多数患者 20 岁前死于心力衰竭等并发症。

表 5-13 法洛四联症表型相关基因及遗传方式

染色体位置	表 型	表型（OMIM 编号）	遗传方式	涉及基因	基因（OMIM 编号）
5q35.1	TOF	187500	AD	NKX2-5	600584
8p23.1	TOF	187500	AD	GATA4	600576
8q23.1	TOF	187500	AD	ZFPM2	603693
18q11.2	TOF	187500	AD	GATA6	601656
19p13.11	TOF	187500	AD	GDF1	602880
20p12.2	TOF	187500	AD	JAG1	601920
22q11.21	TOF	187500	AD	TBX1	602054

注：TOF，法洛四联症；AD，常染色体显性遗传

2）室间隔缺损

室间隔缺损（ventricular septal defect，VSD）指室间隔在胚胎时期发育不全，形成异

常交通,在心室水平产生左向右分流,是最常见的先天性心脏病,约占先天性心脏病的50%,可单独存在,也可与其他畸形并存。该病由遗传因素与环境因素共同作用所致,常见的引起室间隔缺损的基因如表 5-14 所示,环境因素如孕早期的病毒感染、吸烟、酒精、性激素等。临床表现 Qp/Qs 小于 1.5,缺损面积一般小于 0.5 cm,缺损小者可无症状,缺损大者症状出现早且明显,以致影响发育。常见症状有心悸、气喘、乏力,且容易肺部感染,严重时可发生心力衰竭,有明显肺动脉高压时可出现发绀,典型体征为胸骨左缘 3~4 肋间有粗糙收缩期杂音,向心前区传导伴收缩期细震颤。临床诊断可依据 X 线、心电图、多普勒超声、心导管检查结果等综合判断,典型的室间隔缺损根据临床表现及超声心动图检查结果即可确诊。在孕中、晚期可进行超声心动图或彩色多普勒检查,必要时可行羊膜腔穿刺等有创检查通过染色体核型分析及单核苷酸多态性-微阵列比较基因组杂交检查进行诊断。缺损小者,不需要手术治疗,患儿一般能正常生活,中型缺损且有临床症状者,宜于学龄前期在体外循环心内直视下做修补手术。

表 5-14　与室间隔缺损表型相关基因及遗传方式

染色体位置	表　型	表型(OMIM 编号)	遗传方式	涉及基因	基因(OMIM 编号)
8p23.1	VSD1	614429	AD	GATA4	600576
8q23.1 6q24.1	VSD2	607941	AD	GATA4 CTED2	600576 602937
5q34	VSD3	614432	AD	NKX2-5	600584
8q23.1	VSD4	614430	AD	GATA4	600576

注: VSD,室间隔缺损;AD,常染色体显性遗传

3) 房间隔缺损

房间隔缺损(atrial septal defect,ASD)较常见,约占先天性心脏病的 15%,发病率为 0.7%~0.9%,该病通常为散发,但也有家族性报道,女性多于男性。房间隔缺损有四种类型,包括原发孔型缺损、继发孔型缺损、静脉窦型缺损和冠状窦型缺损,最常见的为继发孔型缺损。继发孔型缺损是指胚胎期第二房间隔发育不全形成的缺损,约占75%。原发孔型缺损是指胚胎期第一房间隔发育不全形成的缺损。本病有多种遗传方式,包括常染色体显性遗传、常染色体隐性遗传以及染色体畸变。患者临床症状与缺损大小有密切关系,大多数无临床症状,但可能存在运动耐力下降和频繁呼吸道感染,小缺损在出生两年内会自发性闭合,若缺损较大可引起充血性心力衰竭和儿童生长障碍,若症状严重在婴儿期就必须封堵。房间隔缺损的症状通常在 30~40 岁出现,主要是劳

力性呼吸困难、心悸、运动耐力下降，可出现房性心律失常、发绀和杵状指，体格检查最典型的体征为肺动脉瓣区第二心音亢进，呈固定性分裂，并可闻及Ⅱ～Ⅲ级收缩期杂音。超声检查可以提供房间隔缺损大小等信息，超声心动图可查出缺损部位、大小、分流情况等，有家族遗传病史的可行基因检测。孕 20 周后可行超声检查，有家族遗传病史的可行羊膜腔穿刺术进行产前基因检测及单核苷酸多态性-微阵列比较基因组杂交以便排除染色体拷贝数变异及基因突变。儿童期小的房间隔缺损可自行关闭，闭合年龄通常在 2～4 岁，而青少年和成人一旦确诊应尽早实施手术。

5.3.2.4 泌尿生殖系统畸形

泌尿生殖系统畸形的发生率高，有的畸形单独存在，有的是多发泌尿系统畸形，更可并发泌尿系统以外的畸形[236]。

1) 肾缺如及肾发育不全

肾缺如及肾发育不全，是一组以肾胚胎发育缺陷为特征的疾病，包括肾的数目、大小及位置异常和肾发育不良，发病率为(3～6)/1 000，是儿童肾功能不全的常见原因。肾缺如(renal agenesis)可以是双侧或单侧，双侧缺如极为罕见，一般不能存活，一侧肾缺如也不多见。肾发育不全(renal dysplasia)是指肾脏在组织学上具有胚胎结构的分化不良，如形成囊肿、异常的肾小管、未分化的间充质或非肾成分的软骨等。该病常伴有先天性尿路异常，如双侧输尿管或肾盂输尿管移行部梗阻、膀胱输尿管反流、异位输尿管、膀胱外流障碍及后尿道瓣膜异常。肾缺如及肾发育不全主要是由遗传、环境、遗传与环境相互作用的结果，其中在遗传方面 10% 左右的肾缺如及肾发育不全患者有家族史，目前已知定位于 10q11.21 的 RET 和定位于 22q13 的 UPK3、UPK4 的基因突变可以导致肾缺如及肾发育不全，该病在遗传方式上可以表现为常染色体隐性遗传或常染色体显性遗传，其基因型与表型具有高度的异质性。完全性肾发育不全或双侧肾脏受累的患儿常在新生儿期死亡，单侧肾缺如及肾发育不全无症状，仅在出生后的体检中偶然被查出，病肾常有肾脏异位表现，如肾脏位于盆腔等，对侧健肾易罹患肾盂积水、肾结石及尿路感染，该病常伴其他血管发育异常、双侧肾缺如经常伴有早衰面容(Potter 面容)，包括眼距宽、扁鼻、下颌回缩、耳大、低位耳等。依靠 B 超、CT、静脉尿路造影术等可确定诊断，孕 20 周后可通过超声诊断，如有明显家族遗传病史可通过基因检测诊断。手术治疗常应用于有临床表现及体征的单侧肾发育不全的患儿，治疗原则是将发育不全的肾脏和输尿管切除，腹腔镜技术在该病的治疗上比开放性手术具有更大的优势，正越来越多地应用于该病的治疗。

2) 多囊肾病

多囊肾病(PKD)是一种较常见的遗传性肾病，主要表现为双侧肾脏出现多个大小不一的囊肿，囊肿进行性增大，最终破坏肾脏的结构和功能，导致终末期肾衰。本病依据遗传方式的不同，可分为常染色体显性遗传多囊肾病(ADPKD，又称为成年型多囊肾)及常染色体隐性遗传多囊肾病(autosomal recessive polycystic kidney disease, ARPKD,又称为婴儿型多囊肾)。ADPKD 较多见,发病率为 1/1 000～1/400；ARPKD 少见,发病率约为 1/20 000,患儿多于出生后不久死亡,少数症状轻微类型患者可存活至成年。目前已发现多囊肾病的致病基因有 3 个与 ADPKD 相关,主要包括位于 16p13.3 的 *PKD1* 基因和位于 4q22.1 的 *PKD2* 基因,约 85% 的 ADPKD 由前者突变引起,15% 由后者突变引起,另有约 1% 左右的多囊肾病家系中 *PKD1*、*PKD2* 基因均无突变,提示可能还存在其他多囊肾病致病基因。上述两个基因编码的蛋白质(PKD1 和 PKD2)结合形成复合体,调控多条信号通路,维持正常肾小管的结构和功能。ARPKD 相关的致病基因 *PKHDL* 位于 6p12.2,是已知的唯一的 ARPKD 致病基因。本病的主要临床表现为双侧肾皮质和髓质出现大小不一、多发性、进行性增大的囊肿组织,挤压肾脏组织,引起肾实质损害,同时引发肝、脾、胰腺、卵巢、蛛网膜及松果体等多个器官的囊性病变,以及心脏瓣膜异常、结肠憩室、颅内动脉瘤等非囊性病变,严重者伴有血尿、蛋白尿及高血压,常于中年或老年期随着肾囊肿的扩大逐渐发展成慢性肾衰,占晚期肾病的 10% 左右。大部分 ADPKD 患者于成年期起病,少数发生在儿童或婴幼儿期。ARPKD 多发于围生期胎儿、新生儿和婴儿,青少年也可发病。ARPKD 症状较重,多于青少年期发生尿毒症。超声是多囊肾病的常规检查手段,必要时需行 CT 和磁共振成像检查提供详细的信息,同时明确家族病史,并行基因检测。孕 20 周后可通过产前超声检查,必要时行磁共振成像检查；有明确家族遗传病史者可行基因检测。PKD 目前尚无特效的治疗方法,主要治疗措施是控制并发症,延缓疾病进展。对症支持治疗包括止痛、控制囊肿感染、预防结石形成、控制高血压、避免咖啡因和雌激素刺激等。晚期肾衰可以采用透析和肾移植进行治疗。目前用于 PKD 治疗的药物有 mTOR 信号通路抑制剂西罗莫司,该药在研究阶段对 PKD 表现出一定的治疗效果,临床应用有待进一步研究。

出生缺陷是影响出生人口素质的重要问题,随着孕产妇死亡率和儿童死亡率的逐步降低,出生缺陷日益成为突出的公共卫生问题。全世界平均每 33 个婴儿就有 1 个患有出生缺陷,我国是出生缺陷高发国家,且发生率呈逐年上升趋势,每年 1 600 万新生儿中大约有 90 万患有出生缺陷。2015 年 3 月 3 日,由 12 家全球领先的卫生机构联合首次将这一天确定为"世界出生缺陷日",做好优生优育是提高人口素质的重要手段。

随着第二代基因测序的兴起,基于该技术的无创产前检测(non-invasive prenatal testing,NIPT)在临床上迅速发展。其检测基础的基本原理是提取孕妇外周血中的胎儿游离 DNA(cell-free fetal DNA,cffDNA),把这些 DNA 进行第二代基因测序,然后和数据库中的人 DNA 进行比对。该技术具有安全性、高效性及准确率高的特点,正在给产前诊断技术带来革命性的变化。

5.4　无创产前检测技术

我国是出生缺陷高发的国家,如何有效、准确地诊断胎儿是否患有先天性缺陷是妇产科学的一个重大课题。目前,产前胎儿健康状况的检查主要包括常规的方法(唐氏筛查、影像学超声检查等)和侵入性的方法(羊膜腔穿刺术、绒毛膜取样术、脐带血穿刺取样术等)。在侵入性的诊断技术中,羊膜腔穿刺术最常被用于确诊唐氏筛查及影像学超声检查结果异常患儿的病情。这种侵入性检测方法虽然能准确地诊断胎儿是否患有先天缺陷,但穿刺过程可能会造成胎儿穿刺伤、胎儿宫内感染、产妇流产等严重后果。近来,随着第二代基因测序技术的快速发展,一种新的非侵入性检测技术——无创产前检测在产前胎儿诊断中大规模应用。

5.4.1　无创产前检测技术概述

5.4.1.1　无创产前检测技术

无创产前检测,又称为无创产前 DNA 检测、无创胎儿染色体非整倍体检测等。根据国际权威学术组织美国妇产科医师学会(American College of Obstetricians and Gynecologists,ACOG),无创产前 DNA 检测是应用最广泛的技术名称。我国国家卫生计生委(现国家卫健委)官方文件中将其称为孕妇外周血胎儿游离 DNA 产前筛查与诊断,该检测技术采集孕妇静脉血,利用第二代基因测序技术对母体外周血中的胎儿游离 DNA 片段进行测序,然后通过生物信息学分析得到胎儿的遗传信息,从而准确地检测出胎儿是否患有 21/18/13 三体综合征等染色体非整倍体疾病和一些单基因遗传病。

5.4.1.2　母血中胎儿游离 DNA

母血中胎儿游离 DNA(cffDNA)大部分来源于凋亡的胎盘滋养层细胞,另有少量来源于胎儿细胞和胎儿 DNA 直接跨膜转运。cffDNA 占母体血浆中总游离 DNA 的 10% 左右,长度小于 200 bp,多集中在 143 bp 左右,在妊娠第 5 周可检出。其在母体血液中的含量随着妊娠周期的延长而不断增长,在分娩后迅速降解。

5.4.2　无创产前检测技术的发展史

1969 年,有学者发现母体外周血中存在来源于胎儿的细胞[237]。1997 年,卢煜明(Dennis Lo)等通过妊娠男性胎儿的孕妇外周血血浆 Y 染色体 PCR 扩增的方法证明了孕妇外周血中存在 cffDNA,cffDNA 随孕周增加稳定存在,孕妇分娩后快速消失,可以作为非创伤性产前诊断的理想材料。这一发现开启了基于 cffDNA 的无创产前检测新思路。卢煜明也因此被誉为"无创 DNA 产前检测奠基人"。他的研究给无创性产前诊断领域带来了新的曙光[219]。cffDNA 具有以下特点[238-241]：为小片段 DNA；最早可在妊娠第 5 周检测到，随着孕周的增加其含量也增加；cffDNA 可在胎儿出生后数小时内清除；cffDNA 可从母体血浆或血清中获取，但由于血清标本在形成凝血块过程中释放DNA 可增加母体背景 DNA 的含量。

2007 年，周代星博士、卢煜明教授及高杨博士开始合作研究非侵入性的产前遗传学检测技术，首先在 21 三体综合征（唐氏综合征）的产前检测方面取得突破。2008 年，卢煜明教授团队报道其采用大规模平行测序技术（massively parallel signature sequencing，MPSS）在妊娠 21 三体综合征胎儿的孕妇外周血中发现了超量的 21 号染色体。2010 年，周代星及高扬等实现了在 21 三体综合征基础上对胎儿的 18 三体综合征（爱德华综合征）、13 三体综合征（帕托综合征）染色体疾病的产前检测。随后，多家独立的研究中心相继发表大规模的临床研究，再次验证无创产前检测对于 21 三体综合征、18 三体综合征和 13 三体综合征的检测能力。

无创产前检测技术作为非侵入性诊断方法，可以有效降低侵入性检查带来的感染和流产高风险，并极大地降低孕妇及其家属的心理负担，代表了当前产前诊断和防止先天性缺陷儿出生的最新发展方向。与传统技术相比，该技术具有以下优势。① 安全：传统的羊水穿刺等产前诊断方法属于介入性诊断方法，有一定宫内感染和流产风险，而无创产前检测通过采集孕妇外周血，提取游离 DNA，采用第二代基因测序技术，结合生物信息学分析，得出胎儿患染色体非整倍体疾病的风险率，具有无创或微创特点。② 早期：无创产前检测把检测时间提前到了妊娠第 12 周，能够更早根据检测出的结果采取相应对策。③ 准确：传统唐氏血清学筛查漏筛率高达 20%～40%，假阳性率高达 5% 左右；而无创产前 DNA 检测具有检出率高（99% 以上）、假阳性率低的优势，其阳性预测值是血清学筛查的 10 倍以上。

5.4.3　无创产前检测技术的方法及应用

无创产前检测技术的方法及应用如下（见图 5-8）。

5.4.3.1　无创产前检测与染色体非整倍体疾病

染色体非整倍体疾病是出生缺陷最常见的病因。2008 年，无创产前检测首次应用于胎儿染色体非整倍体疾病的研究[242]。此后，多个研究团队证实无创产前检测能够分辨 21 三体综合征患儿中 21 三体的总量和妊娠正常核型胎儿的孕妇外周血中 21 号染色体总量的微小差异[243,244]。大规模平行测序技术的出现使得无创产前检测在非整倍体疾病的研究方面有了质的飞跃，但大规模平行测序技术操作复杂且成本高。有研究结果显示，基于微阵列芯片的无创产前检测成本比大规模平行测序技术低，且能快速地获得更加可靠的结果[245]。2011 年，香港开始将无创产前检测推广到临床，用于检测胎儿 21/18/13 三体综合征非整倍体疾病。目前临床上可检查的染色体有 13 号、16 号、18

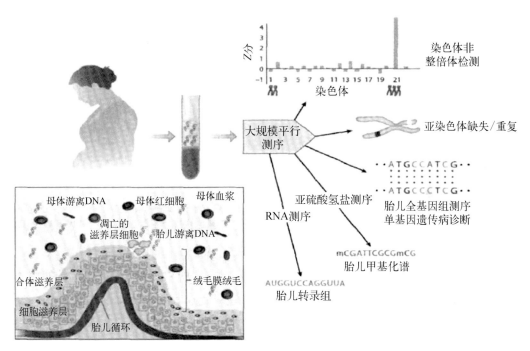

图 5-8　无创产前检测技术的应用及技术总结

号、21 号、22 号染色体和 X 染色体及 Y 染色体等[246]。

5.4.3.2　无创产前检测与单基因遗传病

无创产前检测最早用于性别检测和对胎儿 RhD 抗原的检测,后来用于 X 连锁遗传性疾病的检测。2008 年,Lun 等利用微滴式数字 PCR(droplet digital PCR,ddPCR)技术,完成了 β-地中海贫血的无创产前检测[246-248]。2015 年,Zafari 等首次用高分辨率熔解(HRM)曲线 qPCR 结合无创产前检测检测 β-地中海贫血中的遗传突变,结果显示此方法具有很好的敏感性和特异性[249]。目前已发表的无创产前检测和单基因遗传病包括:软骨发育不全、Apert 综合征、亨廷顿病、α-地中海贫血、β-地中海贫血、丙酸血症、常染色体显性遗传性多囊肾病、镰状细胞贫血、血友病等。

5.4.4　无创产前检测技术的国内外应用现状

5.4.4.1　无创产前检测技术在国内的应用现状

无创产前检测技术作为基因测序应用中的一项,虽起步时间晚,但发展速度很快,国家对该技术的管理政策变化与时俱进。

(1) 2014 年 2 月,国家食品药品监督管理总局(现国家市场监督管理总局)、国家卫生计生委联合发出通知,暂停基因测序临床应用,这一通知出台并不是完全停止基因测序临床应用,通知第二条规定:"基因测序诊断产品应按规定经食品药品监管部门审批注册,并经卫生计生行政部门批准技术准入方可应用"。这一通知的目的在于规范我国的第二代基因测序诊断市场。

(2) 2014 年 12 月,国家卫生计生委确定了第一批高通量基因测序技术临床应用试点单位。9 家试点单位可以在全国范围内向有资质的产前诊断试点单位提供无创产前检测服务。2015 年 1 月,国家卫生计生委妇幼司发布了 109 家医疗机构开展高通量基因测序产前筛查与诊断临床试点,同时发布了《高通量基因测序产前筛查与诊断技术规范(试行)》,这标志着无创产前检测在国内进入大规模商业化通道。

(3) 2016 年 1 月,国家卫生计生委妇幼司发布了《高通量基因测序产前筛查与诊断技术规范(修改稿)》。对于机构,规定开展临床高通量基因测序产前筛查技术服务的机构应为具备省级卫生计生行政部门审批许可的产前诊断机构,取得开展产前诊断技术的《母婴保健技术服务执业许可证》;开展高通量基因测序产前筛查检测工作的实验室(包括第三方检测实验室)均需具备通过省级技术审核的临床基因扩增检验实验室资质。

(4) 为规范高通量基因测序产前筛查技术临床应用和实验室检测工作,国家卫生计生委妇幼司发布了《孕妇外周血胎儿游离 DNA 产前筛查与诊断技术规范》。该规范明确了无创产前检测的适用范围,界定了无创产前检测在整体产前筛查与诊断服务体系中的合理定位,规范了临床服务流程和质量控制,有助于提高国内无创产前检测的服务质量和管理水平。

① 适用的目标疾病。根据目前的技术发展水平,高通量基因测序技术在产前筛查与诊断领域适用的目标疾病为常见胎儿染色体非整倍体异常,即 21 三体综合征、18 三体综合征和 13 三体综合征。

② 适用时间。高通量基因测序产前筛查可在孕 12^{+0} 周后进行,为遵循在孕 28 周前完成产前筛查和诊断的原则,建议筛查的时限通常为孕 12^{+0}～22^{+6} 周。

③ 临床应用指征。高通量基因测序产前筛查作为一种高精度的产前筛查方法,适用于需精确评估三种常见胎儿染色体疾病风险的孕妇,但对于部分孕妇人群存在慎用或不适用的情况,具体如下。

a. 适用人群:

(i) 血清学筛查显示胎儿常见染色体非整倍体风险值介于高风险切割值与 1/1 000 之间的孕妇;

(ii) 有介入性产前诊断禁忌证者(如先兆流产、发热、出血倾向、慢性病原体感染活动期、孕妇 Rh 阴性血型等);

(iii) 孕 20^{+6} 周以上,错过血清学筛查最佳时间,但要求评估 21 三体综合征、18 三体综合征、13 三体综合征风险者。

b. 慎用人群：

(i) 孕早、中期产前筛查高风险孕妇；

(ii) 预产期年龄达到或超过 35 岁的高龄孕妇；

(iii) 重度肥胖(体重指数大于 40)孕妇；

(iv) 通过体外受精胚胎移植术(IVF-ET)方式受孕的孕妇；

(v) 双胎及多胎妊娠的孕妇；

(vi) 医生认为可能有影响筛查准确性的其他情形的孕妇。

c. 不适用人群：

(i) 核对孕周后筛查时孕周小于 12^{+0} 周的孕妇；

(ii) 有染色体异常胎儿分娩史，夫妇一方有明确染色体异常的孕妇；

(iii) 孕妇 1 年内接受过异体输血、移植手术、细胞治疗或接受过免疫治疗等对高通量基因测序产前筛查与诊断结果将造成干扰的治疗；

(iv) 胎儿影像学检查怀疑胎儿有微缺失/微重复综合征或其他染色体异常可能的孕妇；

(v) 各种基因遗传病的高风险孕妇人群；

(vi) 已知孕期合并恶性肿瘤的孕妇；

(vii) 医生认为有明显影响筛查准确性的其他情形的孕妇。

④ 检测前咨询及知情同意。

a. 凡自愿进行此项检测的孕妇，或符合慎用人群标准但在充分知情同意的前提下仍自愿要求进行此项检测的孕妇，医师应当详细告知孕妇本人及其家属该检测的目标病种、目的、意义、准确率、风险和局限性，以及检测的种类、费用和技术流程，并签署《知情同意书》及正确填写申请单；

b. 产前诊断机构只对已签署《知情同意书》并同意参加该检测的孕妇进行检测；

c. 医师在孕妇签署《知情同意书》时应当告知当事人以下要点：

(i) 对存在产前诊断指征的孕妇建议其优先选择介入性产前诊断；

(ii) 告知该检测能检出的目标疾病种类；

(iii) 告知该检测能够达到的检出率、假阳性率，强调该检测结果不能视为产前诊断，高风险结果必须行介入性产前诊断确诊，低风险结果具有假阴性的可能性，以及告知检测费用及流程等；

(iv) 告知该检测有失败的风险，可能会要求重新采血；

(v) 根据《知情同意书》内容告知该检测的局限性；

(vi) 根据《知情同意书》内容告知影响该检测的因素；

(vii) 医生对病例个案认为应该说明的相关问题；

d. 未接受孕中期血清学筛查而直接通过高通量测序进行产前筛查和诊断的孕妇，

应当在孕期进行胎儿神经管缺陷风险等的评估。

5.4.4.2 无创产前检测在国外的应用现状

自 2011 年无创产前检测开始临床应用以来,这一技术得到快速推广并已积累大量经验,同时引发了一系列从基础理念到实际应用的相关研究和争论。为了保障孕妇群体的健康以及整个无创产前检测行业的健康、稳定、持续发展,需要监管机构及时对其进行约束和管理。国际上,各大学术组织也积极响应,对规范指南进行相应修正,对某些关键问题给予解读和建议。其中最具影响力的三大学术组织分别是国际产前诊断学会(International Society for Prenatal Diagnosis,ISPD)、美国妇产科医师学会(ACOG)和美国医学遗传学与基因组学会(ACMG)。

近三年,三大学术组织分别对胎儿染色体非整倍体异常筛查更新了筛查指南/共识[250-253]。2015 年 4 月 ISPD 通过了《染色体异常筛查委员会立场声明》,对 cffDNA 胎儿非整倍体筛查的临床应用给出建议。同年 9 月,ACOG 联合美国母胎医学学会(SMFM)发表第 640 号《关于应用 cffDNA 进行胎儿非整倍体筛查的指南》,替代 2012 年的第 545 号指南。2016 年 7 月,ACMG 对《胎儿染色体非整倍体无创产前筛查的共识》进行了更新,替代 2013 年版本。ACMG 强调遗传学筛查存在的残余风险(如筛查结果为阴性时仍存在遗传携带高风险的可能),它不依赖于筛查的形式、筛查的状态以及筛查者的数目。基于残余风险的概念,ACMG 使用"无创产前筛查"代替"无创产前检测",进一步强调无创产前筛查针对的检测人群不仅仅限于患者。

上述三个指南性文件基于大量研究结果,充分肯定了无创产前检测/无创产前筛查针对 13 三体综合征、18 三体综合征、21 三体综合征筛查的灵敏度和特异性,在临床应用及遗传咨询方面各文件有一定的共识同时也有各自的侧重点。

1) 三个指南性文件的共识

(1)无创产前检测针对常见染色体综合征(13 三体综合征、18 三体综合征、21 三体综合征)的检出率、灵敏度及特异性高。随着无创产前检测验证性研究从高危人群到中、低风险人群的拓展,目前已有的试验结果显示,无创产前检测适合于孕妇(无论风险高低)进行胎儿常见染色体非整倍体(13 三体综合征、18 三体综合征、21 三体综合征)的产前筛查。

(2)无创产前检测不适合用于临床单基因遗传病的筛查,不能进行孕晚期妊娠合并症的风险评估,不能进行开放性神经管缺陷检测,不能代替传统的超声结构筛查。强调同时检测 AFP 和进行超声评估的必要性。

(3)强调遗传咨询(检测前和检测后)的重要性,无创产前检测阳性者需进一步接受产前诊断检测技术验证,包括终止妊娠在内的任何临床决策不得仅依据单一无创产前检测的结果。

2）三个指南性文件各自的侧重点

（1）其他常染色体异常检测。

① ACMG 不推荐无创产前筛查用于筛查 21 号、18 号、13 号染色体以外的常染色体非整倍体；

② ISPD 建议当有足够临床资料说明孕妇存在死胎、胎儿严重畸形或存在妊娠不良结局的高风险时可进行其他常染色体非整倍体异常检测；

③ ACOG2015 年版指南性文件未针对其他常染色体非整倍体异常筛查进行说明。

（2）微缺失/微重复综合征检测。

① ACMG 和 ISPD 表示无创产前筛查/无创产前检测可以用于临床意义明确且有严重临床结局的染色体微缺失/微重复综合征；

② ACOG 不建议无创产前检测用于微缺失综合征筛查。

（3）多胎/双胎的检测。

① ISPD 表明目前的研究提示双胎妊娠无创产前检测筛查效率类似于单胎妊娠，但 ISPD 强调双胎检测受 cffDNA 浓度影响，检测失败率增加；

② ACMG 强调在多胎妊娠和（或）供卵情况下，在提供无创产前筛查选择前，检测实验室需要充分评估双胎检测的效度；

③ ACOG 不建议用于双胎和多胎妊娠的产前筛查。

5.4.5　无创产前检测技术展望

近年来，第二代基因测序技术发展十分迅速，相对于传统测序技术具有通量高、成本低的特点，每次实验可以产生几十 Gb 到几百 Gb 的数据量，同时单个核酸测序的成本则急剧下降。此外，第二代基因测序技术的高准确性、高灵敏度等特点使得这项技术在人类健康领域得到广泛的应用。

随着测序技术的发展、费用的降低，无创产前检测的广泛应用存在更大可能性。但是，无创产前检测目前仍存在不小的局限性。首先，目前无创产前检测对 21 号、18 号、13 号染色体之外的染色体提供的信息"仅供参考"，经常出现假阳性。其次，无创产前检测只是一种筛查方法，并不能用来进行诊断。目前，无创产前检测可以在孕 12 周甚至更早进行，若无创产前检测结果阳性，并不能确定一定存在缺陷，还需要羊水穿刺验证。但是，无创性产前筛查的广泛开展，为常见染色体病的出生干预做出了重大贡献。与传统唐氏筛查相比，无创性产前筛查结果更准确；与羊水穿刺相比，无创性产前筛查风险更小，孕妇易于接受。随着新技术不断发展，无创产前检测有益于减少我国缺陷儿的出生，使社会受益。

目前，无创产前检测的主要临床应用人群为高风险孕妇，不过目前国际上无创产前检测的多项临床研究证实其对于低风险孕妇筛查胎儿染色体非整倍体仍具有优势。2014 年的一项大规模随机对照试验显示，无创产前检测作为普通人群一线筛查手段价值巨大,可 10 倍提高针对 21 三体综合征的阳性预测值,减少 89% 的侵入性产前诊断。因而,国际上不断有专家建议将无创产前检测作为胎儿染色体疾病普通人群筛查手段,并整合到现有产前筛查与诊断模式。不过由于目前尚缺乏更大规模的临床试验数据加以印证,因而对于无创产前检测的临床定位目前仍停留在高风险孕妇的补充筛查,部分地区将其作为高危孕妇的一线筛查加以运用,但对于无创产前检测是否可以作为普通人群的一线筛查手段,或是作为其他筛查方法明确为高危人群后的序贯筛查方案,目前尚无定论。

在中国,无创产前检测的临床应用目前也主要针对高风险孕妇,几项针对中国人群的大规模临床试验也验证了无创产前检测对于高风险孕妇与低风险孕妇检测的有效性。若将无创产前检测作为普通人群的一线筛查手段,全面准确的卫生经济学评价是其重要评价指标之一。除此之外,健全的法律监管与制度保护,也是一项新技术迅速发展的保障。为了规范国内无创产前检测的发展,建立和明确监管体制,国家卫生计生委在 2015 年初下达了《关于产前诊断机构开展高通量基因测序产前筛查与诊断临床应用试点工作的通知》,全国 31 个省市地区共有 109 家具有产前诊断资质的医院入选。同时,还发布了《高通量基因测序产前筛查与诊断技术规范(试行)》,首次全面规范了无创产前检测的适用范围、临床诊疗流程及质量控制等重要环节,让无创产前检测项目在临床上的应用有据可依,正确引导了无创产前检测的健康发展与临床转化。

除此之外,无创产前检测纵向技术的发展与临床转化也是未来众多无创产前检测从业者应该关注的热点。从以往取得的研究成果不难看出,无创产前检测蕴含的能量巨大,提高测序深度,配合恰当的生物信息学算法,无创产前检测的检测范围可以拓展至亚染色体乃至单基因遗传病的检测。以亚染色体异常之一的迪格奥尔格综合征(DiGeorge syndrome)为例,其发病是由染色体 22q11.2 区段缺失 3 Mb 的片段导致,由于片段较小,常规产前诊断技术难以发现。不过作为一种严重的遗传性疾病,患儿临床表现为多种先天性畸形,如心脏缺陷、面部畸形、发育迟缓等。迪格奥尔格综合征在新生儿中的发病率为 1/4 000～1/2 000,比 18 三体综合征的发病率(1/7 000～1/3 500)略高,而且从已有数据来看,90% 的迪格奥尔格综合征为新发突变,其再发风险为 50%。但是目前对于迪格奥尔格综合征的产前筛查策略基本欠缺,而且由于其大多数为新发突变,针对已有家族病史的筛查策略难以取得很好的筛查效果。无创产前检测针对亚染色体异常的检测能力,让人们有理由相信,无创产前检测用于亚染色体的一线筛查将会取得很好的筛查效果。

5.4.6 其他无创取材方式

近年来,基于 cffDNA 的无创产前筛查技术已在临床广泛应用。但由于 cffDNA 呈小片段状态存在,受母体状态(肥胖、肿瘤等)及 cffDNA 浓度等因素干扰,影响基于

cffDNA 的无创产前筛查技术的灵敏度和特异性,获取胎儿完整的细胞是研究者们一直努力的方向。在过去 40 年中,研究者们通过孕妇外周血进行胎儿有核红细胞分离和富集,但由于母体外周血中胎儿有核红细胞含量极低(1 ml 血浆中含有 1 个细胞),其分离和回收操作复杂,该技术仍处于研究探索阶段。目前有学者尝试通过孕妇宫颈刮片获取完整的胎儿滋养层细胞进行无创产前检测,Jain 等采用猩猩胎盘和胎儿样品($n=20$)通过多重靶向基因测序分析所有 24 条染色体上的 59 个 STR 和 94 个单核苷酸变异位点的 DNA 序列,发现胎儿 DNA 含量为 85%～99.9%,具有 100% 正确的胎儿单倍体[254]。其优势在于胎儿滋养层细胞不受孕周影响,有希望在妊娠第 5 周时进行胎儿全基因组分析。但该项技术仍然需要对胎儿滋养层细胞进行分离、富集和鉴定,目前仍处于研究阶段。

综合以上意见,虽然无创产前检测技术有独特的优势,但尚不能完全替代传统的血清学筛查及有创检查,不论用于高龄孕妇一线筛查,还是部分替代胎儿染色体核型分型,均存在染色体异常漏检的风险,必要时还需要配合核型分析与染色体微阵列技术。但随着分子遗传学的不断发展和技术进步,相信在不远的将来无创产前检测一定可以在无创产前诊断领域发挥更大的作用。

参考文献

[1] 潘世扬. 临床分子诊断学[M]. 北京:人民卫生出版社,2013:992-994.

[2] 李伟,黄彬. 分子诊断学[M]. 3 版. 北京:中国医药科技出版社,2015:165-168.

[3] Suh M R, Lee K A, Kim E Y, et al. Multiplex ligation-dependent probe amplification in X-linked recessive muscular dystrophy in Korean subjects[J]. Yonsei Med J, 2017, 58(3): 613-618.

[4] Chamberlain J S, Chamberlain J R, Fenwick R G, et al. Diagnosis of Duchenne and Becker muscular dystrophies by polymerase chain reaction. A multicenter study[J]. JAMA, 1992, 267(19): 2609-2615.

[5] den Dunnen J T, Beggs A H. Multiplex PCR for identifying DMD gene deletions[J]. Curr Protoc Hum Genet, 2006, 49(1): 9.3.1-9.3.22.

[6] Kerr R, Robinson C, Essop F B, et al. Genetic testing for Duchenne/Becker muscular dystrophy in Johannesburg, South Africa[J]. S Afr Med J, 2013, 103(12 Suppl 1): 999-1004.

[7] 张媛媛,刘晓亮,何蓉,等. 多重连接依赖探针扩增在假肥大型肌营养不良症家系基因诊断中的应用[J]. 中华医学遗传学杂志,2014,31(3):338-343.

[8] Ji X, Zhang J, Xu Y, et al. MLPA application in clinical diagnosis of DMD/BMD in Shanghai[J]. J Clin Lab Anal, 2015, 29(5): 405-411.

[9] 姜傥. 分子诊断学——基础与临床[M]. 北京:科学出版社,2014:392-394.

[10] Ta M H, Tran T H, Do N H, et al. Rapid method for targeted prenatal diagnosis of Duchenne muscular dystrophy in Vietnam[J]. Taiwan J Obstet Gynecol, 2013, 52(4): 534-539.

[11] 朱羚,曹聪,孙吉吉,等. 遗传性视网膜病变致病基因及基因治疗的研究进展[J]. 中华医学遗传学

杂志,2017,34(1):118-123.

[12] Rivolta C, Sharon D, DeAngelis M M, et al. Retinitis pigmentosa and allied diseases: numerous diseases, genes, and inheritance patterns[J]. Hum Mol Genet, 2002, 11(10): 1219-1227.

[13] 胡诞宁. 几种主要眼遗传病在我国的发病情况与遗传规律[J]. 遗传学报,1988,15(3): 231-236.

[14] Daiger S P, Bowne S J, Sullivan L S. Perspective on genes and mutations causing retinitis pigmentosa[J]. Arch Ophthalmol, 2007, 125(2): 151-158.

[15] Hamel C P. Cone rod dystrophies[J]. Orphanet J Rare Dis, 2007, 2: 7.

[16] Smith R J, Berlin C I, Hejtmancik J F, et al. Clinical diagnosis of the Usher syndromes. Usher Syndrome Consortium[J]. Am J Med Genet, 1994, 50(1): 32-38.

[17] Rong W, Chen X, Zhao K, et al. Novel and recurrent MYO7A mutations in Usher syndrome type 1 and type 2[J]. PLoS One, 2014, 9(5): e97808.

[18] Haim M. The epidemiology of retinitis pigmentosa in Denmark[J]. Acta Ophthalmol Scand, 2002, 80(S233): 1-34.

[19] Forsythe E, Beales P L. Bardet-Biedl syndrome[J]. Eur J Hum Genet, 2013, 21(1): 8-13.

[20] Michaelides M, Hunt D M, Moore A T. The cone dysfunction syndromes[J]. Br J Ophthalmol, 2004, 88(2): 291-297.

[21] Boylan J P, Wright A F. Identification of a novel protein interacting with RPGR[J]. Hum Mol Genet, 2000, 9(14): 2085-2093.

[22] Cremers F P, van den Hurk J A, den Hollander A I. Molecular genetics of Leber congenital amaurosis[J]. Hum Mol Genet, 2002, 11(10): 1169-1176.

[23] Zhang Q, Li S, Guo X, et al. Screening for CRX gene mutations in Chinese patients with Leber congenital amaurosis and mutational phenotype[J]. Ophthalmic Genet, 2001, 22(2): 89-96.

[24] Chiang P W, Wang J, Chen Y, et al. Exome sequencing identifies NMNAT1 mutations as a cause of Leber congenital amaurosis[J]. Nat Genet, 2012, 44(9): 972-974.

[25] Yu-Wai-Man P, Griffiths P G, Chinnery P F. Mitochondrial optic neuropathies — disease mechanisms and therapeutic strategies[J]. Prog Retin Eye Res, 2011, 30(2): 81-114.

[26] Seedorff T. The inheritance of Leber's disease. A genealogical follow-up study[J]. Acta Ophthalmol(Copenh), 1985, 63(2): 135-145.

[27] Yu-Wai-Man P, Griffiths P G, Hudson G, et al. Inherited mitochondrial optic neuropathies[J]. J Med Genet, 2009, 46(3): 145-158.

[28] Levin L A, Albert D M. 眼科疾病的发病机制与治疗[M]. 张丰菊,宋旭东,译. 北京:北京大学医学出版社,2012: 351.

[29] Oguchi Y. Past, present, and future in Leber's hereditary optic neuropathy[J]. Nippon Ganka Gakkai Zasshi, 2001, 105(12): 809-827.

[30] Bi R, Zhang A M, Yu D, et al. Screening the three LHON primary mutations in the general Chinese population by using an optimized multiplex allele-specific PCR[J]. Clin Chim Acta, 2010, 411(21-22): 1671-1674.

[31] Yu D, Jia X, Zhang A M, et al. Mitochondrial DNA sequence variation and haplogroup distribution in Chinese patients with LHON and m. 14484T>C[J]. PLoS One, 2010, 5(10): e13426.

[32] Zhang J, Jiang P, Jin X, et al. Leber's hereditary optic neuropathy caused by the homoplasmic ND1 m. 3635G>A mutation in nine Han Chinese families[J]. Mitochondrion, 2014, 18: 18-26.

[33] Zhang A M, Zou Y, Guo X, et al. Mitochondrial DNA mutation m. 3635G>A may be associated

with Leber hereditary optic neuropathy in Chinese[J]. Biochem Biophys Res Commun, 2009, 386 (2): 392-395.

[34] Liang M, Jiang P, Li F, et al. Frequency and spectrum of mitochondrial ND6 mutations in 1218 Han Chinese subjects with Leber's hereditary optic neuropathy[J]. Invest Ophthalmol Vis Sci, 2014, 55(3): 1321-1331.

[35] Jiang P, Liang M, Zhang J, et al. Prevalence of mitochondrial ND4 mutations in 1281 Han Chinese subjects with Leber's hereditary optic neuropathy[J]. Invest Ophthalmol Vis Sci, 2015, 56(8): 4778-4788.

[36] Jang P, Jin X, Peng Y, et al. The exome sequencing identified the mutation in YARS2 encoding the mitochondrial tyrosyl-tRNA synthetase as a nuclear modifier for the phenotypic manifestation of Leber's hereditary optic neuropathy-associated mitochondrial DNA mutation[J]. Hum Mol Genet, 2016, 25(3): 584-596.

[37] Dong Y, Zhu H. Single-strand conformational polymorphism analysis: basic principles and routine practice[J]. Methods Mol Med, 2005, 108: 149-157.

[38] Hömig-Hölzel C, Savola S. Multiplex ligation-dependent probe amplification(MLPA)in tumor diagnostics and prognostics[J]. Diagn Mol Pathol, 2012, 21(4): 189-206.

[39] Nygren A O, Ameziane N, Duarte H M, et al. Methylation-specific MLPA(MS-MLPA): simultaneous detection of CpG methylation and copy number changes of up to 40 sequences[J]. Nucleic Acids Res, 2005, 33(14): e128.

[40] Vreeswijk M P, van der Klift H M. Analysis and interpretation of RNA splicing alterations in genes involved in genetic disorders[J]. Methods Mol Biol, 2012, 867: 49-63.

[41] 吴继红. 眼遗传病的分子诊断[J]. 中国眼耳鼻喉科杂志, 2013, 13(6): 343-347.

[42] Koenekoop R K, Lopez I, den Hollander A I, et al. Genetic testing for retinal dystrophies and dysfunctions: benefits, dilemmas and solutions [J]. Clin Exp Ophthalmol, 2007, 35 (5): 473-485.

[43] Yang Y, Zhang X, Chen L J, et al. Association of NR2E3 but not NRL mutations with retinitis pigmentosa in the Chinese population[J]. Invest Ophthalmol Vis Sci, 2010, 51(4): 2229-2235.

[44] Zhao C, Bellur D L, Lu S, et al. Autosomal-dominant retinitis pigmentosa caused by a mutation in SNRNP200, a gene required for unwinding of U4/U6 snRNAs[J]. Am J Hum Genet, 2009, 85 (5): 617-627.

[45] Ross L F, Ross L F, Saal H M, et al. Technical report: Ethical and policy issues in genetic testing and screening of children[J]. Genet Med, 2013, 15(3): 234-245.

[46] Zheng C G, Liu M, Du J, et al. Molecular spectrum of α- and β-globin gene mutations detected in the population of Guangxi Zhuang Autonomous Region, People's Republic of China [J]. Hemoglobin, 2011, 35(1): 28-39.

[47] 杨阳, 张杰. 中国南方地区地中海贫血研究进展[J]. 中国实验血液学杂志, 2017, 25(1): 276-280.

[48] 杜萌, 朱宝生, 吕涛. 地中海贫血致病机制及基因治疗进展[J]. 医学动物防治, 2017, 33(1): 58-61.

[49] 徐湘民, 张新华, 陈荔丽. 地中海贫血预防控制操作指南[M]. 北京: 人民军医出版社, 2011: 57.

[50] 郑琳, 黄海龙, 徐两蒲, 等. 高效液相色谱技术检测地中海贫血的临床价值[J]. 中国妇幼保健, 2015, 30(27): 4662-4664.

[51] Chong S S, Boehm C D, Higgs D R, et al. Single-tube multiplex-PCR screen for common deletional determinants of alpha-thalassemia[J]. Blood, 2000, 95(1): 360-362.

［52］Lin M，Zhu J J，Wang Q，et al. Development and evaluation of a reverse dot blot assay for the simultaneous detection of common alpha and beta thalassemia in Chinese[J]. Blood Cells Mol Dis，2012，48(2)：86-90.

［53］王逾男，尹爱华.基于孕妇外周血浆游离胎儿 DNA 的地中海贫血无创产前基因诊断研究进展[J].中国产前诊断杂志(电子版),2016,8(1)：48-53.

［54］Oldenburg J，Pezeshkpoor B，Pavlova A. Historical review on genetic analysis in hemophilia A [J]. Semin Thromb Hemost，2014，40(8)：895-902.

［55］Velasco E，Infante M，Duran M，et al. Heteroduplex analysis by capillary array electrophresis for rapid mutation detection in large multiexon genes[J]. Nat Protoc，2007，2(1)：237-246.

［56］Lillicrap D,何国平,Leggo J,等.PCR-构象敏感凝胶电泳技术在血友病 A 基因分型诊断及携带者检测中的应用[J].中华医学遗传学杂志,2009,4(26)：393-399.

［57］Cao Y，Shen L，Huang R，et al. Direct and indirect gene diagnosis of hemophilia A pedigrees in the Chinese population[J]. Mol Med Rep，2017，16(4)：5722-5728.

［58］Santacroce R，Longo V，Bafunno V，et al. Detection of new deletions in a group of Italian patients with Hemophilia A by multiplex ligation-dependent probe amplification[J]. Genet Test Mol Biomarkers，2009，13(5)：573-576.

［59］Zhang F，Gu W，Hurles M E，et al. Copy number variation in human health，disease，and evolution[J]. Annu Rev Genomics Hum Genet，2009，10：451-481.

［60］Carter N P. Methods and strategies for analyzing copy number variation using DNA microarrays [J]. Nat Genet，2007，39(7 Suppl)：S16-S21.

［61］Lannoy N，Abinet I，Dahan K，et al. Identification of de novo deletion in the factor Ⅷ gene by MLPA technique in two girls with isolated factor Ⅷ deficiency[J]. Haemophilia，2009，15(3)：797-801.

［62］Pavlova A，Forster T，Delev D，et al. Heterozygous large deletions of Factor 8 gene in females identified by multiplex PCR-LC[J]. Haemophilia，2008，14(3)：599-606.

［63］Tizzano E F，Barceló M J，Baena M，et al. Rapid identification of female haemophilia A carriers with deletions in the factor Ⅷ gene by quantitative real-time PCR analysis[J]. Thromb Haemost，2005，94(3)：661-664.

［64］Yu T，Wang X，Ding Q，et al. Using a minigene approach to characterize a novel splice site mutation in human F7 gene causing inherited factor Ⅶ deficiency in a Chinese pedigree[J]. Haemophilia，2009，15(6)：1262-1266.

［65］梁伟玲,韦红英,廖宁,等.7 个血友病 A 家系基因型与临床表型分析[J].中国当代儿科杂志,2015,17(9)：903-907.

［66］He Z，Chen J，Xu S，et al. A strategy for the molecular diagnosis in hemophilia a in Chinese population[J]. Cell Biochem Biophys，2013，65(3)：463-472.

［67］Lin P C，Su Y N，Liao Y M，et al. Efficient detection of factor Ⅸ mutations by denaturing high performance liquid chromatography in Taiwanese hemophilia B patients，and the identification of two novel mutations[J]. Kaohsiung J Med Sci，2014，30(4)：187-193.

［68］Pavlova A，Preisler B，Driesen J，et al. Congenital combined deficiency of coagulation factors Ⅶ and Ⅹ -different genetic mechanisms[J]. Haemophilia，2015，21(3)：386-391.

［69］Nuzzo F，Paraboschi E M，Straniero L，et al. Identification of a novel large deletion in a patient with severe factor Ⅴ deficiency using an in-house F5 MLPA assay[J]. Haemophilia，2015，21(1)：140-147.

[70] Shrestha S, Dong S, Li, et al. Evaluation of factor Ⅷ polymorphic short tandem repeat markers in linkage analysis for carrierdiagnosis of hemophilia A[J]. Biomed Rep, 2016, 5(2): 228-232.

[71] Cai X H, Wang X F, Dai J, et al. Female hemophilia A heterozygous for a de novo frame shift and a novel missense mutation of factor Ⅷ[J]. J Thromb Haemost, 2006, 4(9): 1969-1974.

[72] Fang Y, Wang X F, Dai J, et al. A rapid multiflurescent polymerase chain reaction for genetic conselling in Chinese hemophilia A families[J]. Haemophilia, 2006, 12(1): 62-67.

[73] Stoylova S S, Lenting P J, Kemball-Cook G, et al. Electron crystallography of human blood coagulation factor Ⅷ bound to phospholipid monolayers[J]. J Biol Chem, 1999, 274(51): 36573-36578.

[74] Lyu C, Xue F, Liu X, et al. Identification of mutations in the F8 and F9 gene in families with haemophilia using targeted high-throughput sequencing [J]. Haemophilia, 2016, 22 (5): e427-e434.

[75] Nicholson J K, Lindon J C. Systems biology: Metabonomics[J]. Nature, 2008, 455(7216): 1054-1056.

[76] Ficicioglu C. New tools and approaches to newborn screening: ready to open Pandora's box[J]. Cold Spring Harb Mol Case Stud, 2017, 3(3): a001842.

[77] Carter R L, Wrabetz L, Jalal K, et al. Can psychosine and galactocerebrosidase activity predict early-infantile Krabbe's disease presymptomatically [J]. J Neurosci Res, 2016, 94 (11): 1084-1093.

[78] Manwaring V, Prunty H, Bainbridge K, et al. Urine analysis of glucose tetrasaccharide by HPLC: a useful marker for the investigation of patients with Pompe and other glycogen storage diseases[J]. J Inherit Metab Dis, 2012, 35(2): 311-316.

[79] Rinaldo P, Cowan T M, Matern D. Acylcarnitine profile analysis[J]. Genet Med, 2008, 10(2): 151-156.

[80] Fong B M, Tam S, Leung K S. Quantification of acylglycines in human urine by HPLC electrospray ionization-tandem mass spectrometry and the establishment of pediatric reference interval in local Chinese[J]. Talanta, 2012, 88: 193-200.

[81] Tebani A, Abily-Donval L, Afonso C, et al. Clinical metabolomics: The new metabolic window for inborn errors of metabolism investigations in the post-genomic era[J]. Int J Mol Sci, 2016, 17(7). doi: 10.3390/ijms17071167.

[82] Song Y Z, Li B X, Hao H, et al. Selective screening for inborn errors of metabolism and secondary methylmalonic aciduria in pregnancy at high risk district of neural tube defects: a human metabolome study by GC-MS in China[J]. Clin Biochem, 2008, 41(7-8): 616-620.

[83] Jiang M, Liu L, Mei H, et al. Detection of inborn errors of metabolism using GC-MS: over 3 years of experience in southern China[J]. J Pediatr Endocrinol Metab, 2015, 28(3-4): 375-380.

[84] Huang X, Yang L, Tong F, et al. Screening for inborn errors of metabolism in high-risk children: a 3-year pilot study in Zhejiang Province, China[J]. BMC Pediatr, 2012, 12: 18.

[85] Tu W, He J, Dai F, et al. Impact of inborn errors of metabolism on admission in a neonatal intensive care unit-a prospective cohort study[J]. Indian J Pediatr, 2012, 79(4): 494-500.

[86] Fokstuen S, Makrythanasis P, Hammar E, et al. Experience of a multidisciplinary task force with exome sequencing for Mendelian disorders[J]. Hum Genomics, 2016, 10(1): 24.

[87] Belkadi A, Bolze A, Itan Y, et al. Whole-genome sequencing is more powerful than whole-exome sequencing for detecting exome variants[J]. Proc Natl Acad Sci U S A, 2015, 112 (17):

5473-5478.

[88] 高志杰,姜茜,陈倩,等.第 2 代测序技术在甲基丙二酸尿症以及苯丙酮尿症诊断中的应用[J].医学研究杂志,2015,44(3):111-114.

[89] 唐建平,孙红芹,张磊,等.970 例新生儿遗传性代谢病筛查及分子诊断结果分析[J].安徽医药,2017,21(5):876-879.

[90] Ward L D, Kellis M. Interpreting noncoding genetic variation in complex traits and human disease [J]. Nat Biotechnol, 2012, 30(11):1095-1106.

[91] Rehder C W, David K L, Hirsch B, et al. American College of Medical Genetics and Genomics: standards and guidelines for documenting suspected consanguinity as an incidental finding of genomic testing[J]. Genet Med, 2013, 15(2):150-152.

[92] Weiss K H, Wilson disease[M]//Adam M P, Ardinger H H, Pagon R A, et al. GeneReviews®. Seattle: University of Washington, 2016.

[93] Kalia S S, Adelman K, Bale S J, et al. Recommendations for reporting of secondary findings in clinical exome and genome sequencing, 2016 update(ACMG SF v2.0): a policy statement of the American College of Medical Genetics and Genomics[J]. Genet Med, 2017, 19(2):249-255.

[94] Goldenberg A J, Hull S C, Wilfond B S, et al. Patient perspectives on group benefits and harms in genetic research[J]. Public Health Genomics, 2011, 14(3):135-142.

[95] Tarini B A. Storage and use of residual newborn screening blood spots: a public policy emergency [J]. Genet Med, 2011, 13(7):619-620.

[96] 刘玉鹏,丁圆,李溪远,等.单纯型甲基丙二酸尿症 126 例的临床表型与基因型研究[J].中华实用儿科临床杂志,2015,30(20):1538-1541.

[97] 高嘉敏,何平,郑晓瑛.中国听力残疾致残原因的区域分布[J].地域研究与开发,2017,36(4):153-157.

[98] Vele O, Schrijver I. Inherited hearing loss: molecular genetics and diagnostic testing[J]. Expert Opin Med Diagn, 2008, 2(3):231-248.

[99] 袁永一,戴朴.遗传性聋的精准医疗[J].临床耳鼻咽喉头颈外科杂志,2016,30(1):1-5.

[100] 于飞,戴朴,韩东一.GJB2 基因突变及语前遗传性非综合征性耳聋[J].国际耳鼻咽喉头颈外科杂志,2005,29(6):359-361.

[101] 和李瑜,纳玉萍,郭敏.关于人工耳蜗植入治疗遗传性耳聋的研究进展[J].分子影像学杂志,2017,40(2):214-219.

[102] 胡伟群,薛章伟,黄金樵,等.5025 例新生儿药物性耳聋基因突变筛查结果分析[J].莆田学院学报,2016,23(5):34-36.

[103] Xia J H, Liu C Y, Tang B S, et al. Mutations in the gene encoding gap junction protein beta-3 associated with autosomal dominant hearing impairment[J]. Nat Genet, 1998, 20(4):370-373.

[104] 袁永一,戴朴.遗传性聋的精准医疗[J].临床耳鼻咽喉头颈外科杂志,2016,30(1):1-5.

[105] 袁永一,戴朴.聋病基因筛查和耳聋防控新手段[J].中国耳鼻咽喉头颈外科,2015,22(2):57-59.

[106] 王翠翠,袁慧军.高通量测序技术在遗传性耳聋研究中的应用及研究进展[J].遗传,2017,39(3):208-219.

[107] Shearer A E, DeLuca A P, Hildebrand M S, et al. Comprehensive genetic testing for hereditary hearing loss using massively parallel sequencing[J]. Proc Natl Acad Sci U S A, 2010, 107(49):21104-21109.

[108] Sloan-Heggen C M, Bierer A O, Shearer A E, et al. Comprehensive genetic testing in the clinical

evaluation of 1119patients with hearing loss[J]. Hum Genet，2016，135(4)：441-450.

[109] Walsh T，Shahin H，Elkan-Miller T，et al. Whole exome sequencing and homozygosity mapping identify mutation in the cell polarity protein GPSM2 as the cause of nonsyndromic hearing lossDFNB82[J]. Am J Hum Genet，2010，87(1)：90-94.

[110] Torres V E，Harris P C. Autosomal dominant polycystic kidney disease：the last 3 years[J]. Kidney Int，2009，76(2)：149-168.

[111] Peters D J，Sandkuijl L A. Genetic heterogeneity of polycystic kidney disease in Europe[J]. Contrib Nephrol，1992，97：128-139.

[112] Kim J A，Blumenfeld J D，Chhabra S，et al. Pancreatic cysts in autosomal dominant polycystic kidney disease：prevalence and association with PKD2 gene mutations[J]. Radiology，2016，280(3)：762-770.

[113] Kim J A，Blumenfeld J D，Prince M R. Seminal vesicles in autosomal dominant polycystic kidney disease[M]//Li X. Polycystic Kidney Disease. Brisbane(AU)：Codon Publications，2015.

[114] Corradi V，Giuliani A，Gastaldon F，et al. Genetics and autosomal dominant polycystic kidney disease progression.[J]. Contrib Nephrol，2017，190：117-123.

[115] Cornec-Le Gall E，Audrézet M P，Renaudineau E，et al. PKD2-related autosomal dominant polycystic kidney disease：prevalence，clinical presentation，mutation spectrum，and prognosis [J]. Am J Kidney Dis，2017，70(4)：476-485.

[116] 潘世扬. 临床分子诊断学[M]. 北京：人民卫生出版社,2013：992-994.

[117] 张树忠,张宇红,张殿勇,等.应用变性高效液相色谱技术检测汉族人Ⅰ型多囊肾致病基因突变 [J]. 中华医学遗传学杂志,2006,23(3)：283-288.

[118] Tan Y C，Blumenfeld J D，Anghel R，et al. Novel method for genomic analysis of PKD1 and PKD2 mutations in autosomal dominant polycystic kidney disease[J]. Hum Mutat，2009，30(2)：264-273.

[119] Tan A Y，Michaeel A，Liu G，et al. Molecular diagnosis of autosomal dominant polycystic kidney disease using next-generation sequencing[J]. J Mol Diagn，2014，16(2)：216-228.

[120] Eisenberger T，Decker C，Hiersche M，et al. An efficient and comprehensive strategy for genetic diagnostics of polycystic kidney disease[J]. PLoS One，2015，10(2)：e0116680.

[121] 欧阳雁玲.多基因遗传病与染色体遗传病[J].中国计划生育学杂志,2015,23(1)：64-67.

[122] 钱桂生,罗成基,张忠辉,等.内科学与野战内科学[M].北京：人民卫生出版社,2008：1177-1200.

[123] 廖二元,莫朝晖.内分泌学[M].2版.北京：人民卫生出版社,2007.

[124] Sanjeevi C B，Falorni A，Kockum I，et al. HLA and glutamic acid decarboxylase in human insulin-dependent diabetes mellitus[J]. Diabet Med，1996，13(3)：209-217.

[125] 鲁郡,侯旭宏,贾伟平.成人迟发型自身免疫性糖尿病发病机制研究进展[J].上海交通大学学报 (医学版),2014,34(4)：546-550.

[126] 鲍缦夕,邹大进.2型糖尿病的发病易感基因[J].中国组织工程研究,2006,10(16)：140-143.

[127] 李泉,乔正荣,刘钉宾,等.INS基因遗传多态性与2型糖尿病发病风险及血清IAA-Ab水平相关性研究[J].重庆医学,2015(23)：3210-3212.

[128] 王雪涛,朱燕萍.浅谈2型糖尿病的基因检测[J].临床医药实践,2014,23(7)：532-533.

[129] 韩学尧,纪立农.MODY3基因在早发家族性2型糖尿病发病中的作用[J].北京大学学报(医学版),2005,15(6)：153-155.

[130] 陈静,韩学尧,纪立农.新发现的MODY亚型[J].中国糖尿病杂志,2011,19(7)：552-554.

[131] 俞巧稚,张文颖.妊娠期糖尿病发病相关因素的研究进展[J].中国妇产科临床杂志,2015,16(2)：187-190.

[132] Pappa K I, Gazouli M, Anastasiou E, et al. The major circadian pacemaker ARNT-like protein-1(BMAL1)is associated with susceptibility to gestational diabetes mellitus[J]. Diabetes Res Clin Pract, 2013, 99(2)：151-157.

[133] 王海红,王春梅,徐胜媛,等.1例家族性高胆固醇血症患者低密度脂蛋白受体基因新突变体功能研究[J].临床检验杂志,2014,32(5)：324-328.

[134] 张筠婷,郑金刚,柯元南,等.一个家族性高胆固醇血症家系基因突变分析[J].中日友好医院学报,2015,29(2)：80-83.

[135] 李文龙,裴卫东.家族性高三酰甘油血症的遗传因素[J].医学综述,2009,15(15)：2241-2244.

[136] 裴卫东,孙余华.家族性混合型高脂血症遗传易感基因的研究进展[J].中国循环杂志,2005,20(3)：235-237.

[137] Diego T, Sergio C, Pilar M, et al. Reliable low-density DNA array based onallele-specific probes for detection of 118 mutations causing familial hypercholesterolemia[J]. Clin Chem, 2005, 51(7)：1137-1144.

[138] Manolio T A, Collins F S, Cox N J, et al. Finding the missing heritability of complex diseases[J]. Nature, 2009, 461(7265)：747-753.

[139] Basson J, Simino J, Rao D C. Between candidate genes and whole genomes：time for alternative approaches in blood pressure genetics[J]. Curr Hypertens Rep, 2012, 14(1)：46-61.

[140] Johnson A D, Newtoncheh C, Chasman D I, et al. Association of hypertension drug target genes with blood pressure and hypertension in 86,588 individuals[J]. Hypertension, 2011, 57(5)：903-910.

[141] Lin Y, Lai X, Chen B, et al. Genetic variations in CYP17A1, CACNB2 and PLEKHA7 are associated with blood pressure and/or hypertension in she ethnic minority of China[J]. Atherosclerosis, 2011, 219(2)：709-714.

[142] Yang H C, Liang Y J, Chen J W, et al. Identification of IGF1, SLC4A4, WWOX, and SFMBT1 as hypertension susceptibility genes in Han Chinese with a genome-wide gene-based association study[J]. PLoS One, 2012, 7(3)：e32907.

[143] Simino J, Rao D C, Freedman B I. Novel findings and future directions on the genetics of hypertension[J]. Curr Opin Nephrol Hypertens, 2012, 21(5)：500-507.

[144] 杨颖,程龙献.武汉地区高血压患者血小板内皮细胞黏附分子-1基因多态性分析[J].临床心血管病杂志,2013,29(4)：283-286.

[145] Sulem P, Gudbjartsson D F, Walters G B, et al. Identification of low-frequency variants associated with gout and serum uric acid levels[J]. Nat Genet, 2011, 43(11)：1127-1130.

[146] So A, Thorens B. Uric acid transport and disease[J]. J Clin Invest, 2010, 120(6)：1791-1799.

[147] 韩琳,于清,胡东明,等.中国汉族人尿酸盐转运蛋白1基因启动子区多态性与原发性高尿酸血症的关联研究[J].中华内分泌代谢杂志,2012,28(1)：36-39.

[148] Leiba A, Vinker S, Dinour D, et al. Uric acid levels within the normal range predict increased risk of hypertension：a cohort study[J]. J Am Soc Hypertens, 2015, 9(8)：600-609.

[149] Graessler J, Graessler A, Unger S, et al. Association of the human urate transporter 1 with reduced renal uric acid excretion and hyperuricemia in a German Caucasian population[J]. Arthritis Rheum, 2006, 54(1)：292-300.

[150] 孟冬梅,韩琳,苗志敏,等.SLC22A12基因第8外显子和第8内含子多态与中国汉族人原发性高

尿酸血症关联研究[J]. 中华医学遗传学杂志,2010,27(6)：659-663.

[151] Qin L，Yang Z，Gu H，et al. Association between serum uric acid levels and cardiovascular disease in middle-aged and elderly Chinese individuals[J]. BMC Cardiovasc Disord，2014，9(20)：2235-2261.

[152] Wang J，Liu S，Wang B，et al. Association between gout and polymorphisms in GCKR，in male Han Chinese[J]. Hum Genet，2012，131(7)：1261-1265.

[153] Wang B，Miao Z，Liu S，et al. Genetic analysis of ABCG2 gene C421A polymorphism with gout disease in Chinese Han male population[J]. Hum Genet，2010，127(2)：245-246.

[154] 李长贵,胡东明,吴秀英,等. 葡萄糖转运蛋白 9 基因 rs13137343 多态性与中国汉族男性原发性高尿酸血症的相关性研究[J]. 中华内分泌代谢杂志,2012,28(3)：213-214.

[155] Köttgen A，Albrecht E，Teumer A，et al. Genome-wide association analyses identify 18 new loci associated with serum urate concentrations[J]. Nat Genet，2013，45(2)：145-154.

[156] Xiong A，Yao Q，He J，et al. No causal effect of serum urate on bone-related outcomes among a population of postmenopausal women and elderly men of Chinese Han ethnicity-a Mendelian randomization study[J]. Osteoporos Int，2016，27(3)：1031-1039.

[157] Eccles D M，Pichert G. Familial non-BRCA1/BRCA2-associated breast cancer[J]. Lancet Oncol，2005，6(9)：705-711.

[158] Claus E B，Schildkraut J M，Thompson W D，et al. The genetic attributable risk of breast and ovarian cancer[J]. Cancer，1996，77(11)：2318-2324.

[159] King M C，Marks J H，Mandell J B. Breast and ovarian cancer risks due to inherited mutations in BRCA1 and BRCA2[J]. Science，2003，302(5645)：643-646.

[160] Honrado E，Benitez J，Palacios J. The molecular pathology of hereditary breast cancer：genetic testing and therapeutic implications[J]. Mod Pathol，2005，18(10)：1305-1320.

[161] Turner N C，Reis-Filho J S. Basal-like breast cancer and the BRCA1 phenotype[J]. Oncogene，2006，25(43)：5846-5853.

[162] Bane A L，Beck J C，Bleiweiss I，et al. BRCA2 mutation-associated breast cancers exhibit a distinguishing phenotype based on morphology and molecular profiles from tissue microarrays[J]. The Am J Surg Pathol，2007，31(1)：121-128.

[163] Becker K F，Atkinson M J，Reich U，et al. E-cadherin gene mutations provide clues to diffuse type gastric carcinomas[J]. Cancer Res，1994，54(14)：3845-3852.

[164] Liaw D，Marsh D J，Li J，et al. Germline mutations of the PTEN gene in Cowden disease，an inherited breast and thyroid cancer syndrome[J]. Nat Genet，1997，16(1)：64-67.

[165] Hemminki A，Markie D，Tomlinson I，et al. A serine/threonine kinase gene defective in Peutz-Jeghers syndrome[J]. Nature，1998，391(6663)：184-187.

[166] Malkin D，Li F P，Strong L C，et al. Germ line p53 mutations in a familial syndrome of breast cancer，sarcomas，and other neoplasms[J]. Science，1990，250(4985)：1233-1238.

[167] Broeks A，Urbanus J H，Floore A N，et al. ATM-heterozygous germline mutations contribute to breast cancer-susceptibility[J]. Am J Hum Genet，2000，66(2)：494-500.

[168] Cantor S B，Bell D W，Ganesan S，et al. BACH1，a novel helicase-like protein，interacts directly with BRCA1 and contributes to its DNA repair function[J]. Cell，2001，105(1)：149-160.

[169] Meijers-Heijboer H，van den Ouweland A，Klijn J，et al. Low-penetrance susceptibility to breast cancer due to CHEK2（＊）1100delC in noncarriers of BRCA1 or BRCA2 mutations[J]. Nat Genet，2002，31(1)：55-59.

[170] Bogdanova N, Feshchenko S, Schürmann P, et al. Nijmegen Breakage Syndrome mutations and risk of breast cancer[J]. Int J Cancer, 2008, 122(4): 802-806.

[171] Heikkinen K, Rapakko K, Karppinen S M, et al. RAD50 and NBS1 are breast cancer susceptibility genes associated with genomic instability[J]. Carcinogenesis, 2006, 27(8): 1593-1599.

[172] Rahman N, Seal S, Thompson D, et al. PALB2, which encodes a BRCA2-interacting protein, is a breast cancer susceptibility gene[J]. Nat Genet, 2007, 39(2): 165-167.

[173] Meindl A, Hellebrand H, Wiek C, et al. Germline mutations in breast and ovarian cancer pedigrees establish RAD51C as a human cancer susceptibility gene[J]. Nat Genet, 2010, 42(5): 410-414.

[174] Rodriguez-Lopez R, Osorio A, Ribas G, et al. The variant E233G of the RAD51D gene could be a low-penetrance allele in high-risk breast cancer families without BRCA1/2 mutations[J]. Int J Cancer, 2004, 110(6): 845-849.

[175] Caldas C, Carneiro F, Lynch H T, et al. Familial gastric cancer: overview and guidelines for management[J]. J Med Genet, 1999, 36(12): 873-880.

[176] Worthley D L, Phillips K D, Wayte N, et al. Gastric adenocarcinoma and proximal polyposis of the stomach(GAPPS): a new autosomal dominant syndrome[J]. Gut, 2012, 61(5): 774-779.

[177] Oliveira C, Pinheiro H, Figueiredo J, et al. Familial gastric cancer: genetic susceptibility, pathology, and implications for management[J]. Lancet. Oncol, 2015, 16(2): e60-e70.

[178] Wood L D, Salaria S N, Cruise M W, et al. Upper GI tract lesions in familial adenomatous polyposis(FAP): enrichment of pyloric gland adenomas and other gastric and duodenal neoplasms[J]. Am J Surg Pathol, 2014, 38(3): 389-393.

[179] Friedenson B. BRCA1 and BRCA2 pathways and the risk of cancers other than breast or ovarian[J]. MedGenMed, 2005, 7(2): 60.

[180] Brosens L A, Langeveld D, van Hattem W A, et al. Juvenile polyposis syndrome[J]. World J Gastroenterol, 2011, 17(44): 4839-4844.

[181] Masciari S, Dewanwala A, Stoffel E M, et al. Gastric cancer in individuals with Li-Fraumeni syndrome[J]. Genet Med, 2011, 13(7): 651-657.

[182] Capelle L G, Van Grieken N C, Lingsma H F, et al. Risk and epidemiological time trends of gastric cancer in Lynch syndrome carriers in the Netherlands[J]. Gastroenterology, 2010, 138(2): 487-492.

[183] van Lier M G, Wagner A, Mathus-Vliegen E M, et al. High cancer risk in Peutz-Jeghers syndrome: a systematic review and surveillance recommendations[J]. Am J Gastroenterol, 2010, 105(6): 1258-1264; author reply 1265.

[184] van Lier M G, Westerman A M, Wagner A, et al. High cancer risk and increased mortality in patients with Peutz-Jeghers syndrome[J]. Gut, 2011, 60(2): 141-147.

[185] Oliveira C, Senz J, Kaurah P, et al. Germline CDH1 deletions in hereditary diffuse gastric cancer families[J]. Hum Mol Genet, 2009, 18(9): 1545-1555.

[186] Yamada H, Shinmura K, Ito H, et al. Germline alterations in the CDH1 gene in familial gastric cancer in the Japanese population[J]. Cancer Sci, 2011, 102(10): 1782-1788.

[187] Hansford S, Kaurah P, Li-Chang H, et al. Hereditary diffuse gastric cancer syndrome: CDH1 mutations and beyond[J]. JAMA Oncol, 2015, 1(1): 23-32.

[188] Guilford P, Humar B, Blair V. Hereditary diffuse gastric cancer: translation of CDH1 germline

mutations into clinical practice[J]. Gastric Cancer, 2010, 13(1): 1-10.

[189] Barber M, Murrell A, Ito Y, et al. Mechanisms and sequelae of E-cadherin silencing in hereditary diffuse gastric cancer[J]. J Pathol, 2008, 216(3): 295-306.

[190] Oliveira C, Sousa S, Pinheiro H, et al. Quantification of epigenetic and genetic 2nd hits in CDH1 during hereditary diffuse gastric cancer syndrome progression[J]. Gastroenterology, 2009, 136 (7): 2137-2148.

[191] Humar B, Blair V, Charlton A, et al. E-cadherin deficiency initiates gastric signet-ring cell carcinoma in mice and man[J]. Cancer Res, 2009, 69(5): 2050-2056.

[192] Grady W M, Willis J, Guilford P J, et al. Methylation of the CDH1 promoter as the second genetic hit in hereditary diffuse gastric cancer[J]. Nat Genet, 2000, 26(1): 16-17.

[193] Majewski I J, Kluijt I, Cats A, et al. An alpha-E-catenin(CTNNA1) mutation in hereditary diffuse gastric cancer[J]. J Pathol, 2013, 229(4): 621-629.

[194] Gaston D, Hansford S, Oliveira C, et al. Germline mutations in MAP3K6 are associated with familial gastric cancer[J]. PLoS Genet, 2014, 10(10): e1004669.

[195] Burt R W. Familial risk and colorectal cancer[J]. Gastroenterol Clin North Am, 1996, 25(4): 793-803.

[196] Johns L E, Houlston R S. A systematic review and meta-analysis of familial colorectal cancer risk [J]. Am J Gastroenterol, 2001, 96(10): 2992-3003.

[197] Lynch H T, de la Chapelle A. Hereditary colorectal cancer[J]. N Engl J Med, 2003, 348(10): 919-932.

[198] Kempers M J, Kuiper R P, Ockeloen C W, et al. Risk of colorectal and endometrial cancers in EPCAM deletion-positive Lynch syndrome: a cohort study[J]. Lancet Oncol, 2011, 12(1): 49-55.

[199] Hendriks Y M, Jagmohan-Changur S, van der Klift H M, et al. Heterozygous mutations in PMS2 cause hereditary nonpolyposis colorectal carcinoma (Lynch syndrome) [J]. Gastroenterology, 2006, 130(2): 312-322.

[200] Loukola A, Eklin K, Laiho P, et al. Microsatellite marker analysis in screening for hereditary nonpolyposis colorectal cancer(HNPCC)[J]. Cancer Res, 2001, 61(11): 4545-4549.

[201] Burt R W, Bishop D T, Lynch H T, et al. Risk and surveillance of individuals with heritable factors for colorectal cancer. WHO Collaborating Centre for the Prevention of Colorectal Cancer [J]. Bull World Health Organ, 1990, 68(5): 655-665.

[202] Ripa R, Bisgaard M L, Bulow S, et al. De novo mutations in familial adenomatous polyposis (FAP)[J]. Eur J Hum Genet, 2002, 10(10): 631-637.

[203] Riddell R, Jain D. Lewin, Weinstein and Riddell's Gastrointestinal Pathology and its Clinical Implications[M]. Philadelphia: Lippincott Williams & Wilkins, 2014.

[204] Nagase H, Miyoshi Y, Horii A, et al. Correlation between the location of germ-line mutations in the APC gene and the number of colorectal polyps in familial adenomatous polyposis patients[J]. Cancer Res, 1992, 52(14): 4055-4057.

[205] Lamlum H, Al Tassan N, Jaeger E, et al. Germline APC variants in patients with multiple colorectal adenomas, with evidence for the particular importance of E1317Q[J]. Hum Mol Genet, 2000, 9(15): 2215-2221.

[206] Lindor N M. Hereditary colorectal cancer: MYH-associated polyposis and other newly identified disorders[J]. Best Pract Res Clin Gastroenterol, 2009, 23(1): 75-87.

［207］Grover S，Kastrinos F，Steyerberg E W，et al. Prevalence and phenotypes of APC and MUTYH mutations in patients with multiple colorectal adenomas［J］. JAMA，2012，308(5)：485-492.

［208］Nielsen M，Morreau H，Vasen H F，et al. MUTYH-associated polyposis(MAP)［J］. Crit Rev Oncol Hematol，2011，79(1)：1-16.

［209］Nielsen M，Poley J W，Verhoef S，et al. Duodenal carcinoma in MUTYH-associated polyposis［J］. J Clin Pathol，2006，59(11)：1212-1215.

［210］Guarinos C，Juarez M，Egoavil C，et al. Prevalence and characteristics of MUTYH-associated polyposis in patients with multiple adenomatous and serrated polyps［J］. Clin Cancer Res，2014，20(5)：1158-1168.

［211］Vogt S，Jones N，Christian D，et al. Expanded extracolonic tumor spectrum in MUTYH-associated polyposis［J］. Gastroenterology，2009，137(6)：1976-1985. e1-e10.

［212］van Hattem W A，Brosens L A，de Leng W W，et al. Large genomic deletions of SMAD4，BMPR1A and PTEN in juvenile polyposis［J］. Gut，2008，57(5)：623-627.

［213］Fearon E R. Molecular genetics of colorectal cancer［J］. Annu Rev Pathol，2011，6：479-507.

［214］Resta N，Pierannunzio D，Lenato G M，et al. Cancer risk associated with STK11/LKB1 germline mutations in Peutz-Jeghers syndrome patients：results of an Italian multicenter study［J］. Dig Liver Dis，2013，45(7)：606-611.

［215］McWilliams R R，Rabe K G，Olswold C，et al. Risk of malignancy in first-degree relatives of patients with pancreatic carcinoma［J］. Cancer，2005，104(2)：388-394.

［216］Becker A E，Hernandez Y G，Frucht H，et al. Pancreatic ductal adenocarcinoma：risk factors，screening，and early detection［J］. World J Gastroenterol，2014，20(32)：11182-11198.

［217］LaRusch J，Whitcomb D C. Genetics of pancreatitis［J］. Curr Opin Gastroenterol，2011，27(5)：467-474.

［218］Cerrillo Hinojosa M，Yerena de Vega M C，González Panzzi M E，et al. Genetic amniocentesis in high-risk populations experience in 3081 cases［J］. Ginecol Obstet Mex，2009，77(4)：173-182.

［219］朱明德，石应康. 临床医学概要［M］. 北京：人民卫生出版社，2003：624.

［220］王德启，孙惠兰，杨保胜. 医学遗传学［M］. 北京：人民军医出版社，1999：32,130.

［221］Asim A，Kumar A，Muthuswamy S，et al. Down syndrome：an insight of the disease［J］. J Biomed Sci，2015，22(1)：41.

［222］Asano T，Ikeuchi T，Shinohara T，et al. Partial 18q trisomy and 18p monosomy resulting from a maternal pericentric inversion，inv(18)(p11. 2q21. 3)［J］. Jinrui Idengaku Zasshi，1991，36(3)：257-265.

［223］Jenkins K J，Roberts A E. Trisomy 13 and 18：cardiac surgery makes sense if it is part of a comprehensive care strategy［J］. Pediatrics，2017，140(5). doi：10. 1542/peds. 2017-2809.

［224］Kim M K，Kim D J. Effects of oral stimulation intervention in newborn babies with cri du chat syndrome：single-subject research design［J］. Occup Ther Int，2018，2018：6573508.

［225］Kanakis G A，Nieschlag E. Klinefelter syndrome：more than hypogonadism［J］. Metabolism，2018，86：135-144.

［226］Chang S，Skakkebæk A，Gravholt C H. Klinefelter syndrome and medical treatment：hypogonadism and beyond［J］. Hormones(Athens)，2015，14(4)：531-548.

［227］Redel J M，Backeljauw P F. Turner syndrome：diagnostic and management considerations for perinatal clinicians［J］. Clin Perinatol，2018，45(1)：119-128.

［228］Shankar R K，Backeljauw P F. Current best practice in the management of Turner syndrome［J］.

Ther Adv Endocrinol Metab，2018，9(1)：33-40.

[229] 王增阁,郭奇伟,周裕林.染色体微缺失微重复综合征遗传检测的现状及展望[J].中华检验医学杂志,2016,39(6)：407-409.

[230] 杨必成,唐新华,苏洁,等.BoBs 技术在常见染色体微缺失/微重复综合征检测中的应用[J].中华医学遗传学杂志,2016,33(4)：452-457.

[231] 印学蕾,丁效薇,姚明珠.新生儿先天性畸形 481 例构成和相关因素分析[J].临床儿科杂志,2008,26(3)：204-208.

[232] Werler M M，Hayes C，Louik C，et al．Multivitamin supplementation and risk of birth defects[J]．Am J Epidemiol，1999，150(7)：675-682.

[233] 王练英.新生儿消化道畸形的诊治[J].临床小儿外科杂志,2004,3(3)：202-204.

[234] 杨娅,李治安,裴金凤,等.胎儿先天性心血管畸形的超声心动图分析诊断方法[J].中华医学超声杂志(电子版),2005,2(4)：197-199.

[235] Apitz C，Webb G D，Redington A N．Tetralogy of Fallot[J]．Lancet，2009，374(9699)：1462-1471.

[236] 刘玲,金杭美.先天性泌尿生殖道畸形合并泌尿生殖道瘘[J].中国实用妇科与产科杂志,2014,30(7)：524-526.

[237] Walknowska J，Conte F A，Grumbach M M．Practical and theoretical implication of fetal-maternal lymphocyte transfer[J]．Lancet，1969，1(7606)：1119-1122.

[238] Lo Y M，Corbetta N，Chamberlain P F，et al．Presence of fetal DNA in maternal plasma and serum[J]．Lancet，1997，350(9076)：485-487.

[239] Lo Y M，Tein M S，Lau T K，et al．Quantitative analysis of fetal DNA in maternal plasma and serum：implications for noninvasive prenatal diagnosis[J]．Am J Hum Genet，1998，62(4)：768-775.

[240] Lo Y M，Zhang J，Leung T N，et al．Rapid clearance of fetal DNA from maternal plasma[J]．Am J Hum Genet，1999，64(1)：218-224.

[241] Lo Y M，Chan K C，Sun H，et al．Maternal plasma DNA sequencing reveals the genome-wide genetic and mutational profile of the fetus[J]．Sci Transl Med，2010，2(61)：61ra91.

[242] Fan H C，Blumenfeld Y J，Chitkara U，et al．Noninvasive diagnosis of fetal aneuploidy by shotgun sequencing DNA from maternal blood[J]．Proc Natl Acad Sci U S A，2008，105(42)：16266-16271.

[243] Chin R W，Akolekar R，Zheng Y W，et al．Non-invasive prenatal assessment of trismy 21 by multiplexed maternal plasma DNA sequencing：large scale validity study[J]．BMJ，2011，342：c7401.

[244] Jensen T J，Zwiefelhofer T，Tim R C，et al．High-throughput massively parallel sequencing for fetal aneuploidy detection from maternal plasma[J]．PLoS One，2013，8(3)：e57381.

[245] Zimmermann B，Hill M，Gemelos G，et al．Noninvasive prenatal aneuploidy testing of chromosomes 13，18，21，X，and Y，using targeted sequencing of polymorphic loci[J]．Prenat Diagn，2012，32(13)：1233-1241.

[246] Lun F M，Tsui N B，Chan K C，et al．Noninvasive prenatal diagnosis of monogenic diseases by digital size selection and relative mutation dosage on DNA in maternal plasma[J]．Proc Natl Acad Sci U S A，2008，105(50)：19920-19925.

[247] Barrett A N，McDonnell T C，Chan K C，et al．Digital PCR analysis of maternal plasma for noninvasive detection of sickle cell anemia[J]．Clin Chem，2012，58(6)：1026-1032.

［248］Tsui N B，Kadir R A，Chan K C，et al. Noninvasive prenatal diagnosis of hemophilia by microfluidics digital PCR analysis of maternal plasma DNA［J］. Blood，2011，117（13）：3684-3691.

［249］Zafari M，Gill P，Kowsaryan M，et al. High-resolution melting analysis for noninvasive prenatal diagnosis of IVS-II-I（G-A）fetal DNA in minor beta-thalassemia mothers［J］. J Matern Fetal Neonatal Med，2016，29（20）：3323-3328.

［250］Committee Opinion No. 640：cell-free DNA screening for fetal aneuploidy［J］. Obstet Gynecol，2015，126（3）：e31-e37.

［251］Gregg A R，Skotko B G，Benkendorf J L，et al. Noninvasive prenatal screening for fetal aneuploidy，2016 update：a position statement of the American College of Medical Genetics and Genomics［J］. Genet Med，2016，18（10）：1056-1065.

［252］Benn P，Borrell A，Chiu R W，et al. Position statement from the Chromosome Abnormality Screening the Committee on behalf of the Board of the International Society for Prenatal Diagnosis ［J］. Prenat Diagn，2015，35（8）：725-734.

［253］马京梅，杨慧霞. 基于母体外周血胎儿游离核酸的无创产前检查：来自国际两大学术组织的最新指南［J］. 中华围产医学杂志，2015，18（11）：834-837.

［254］Jain C V，Kadam L，van Dijk M，et al. Fetal genome profiling at 5 weeks of gestation after noninvasive isolation of trophoblast cells from the endocervical canal［J］. Sci Transl Med，2016，8（363）：363re4.

6 肿瘤的精准分子诊断

近年来,我国恶性肿瘤的发病率呈逐年上升趋势,随着治疗技术的迅速发展,精准医学兴起,医疗模式开始朝着为患者量身定制最佳治疗方案的方向转变,个性化诊断和精准治疗成为发展趋势。分子诊断可用于帮助临床多种疾病的预警、筛查、早期诊断,指导治疗、疗效监测、预后判断等,具有非常重要的作用。目前,精准分子诊断已渗透至临床检验诊断学、临床病理学、肿瘤学、药物(基因组)学等多个学科领域,未来作为辅助实现精准治疗的关键技术,分子诊断将推动临床突破传统的疾病诊疗模式。肿瘤是一种高异质性疾病,精准分子诊断可以帮助预测肿瘤的发生风险从而提示个体进行适宜的预防及治疗;肿瘤组织分子分型则为靶向药物或化疗的个体化用药、预后判断提供了依据;分子液体活检为肿瘤复发、病程及疗效监测甚至原发器官判断提供了分子标志物。

6.1 肿瘤精准治疗的临床分子诊断

临床分子诊断是精准诊断的核心,而精准诊断是精准治疗的基础。每一个人都具有自己独特的基因,每一位肿瘤患者所携带的肿瘤基因也不完全一致,即使是同样分型分期的肿瘤,其治疗策略也不完全相同。目前,肿瘤靶向治疗即是"精准医学"的一个体现,在综合考虑患者各项特征的基础上,通过检测肿瘤患者的基因分型,可以针对患者自身特征制定最佳治疗方案,突破传统治疗的局限性。

6.1.1 肺癌的分子基础与靶向治疗

原发性肺癌(以下简称肺癌)是我国最常见的恶性肿瘤之一。国家癌症中心 2015 年发布的数据显示,2006—2011 年我国的肺癌 5 年患病率是 130.2/10 万,其中男性为 84.6/10 万,居恶性肿瘤第 2 位;女性为 45.6/10 万,居恶性肿瘤第 4 位[1]。2015 年,我国肺癌新发病例为 73.3 万,死亡病例为 61.0 万,肺癌的发病率和死亡率均居恶性肿瘤首位[2]。肺癌的总体 5 年生存率为 $10\% \sim 15\%$[3]。

肺癌的主要组织学类型包括肺腺癌、肺鳞状细胞癌、小细胞肺癌、大细胞神经内分泌癌和肺类癌。从临床治疗角度肺癌划分为非小细胞肺癌(NSCLC)和小细胞肺癌(small cell lung cancer,SCLC),其中 NSCLC 包括鳞状细胞癌、腺癌、大细胞癌及其他缺乏小细胞组分的上皮性肿瘤[4]。其中,NSCLC 占肺癌的 $80\% \sim 85\%$[5]。

肺癌是一种异质性疾病,基因突变在肺癌发生、发展中起至关重要的作用。肿瘤基因组改变较为复杂,常见的突变形式包括 DNA 水平的单核苷酸或数个核苷酸变异、染色体拷贝数变异(包括基因扩增和大段缺失)、基因重排等,此外还包括 RNA 水平的转录组变异和由基因突变引起的表观遗传学改变。由美国国立卫生研究院和国家人类基因组研究院在 2005 年共同启动的癌症基因组图谱(The Cancer Genome Atlas,TCGA)计划旨在全面鉴定与描绘包括肺癌在内的超过 20 种癌症的相关基因组全球图谱,截至 2015 年已报道了肺腺癌、肺鳞状细胞癌、小细胞肺癌的基因组图谱研究结果[6-8]。

1) 肺腺癌

肺腺癌中约 60% 的驱动基因被确定,常见的癌基因及其突变频率为 *KRAS*(33%)、*EGFR*(14%)、*BRAF*(10%)和 *MET*(7%),常见的抑癌基因及其突变频率为 *TP53*(46%)、*STK11*(17%)、*KEAP1*(17%)、*NF1*(11%)、*RB1*(4%)和 *CDKN2A*(4%)。常见的 RNA 剪接突变基因为 *RBM10*(8%)、*U2AF1*(3%)和 *MET* 14 外显子区域跳跃突变(4%)。另外,*ALK*、*ROS1*、*NTRK1*、*NRG1*、*FGFR4*、*ERBB4*、*BRAF* 和 *RET* 等基因融合和基因重排也较常见。肺腺癌中报道的主要的染色质修饰突变基因分别为 *SETD2*(9%)、*ARID1A*(7%)和 *SMARCA4*(6%)[9]。

2) 肺鳞状细胞癌

TCGA 对 178 例肺鳞状细胞癌基因组的研究显示,常见的突变基因为 *TP53*(81%),还包括其他高频突变基因 *CDKN2A*(15%)、*PTEN*(8%)、*PIK3CA*(16%)、*EAP*(12%)、*MLL2*(20%)、*HLA-A*(3%)、*NFE2L2*(15%)、*NOTCH1*(8%)和 *RB1*(7%)。其中,*CDKN2A* 基因的变异类型以纯合性缺失(29%)最为常见,其次为甲基化(21%)、失活突变(18%)、剪接位点外显子 1β 跳跃突变(4%)。转录组测序研究显示 *FGFR1*、*PIK3CA* 和 *AKT* 基因扩增在超过 50% 的肺鳞状细胞癌中检出。

3) 小细胞肺癌

由于标本来源受限,对小细胞肺癌基因组研究相对滞后。George 等对 110 例小细胞肺癌标本进行了全基因组测序,结果发现 13% 的标本具有 *TP53* 基因突变,25% 的标本具有 *NOTCH* 家族基因的失活突变[8]。另有研究显示,小细胞肺癌特异性变异基因包括 *TP53*、*RB1*、*RBL1*、*RBL2*、*PTEN*,以及 RNA 调控基因(*XRN1*)、G 蛋白偶联受体信号转导分子的编码基因(*RGS7* 和 *FPR1*)及具有中心体调节功能的基因(*ASPM*、*ALMS1* 和 *PDE4DIP*)[10]。

美国医疗保险监督、流行病学和最终结果（Surveillance, Epidemiology, and End Results, SEER）数据库显示，在初诊时 57% 的肺癌患者已经发生了远处转移[11]，所以晚期患者的治疗是肺癌治疗体系的重要组成部分，也是近年来进展最多的部分。病理诊断是肺癌诊断的"金标准"，但近年来肺癌的分子遗传学研究取得了显著进展，基于遗传特征的分子分型使晚期肺癌的治疗步入了个体化分子靶向治疗时代。2015 年，世界卫生组织（WHO）发布了肺肿瘤组织学的新分类[4]。相比于 2004 年分类，其中一项最主要的变化就是在晚期肺癌患者的个体化治疗策略中强调了分子遗传学的作用。

据中国医师协会肿瘤医师分会、中国抗癌协会肿瘤临床化疗专业委员会在 2015 年公布的 NSCLC 诊断治疗指南，对于晚期 NSCLC、腺癌或含腺癌成分的其他类型肺癌，需在诊断的同时常规进行表皮生长因子受体（epidermal growth factor receptor, EGFR）基因突变和间变性淋巴瘤激酶（anaplastic lymphoma kinase, ALK）融合基因检测。如有必要可进行 *c-ros* 原癌基因 1 受体酪氨酸激酶（c-ros oncogene 1 receptor tyrosine kinase, ROS1）基因融合、人类表皮生长因子受体 2（human epidermal growth factor receptor-2, HER2）基因扩增、*MET* 基因高水平扩增及 *MET* 基因 14 号外显子跳跃突变等的检测[12]。

化疗是晚期肺癌治疗的主要手段，其地位虽然没有发生根本动摇，但其疗效已达到平台期，无法再获提高，同时化疗的不良反应也限制了其广泛的临床应用。分子靶向治疗因具有特异性高、不良反应轻的特点，越来越受到人们的关注。针对肺癌中常见的突变基因（如 *EGFR*、*ALK* 和 *MET*），已有相关的靶向治疗药物。

6.1.1.1 *EGFR* 基因及靶向治疗

EGFR 基因编码蛋白为表皮生长因子受体，属受体酪氨酸激酶家族，该家族包括 EGFR/ERBB1、HER2/ERBB2/NEU、HER3/ERBB3 和 HER4/ERBB4。EGFR 和配体（如 EGF）结合可诱导其构象发生改变，促进受体的同源或异源二聚体形成，从而激活 EGFR 激酶活性。活化的 EGFR 通过对其底物进行磷酸化使下游多个信号通路活化，包括涉及细胞生存的 PI3K-AKT-mTOR 信号通路和涉及细胞增殖的 RAS-RAF-MEK-ERK 信号通路。

约 10% 的美国 NSCLC 患者和 35% 的东亚（NSCLC）患者具有 *EGFR* 基因突变[13-15]，突变常发生于 18~21 号外显子，即 EGFR 的酪氨酸激酶区域。约 90% 的 *EGFR* 基因突变为 19 号外显子缺失或 21 号外显子上的 L858R 点突变[16]。这类突变导致 EGFR 激酶活性增强，使得下游通路异常活化[17]。*EGFR* 基因突变更多地在非吸烟的女性肺腺癌患者中检出。在多数情况下，*EGFR* 基因突变不会和其他原癌基因突变（如 *KRAS* 突变、*ALK* 重排）同时在 NSCLC 患者中检出。

针对 *EGFR* 激活突变已上市的 *EGFR* 抑制剂（EGFR 酪氨酸激酶抑制剂，EGFR-TKI）包括第一代抑制剂吉非替尼、厄洛替尼和国产的埃克替尼，第二代抑制剂阿法替尼,第三代抑制剂奥希替尼。其作用机制是 EGFR-TKI 通过与 ATP 竞争性结合受体酪氨酸激酶区 ATP 结合位点,阻断了 EGFR 酪氨酸激酶活化和磷酸化,阻断 EGFR 信号转导,最终导致肿瘤细胞增殖受抑制、新生血管产生被抑制、肿瘤细胞迁徙转移能力减弱,启动细胞凋亡,从而达到抑制肿瘤的目的。IPASS 临床试验结果显示,吉非替尼一线治疗 EGFR 基因突变的晚期 NSCLC 患者的无进展生存期、缓解率和生活质量均优于标准化疗,且其安全可耐受[18]。我国的一项多中心、非盲、随机Ⅲ期临床试验 OPTIMAL 比较了厄洛替尼与标准化疗一线治疗具有 EGFR 突变的晚期 NSCLC 患者的疗效,结果显示厄洛替尼组无进展生存期(13 个月和 4.6 个月,$P < 0.001$)和有效率(82.9% 和 36.1%,$P < 0.001$)均显著优于化疗组[19]。随后的 WJTOG 3405、NEJGSG002、EURTAC、LUX-Lung 3、LUX-Lung 6 等研究均证明了相比于标准化疗,EGFR-TKI 在无进展生存期、生活质量以及耐受性方面都具有显著的优势,EGFR 基因突变是一线 EGFR-TKI 治疗的重要靶点和关键性预测标志物。因此,美国国家综合癌症网络(National Comprehensive Cancer Network,NCCN)将 EGFR-TKI 列为 EGFR 基因敏感突变的晚期 NSCLC 患者的标准一线治疗。

6.1.1.2 RAS 基因及靶向治疗

RAS 基因家族包括 KRAS、NRAS 和 HRAS,RAS 蛋白具有 GTP 酶活性,结合 GTP 时为活化态,结合 GDP 时为失活态。RAS 蛋白是生长因子受体信号下游的重要调节因子,可激活涉及细胞生存的 PI3K-AKT-mTOR 信号通路和涉及细胞增殖的 RAS-RAF-MEK-ERK 信号通路。

KRAS 基因分为突变型和野生型,常见的突变位点位于 KRAS 基因 2 号外显子的 12 号密码子、13 号密码子以及 3 号外显子的 61 号密码子,其中有 7 个突变热点 G12C、G12R、G12S、G12V、G12D、G12A、G13V/D,占 KRAS 基因总突变的 90% 以上。15%~25% 的肺腺癌患者具有 KRAS 基因突变,但在肺鳞状细胞癌中较为罕见[20]。NSCLC 中近 97% 的 KRAS 基因突变涉及与吸烟相关的 12 号或 13 号密码子 G-T 颠换(嘧啶替换嘌呤)[21]。

现有研究显示,具有 KRAS 突变的患者使用标准化疗或靶向治疗均不能获得好的疗效。KRAS 激活突变与 GTP 酶的高亲和性限制了直接抑制 KRAS 药物的研发。另外,由于 EGFR 基因位于 KRAS 基因上游,研究人员试图用 EGFR-TKI 作用于 KRAS 突变,但多项临床试验显示 KRAS 基因突变阳性的肺癌患者对 EGFR-TKI 耐药或无效[22-24]。因此,目前的研究对策为干扰 KRAS 基因下游的信号通路,代表性药物包括促分裂原活化的蛋白激酶(MAPK)抑制剂曲美替尼和司美替尼,但均未取得令人振奋的试验结果,其临床应用需更多研究。

6.1.1.3 ALK 基因重排及靶向治疗

ALK 基因编码蛋白质为间变性淋巴瘤激酶,属受体酪氨酸激酶。该基因在多种恶性肿瘤中发生异常(如基因重排或点突变),从而导致下游涉及细胞生存和增殖的信号通路激活。

3%~7%的肺癌患者具有 *ALK* 基因重排突变,该类突变更多在轻度或不吸烟的患者中检出,同时也与更小的年龄相关,组织学上常为腺癌或印戒细胞癌[25-28]。*ALK* 基因的多种重排形式在 NSCLC 患者中检出,其中最常见的形式是和棘皮动物微管相关蛋白 4 基因(*EML4*)的重排,目前至少检测到 9 种 *EML4-ALK* 的重排类型[29-31]。另外,也检测到 *ALK* 基因的其他重排形式,如 *KIF5B-ALK*、*TFG-ALK* 等[31,32]。在中国的 NSCLC 患者中,*ALK* 基因重排的阳性率为 3%~11%[26,33]。在大多数 NSCLC 患者中,*ALK* 基因重排一般不和其他原癌基因(如 *EGFR*、*KRAS* 等)的突变同时检出[25-28]。

目前已批准临床使用的 ALK 抑制剂包括克唑替尼(crizotinib)、色瑞替尼(ceritinib)和阿来替尼(alectinib)。NCCN 指南推荐克唑替尼作为 *ALK* 基因重排患者的一线治疗药物,推荐色瑞替尼和阿来替尼用于治疗 *ALK* 基因突变阳性、经克唑替尼治疗后疾病进展或耐药的转移性 NSCLC 患者。临床试验 PROFILE1001、PROFILE1005、PROFILE1007、PROFILE1014 和 PROFILE1029 的研究结果均显示,克唑替尼对 *ALK* 融合基因阳性晚期 NSCLC 患者有良好的疗效和安全性[34-37]。对克唑替尼治疗耐药后的患者,可采用二代 ALK-TKI 色瑞替尼和阿来替尼。临床试验显示,色瑞替尼和阿来替尼对无论既往是否接受过克唑替尼治疗的 *ALK* 融合基因阳性晚期 NSCLC 患者都具有很好的疗效和安全性[38,39]。

6.1.1.4 *MET* 基因及靶向治疗

MET 基因编码蛋白质为受体酪氨酸激酶受体,属 MET/RON 激酶超家族。MET 蛋白和配体肝细胞生长因子(HGF)结合时,诱导 MET 蛋白构象发生变化,引起 MET 蛋白磷酸化激活。激活的 MET 蛋白对其底物进行磷酸化从而使下游涉及细胞生存的 PI3K-AKT-mTOR 信号通路和涉及细胞增殖的 RAS-RAF-MAPK-ERK 信号通路活化。

在恶性肿瘤中,点突变导致的 MET 蛋白激活较少见,*MET* 基因扩增较多,占 NSCLC 患者的 2%~4%[40-42]。另外,在肺腺癌中 *MET* 基因的 14 号外显子跳跃突变占 3%~4%[7,43,44]。

在肺癌中多个针对 *MET* 基因靶向药物的临床试验正在开展,这些靶向药物包括蒂梵替尼(tivantinib)、卡博替尼(cabozantinib)和克唑替尼。

6.1.2 乳腺癌的分子基础与靶向治疗

乳腺癌是危害女性健康的主要恶性肿瘤之一,其发病率已经高居女性恶性肿瘤的首位,并且复发率和转移率均较高。从 20 世纪 90 年代以来,中国的乳腺癌发病率增长速度是全球的两倍多,城市地区尤为显著。目前,乳腺癌是中国女性发病率最高的恶性肿瘤,位居恶性肿瘤死亡原因的第六位。中国女性乳腺癌的危险因素仅有部分与西方发达国家一致。与西方发达国家相同的乳腺癌危险因素包括:生殖和激素因素如月经年限长(初潮较早或绝经推迟),从未生育,初产年龄推迟,母乳喂养受限。在中国人群中这些因素缓慢增加了女性患乳腺癌的风险。此外,绝经前后妇女肥胖和低水平体育活动也是影响乳腺癌发病的危险因素[45]。

在大部分西方发达国家,乳腺癌的死亡率在逐步下降。下降的原因是多方面的,包括生殖因素的改变、饮食习惯的改变、更大范围的乳腺癌筛查以及更有效的辅助治疗等,然而疾病早期的系统治疗是最主要的因素[46,47]。乳腺癌的治疗手段包括手术治疗、放疗、化疗、内分泌治疗和分子靶向治疗等。手术切除一直是乳腺癌的主要治疗方式;化疗是乳腺癌全身治疗的重要手段,并且发展很快;乳腺癌内分泌治疗是肿瘤内分泌治疗中研究最为成熟和最有成效的,且历史最久;近年来,随着肿瘤致癌分子机制的深入研究,乳腺癌靶向治疗的研究也取得了显著进展,在乳腺癌的综合治疗中发挥着非常重要的作用。

6.1.2.1 乳腺癌的分子分型特点

乳腺癌是一种高度异质性的肿瘤,具有多种不同的病理分型、临床特点及分子改变,驱动肿瘤生长、生存以及对治疗的响应。2013 年,《圣加伦早期乳腺癌国际专家共识》将乳腺癌划分为以下四种:① Luminal A 型[雌激素受体(ER)和(或)孕激素受体(PR)+、HER2-、Ki-67 小于 20%];② Luminal B 型,包括 HER2 阴性(B1 型:ER+和(或)PR 小于 20%、HER2-、Ki-67 大于等于 20%)和 HER2 阳性(B2 型:ER+和(或)PR 小于 20%、HER2 过表达);③ HER2 阳性型(HER2+、ER-和 PR-);④ 基底样型/三阴性型(HER2-、ER-和 PR-)。乳腺癌分子亚型的不同导致了其生物学特点、流行病学特点及相关危险因素的显著性差异。Jia 等[48]的研究发现,Luminal A 型为 40.9%,Luminal B1 型为 17.5%,Luminal B2 型为 10.2%,HER2 阳性型为 10.7%,基底样型为 20.7%。总体来说,Luminal A 型占较大比例,而 HER2 阳性型所占比例最小。其中 Luminal A 型具有较好的预后,主要以内分泌治疗为主。Luminal B 型的患者具有更差的预后以及更高的原位复发风险,除内分泌治疗外,化疗也是其主要的治疗手段。对于 HER2 阳性型患者,近年来曲妥珠单抗和拉帕替尼已经成为其主要靶向治疗药物,常与化疗联合使用,但容易产生耐药性。而基底样型预后最差,但具有良好的化疗敏感性。

6.1.2.2 基于雌激素受体的靶向治疗

雌激素受体(ER)是由 *ESR1* 基因编码的一种核蛋白,属于细胞核受体超家族成员。ER 及其同源配体雌激素是 Luminal 亚型乳腺癌发生发展的主要驱动因素。由于 ER 信号通路在乳腺癌发生发展中的关键作用,通过内分泌治疗阻断这一通路已成为各分期 ER 阳性乳腺癌患者的主要预防与治疗手段[49,50]。根据《中国乳腺癌内分泌治疗专家共识》，对于疾病进展缓慢的 ER 阳性乳腺癌患者，无论是早期的乳腺癌还是无症状的晚期或复发转移性乳腺癌，内分泌治疗都可作为一线治疗的首选[51]。目前内分泌治疗药物主要包括选择性 ER 调节剂他莫昔芬（tamoxifen，TAM）、芳香化酶抑制剂（aromatase inhibitors，AI）、选择性 ER 下调剂氟维司群。尽管内分泌治疗有一定的作用，但约 30% 的内分泌治疗发生内源性耐药，40% 发生获得性耐药，内分泌治疗耐药仍是乳腺癌治疗所面临的巨大临床挑战。

在大多数内分泌治疗耐药的事件中，ER 处于持续激活状态，使得晚期转移性乳腺癌对内分泌治疗的一系列方案可以产生初期应答[52]。内分泌治疗中这种持续的 ER 活性是由几种机制共同调控的，包括 ER 自身或其辅激活因子的表达增加。ER 与生长因子受体之间的双向交联作用，或与细胞、压力相关性激酶通路之间的作用，使 ER 与其共调节因子的磷酸化水平和活性增强，这已经成为调控该通路配体非依赖性活性进而导致内分泌治疗耐药的关键机制，这些激酶通路的超活化以及细胞周期调控因子或抗凋亡因子的扩增或过表达可以为肿瘤细胞提供不依赖 ER 的选择性增殖和存活通路[53]。尽管 ER 在 Luminal 亚型肿瘤中起重要作用，但是 ESR1 突变在原发性乳腺癌中较为罕见。这也表明 ESR1 不是原发性乳腺癌的主要驱动基因。相反，研究发现在转移性 ER 阳性乳腺癌中 ESR1 突变的频率较高[54]，尤其是此类患者接受雌激素治疗后发生激素耐药导致疾病进展后 ESR1 突变率更高[55]。绝大多数突变是发生在 ER 配体结合区（ER-LBD）内的错义突变，如 Y537S，D538G 及 S463P 等突变，这些突变使 ER 的 AF-1 结构域的 Ser118 磷酸化水平增高，导致 ER 配体非依赖性组成性激活。此外，研究显示 ER-LBD 上 Y537N，Y537S 及 D538G 突变与胰岛素样生长因子受体信号通路之间的交联作用可以改变他莫昔芬的抗增殖作用，导致内分泌治疗耐药[56]。

临床前研究显示 ER-LBD 突变对他莫昔芬和氟维司群产生相对耐药，但是高剂量药物可以抑制这些突变[54,55,57,58]。这些结果提示，高剂量的氟维司群、他莫昔芬等内分泌治疗药物可能对有 LBD 突变的 ER 阳性乳腺癌有益。CONFIRM Ⅲ期和 FIRST 临床试验均证实高剂量氟维司群（500 mg）对抑制突变非常重要，可以延长总体生存期[59,60]。新一代的药物研究正在广泛开展，如苯卓昔芬或 GDC-0810 对 ER-LBD 突变具有抑制作用，期望能在临床治疗中取得进展[61]。

靶向 ER 信号通路下游的基因也是一种可能的治疗手段，如单独使用周期蛋白依赖性激酶（CDK）4/CDK6 抑制剂或联合使用 ER 拮抗剂阻断细胞周期蛋白 D1（cyclin D1）信号通路[62]。在 PALOMA-3 临床研究中，将 521 例前期接受内分泌治疗后复发或进展的 ER 阳性、HER2 阴性晚期乳腺癌患者随机分组（2∶1），1/3 患者单一使用氟维司群进行治疗，2/3 患者使用氟维司群联合 CDK4/CDK6 抑制剂帕博西林进行治疗，结果显示该联合治疗可以显著提高无进展生存期［联合治疗组的中位生存期为 9.5 个月，氟维司群单一治疗组为 4.6 个月，风险比（HR）为 0.46][63]。在 MONALEESA-2 临床研究中,668 例先前未经系统治疗的复发或转移的 ER 阳性、HER2 阴性绝经后晚期乳腺癌患者,随机分组接受瑞博西尼(ribociclib)联合来曲唑或来曲唑单药治疗,结果显示瑞博西尼联合来曲唑治疗与来曲唑单药治疗相比,可显著改善患者的无进展生存期[64]。此外,开发靶向 ER 共激活因子的新药物,也可能会为 ER 突变的靶向治疗提供另一种方法。同时交联与激活 ER 转录活性的通路,如生长因子及其下游信号通路将是潜在的治疗靶点。

6.1.2.3 基于 HER2 的靶向治疗

HER2 是一个具有酪氨酸激酶活性的跨膜受体,属于 EGFR 家族中的一员。该家族成员(EGFR/HER1、HER2、HER3、HER4)介导 PI3K-AKT 和 Ras-Raf-MEK-MAPK 等信号通路,参与调控细胞增殖、存活及分化。20%～30% 的乳腺癌患者存在 HER2 基因的过表达或扩增,可导致细胞的恶性转化,因此 HER2 阳性的乳腺癌浸润性强,无病生存期较短,预后相对较差。目前临床上针对 HER2 阳性患者的药物主要有曲妥珠单抗(赫赛汀)、拉帕替尼和帕妥珠单抗等。

曲妥珠单抗是第一个靶向 HER2 的人源化单克隆抗体,能够通过几种作用机制选择性地阻断 HER2 相关信号通路,从而在 HER2 阳性早期和晚期乳腺癌治疗中显著改善总生存期[65-67]。目前,该药物在化疗后单独应用或与化疗药物联合应用已成为早期及转移性乳腺癌临床治疗的一线用药方案。然而,随着曲妥珠单抗使用得越来越广泛,部分 HER2 阳性晚期乳腺癌患者接受曲妥珠单抗治疗后病情进展,部分 HER2 阳性的局部晚期乳腺癌患者在接受曲妥珠单抗治疗后 1 年内发生复发转移[68],对这部分存在曲妥珠单抗耐药患者的治疗仍然是巨大的临床难题。

曲妥珠单抗耐药的作用机制主要是 HER2 受体分子结构及 HER2 受体旁路或下游信号通路的改变使曲妥珠单抗阻断 HER2 受体的作用受到影响,具体如下。

1) HER2 受体分子结构的变化导致曲妥珠单抗耐药

曲妥珠单抗的耐药性与黏蛋白 4(MUC4)表达异常升高有关,MUC4 含有的 EGFR 样结构域可与 EGFR 家族蛋白质特异性结合,阻断曲妥珠单抗与 HER2 的结合位点,改变信号通路的正常表达,促进 HER2 过表达乳腺癌细胞的生长、转移[69];野生型 HER2 基因翻译起始位点发生改变或受到金属蛋白酶水解后,其氨基末端便会丢失 4 个与曲妥珠单抗结合的细胞外区域,形成 p95HER2,而 p95HER2 可以持续激活下游的 PI3K-AKT-mTOR 通路,导致曲妥珠单抗耐药。

2) HER2 蛋白下游信号通路的改变导致曲妥珠单抗耐药

除 HER2 外,EGFR 家族其他成员也常在乳腺癌细胞中共表达,并且与 HER2 形成异源二聚体,从而增强下游 PI3K-AKT 信号通路活性。另外,PIK3CA 突变及抑癌基因 PTEN 表达缺失也会导致 PI3K-AKT 信号通路活化,研究证实 PI3K-AKT 信号通路异常活化与曲妥珠单抗耐药相关[70],对曲妥珠单抗的疗效预测具有重要的意义。

3）其他受体酪氨酸激酶及膜蛋白的异常表达导致曲妥珠单抗耐药

胰岛素样生长因子 1 受体（IGF-1R）和肝细胞生长因子受体（c-MET）等受体与 HER2 等 EGFR 家族拥有共同的信号通路，可以通过旁路激活途径活化 PI3K-AKT 和 RAS-MAPK 信号通路，促进细胞的生长、增殖及抑制细胞凋亡，与曲妥珠单抗耐药相关。

随着曲妥珠单抗耐药机制研究的不断深入，许多新型的抗 HER2 治疗药物相继被研发出来，并取得了较好的进展。帕妥珠单抗是针对 HER2 细胞外第二结构域的重组人源化单克隆抗体，不同于曲妥珠单抗结合细胞外结构域的结合位点，对于扰乱 HER1-HER2 和 HER2-HER3 复合物形成比曲妥珠单抗更有效，两者联合用药后，表现出较好的协同性，临床疗效显著提高，预后也得到了明显改善[71,72]。与曲妥珠单抗的作用机制不同，拉帕替尼作为一种双靶点的受体酪氨酸激酶抑制剂，主要作用于 EGFR 和 HER2 两种生长因子受体，可以抑制 EGFR 和 HER2 的下游效应子 MAPK 和 AKT 的激活，加速肿瘤细胞凋亡，协同抑制细胞生长。它与曲妥珠单抗无交叉耐药，且能通过血脑屏障，对曲妥珠单抗耐药及脑转移的患者是一种新的选择，同时曲妥珠单抗和拉帕替尼在乳腺癌治疗中具有协同关系[73,74]。曲妥珠单抗-emtansine(T-DM1)是一种新型抗体-药物偶联物，由曲妥珠单抗与微管抑制剂 DM1（一种美坦辛衍生物）的胞外转运蛋白通过一硫醚连接子（MCC）结合形成，是一种高度有效的抗有丝分裂药。T-DM1 是曲妥珠单抗治疗失败后首选的治疗方案[75]。此外，其他新型 HER2 靶向酪氨酸激酶抑制剂包括来那替尼和阿法替尼的临床试验正在开展，来那替尼和阿法替尼都是不可逆的表皮生长因子受体 EGFR 和 HER2 的双重抑制剂，阿法替尼对于曲妥珠单抗治疗后复发患者可能具有一定的疗效[76]。

6.1.2.4 基于 PI3K-AKT-mTOR 信号通路的靶向治疗

磷脂酰肌醇-3-激酶（PI3K）家族参与细胞内信号的转导，PI3K-AKT 信号通路的基本作用机制为生长因子受体形成二聚体后，激活酪氨酸激酶活性，进而激活 PI3K 活性，PI3K 能够催化磷脂酰肌醇二磷酸（PIP2）磷酸化形成第二信使 PIP3，PIP3 活化下游的 AKT 信号通路，从而调节细胞增殖、存活和迁移等，与乳腺癌的发生发展密切相关。磷脂酰肌醇-3-激酶催化亚基 α（PIK3CA）基因突变会使其磷酸化活性增强，持续将 PIP2 磷酸化成为具有信号转导功能的 PIP3，从而活化下游的 AKT 信号通路。20％的乳腺癌伴有 PIK3CA 基因突变，并且其突变率与乳腺癌分子分型相关。研究还发现 PI3K-AKT 信号通路的持续活化还可能与 PTEN 蛋白表达下降或缺失有关。PIK3CA 基因突变和 PTEN 缺失在乳腺癌中普遍存在，是导致 PI3K 信号通路激活、抗 HER2 靶向治疗敏感性下降的原因之一。

目前针对 PI3K-AKT-mTOR 信号通路的靶向药物正在进行实验研究、临床前评价或已进入临床试验阶段，包括西罗莫司（雷帕霉素）靶蛋白（mTOR）抑制剂依维莫司、西罗莫司等，PI3K 抑制剂 buparlisib、alpelisib、taselisib 等，PI3K-mTOR 双重抑制剂 NVP-BEZ235 等，以及 AKT 抑制剂 MK-2206 等。依维莫司目前已被美国 FDA 批准用于 ER 阳性晚期乳腺癌临床治疗。一项 Ⅰ/Ⅱ 期临床试验显示，mTOR 抑制剂依维莫司可以提高曲妥珠单抗对 *PTEN* 缺失乳腺癌患者的疗效[77]。Ⅲ 期临床试验的结果表明，依维莫司联合曲妥珠单抗和长春瑞滨可显著延长曲妥珠单抗耐药晚期乳腺癌患者的无进展生存期[78]。buparlisib 在曲妥珠单抗耐药后的 HER2 阳性转移性乳腺癌患者中的 Ib 期临床试验结果显示，buparlisib 联合曲妥珠单抗具有较好的耐受性，且药效研究显示 buparlisib 可有效抑制 PI3K-AKT-mTOR 信号通路激活[79]。alpelisib 和 taselisib 用于具有 *PIK3CA* 基因突变肿瘤治疗的临床试验已在开展中。相关体外研究结果提示，PI3K-mTOR 双重抑制剂 NVP-BEZ235 能选择性抑制 *PIK3CA* 基因突变乳腺癌细胞的生长并诱导细胞凋亡[80]。MK-2206 是一种 AKT 小分子变构抑制剂，Ib 期临床试验表明其与紫杉醇、曲妥珠单抗联用患者耐受性好，且临床疗效显著[81]。此外，还有更多的 PI3K-AKT-mTOR 抑制剂尚处于临床前期研究阶段。

6.1.3　结直肠癌的分子基础与靶向治疗

结直肠癌是最常见的恶行肿瘤之一，我国结直肠癌的发病率和死亡率分别位于恶性肿瘤的第 3 位和第 4 位。早期结直肠癌 5 年生存率能达到 60%～90%，而晚期结直肠癌有远处转移者 5 年生存率则降到 10%[82]。结直肠癌在临床上分为散发性结直肠癌、炎症性肠病相关结直肠癌和遗传性结直肠癌三个亚型，它们在形态、遗传背景、临床表现和治疗反应等方面有很大差别。在过去的十几年中，对结直肠癌分子生物学的深入研究极大地增进了人们对结直肠癌分子发病机制的认识，提供了结直肠癌临床风险评估、诊断、治疗和预后的可能，并逐渐应用于临床。

结直肠癌的形成是从良性癌前病变（即腺瘤）逐步发展成浸润性病变（即腺癌），并具备转移的能力（即转移性腺癌），由基因组中的遗传变异——Wnt 信号通路中的 *APC* 失活突变、*KRAS* 激活突变和 TGF-β 通路中 *TP53* 基因突变等导致[83-85]。染色体不稳定性（chromosome instability，CIN）、微卫星不稳定性（microsatellite instability，MSI）和 CpG 岛甲基化表型（CpG island methylator phenotype，CIMP）是结直肠癌发生发展的主要机制[83,86-88]。

CIN 是 80% 以上结直肠癌的特征，CIN 通常有染色体数目改变和结构改变。结直肠癌 CIN 主要包括 *APC* 基因、*KRAS* 基因、*TP53* 基因改变以及其他肿瘤抑制基因的 18q 区域的缺失等[83,88,89]。MSI 是指与正常组织相比，在肿瘤中某一微卫星由重复单位的插入或缺失造成微卫星长度的改变，出现新的微卫星等位基因现象，这是由错配修复基因（mismatch repair gene，MMR）缺失导致的。研究显示，约 15% 的结直肠癌中可检测到 MSI，其中 3% 与遗传性非息肉性结直肠癌相关，12% 与散发性相关[83,88,90]。CpG

岛是富含 CpG 二核苷酸的一些区域,主要位于基因的启动子和第 1 外显子区域,约有 60% 以上基因的启动子含有 CpG 岛。研究发现,在结直肠癌的发生和演变过程中,一些重要基因的 CpG 岛甲基化起到重要作用。研究显示,*MLH1* 基因启动子甲基化引起了 MLH1 蛋白表达沉默。在未经选择的结直肠癌患者中,*MLH1* 基因启动子甲基化约占 20.3%;在散发性结直肠癌患者中,*MLH1* 基因启动子甲基化约占 18.7%;在遗传性非息肉性结直肠癌患者中,*MLH1* 基因启动子甲基化约占 16.4%[88,91,92]。

对结直肠癌体细胞突变和易感基因遗传突变的深入研究已经在临床上得到广泛的应用,包括检测 MMR/MSI 以诊断遗传性非息肉性结直肠癌,应用 *BRAF* 基因突变或 MSI 状态检测判断结直肠癌患者预后,检测 *RAS* 突变筛选靶向治疗的适宜人群等。2017 年美国病理学家学会(College of American Pathologists,CAP)、美国临床病理学会(American Society for Clinical Pathology,ASCP)、美国分子病理学会(Association for Molecular Pathology,AMP)和美国临床肿瘤学会(American Society of Clinical Oncology,ASCO)联合发布结直肠癌分子标志物指南,该指南旨在建立标准的分子标志物检测,为结直肠癌患者提供个体化治疗[93]。

6.1.3.1 结直肠癌遗传性分子基础

约 70% 的结直肠癌为散发性结直肠癌,患者无家族史;约 25% 患者的 2 个一级亲属或二级亲属也罹患结直肠癌,即为家族性结直肠癌;约 5% 的患者具有强烈的家族史,即为遗传性结直肠癌。遗传性结直肠癌包括遗传性非息肉性结直肠癌、家族性腺瘤性息肉病、Peutz-Jeghers 综合征和幼年性息肉综合征等,与之相关的多种遗传易感基因陆续被发现和鉴定(见表 6-1)。其中以遗传性非息肉性结直肠癌和家族性腺瘤性息肉病最为常见,遗传性非息肉性结直肠癌和家族性腺瘤性息肉病为常染色体显性遗传病,致病突变携带者的后代有 50% 的概率会携带同样的突变,对后代进行相应位点的检测,可以为后代的风险评估和风险管理方案制定提供依据。

表 6-1　遗传性结直肠癌及相关基因

综 合 征	缺 陷 基 因
家族性腺瘤性息肉病	*APC*
Gardner 综合征	*APC*
Turcot 综合征	*APC*、*MLH1*
衰减型家族性腺瘤性息肉病	*APC*
遗传性非息肉性结直肠癌	*MLH1*、*MSH2*、*MSH6*、*PMS2*
MYH 相关性息肉病	*MYH*

（续表）

综 合 征	缺 陷 基 因
Peutz-Jeghers 综合征	STK11
Cowden 综合征	PTEN
幼年性息肉综合征	BMPR1A、SMAD4、ENG

错配修复基因（MMR）是生物进化过程中的保守基因，属于管家基因，具有修复DNA 碱基错配的功能，有利于 DNA 复制高保真性，有利于维持基因组的稳定性和降低自发性突变等，主要包括 MLH1、MSH2、MSH6 和 PMS2 基因，MMR 系统及其相关基因生殖细胞致病突变会导致遗传性非息肉性结直肠癌。在 MMR 缺陷（dMMR）遗传性非息肉性结直肠癌患者中，50%携带 MLH1 突变，40%携带 MSH2 突变，7%～10%携带 MSH6 突变，小于 5%的患者具有 PMS2 突变，1%～3%的患者具有 EPCAM突变。

dMMR 是结直肠癌预后的独立预测因子，较 MMR 表述正常（pMMR）患者具有更好的预后。5-氟尿嘧啶（5-FU）联合左旋咪唑或甲酰四氢叶酸辅助治疗是Ⅲ期结直肠癌或高风险Ⅱ期结直肠癌患者的标准治疗方案。5-FU 辅助治疗能显著提高 pMMR 患者的无病生存期，而 dMMR 患者不能从 5-FU 治疗中获益[94]。因此，dMMR 既可用来预测Ⅱ期和Ⅲ期结肠癌患者预后，又可用来判断结直肠癌患者能否从 5-FU 化疗中获益。《NCCN 结直肠癌诊治指南》从 2010 年起推荐检测 MMR，并建议 dMMR 者不接受含氟尿嘧啶的辅助化疗方案。另外，有研究显示，结直肠癌患者 dMMR 与抗程序性死亡受体-1（programmed death-1，PD-1）免疫治疗疗效有关[95]，NCCN 指南提示 dMMR或微卫星高度不稳定性患者可选择使用纳武利尤单抗（nivolumab）或派姆单抗（pembrolizumab）治疗。

6.1.3.2　结直肠癌体细胞分子基础

虽然癌变事件的发生可能是由遗传学（突变）或表观遗传学的原因所致，但是目前研究更多的是体细胞突变所推动的阶段性恶变过程[96]。体细胞突变在结直肠癌发生过程中起到了重要的作用，那些可提高突变概率的细胞环境如染色体不稳定性、微卫星不稳定性等将可能促进或加速肿瘤的进展，造成突变的累积。

在肿瘤发生的不同阶段均发现了特异性的癌基因和抑癌基因突变。原癌基因的激活可由改变基因结构和功能的特异性点突变、扩增和重排引起，抑癌基因的局部突变或完全缺失可导致功能的失活（见表 6-2）。2012 年，TCGA 发表了 276 例结直肠癌患者的全基因情况，包括外显子测序、DNA 拷贝数、启动子甲基化、mRNA 和 miRNA 表达。除了常见癌基因 KRAS、BRAF、PIK3CA 的激活突变，抑癌基因 APC、TP53、SMAD4

的失活突变也很常见,这些常见的突变将赋予细胞生长因子非依赖性,导致异常的增殖。此外,其他基因如 *ARID1A*、*SOX9* 和 *FAM123B* 的变异也成为这种癌症的潜在驱动因子[97]。

表 6-2　体细胞变异

基　因	突　变　类　型	突　变　频　率
癌基因		
KRAS	点突变	36%～40%
NRAS	点突变	1%～6%
BRAF	点突变	8%～15%
PIK3CA	点突变	10%～30%
CTNNB1	点突变和编码框内缺失	2%～5%
抑癌基因		
APC	小片段 InDel、点突变、LOH	＞80%
TP53	点突变、LOH	＞60%
SMAD4	点突变、LOH	LOH 占 60%,10%～15% 为错义突变和无义突变
SMAD2	点突变、小片段缺失、LOH	LOH 占 60%,小于 5% 为错义突变和小片段缺失
TGF-BRII	小片段 InDel	10%～15%,MSI-H 中大于 90%

注: InDel,插入/缺失(突变);LOH,杂合性缺失;MSI-H,微卫星高度不稳定

6.1.3.3　*APC* 基因及靶向治疗

APC 抑癌基因在结直肠癌的发生发展中具有重要的作用,研究发现大约 80% 的结直肠癌中 *APC* 基因均发生了突变。Wnt 信号通路的激活被认为是结直肠癌的起始事件,*APC* 基因表达的蛋白质通过降解 β 联蛋白(β-catenin)对 Wnt 信号通路起负性调节作用。当 *APC* 基因突变后,β 联蛋白不能被降解从而导致 Wnt 信号通路持续活化,启动 *c-myc* 基因、*c-jun* 基因、细胞周期蛋白 D1 等转录,从而导致细胞异常增殖和肿瘤的发生[98,99]。目前针对 *APC* 基因失活突变暂无有效靶向治疗药物。

6.1.3.4　*TP53* 基因及靶向治疗

TP53 抑癌基因编码 p53 蛋白,定位于人类染色体 17p。染色体 17p 的 *TP53* 等位基因缺失在 3/4 的结直肠癌患者中发生,但只存在于少数(10%)的腺瘤性息肉患者

中[100]。剩下的 *TP53* 等位基因在大多数肿瘤中通过 17p 的杂合性缺失(LOH)失活,且突变通常位于 175 号、245 号、248 号、273 号或 282 号密码子[101]。*TP53* 在整个基因组中发挥着"看门基因"和"管理基因"(gatekeeper and caretaker genes)的双重作用:作为"看门基因",直接参与负向调节细胞的过度增殖,促进细胞凋亡;作为"管理基因",通过维持原癌基因和抑癌基因的平衡,避免细胞过度生长和过度死亡,从而维持整个基因组的稳定性。

目前尚无批准的 *TP53* 缺陷靶向药物,临床前研究显示 *TP53* 缺陷的肿瘤可能对 WEE1 抑制剂 AZD1775 敏感[102-105],且在部分恶性肿瘤治疗中显示出较好的疗效。研究人员将 AZD1775 联合卡铂用于治疗 *TP53* 突变复发或耐药的卵巢癌患者,反应率达到 27%(6/22),41%(9/22)的患者疾病稳定[106]。用于治疗其他实体瘤的相关临床试验仍在开展。

6.1.3.5 *RAS* 基因及靶向治疗

小 G 蛋白 RAS 分子家族(KRAS、NRAS、HRAS)能够传导生长因子信号,且在多种肿瘤中异常活化。*KRAS* 基因突变在 36%~40% 的结直肠癌患者中检出[107-109],其中 40% 的患者检出 *KRAS* 基因 2 号外显子 12 号、13 号密码子的突变[107,110]。*NRAS* 突变在 1%~6% 的结直肠癌患者中检出[111-114]。目前尚无批准的靶向 RAS 蛋白的有效抑制剂,然而研究显示 *RAS* 基因的状态与结直肠癌患者接受 EGFR 单抗治疗的疗效相关。

西妥昔单抗和帕尼单抗是靶向 EGFR 的单克隆抗体,可抑制下游信号通路传导,是目前结直肠癌最有效的靶向治疗方式之一。临床研究显示西妥昔单抗和帕尼单抗仅在 10%~20% 的结直肠癌患者中有效[115-117]。EGFR 是西妥昔单抗和帕尼单抗的直接靶点,在 49%~82% 的结直肠癌患者中存在 EGFR 过表达[118-121],然而临床研究显示结直肠癌肿瘤细胞的 EGFR 检测无论是对西妥昔单抗还是对帕尼单抗均无疗效预测价值[115,122]。

研究显示,*RAS* 基因是 EGFR 下游信号通路上的基因,相对于野生型 *RAS* 基因,突变的 *RAS* 基因严重影响了结直肠癌患者接受 EGFR 单抗治疗的效果,与患者的 EGFR 单抗治疗抵抗相关[123-129]。《NCCN 结直肠癌诊治指南》以及《结直肠癌分子生物标志物指南》明确指出,结直肠癌患者在进行抗 EGFR 治疗前必须要进行 *RAS* 基因突变检测,包括 *KRAS* 和 *NRAS* 基因 2 号外显子的 12 号和 13 号密码子、3 号外显子的 59 号和 61 号密码子以及 4 号外显子的 117 号和 146 号密码子[130]。

随着 *RAS* 基因的深入研究,*RAS* 基因不同突变位点与 EGFR 单抗治疗疗效也得到了进一步的研究,包括 *KRAS* 基因 G13D 与 12 号密码子突变、13 号密码子变异与其他变异[131]、G13D 与其他 2 号外显子突变[132],但仍需要进一步的研究。

6.1.3.6 *BRAF* 基因及靶向治疗

BRAF 原癌基因编码丝氨酸/苏氨酸特异性激酶,参与调控细胞的生长、分化和凋

亡等。8%～15%[133-135]的结直肠癌患者携带 *BRAF* 基因变异,其中 1 796 位核苷酸发生点突变导致缬氨酸取代谷氨酸,为 *BRAF* 最主要的突变(即 *BRAF-V600E* 突变),存在于约 20% 的结直肠癌患者中。

大量文献通过分析证实,*BRAF-V600E* 突变可用于评估结直肠癌患者的预后,即相对于 *BRAF* 野生型患者,*BRAF-V600E* 突变的结直肠癌患者预后更差[136-142]。结直肠癌患者应进行 *BRAF-V600E* 变异检测分析,用于预后分层。

BRAF-V600E 是散发性结直肠癌的强有力证据,在约 3/4 的 MMR 表观沉默结直肠癌患者中有报道,却在遗传性非息肉性结直肠癌中较罕见,无 *BRAF* 变异并不能排除遗传性非息肉性结直肠癌风险[90,139,143]。具有 *MLH1* 缺失的 dMMR 肿瘤患者应进行 *BRAF-V600E* 变异分析用于遗传性非息肉性结直肠癌风险评估。

作为 *RAS* 下游信号通路的重要转导因子,*BRAF-V600E* 突变可能与结直肠癌患者接受 EGFR 单抗疗效相关,然而临床研究尚未得到统一结论,因此 *BRAF-V600E* 变异分析作为 EGFR 单抗疗效预测分子标志物的证据尚不充分。此外,具有 *BRAF-V600E* 突变的患者对常规化疗或化疗联合西妥昔单抗、贝伐单抗的效果也不理想[144-147]。

靶向 *BRAF-V600E* 突变的抑制剂包括维罗非尼、曲美替尼、达拉菲尼,在黑色素瘤中显示出较强的抗肿瘤活性,FDA 也批准该类药物用于治疗黑色素瘤。临床研究显示该类药物对具有 *BRAF-V600E* 突变的结直肠癌患者没有效果,这主要缘于在结直肠癌中抑制 BRAF 激酶的活性,会反馈激活 EGFR 活性,重新激活细胞增殖分化信号,导致患者对 BRAF 抑制剂不敏感。*BRAF-V600E* 突变的结直肠癌细胞系及异种移植实验研究发现,联合使用 BRAF 抑制剂及 EGFR 抑制剂显示了一定的效果[148-150]。临床试验显示威罗非尼联合帕尼单抗用于治疗 *BRAF-V600E* 突变转移性结直肠癌患者具有抗肿瘤活性,2 例患者(13%)部分缓解,分别持续了 40 周和 24 周(肿瘤分别退缩了 100% 和 64%);8 例患者(53%)疾病稳定[151]。另有其他多项 RAF/MAPK 抑制剂联合 EGFR 抑制剂用于 *BRAF-V600E* 突变结直肠癌研究取得了较好的效果[152-161],多项相关研究已进入Ⅰ、Ⅱ期临床试验,这种策略可能会成为 *BRAF* 突变晚期结直肠癌治疗的新希望和新途径。

6.1.3.7 *PIK3CA/PTEN* 基因及靶向治疗

在结直肠癌患者中,10%～30% 存在 *PIK3CA* 基因突变,该突变多位于 *PIK3CA* 基因的外显子 9 和外显子 20[162]。有文献报道,*PIK3CA* 基因的外显子 20 突变比外显子 9 突变预后更差,而关于 *PIK3CA* 基因突变是否会影响患者的预后及抗 EGFR 的疗效,文献说法尚不一致[111,163,164]。此外,有文献报道 PIK3CA 基因突变患者术后使用阿司匹林能降低死亡率,此结论仍需充分的证据[165,166]。免疫组化显示,19%～42% 的结直肠癌存在 *PTEN* 基因突变缺失,且往往伴随着 *KRAS*、*BRAF* 或 *PIK3CA* 基因的突变[167]。而对于 *PTEN* 基因突变能否影响结直肠癌的发生、发展、预后及抗 EGFR 疗效，当前研究对此提出的结论不一致[168,169]。靶向 PIK3CA/PTEN 以及下游信号 AKT/mTOR 的相关抑制剂在乳腺癌等肿瘤中显示出抗肿瘤活性，结直肠癌中目前相关研究较少，尚无明确的结论，有待进一步研究。

6.1.4　化疗药物代谢及毒副作用相关基因的检测

化疗是目前治疗癌症最有效的手段之一，它和手术、放疗一起并称为癌症的三大治疗手段。一直以来，对于多数患相同疾病的不同患者，治疗方法是用同样的药、标准的剂量，但实际上不同患者在治疗效果、不良反应方面有很大的差异，有时候这种差异甚至是致命的。药理学/遗传学在化疗药物作用机制方面的突破性进展让人们了解到化疗药物对肿瘤细胞的杀伤效应及毒副作用与特定的一种（一组）基因的表达和（或）遗传变异显著相关。对药物代谢酶等基因进行检测可指导临床针对特定的患者选择合适的药物和给药剂量，实现个体化用药，从而提高药物治疗的有效性和安全性，防止严重药物不良反应的发生。

临床研究已发现多个可指导个体化化疗的生物标志物，其中部分已获得临床药物基因组学实施联盟（Clinical Pharmacogenetics Implementation Consortium，CPIC）认同，并获得 FDA 批准在相关药品说明书中提示说明。越来越多的标志物被发现并应用于临床。常见药物代谢酶和药物作用靶点基因及相关药物如表 6-3 所示。

表 6-3　药物代谢酶和药物作用靶点基因检测及相关药物

基因或变异名称	个体化应用的药物
CYP2D6	他莫昔芬
DPYD	氟尿嘧啶、卡培他滨、替加氟
TPMT	6-巯基嘌呤、6-硫鸟嘌呤、硫唑嘌呤
UGT1A1	伊立替康
MGMT	替莫唑胺
ERCC1	铂类药物（顺铂、卡铂和奥沙利铂）
RRM1	吉西他滨
MTHFR	氨甲蝶呤
TOP2A	蒽环类化疗药物

6.1.4.1　*CYP2D6* 基因与他莫昔芬

他莫昔芬是一种选择性 ER 调节剂。自 1977 年在美国 FDA 批准上市后，经过 30

多年的临床应用,他莫昔芬被证实可以有效减少乳腺癌的复发,提高患者的生存率。手术后服用他莫昔芬 5 年是 ER 阳性乳腺癌患者辅助内分泌治疗的"金标准"。在 ER 阳性乳腺癌患者中,雌激素进入乳腺癌细胞内能与 ER 结合,从而刺激肿瘤细胞的生长。他莫昔芬的结构与雌激素相似,能与雌激素竞争性结合 ER,阻止雌激素作用的发挥,从而抑制乳腺癌细胞的增殖。他莫昔芬主要通过其活性代谢产物 4-羟他莫昔芬和吲哚昔芬发挥作用,其活性产物抑制细胞增殖的活性是他莫昔芬的 100 倍以上。

CYP2D6 是 CYP 酶系中一种重要的氧化代谢酶,参与多种药物的代谢。*CYP2D6* 基因编码的酶在他莫昔芬活性产物的生物转化过程中发挥重要作用,因此 CYP2D6 酶活性会影响他莫昔芬的疗效。人群中 CYP2D6 的活性呈现强代谢者(EM)、中间代谢者(IM)、弱代谢者(PM)和超强代谢者(UM)四态分布的现象。目前已发现了 *CYP2D6* 基因的 70 多种遗传变异。不同突变类型对酶活性和药物代谢的影响不一。在中国人群中,CYP2D6 常见的功能减弱等位基因型包括 *CYP2D6 * 3*(2549delA,约占 1%)、*CYP2D6 * 4*(1846G>A,约占 1%)、*CYP2D6 * 10*(100C>T,约占 53%)。研究表明,慢代谢患者与快代谢患者相比,复发风险或死亡风险较高[170-174]。

FDA 建议患者在接受他莫昔芬治疗前首先对 CYP2D6 的基因型进行检测,以确保药物的疗效。

6.1.4.2 *DPYD* 基因与嘧啶类似物

5-FU、卡培他滨和替加氟均为嘧啶类似物,属抗代谢类抗肿瘤药物。卡培他滨是一种可以在体内转变成 5-FU 的抗代谢氟嘧啶脱氧核苷氨基甲酸酯类药物,主要用于晚期原发性或转移性乳腺癌等的治疗。替加氟为 5-FU 的衍生物,在体内经肝脏活化转变为 5-FU 后发挥抗肿瘤作用。5-FU 在细胞内转变为 5-氟尿嘧啶脱氧核苷酸(5F-dUMP),抑制脱氧胸苷酸合成酶,阻止脱氧尿苷酸(dUMP)甲基化转变为脱氧胸苷酸(dTMP),从而影响 DNA 的合成。

DPYD 基因编码的二氢嘧啶脱氢酶(DPD)是 5-FU 分解代谢的限速酶,体内 5-FU 剂量的 85% 都是通过 DPD 代谢失活。DPD 活性高低将直接影响 5-FU 的代谢速度,进而影响到氟尿嘧啶类化疗药物的疗效和毒性反应,DPYD 酶活性降低会增加氟类药物的毒副作用风险。

*DPYD * 2A*(IVS14+1G>A)是最常见的引起酶活性下降的遗传变异。研究显示,*DPYD* 基因突变的患者,接受卡培他滨、氟类药物,3~4 级毒性风险明显增强[175,176]。携带 *DPYD* 基因 IVS14+1G>A 突变的患者(CT 杂合),即使只使用 50% 剂量的卡培他滨,患者依然表现出严重的毒副作用[177]。

因此,对 *DPYD * 2A* 多态性进行检测可预测 5-FU 治疗导致致命性毒性反应发生的风险。FDA 已批准在 5-FU 说明书中增加在用药前对 *DPYD* 多态性进行检测的建议。CPIC 指南也建议在应用 5-FU、卡培他滨和替加氟前对 *DPYD* 多态性进行检测,

携带 *DPYD*2A* 等位基因的患者慎用 5-FU、卡培他滨和替加氟,或降低用药剂量,以避免严重不良反应或毒性的发生。

6.1.4.3 *TPMT* 基因与巯嘌呤类药物

巯嘌呤类药物如 6-巯基嘌呤(6-mercaptopurine,6-MP)、6-硫鸟嘌呤(6-thioguanine,6-TG)和硫唑嘌呤(azathioprine,AZP)等是一类具有免疫抑制作用的抗代谢药,巯嘌呤类药物常用于治疗血液系统恶性肿瘤、自身免疫性疾病以及器官移植术后的排斥反应。此类药物本身无生物活性,在体内经过一系列代谢反应可生成具有药理活性的 6-硫鸟嘌呤核苷酸(6-TGN),能够干扰核苷酸代谢,具有抗增殖和免疫抑制作用,也是引起骨髓抑制等毒副作用的主要原因。

巯嘌呤甲基转移酶(TPMT)是广泛存在于人体内的一种酶,它的作用是将巯嘌呤类药物的活性代谢物 6-TGN 转变成无活性的 6-甲基巯基嘌呤(6-MMP),其遗传多态性是影响巯嘌呤类药物代谢的主要因素。如果患者遗传有 *TPMT* 基因缺陷,即使使用常规剂量的巯嘌呤类药物,也会导致 6-TGN 增多并积累,就很可能引发致命的毒性反应。

TPMT 基因型可分为 3 种:野生型纯合子、杂合子和突变纯合子。正常活性的 TPMT 由 *TPMT*1* 等位基因编码,*TPMT*2*(238G>C)、*TPMT*3A*(460G>A;719A>G)、*TPMT*3B*(460G>A)、*TPMT*3C*(719A>G)是导致 TPMT 活性下降的主要 SNP 或单倍型[178]。在白种人群和非裔美国人群中,野生型纯合子基因型的频率约为 90%,突变杂合子基因型的频率约为 10%,突变纯合子基因型的频率约为 0.3%。在中国人群中,*TPMT*3* 杂合子基因型的频率约为 2.2%,未检测到 *TPMT*2* 等位基因。

研究显示,*TPMT* 纯和突变的患者巯嘌呤甲基转移酶活性较低(0~2.3 U/ml),杂合突变型患者酶活性中等(6.7~12.5 U/ml),野生型患者酶活性较高(14~25.8 U/ml)[179]。携带 *TPMT* 基因纯和突变的患者使用标准剂量的巯嘌呤类药物治疗,会发生骨髓抑制及危及生命的毒副反应,但可以通过剂量调整避免患者的毒副作用[180]。

FDA 已批准在 6-巯基嘌呤、6-硫鸟嘌呤和硫唑嘌呤的药品说明书中增加在用药前进行 *TPMT* 基因多态性检测的建议。CPIC 建议 TPMT 低酶活性基因型患者在接受 6-巯基嘌呤治疗时减少用药剂量,杂合子基因型个体起始剂量为常规剂量的 30%~70%,突变纯合子个体将剂量减少至常规用药剂量的 1/10,或 1 周 3 次给予常规剂量的药物,或换用其他药物,以避免发生严重的造血系统毒性;TPMT 活性极高的患者接受常规剂量的 6-巯基嘌呤治疗时可能达不到治疗效果。

6.1.4.4 *UGT1A1* 基因与伊立替康

伊立替康是 DNA 拓扑异构酶Ⅰ抑制剂,可诱导单链 DNA 损伤,从而阻断 DNA 复制,阻止 DNA 链的重新组装,引起 DNA 双链的断裂,造成细胞死亡。伊立替康主要用于成人晚期/转移性结直肠癌患者的治疗。最主要的毒副作用为嗜中性粒细胞减少症及迟发性腹泻，后者为剂量限制性毒副反应，严重时可致命。

伊立替康为前体药物，在体内经过羧酸酯酶转化为活性代谢物 SN-38，SN-38 经肝脏尿苷二磷酸葡萄糖醛酸基转移酶 1A1(UGT1A1)灭活，从而保护正常细胞免受伊立替康毒性的影响。UGT1A1 基因具有多态性，最常见的是位于其启动子区 TATA 盒内的 TA 重复次数多态 UGT1A1 * 28。野生型等位基因含 6 次 TA 重复(TA6，UGT1A1 * 1)，突变型个体含 7 次 TA 重复(TA7，UGT1A1 * 28)。其突变型 UGT1A1 * 28 的杂合子比野生型对 SN-38 的葡萄糖醛苷化活性稍低，而 UGT1A1 * 28 的突变纯合子对 SN-38 的葡萄糖醛苷化活性则仅是野生型的 35%。

UGT1A1(7/7TA)基因型患者较 UGT1A1(6/6TA)或 UGT1A1(6/7TA)基因型具有较低的 SN-38 葡萄糖醛苷化活性，从而更容易产生毒副作用[181]。研究显示，野生型患者在接受伊立替康治疗时产生毒副作用的风险较低，而 UGT1A1 * 28 突变型杂合子(6/7)产生毒副作用的概率为 12.5%，突变型纯合子(7/7)则有 50% 产生毒副作用的可能性[182]。

FDA 规定使用伊立替康前需进行 UGT1A1 基因型检测，以提高其用药安全。

6.1.4.5 MGMT 基因与替莫唑胺

替莫唑胺为烷基类抗肿瘤前体药物，在体内经非酶途径快速转化为具有细胞毒性的活性化合物 5-(3-甲基三氮烯-1-)咪唑-4-甲酰胺(MTIC)，并对细胞产生毒性。MTIC 的细胞毒性源于其 DNA 烷基化作用，烷基化主要发生在鸟嘌呤的 O6 和 N7 位。替莫唑胺是目前神经胶质瘤的一线化疗药物，部分患者服用替莫唑胺后出现不同程度的耐药，导致化疗失败。

O6-甲基鸟嘌呤-DNA-甲基转移酶(MGMT)是一种 DNA 修复酶，存在于细胞质和细胞核中。当 DNA 烷基化时，大量 MGMT 转移至细胞核中，不可逆地将烷基化基团从 O6 转移到自身 145 位的半胱氨酸残基上而保护细胞免受烷化剂的损伤。MGMT 活性升高是神经胶质瘤患者烷化剂耐药的主要原因之一。MGMT 基因启动子区 CpG 岛甲基化可抑制该基因表达，高甲基化可导致 MGMT 基因沉默，MGMT 活性下降。45%~70%的神经胶质瘤患者存在 MGMT 基因启动子甲基化。替莫唑胺联合放疗对 MGMT 基因启动子甲基化阳性胶质瘤患者的治疗效果远高于甲基化阴性患者[183-185]。

6.1.4.6 ERCC1 基因与铂类药物

铂类药物是对具有生物活性的含铂药物的总称，常用的有顺铂、卡铂和奥沙利铂，是目前临床上最常用的肿瘤化疗药物之一。其药理作用主要是引起靶细胞 DNA 链内和链间的交联，阻碍 DNA 合成与复制，从而抑制肿瘤细胞的生长。铂类药物所造成的 DNA 损伤可通过核苷酸切除修复酶的作用进行修复，DNA 修复是铂类化疗耐药性产生的主要机制之一。

ERCC1 基因即切除修复交叉互补基因(excision repair cross complementing 1)，在

核苷酸切除修复(nucleotide excision repair,NER)过程中起关键作用,是 NER 途径中的前导基因。研究发现,*ERCC1* 基因的表达情况和基因多态性在恶性肿瘤的发生发展过程中起到一定的作用,更重要的是,它与铂剂的耐药性相关。

ERCC1 表达水平与铂类药物的疗效呈负相关,*ERCC1* mRNA 表达水平低的 NSCLC 癌患者在接受铂类与吉西他滨联合化疗方案或以铂类为主的化疗后疗效更好,总生存期显著延长。*ERCC1* mRNA 呈高表达水平的患者耐药[186]。

此外,*ERCC1* 的遗传变异与铂类药物(顺铂、卡铂和奥沙利铂等)抵抗存在明显的相关性,较多的是 *ERCC1* 基因第 118 位密码子上的一个碱基由 C 到 T 的变异。*ERCC1* 第 118 位密码子为野生基因型(C/C)的患者对铂类药物较其他两种基因型(T/T、C/T)敏感,有较好的预后[187,188],但仍需进一步的临床研究。

6.1.4.7 *RRM1* 基因与吉西他滨

吉西他滨是一种类似于胞嘧啶的抗代谢药,可直接抑制 DNA 的合成,或通过抑制核糖核苷酸还原酶(ribonucleotide reductase,RR)的活性,间接影响 DNA 的合成,诱导细胞凋亡。吉西他滨在临床上用于 NSCLC、乳腺癌、胰腺癌、膀胱癌及其他实体瘤的治疗。RR 由两个亚基 RRM1 和 RRM2 组成,调节亚基 RRM1(ribonucleotide reductase modulator 1,RRM-1)由 *RRM1* 基因编码。临床研究发现,*RRM1* mRNA 表达水平与吉西他滨的疗效呈负相关,检测其表达水平可用于指导临床是否应用吉西他滨进行化疗。在晚期 NSCLC 患者中,肿瘤组织中的 *RRM1* mRNA 表达水平与中位生存期相关,*RRM1* 低表达者的中位生存期显著延长[189,190]。

6.1.4.8 *MTHFR* 基因与氨甲蝶呤

氨甲蝶呤(methotrexate,MTX)是叶酸拮抗剂,能抑制亚甲基四氢叶酸还原酶(methylenetetrahydrofolate reductase,MTHFR),从而使嘌呤核苷酸和嘧啶核苷酸的生物合成过程中一碳单位的转移作用受阻,导致 DNA 的生物合成受到抑制,在多种肿瘤的化疗中发挥重要作用。但在治疗过程中患者常出现不良反应,包括胃肠道反应、骨髓移植和肝功能损害等。

MTHFR 是叶酸代谢过程中的关键酶,可将还原型叶酸转变为 5-甲基四氢叶酸(5-MTHF),前者是胸苷酸合成的重要原料之一,参与 DNA 的合成与修复;后者是体内主要的甲基供体,参与 DNA 甲基化。MTHFR 对于 DNA 的合成、活化及修复有着极为重要的调控作用,其功能异常可导致 DNA 正常功能不能维持。

MTHFR(C677T)是常见的引起酶活性下降的遗传变异,使体内 5,10-亚甲基四氢叶酸(5,10-CH_2-THF)水平升高、5-甲基四氢叶酸水平随之下降,进而影响叶酸正常代谢,以及氨甲蝶呤药物的疗效和毒副作用。Gemmati 等[191]对 110 例非霍奇金淋巴瘤患者(白种人)进行了研究,其中 68 例接受 CHOP 化疗法案含有氨甲蝶呤的 MACOP-B 方案,42 例接受没有氨甲蝶呤的 CHOP 化疗方案,接受 MACOP-B 方案治疗的

MTHFR(C677T)基因型 TT 患者,严重黏膜炎、肝脏毒性或血小板减少的风险高于其他基因型患者 5～7 倍;*MTHFR*(C677T)基因型 TT 的患者较基因型 CC 患者发生不良事件的风险高($P=0.046$)。一项对 133 例接受造血细胞移植的慢性粒细胞白血病患者开展的临床研究发现,经白消安、环磷酰胺和氨甲蝶呤治疗后,*MTHFR*(C677T)基因型 TT 的患者与造血细胞移植后口腔黏膜炎的发生风险升高密切相关($P=0.01$)[192],这一结果仍需进一步的临床研究。

6.1.5 肿瘤靶向基因检测的主要技术

目前,临床常规的靶向基因检测技术包括 Sanger 法测序、数字 PCR、扩增受阻突变系统-PCR(ARMS-PCR)、荧光原位杂交(FISH)等。随着越来越多药物靶点基因的发现,临床常规方法已不能满足当前肿瘤精准治疗对大规模核苷酸测序的需求,第二代基因测序技术的发展使多靶点基因同时检测成为可能。

6.1.5.1 Sanger 法测序技术

Sanger 法测序又称为第一代基因测序,是由桑格等于 1975 年发明的双脱氧链终止法测序技术。Sanger 法测序技术将被荧光标记的 ddNTP 掺入 dNTP 中,核苷酸在某一固定的点开始,随着 PCR 反应的进行,PCR 产物从引物之后的第一个碱基开始,每一个位置都有可能是 ddNTP。由于 ddNTP 缺乏链延伸所需要的 3′-OH,链的延伸就选择性地在 G、A、T 或 C 处终止。这样的 PCR 产物与普通 PCR 不一样,不能形成一条电泳带,而是形成一组长度相差一个碱基的成百上千种片段。这组产物具有共同的起始点,终止在不同的核苷酸上,每一个碱基都有相同的概率被终止。将得到的不同大小的片段进行毛细管电泳,通过对荧光信号的采集和拼接,最终获得目的片段的碱基序列。

Sanger 法测序是肿瘤组织基因检测的"金标准",具有成本低、准确度高的特点,但只能针对特定区域的突变位点设计引物进行扩增测序,且对起始模板量要求相对较高,灵敏度相对较低。

6.1.5.2 扩增受阻突变系统-PCR

ARMS-PCR 是由 Newton(1989 年)建立的一种用于已知突变位点检测的 PCR 技术。其原理是利用 3′ 和 5′ 端序列经过改造的特异性引物对含有突变的靶向序列进行高精度扩增,同时阻滞不含突变的基因序列的 PCR 扩增反应,结合实时荧光定量 PCR(qPCR)平台实现对样品突变的检测。该方法在检测单个已知突变位点时具有便捷、经济的优势。

ARMS-PCR 能够快速且大规模地检测出单个、已知突变位点,检测灵敏度高。目前,ARMS-PCR 已被国家食品药品监督管理总局(现国家市场监督管理总局)批准用于检测突变位点。

6.1.5.3 微滴式数字 PCR

微滴式数字 PCR(droplet digital PCR,ddPCR)的原理是将 PCR 所需的反应体系微滴化处理,即在每个微滴内进行 PCR 扩增。根据每个反应体系中发出的荧光信号值对样品进行定性定量,从而获得每个反应体系中模板的基因型别。ddPCR 能够检测含量极低的核酸序列,无需标准品(标准曲线)即可对靶分子的起始量进行绝对定量,特别适合基质复杂样品的检测。利用 ddPCR 对 *EGFR* 突变肺癌患者的细胞游离 DNA 样品进行基因检测,可有效地用于评估和监测药物疗效。

6.1.5.4 荧光原位杂交技术

FISH 是 20 世纪 80 年代末在原有的放射性原位杂交技术基础上发展起来的一种非放射性原位杂交技术。该技术已经广泛应用于动植物基因组结构研究、染色体精细结构变异分析、病毒感染分析、人类产前诊断、肿瘤遗传学和基因组进化研究等许多领域。与传统的放射性原位杂交技术相比,FISH 具有如下优势:安全、快速、灵敏度高;采用多色标记,简单直观;探针能长时间保存;可应用于新鲜、冷冻或石蜡包埋标本以及穿刺物和脱落细胞等多种物质的检测等。

FISH 技术主要对基因缺失、基因融合、基因扩增进行检测;可进行多种荧光标记,显示 DNA 片段及基因之间的相对位置与方向,空间定位精确;灵敏、特异性好,可同时分析处于分裂期和分裂间期的多个细胞,并进行定量;可以检测隐匿或微小的染色体畸变及复杂核型。但 FISH 检测对操作和判读技术要求较高,且 FISH 检测的成本昂贵、通量低。

6.1.5.5 第二代基因测序技术

第二代基因测序技术可以一次并行检测几十万到上百万条核酸分子序列,成为肿瘤突变检测的重要方法。该方法可实现对单个样本一次性检测多基因区域内的突变,甚至是全基因组范围内的突变,在展现丰富的肿瘤分子生物信息的同时,也大大减少了样品耗费总量(纳克级)。与传统的基于 PCR 的检测方法相比,高通量测序技术不再是简单地对突变进行定性分析,DNA 片段测序可以提供突变的 DNA 拷贝数和突变频率信息,从而实现突变的精确定量。高通量测序可以检测出低频率突变($<5\%$),这也是该方法优于第一代的 Sanger 法测序的重要特点。在检出突变类型方面,高通量测序所能检测的突变类型涵盖了点突变、小片段插入/缺失(InDel)突变、拷贝数变异和其他重要的染色体结构变异。

TCGA 曾采用全外显子捕获测序的方法对 230 例肺腺癌患者进行了检测并绘制出了肺腺癌的突变频谱,发现了 18 个在肺腺癌中频繁发生的突变基因,并分析了重要基因拷贝数变异的分布情况,如 *MET*、*ERBB2* 基因。2017 年 11 月中旬,美国 FDA 批准了纪念斯隆-凯特琳癌症中心(MSKCC)的第二代基因测序平台作为肿瘤检测的补充诊断,该平台可以检测 468 个基因突变及其他分子变化。2017 年 11 月下旬,Foundation Medicine 公司研发的第 1 个基于高通量测序的伴随诊断平台——F1CDx 获得美国 FDA 批准用于伴随诊断,它能够检测 324 个肿瘤相关基因包括点突变、InDel、重排在内的突变。

基因突变不同检测方法的特点比较如表 6-4 所示。

表 6-4 常见基因突变检测技术比较

基因突变检测技术	检测突变类型	技术优势	技术劣势
Sanger 法测序	点突变、小的 InDel	准确性高	模板起始量要求高、灵敏度低
ARMS-PCR	已知点突变、小的 InDel	简便快捷,灵敏度高	通量低,成本高
ddPCR	已知点突变	简便快捷,灵敏度高	通量低,成本高
高通量测序	点突变、InDel、拷贝数扩增、基因融合	通量高、灵敏、一次检测可同时检测多种变异类型	操作流程相对复杂

注：InDel,插入／缺失(突变)

综上,利用第二代基因测序技术进行肿瘤靶向基因检测,能够全面、准确、高效、低成本地获得肿瘤靶向基因变异情况,较其他检测技术具有更大的优势,目前在临床上已得到广泛应用。

6.2 肿瘤复发转移的精准分子诊断

即使早期患者在手术切除之后,有些癌症的复发风险也很高。传统监测肿瘤复发主要依赖影像学、病理学及血清肿瘤标志物检测。然而,这些技术仍面临诸多挑战。影像学难以检测术后微小病灶,且辐射暴露不适合实时动态监测;血清学方法可实时进行复发监测,但灵敏度和特异性较差;病理学检测可操作性差,一些病理学检测如结直肠癌患者需要做肠镜检查,可能会引起并发症,同时也会使患者产生心理负担。精准分子检测,使得肿瘤患者在检测复发转移风险的同时免受其他风险干扰成为可能。

6.2.1 乳腺癌复发风险基因检测

乳腺癌在全球女性恶性肿瘤发病率中排名第一位,同时也是全球女性恶性肿瘤中排名第二位的致死性癌种[193]。大约 95％ 的早期女性患者在确诊时并未发现肉眼可见的病灶转移[194],但是在很多患者身上其实已经发生了微观病灶转移。这些微转移随着时间的推移,很可能发展成为转移复发。

目前,在临床上应用比较广泛、对化疗指导最明确的是 2007 年美国临床肿瘤学会(ASCO)公布的在乳腺癌治疗方案制定过程中应该考虑为 ER 呈阳性、淋巴结未扩散[195]的早期乳腺癌患者进行乳腺癌 21 基因检测。在 2011 年圣加伦国际乳腺癌会议对于乳腺癌分子亚型的定义中,绝大部分专家团成员对于 Luminal B(HER2-)型乳腺癌患者同意对于经过其他检测后仍存在不确定性的内分泌敏感患者,应使用 21 基因检测预测化疗的疗效。在 NCCN 2011 年指南中,对于 ER+/HER2-患者的化疗指征评定需要结合 21 基因检测来判断。在 2013 年圣加伦国际乳腺癌会议共识中,对于 Luminal A 型乳腺癌,如果 21 基因评估为高复发评分(RS)的患者需要化疗。

乳腺癌 21 基因检测是对 21 个与乳腺癌相关的基因的 mRNA 表达量进行定量检测,21 基因检测由 16 个癌症相关基因和 5 个内参基因组成。16 个癌症相关基因分成 5 组:与细胞增殖相关的基因有 Ki67、STK15、存活蛋白基因、CCNB1(细胞周期蛋白 B1 基因)、MYBL2;与细胞侵袭相关的基因有 MMP11(溶基质蛋白酶 3 基因)、CTSL2(组织蛋白酶基因 L2);与雌激素相关的基因有 ER、PGR、BCL2、SCUBE2;与 HER2 相关的基因有 GRB7 和 HER2(ERBB2);还有 3 个独立的基因 GSTM1、CD68、BAG1。5 个内参基因分别为:ACTB(β-肌动蛋白基因)、GAPDH、RPLPO、GUS、TFRC。通过特定的算法将基因表达量转化为复发评分(RS),并根据评分判断乳腺癌患者是否需要进行辅助化疗。评分将患者分为高、中、低三个风险档次,高风险患者需接受内分泌治疗和化疗;而低风险患者只接受内分泌治疗,有研究表明 ER 高表达患者会从内分泌治疗获益[196];对于中度风险的患者,化疗的有效性仍有待验证。

20 世纪末,随着人类基因组计划的完成,生物芯片作为一种高通量研究方法被用于进行肿瘤的"基因表达谱"研究。2002 年,荷兰癌症研究院的研究人员开发了一套乳腺癌多基因检测试剂盒,其运用基因芯片技术,检测 78 例淋巴结阴性、年龄小于 55 岁、肿瘤直径小于 5 cm 的新鲜冰冻组织中的 RNA 表达情况。研究人员从 25 000 个候选基因中,筛选出 70 个与细胞增殖、侵袭、转移、血管新生等相关的目标基因,组成了 70 基因检测系统。在 5 年和 10 年远处复发风险基础上,根据基因表达与临床结果的相关性,将患者分为预后良好组及预后不良组[197]。2007 年,美国 FDA 批准 70 基因检测试剂盒可以在临床上用于对Ⅰ期、Ⅱ期、未发生腋下淋巴结转移的患者预后进行评估。但不论是 NCCN 还是 ASCO 等对于乳腺癌的指南都将 70 基因的检测应用范围限制在判断预后,为了扩大该检测应用范围,需要获得对用药指导的证据。2007 年开始推动的 MINDACT 临床试验初期结果足以证明,通过 70 基因检测可以鉴别不需要化疗的高临床风险早期乳腺癌患者。在所有 3 356 例高临床风险患者中,采用 70 基因检测指导化疗,将减少 46.2%(n=1 550)的化疗使用率[198]。

循环肿瘤 DNA(circulating tumor DNA, ctDNA),是由肿瘤细胞释放到血液循环系统中的 DNA,是拥有广泛应用前景的一类肿瘤标志物。随着精准医学与高通量测序技术的发展,通过对术后 ctDNA 的监测判断肿瘤复发风险的研究吸引了越来越多的注意。但是由于早期患者术后的微转移病灶的肿瘤负荷非常小,使得在血液中检测到的 ctDNA 的量也非常少[199]。一项英、美癌症中心的合作研究[200]利用高深度目标捕获探针对 55 例接受过新辅助治疗后手术的早期乳腺癌女性患者的手术组织进行测序,确定突变基线,之后利用数字 PCR 技术对术后血及连续监测血样进行基线突变的检测,结果发现术后 ctDNA 与肿瘤复发风险高度相关($HR=25.1$,$95\%CI$ 为 $4.08\sim130.5$,$P<0.000\ 1$),联系监测发现的 ctDNA 也能显著提高肿瘤复发风险分层的准确性($HR=12.0$,$95\%CI$ 为 $3.36\sim43.07$,$P<0.000\ 1$)。该研究启发了乳腺癌患者中肿瘤复发转移的个体化检测方案的设计,使得乳腺癌复发风险基因检测与精准分子诊断完美融合成为可能。

6.2.2 结直肠癌复发风险基因检测

目前,结直肠癌的发病率逐年上升[193],作为一种常见的消化道肿瘤,在我国其死亡率位于肺癌、肝癌、胃癌和食管癌之后,居第五位[201]。结直肠癌的发生分遗传性和非遗传性,其中遗传因素引起的结直肠癌包括家族性腺瘤性息肉病和遗传性非息肉性结直肠癌,非遗传性结直肠癌即散发性结直肠癌。对于并未发现远处转移的患者,根治切除仍是首选的治疗方案,但是仍有 $20\%\sim50\%$ 的 Ⅱ 期、Ⅲ 期结肠癌患者发生复发转移[202,203]。近年来研究发现,各类结直肠癌发生、发展的分子生物学途径不同。家族性腺瘤性息肉病和 85% 以上散发性结直肠癌的发生主要由染色体不稳定性引起;而大约 90% 遗传性非息肉性结直肠癌和 $10\%\sim15\%$ 散发性结直肠癌的发生主要由 MSI 引起[204]。

微卫星是 DNA 的重复序列,这些序列可以由 $1\sim6$ 个碱基对的重复单元组成。MSI 是由错配修复基因(MMR)缺陷造成。基因缺失、突变或表观沉默导致 MMR 基因(主要为 *MLH1*、*MSH2*、*PMS2*、*MSH6*)失去功能,不能修复 DNA 复制过程中出现的错配,导致新的微卫星片段的创建,进而形成 MSI 表型[205]。

近年来,国内外针对 MSI 对结直肠癌的临床意义进行了大量研究,结果表明 MSI 对于结直肠癌的预后及化疗疗效的预测都有重要意义[206]。目前,临床上主要利用免疫组织化学(IHC)染色方法通过检测 MMR 蛋白(MLH1、MSH2、MSH6 和 PMS2)的表达情况检测结直肠癌患者的 MSI 状态,结果分为 dMMR(MMR 基因缺失)和 pMMR(MMR 基因正常);或者利用 PCR 方法判断患者是否存在微卫星不稳定性,结果分为 MSI-H(高度微卫星不稳定性)、MSI-L(低度微卫星不稳定性)与 MSS(微卫星稳定)3 种。这两种检测的结果与结直肠癌患者预后或化疗疗效结果有关:dMMR 是结直肠癌预后较好的生物指标(dMMR 和 pMMR 5 年无病生存率与 5 年总生存率分别为:84% 和 60%,$P=0.034$;88% 和 66.7%,$P=0.040$);同时,MMR 状态与能否从术后氟尿嘧啶治疗中获益有关,pMMR 患者能从术后氟尿嘧啶辅助治疗中获益,而 dMMR 患者不能从术后氟尿嘧啶辅助治疗中获益[207];MSI 阳性结直肠癌相关总体生存率 $OR=0.6$($95\%CI$ 为 $0.53\sim0.69$,$P<0.000\ 1$),与无瘤生存率结果相似[208]($OR=0.58$,$95\%CI$

为 0.47~0.72,$P<0.0001$),有研究证明 MSI 阳性的结直肠癌患者对 5-FU 的化疗效果差,另一些数据显示其对伊立替康敏感[206]。

随着测序技术的飞速发展,近期多个从肿瘤组织内检测出的基因被证明与结直肠癌预后相关($HR=1.4\sim3.7$)[209]并且通过对结直肠癌患者的 DNA 测序一些基因已被证实经常存在体细胞突变[210,211]。一项样本量为 230 例 II 期结直肠癌患者的研究表明,临床病理指标划分的临床低/高复发风险患者,仍可以根据术后 ctDNA 的检测结果进行进一步的复发风险等级细分[209]:在未接受新辅助化疗的患者中,术后 ctDNA 阳性的患者相较于 ctDNA 阴性患者复发风险 $HR=18$(95%CI 为 7.9~40,$P=2.6\times10^{-12}$);若用临床病理指标划分复发风险,临床高风险复发患者和临床低风险复发患者的 $HR=3.3$(95%CI 为 1.6~7.0,$P=0.002$);在临床高/低风险患者中根据术后 ctDNA 的有无进行复发分层,依然得到显著的统计学差异(在高风险患者中,ctDNA 阳性和 ctDNA 阴性相比 $HR=7.5$,95%CI 为 2.6~22,$P=0.0002$;在低风险患者中,ctDNA 阳性和 ctDNA 阴性相比 $HR=28$,95%CI 为 8.1~93,$P=9.2\times10^{-8}$)。该项研究不仅论证了术后血中的 ctDNA 可以作为检测患者是否存在微小残留从而判断患者的复发风险的指标,也指出 ctDNA 作为动态监测手段评估新辅助化疗疗效的可行性。

结直肠癌患者除了可以通过传统临床病理因素或者检测患者 MSI 状态判断复发风险,测序方法提供的更精确的复发风险检测与对化疗疗效的动态监测让广大结直肠癌患者有了更多的选择。

6.3 液体活检技术在肿瘤分子诊断中的应用

6.3.1 液体活检的发展史

活检,是活体组织切片的简称。活检技术最早记录于阿拉伯医学,Albucasis 描述了第一次利用类似现代的针头穿刺甲状腺,至今,活体组织检查被临床医生用于诊断与疾病管理已经有一千多年的历史[212]。临床上获取患者肿瘤组织样本有手术活检及穿刺活检两种方法,可用于确定组织分类和判断肿瘤的恶性程度。通过检测肿瘤细胞的发生、发展状况,也可以确认手术切除是否完全,对于肿瘤的临床诊断有着重要的意义。活体组织切片一向是应用于临床的高效、快速的工具,但是活检的局限也是不容忽视的,适应证与禁忌证、患者体验、潜在的严重并发症、经济负担等都是活检手段的缺点。尤其对于肿瘤患者,不论是手术活检或是穿刺活检都应该更加谨慎,避免污染周围组织或者如骨肿瘤活检手术失误造成病理性骨折、局部复发而截肢等严重后果。

随着技术的发展,活检技术的分析愈发精细与复杂,肿瘤患者的单点活体组织切片在原发肿瘤组织与转移肿瘤组织间有着较大的组织内与组织间的进化差异,这种单点活检产生的偏差被 Gerlinger 在研究中首次强调[213]。不论是在相同组织病理学亚型的肿瘤组织(肿瘤内),还是相同癌种的原发位点与远处转移位点(肿瘤间),都存在着较大的异质性[214,215],所以组织活检低估了肿瘤进展在基因层面上的复杂性与多样性,活检单点取样也很难为肿瘤患者提供全面的信息。那么,肿瘤内多点取样,与原发位点和转移位点同时取样是否会是更好的选择呢?答案是否定的,除了上述活体组织切片的局限性外,一些肿瘤组织如果部位太深或风险较大也不适合进行活体组织切片检查。在这些情况下,活检均无法为患者及医生提供诊断、个性化治疗方案以及判断预后的相关信息。

液体活检,指的是一项在血液样本中寻找从肿瘤组织脱离并在血液中循环的肿瘤细胞(circulating tumor cell,CTC),或是游离在血液中的肿瘤细胞的 DNA 片段(ctDNA)的检测。液体活检技术或许可以用来帮助在早期阶段确诊癌症,或用来辅助判断治疗效果以及癌症是否复发。在一定时间内采集多个血液样本的可操作性使得医生能更好了解肿瘤在分子生物学层面的发生发展情况[216]。其实,液体活检的前身由来已久,远在 1869 年 CTC 便在癌症患者的血液中被第一次发现。但是由于技术的限制,液体活检进入商业应用却是在一个世纪之后。首先,于 1994 年由一个叫做 Immunicon 的公司创造,很快该公司被强生子公司——Veridex 收购,随后 Veridex 公司在 2000 年首推一款名为 CellSearch 的商业液体活检测试。1948 年,在人们还没有"液体活检"的概念的时候,一篇描述人类血液中的循环游离 DNA(circulating free DNA,cfDNA)和 RNA 的文献标志人类研究迈向液体活检的第一步[217]。在之后的研究中证实,cfDNA 在患者血液中的含量要高于普通人[218],这预示着通过简单的血液测试可能筛查出疾病的存在。1994 年,通过 PCR 技术,从胰腺癌患者血液样本的 cfDNA 中首次检测到 KRAS 突变[219],cfDNA 中检测到的突变是针对肿瘤的高特异性的标志物,这将科学家的注意力集中在了 ctDNA 上。同年,允许沿纵向时间轴研究患者个体状况的液体活检的概念首次被提出。

目前,就 CTC 检出、分离的灵敏度与精确度而言,液体活检技术已经非常成熟,当癌症进展时血液内 CTC 浓度水平高、癌症萎缩或消失时 CTC 浓度水平低,这一观点已经被普遍接受。同样,通过对 CTC 的分子生物学分析,可以对临床指导、决定、检测治疗方案提供有效的支持信息。循环肿瘤细胞不仅可以进行体外细胞形态与功能的研究,也可以演示共存信号[220]。美国 FDA 已经批准关于 CTC 的液体活检用于判断多种癌症的预后方法[221]。近年来,液体活检的检测范围从 CTC 扩展到 ctDNA 和外泌体。

ctDNA 特指个体所有循环系统中循环游离 DNA(cfDNA)的一个小分支,现在可以通过先进的目标扩增与测序技术实现对基因突变的评估。关于 DNA 进入循环系统的机制,目前可以宽泛地概括为主动与被动两种形式:坏死与凋亡的细胞释放出的核 DNA 与线粒体 DNA 以被动形式进入循环系统[222];具有活性的肿瘤细胞会主动释放

DNA,其中包括致癌 DNA,这可能与肿瘤的远处转移有关[223-225](见图 6-1)。研究表明,ctDNA 的释放入血量与肿瘤负荷是直接相关的[226],且与所有循环 DNA 相对比,针对 ctDNA 的检测能更好地动态检测肿瘤的发生发展[227]。

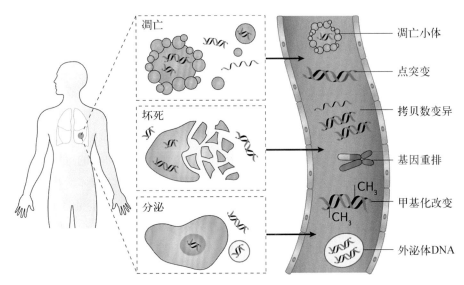

图 6-1 cfDNA 的来源和变异类型

(图片修改自参考文献[225])

此外,通过对 ctDNA 与 CTC 数量级的对比(晚期癌症患者每 ml 血内平均有 17 ng DNA,如果 CTC 为 ctDNA 的主要来源,每 ml 血需要至少 2 000 个游离肿瘤细胞,而实际上平均每 7.5 ml 血中有不到 10 个 CTC[217]),可以推断出 CTC 对 ctDNA 数量的影响可以忽略。而相较于其他液体活检的对象,ctDNA 的一个明显优势便是可以完整地反映时间与空间层面的肿瘤一致性[228]。

由于原发肿瘤和转移性肿瘤的病灶位点很大程度地影响了其他体液中 ctDNA 的富集程度,除了血液外,广义的液体活检还涉及其他体液:尿液、唾液、脑脊液和胸腹水。尿液中的游离 DNA,被认为是肾脏从血液中清理出的 cfDNA,所以理论上来说尿液可以成为检测肿瘤来源 DNA 的一种载体。由于脑脊液与中枢神经系统的所有细胞接触,包括中枢神经系统内的所有肿瘤细胞,该种体液经常被用来提取脑部肿瘤患者的 ctDNA。虽然很少有研究证明唾液中有肿瘤来源的 DNA 存在,但是一项约翰·霍普金斯大学的研究从头颈部鳞状细胞癌患者的唾液样本中分离出了 ctDNA,研究人员猜测肿瘤 DNA 是从鳞状细胞的基底部释放入唾液的。胸腔积液和生理盐水支气管冲洗液目前已被应用于呼吸系统肿瘤的诊断,在一些肺癌研究中,ctDNA 可发现于胸腔积液与支气管冲洗液中。

外泌体是一种非常小的、直径仅为 30～100 nm 的细胞分泌的囊泡。大约 30 年前，生物学家们才开始关注外泌体。外泌体内高质量的 DNA 与 RNA 使得 RNA 表达分析与蛋白质组分析成为可能[228]，外泌体从而成为肿瘤基因测序领域极其有吸引力的目标[229]。如今，关于液体活检中外泌体的检测主要集中在信使 RNA(mRNA)的突变筛查与日渐重要的微 RNA(microRNA，miRNA)家族的分类上。

6.3.2 液体活检主要平台技术分类

6.3.2.1 CTC 检测技术平台

CTC 检测技术是指检测血液中 CTC 的数量。血液的大部分成分是白细胞和红细胞，CTC 所占的比例相对较少(每 10 ml 血液中 CTC 的数目可能仅有几个到几十个)，因此，检测 CTC 的数量需要依赖非常灵敏的检测手段。CTC 检测技术包括 CTC 的富集(分离)和分析鉴定(识别)。

1) CTC 的富集(分离)

CTC 的富集方法包括物理特性富集法和免疫亲合法两种。

(1) 物理特性富集法。物理特性富集法是依据肿瘤细胞的物理特性，如密度、大小、可变形性及表面电荷等进行富集。该技术操作简单、成本低廉、不依赖细胞表面抗原的表达、捕获效率较高，但缺点是富集的 CTC 纯度较低。目前常用的方法包括密度梯度离心法、微孔过滤法、微流控芯片法和介电电流法等。

密度梯度离心法是依据肿瘤细胞与白细胞的密度不同进行梯度离心，离心后的白细胞通过多孔滤膜滤除，CTC 则富集在介质层中，洗脱后可得到 CTC。该方法廉价、高效，可分离细胞角蛋白(CK)阳性和阴性细胞；缺点是用血量多(15～30 ml)，且容易丢失肿瘤微栓子。

微孔过滤法是依据肿瘤细胞的体积大于血细胞的特性对 CTC 进行捕获的(CTC 的直径为 10～20 μm，而血细胞的大小为 7～12 μm)，通过微孔过滤留下体积比较大的 CTC。该方法分离的 CTC 细胞完整性好，能收集到活的细胞，可检出肿瘤微栓子。然而，随着人们对 CTC 了解的不断加深，发现很多 CTC 实际上与白细胞一样大，甚至只有白细胞的一半或更小[230]。因此，该方法的缺点也很明显，即富集不到小的 CTC。

微流控芯片法是针对 CTC 的体积和可变形性对 CTC 进行富集，捕获率和特异性均可达到 80% 以上。该技术最初由 Tan 和 Lim 团队研发，现在又发展了不少改进型的微流控芯片，并成功实现了快速、高回收率、高纯度地富集 CTC。

介电电流法是依据 CTC 与血细胞所携带的电荷不同，在双向电泳的条件下捕获 CTC，有效捕获率可达 95%。目前该技术主要应用在细胞株的研究上，对临床标本的研究还相对较少。

（2）免疫亲和法。免疫亲和法是利用特异性抗体与细胞表面抗原的特异性结合富集 CTC，包括阳性富集法和阴性富集法两种。

① 阳性富集法：将抗 CTC 表面特定蛋白质标志物（如 EpCAM）的抗体与磁珠、微流体、纳米结构基体等载体进行偶联，利用这些固相载体上的抗体直接从全血中捕获 CTC。该技术富集的 CTC 具有很高的纯度，但捕获效率与细胞表皮抗原的表达情况密切相关，一些 CTC 在上皮-间质转化（epithelial-mesenchymal transition，EMT）过程中，表皮抗原可能发生变化而未被捕获，造成富集效率偏低（见表 6-5）。

表 6-5　CTC 基于表面标志物捕获的准确率分析

标志物	肿瘤组织	准　确　率	假阳性率
EpCAM	肺、前列腺、小肠、乳腺、膀胱	乳腺癌 70%（n=92）	0（n=5）
EphB4	乳腺、结直肠、头颈	乳腺癌 75%（n=40）	0（n=47）
EGFR	乳腺、小肠、胃	肠道癌 18%（n=19）	0.5%（n=38）
CEA	乳腺、胃、胰腺	肠道癌 66%（n=19）	20%（n=10）
HER2	乳腺、胃	早期乳腺癌 48.6%（n=35）；进展期乳腺癌 37%（n=15）	0（n=42）
MUC-1	结直肠、卵巢、乳腺、前列腺	乳腺癌 82%（n=34）	24%（n=29）
叶酸受体	肺	Ⅰ 期肺癌 67%；Ⅱ 期肺癌 71%；Ⅲ 期和Ⅳ 期肺癌 86%	—

② 阴性富集法：即白细胞去除法，利用特异性抗体 CD45、CD14 等与白细胞结合，在磁场作用下去除全血中的白细胞。该方法比其他富集方法捕获效率更高，但纯度低，特异性明显低于其他方法，不表达 CD45、CD14 的其他细胞也会被富集。

2）CTC 的分析鉴定

不管是物理特性富集法还是免疫亲和法均不能保证百分之百的纯度，加上 CTC 的数目在肿瘤的发生、发展过程中是动态变化的，因此需要对所得到的细胞进行分析鉴定，以减少 CTC 数目判定的假阳性率和假阴性率。常用的 CTC 分析鉴定技术包括 PCR 法、免疫荧光法、荧光原位杂交法及第二代基因测序等。

（1）基于 PCR 的检测方法：对富集的 CTC 进行 RNA 提取，结合反转录 PCR 或 qPCR 可实现对多个基因表达水平的检测，位点特异性 PCR 技术还可以检测 CTC 携带的驱动基因的突变情况。基于 PCR 的检测方法鉴定 CTC 的灵敏度高，但由于正常细胞也可能表达相同的标志物会使结果产生假阳性，同时由于肿瘤的异质性，也可能使结果产生假阴性，难以进一步分析。

（2）免疫荧光法（immunofluorescence，IF）：借助 IF 能够对 CTC 的表面分子标志物进行识别，这也是目前分析鉴定 CTC 的最常见方法。例如，CellSearch 系统判定 EpCAM＋、CK＋、DAPI＋、CD45-细胞为 CTC，而 EpCAM＋、CK＋、DAPI＋、CD45＋细胞不是 CTC。然而，近年来大量的临床实验数据显示，在 CTC 形成过程的 EMT 阶段，部分表面分子标志物降解[231]，从而在 CTC 检测过程中出现因"看不见"而造成的假阴性。

（3）荧光原位杂交（FISH）：FISH 不仅可以检测 CTC 表面标志物，也可以检测 CTC 细胞内部的标志物及核型等。I-FISH CTC 检测系统是利用白细胞去除法富集 CTC 后，用 FISH 法对细胞的核型进行判断，将异倍体阳性、表面 EpCAM 阳性和 DAPI 阳性的细胞定义为 CTC。但该方法操作复杂，成本略高。

（4）高通量单细胞测序法：CTC 单细胞测序首先依赖于单细胞扩增技术，以保证有足够量的 DNA 进行高通量的检测。比较有代表性的是哈佛大学谢晓亮团队研发的多次退火环状循环扩增技术（multiple annealing and looping-based amplification cycles，MALBAC），该技术能从一个细胞的基因组中，分离出来自单细胞的 DNA，然后添加称作引物的短 DNA 分子，这些引物可与 DNA 的随意部分互补，从而使得它们能够附着到 DNA 链上，充当 DNA 复制起点。MALBAC 可以有效地降低 PCR 扩增偏倚，使得单细胞中 93％的基因组能够被测序。另一种常用的单细胞扩增技术被称为多重置换扩增（multiple displacement amplification，MDA）。该方法随机设计引物，让这些引物与基因组广泛结合，同时使用特定的聚合酶，这种聚合酶能够转换与它自身附着在同一模板上的 DNA 链片段，形成一种反复分支结构，扩增出大段 DNA。

6.3.2.2　ctDNA 检测技术平台

ctDNA 检测技术是指检测血液、脑脊液等中的 ctDNA 是否携带有肿瘤特异性的突变或其他基因组改变，包括点突变单核苷酸位点变异（single nucleotide variants，SNV）、InDel 突变、基因组拷贝数变异（copy number variation，CNV）、染色体结构变异（structural variation，SV）等。

ctDNA 的分析范围从单突变到多基因分析（见表 6-6）[232]。单突变测定可以使用简单的流程实现高灵敏度检出。

1）数字 PCR 技术

微滴式数字 PCR 技术是 ctDNA 检测"天然的"配套技术。QX200 微滴式数字 PCR 可以通过对样本的微滴化处理，有效地降低正常体细胞 DNA 背景的干扰，不仅能实现对肿瘤标志物的有效检测，还能定量监测突变频率变化，量化检测标准。该技术已经成功应用于癌症相关基因的突变检测（如 EGFR、KARS、BRAF、PIK3CA、DNMT3A 等基因突变）以及基因拷贝数变化（如 HER2 基因扩增）的检测。该技术具有高效快速、成本低、特异性和灵敏性高的优点，可以实现绝对定量，而且灵敏度可达单个核酸分子，

表 6-6　ctDNA 检测技术的比较

分析范围	技术方法	检测位点范围	检测极限	临床应用
单个位点或多重位点的测定	微流控或等位基因特异性 PCR： (1) 数字 PCR (2) BEAMing (3) IntPlex	(1) 1～10 个位点； (2) 可用于 ctDNA 和 cfDNA	检测极限可达到 0.001%～0.01% 或个体突变拷贝数/ml	(1) 热点突变的定性和定量检测； (2) 监测复发性抗性突变； (3) 快速周转时间
	突变等位基因富集： (1) COLD-PCR (2) SCODA (3) NaME-PrO	10～100 个位点		
	等位基因特异性或 ARMS-PCR 诊断试剂盒： (1) cobas EGFR (2) therascreen EGFR	(1) cobas EGFR：多个变异体的 7 个突变位点； (2) therascreen EGFR：多个变异体的 3 个突变位点	检测极限（>95% 敏感性）： (1) cobas EGFR：25～100 拷贝/ml； (2) therascreen EGFR：中位值 1.42(0.05%～12.47%)	用于体外诊断 (1) cobas EGFR：FDA 批准； (2) therascreen EGFR：CE 标准
靶向序列测序方法	基于扩增子测序 (1) TAm-Seq (2) 增强型 TAm-Seq (3) Safe-SeqS 杂交捕获 (1) 外显子测序 (2) CAPP-Seq (3) 数字测序	10 kb 至 50 Mb	每个特定的试剂盒<0.01%～0.5%	(1) 分析基因试剂盒； (2) 监测从头耐药突变； (3) 监测针对治疗的克隆进化； (4) 可以通过并行测试多个位点提高疾病负荷的敏感性

注：COLD-PCR,低变性温度下的复合 PCR；TAm-Seq,标记扩增深度测序；CAPP-Seq,癌症个体化深度测序

检测限低至 0.000 1%[228]。被检测者可以在肿瘤形成的启动阶段或者出现获得性耐药前就采取相应的治疗措施或修改靶向用药方案,阻止和减缓肿瘤的恶化过程。但是该技术只能针对已知的突变位点,且不能检测融合变异,每个患者检测都要设计个性化的探针,而且可同时检测位点的通量较低。

　　2) BEAMing 技术

　　BEAMing 技术结合了数字 PCR 和流式细胞术技术,利用特异性 PCR 引物扩增目标突变区后与磁珠(固定有特异的 PCR 引物)混合进行油包水单分子扩增,反乳化作用后利用不同颜色的荧光探针结合磁珠上的特异性 PCR 引物,最后通过流式细胞仪检测

荧光标记评估基因的突变情况。该技术是基于小珠（bead）、乳浊液（emulsion）、扩增（amplification）和磁性（magnetic）4个主要组分构建的，所以称为BEAMing技术。BEAMing技术灵敏度高，能够在常规实验室条件下，实现对人群中罕见突变的鉴别和定量分析，而且可以通过流式细胞仪对特异的突变进行分离筛选，但该技术同样只针对已知的突变位点，且同时检测突变位点的通量较低。

3）第二代基因测序技术

第二代基因测序技术，是相对于传统的Sanger法测序而言的，是对传统测序技术的一次革命性的改变。基于第二代基因测序技术的ctDNA全基因组测序技术不需要任何基因变异信息，不仅能够检测基因的碱基突变、染色体重组、易位等情况，还能够检测体细胞拷贝数的变异，其对肿瘤标志物具有更高的敏感性和特异性。全基因组测序覆盖度为整个基因组（3.2 Gb），基因突变的检测极限仅有5%～10%，而且扩增和缺失的测序深度较低（约0.1×），限制了其在肿瘤早期诊断中的应用[225]。

基于靶向的第二代基因测序技术的基本流程如图6-2所示。个体配对正常对照的目的在于鉴别检测的突变是体细胞突变还是胚系突变。而目前有部分对鉴别真正的体细胞突变需求并非非常严格的研究，可直接选用公共人群数据库对多态性变异进行过滤，而不使用正常对照。靶向区域的富集方法，包括杂交捕获和扩增子方法。基于扩增子的测序技术虽然具有数据利用率高等特点，但是无法准确检出扩增子引物结合区域的突变位点，

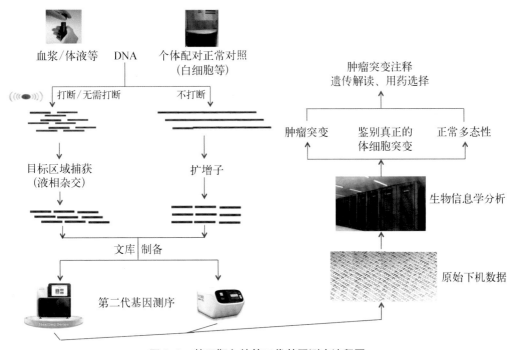

图6-2　基于靶向的第二代基因测序流程图

同时由于扩增子测序均一度低，对 CNV 的检出效果较差，并且无法识别新的 SV 变异。目前常用的第二代基因测序平台根据测序原理可分为光学技术平台（Illumina 公司为代表）和半导体技术平台（Thermo Fisher Scientific 公司的 Proton 为代表）。每个测序平台都有各自的特异性参数，包括仪器大小、通量、读长、运行时间及测序成本等。

基于扩增子的技术如标记扩增深度测序（tagged-amplicon deep sequencing，TAm-Seq）技术的基本原理是设计特异性引物，对目标区域进行循环预扩增，产生大小为 200 bp 以下末端重叠覆盖整个区域的扩增子，接着通过单重 PCR 选择性扩增带突变的扩增子区，排除非特异性产物，最后在回收的产物上加接头和特异性条形码，进一步通过单端测序得到最终结果。运用该技术可检测 ctDNA 中低于 2% 的肿瘤突变，灵敏度和特异性可达到 97% 以上[233]。

基于靶向捕获的技术如癌症个体化深度测序（cancer personalized profiling by deep sequencing，CAPP-Seq）是来自斯坦福大学的研究者们研究出的一种经济且具有高敏感性的 ctDNA 定量检测方法[234]。该技术利用定制化的突变位点库作为"筛选器"，对肿瘤样本进行靶向捕获后再进行深度测序，该"筛选器"能够有效地把测序区段浓缩到整个基因组大小的 0.004%，使得后续超高深度测序得以实现，对各期肺癌患者的诊断特异性均在96% 以上。CAPP-Seq 法克服了现有 ctDNA 领域的障碍，可从血液中 1 万个正常 DNA 分子中检测到一个肿瘤 DNA 分子；可应用于携带不同肿瘤基因型的各种实体瘤；对 ctDNA 检测灵敏度更高，特异性更强，与全外显子测序相比检测成本更低，更加适于临床应用。

另外，甲基化 CpG 短串联扩增与测序技术（methylated CpG tandems amplification and sequencing，MCTA-Seq）是对富含 CGCGCGG 的位点进行扩增，可以检测出 ctDNA 中成千上万个超甲基化的 CpG 岛，检测下限可低至 1～2 个细胞的基因组 DNA。该项技术通过对患者 ctDNA 中异常高甲基化 CpG 岛进行全面测序分析，实现对癌症的早期诊断，是癌症诊断方法的一个突破。另外，由于不同类型的肿瘤有独特的甲基化图谱，MCTA-Seq 同时还具有识别肿瘤组织来源的潜力[235]。

6.3.2.3 外泌体检测技术平台

外泌体是一种存在于细胞外的多囊泡体，包含 RNA、蛋白质、微 RNA、DNA 片段等多种成分，在血液、唾液、尿液、脑脊液和母乳等各种体液中均有分布。外泌体携带的信息多样化，其中的蛋白质和核酸，均可用于癌症的早期诊断、复发监测、抗药性监测等方面。外泌体检测技术包括外泌体的分离纯化和分析鉴定两个方面。

1）外泌体的分离纯化技术

目前，临床上分离纯化外泌体的方法主要包括物理特性离心法、磁珠免疫法、PEG-base 沉淀法及试剂盒提取法等。

（1）物理特性离心法是依据外泌体的物理特性（如密度、大小）对其进行分离纯化。超速离心法是纯化外泌体最常用的手段，即采用低速离心、高速离心交替进行，可分离到大小相近的囊泡颗粒。该方法操作简单,获得的囊泡数量较多,但过程比较费时,且回收率不稳定(可能与转子类型有关),纯度也受到质疑;此外,重复离心操作还有可能对囊泡造成损害,从而降低其质量[236]。密度梯度离心可以富集 1.13~1.19 g/ml 密度范围内的外泌体,此法获得的外泌体纯度较高,但步骤烦琐、耗时。超滤离心法则是利用不同截留分子量(MWCO)的超滤膜对样品进行选择性分离,该方法简单高效,且不影响外泌体的生物活性。色谱法是根据凝胶孔隙的孔径大小与样品分子尺寸的相对关系对溶质进行分离的分析方法。样品中大分子不能进入凝胶孔,只能沿多孔凝胶粒子之间的空隙通过色谱柱,首先被流动相洗脱出来;小分子可进入凝胶中绝大部分孔洞,在柱中受到更强的滞留,更慢地被洗脱出来。分离到的外泌体在电镜下大小均一,但是需要特殊的设备,应用不广泛。

(2) 磁珠免疫法是利用外泌体表面的特异性标志物(如 CD63、CD9、Alix)或将链霉亲和素试剂与特定的生物素化抗体结合对外泌体进行分离,即用包被抗标志物抗体的磁珠与外泌体孵育,将外泌体吸附并分离出来。该方法可以保证外泌体形态的完整,特异性高、操作简便、不需要昂贵的仪器设备,但是效率低,非中性 pH 和非生理性盐浓度会影响外泌体生物活性,不利于下游实验,难以广泛普及。

(3) PEG-base 沉淀法是利用聚乙二醇(PEG)可以与疏水性蛋白质和脂质分子结合共沉淀的特性沉淀外泌体。即采用 0.08 kg/L 的 PEG(平均分子量为 6 000)与培养液孵育后,低速离心获得粗外泌体,再采用超高速离心进一步清洗得到外泌体[237]。该方法可以实现低成本、快速高效的分离外泌体,获得的外泌体具有较高的回收率和纯度,适用于后续的蛋白质组学和测序分析。然而,该方法分离的外泌体中杂蛋白较多(假阳性),易产生难以去除的聚合物,而且机械力或者吐温-20 等化学添加物可能会破坏外泌体。

(4) 试剂盒提取法。近年来市场上出现了各种商业化的外泌体提取试剂盒,有的是通过特殊设计的过滤器过滤掉杂质成分,有的是采用空间排阻色谱法(SEC)进行分离纯化,也有的是利用化合物沉淀法沉淀外泌体。这些试剂盒不需要特殊设备,随着产品的更新换代,提取效率和纯化效果逐渐提高,逐渐取代超速离心法并推广开来。如101bio 开发的系列试剂盒,可分别针对尿液、血液、细胞上清液等多种样品进行提取,并可进一步从外泌体中获得想要的蛋白质或者 RNA 分子,方便快速。然而,市场上各类产品纯化效果良莠不齐,目前还没有绝对的方法或试剂盒能满足所有要求,从各类样品中分离出理想的外泌体。

无论是哪种方法,都有各自的优点和缺点,因此只有将各个方法有效结合起来,才能达到更好的分离效果。

2) 外泌体的分析鉴定技术

无论采用哪种方法分离外泌体,都必须首先确定分离得到的产物是不是外泌体,其次要鉴定外泌体是否达到实验所要求的纯度和数量。因此,外泌体的鉴定是必不可少的。对不同的外泌体物质,分析鉴定的方法也不同。

(1) 形态学分析技术。

对分离的外泌体进行处理、固定和染色,通过透射电镜观察可以分析外泌体的大小、形态和分布状况,但由于电镜拍摄视野有限,这种方法只能对个别外泌体进行观察。动态光散射技术则是从整体上对外泌体大小的分布情况进行检测,具有准确、快速、可重复性好等优点,但对于多分散的复杂外泌体样本的测量还存在一定的问题。纳米颗粒分析仪能够分析外泌体的粒径,根据颗粒散点图可以分析外泌体的粒径范围,反映其分离的纯度,该技术直观、分辨率高,结合免疫标记可以很清楚地分析特定指标,明确肿瘤表达的部位,但是该技术前期处理过程复杂,浓度测量受限,而且处理后的外泌体形态易受影响。

(2) 蛋白质分析技术。

外泌体中蛋白质分子水平的变化与肿瘤的发生、发展密切相关。将分离到的外泌体进行 SDS-PAGE 电泳,可以分析得到外泌体中蛋白质的含量、大小分布及种类;蛋白质印迹法可以检测外泌体中特异性标志蛋白质(如 CD63、CD9)的表达情况;双向凝胶电泳等蛋白组学技术可以分析外泌体中不同蛋白质的数量及表达情况。MD 安德森癌症中心的 Kallurri 等利用定量蛋白质组学技术在乳腺癌和胰腺癌患者的外泌体中筛选出高表达的膜锚定蛋白质 GPC1,并利用蛋白质印迹法和流式细胞术对 GPC1 的来源和定位进行了验证,证明可以通过外泌体中的 GPC1 诊断早期胰腺癌[238]。蛋白质分析技术能够对外泌体蛋白质组进行定性、定量的分析,缺点是实验过程复杂、时间长,不能满足临床样品的高通量检测。

(3) 核酸分析技术。

外泌体来源的核酸分子可作为肿瘤性疾病的生物标志物。目前,使用较多的外泌体核酸分析技术主要包括 qPCR 技术和深度测序技术。

① qPCR 技术:对分离的外泌体中的 mRNA 进行 qPCR 检测,可实现多个基因表达水平的检测,缺点是不能检测所有基因的表达情况,通量低,不能满足临床样品的高通量检测。

② 高通量测序技术:外泌体核酸成分的点突变、插入、缺失、基因融合及拷贝数变异等可作为检测肿瘤来源的生物标志物。从肿瘤患者的体液中分离出外泌体,然后对 DNA、RNA 进行全基因组、外显子组和转录组测序,通过生物信息学分析研究 DNA、miRNA、长链非编码 RNA(long non-coding RNA, lncRNA)等的表达量及其在肿瘤发生、发展中的作用。MD 安德森癌症中心的研究人员从三个胰胆管癌患者的体液中分离出外泌体,利用 Illumina HiSeq 2500 测序仪对外泌体 DNA(exoDNA)、外泌体 RNA(exoRNA)进行测序分析,发现包括 NOTCH1 和 BRCA2 在内的多个可操作的突变,并

鉴别出了融合基因的表达[239]。

6.3.3 液体活检临床应用方案

随着精准医疗的兴起,液体活检成为时下最热门的技术。ctDNA 及 CTC 是用于癌症液体活检的两个重要方面。

6.3.3.1 CTC 的临床应用价值

目前,CTC 在临床上的应用主要包括以下几个方面:

1) 临床诊断和分期

研究发现在大多数肿瘤类型(包括前列腺、乳腺、卵巢、直肠、结肠、肺)患者的外周血中都存在 CTC,而在那些没有患癌个体的外周血中没有发现 CTC[240]。在部分早期肿瘤患者中,利用影像学还未发现病灶时已经可以在外周血中检测到 CTC,因此 CTC 可以用于肿瘤的早期诊断,2007 年 ASCO 就将 CTC 纳入了肿瘤标志物。血液系统是肿瘤转移的重要途径,是否发生远处转移是判断临床分期的标准之一。近年来,CTC 检测在临床上的应用使之成为 TNM 传统分期系统的有效补充,从而指导下一步的治疗。

2) 预后评估

2012 年 8 月,国家食品药品监督管理总局(现国家市场监督管理总局)批准 CellSearch 循环肿瘤细胞检测与分析系统用于乳腺癌患者的预后分析,这也是继美国 FDA 分别在 2004 年、2007 年和 2008 年批准采用 CellSearch 检测系统用于转移性乳腺癌、结直肠癌及前列腺癌的预后评估、无进展生存(PFS)期和总生存(OS)期的预测之后,中国首次批准其进入临床检测。一项前瞻性多中心临床研究表明,治疗前 CTC 的数目是转移性乳腺癌患者的无进展生存期和总生存期的独立预测指标。在 177 名转移性乳腺癌患者中,CTC 水平较高者(CTC 大于等于 5 个每 7.5 ml 全血)的平均无进展生存期只有 2.7 个月,总生存期只有 10.1 个月;CTC 水平较低者(CTC 小于 5 个每 7.5 ml 全血)则分别为 7.0 个月和超过 18 个月。随后又有多个研究证明,治疗期间,任何时间点 CTC 水平的升高都提示肿瘤的快速进展和较差的预后[241]。

3) 个体化治疗

此外,CTC 可以用于检测是否存在药物靶点。肿瘤免疫治疗是目前肿瘤治疗领域的研究热点,在肿瘤的治疗过程中取得了显著的临床获益。PD-1 是目前备受关注的免疫抑制分子,其主要表达在激活的 T 细胞和 B 细胞中,PD-1 与在肿瘤细胞中高表达的程序性死亡配体-1(programmed death ligand-1,PD-L1)结合,激活 PD-1 信号通路,使得 T 细胞功能受损,针对这一信号通路的 PD-1 抑制剂可以阻断 PD-1 与 PD-L1 的结合,阻断负向调控信号通路,恢复 T 细胞的功能活性,从而增强机体的免疫应答能力。目前,PD-L1 的表达水平是 PD-L1 抑制剂疗效预测的指标之一,研究发现,PD-L1 通常在激素受体阳性,HER2 阴性乳腺癌患者血液 CTC 中表达。PD-L1 表达的 CTC 存在于 68.8%(11/16)的患者中,PD-L1 阳性的 CTC 的比例从 0.2%～100%不等[220]。

然而,目前 CTC 在临床上的应用价值仍然存在争议。CTC 数目在不同的肿瘤类型之间高度可变,而且受到不同 CTC 检测方法偏好性的干扰。此外,CTC 数目与患者生存期的相关性还远远没有定义清楚,而这种局限性需要通过结合不同的技术改善分析性能来解决。

6.3.3.2 ctDNA 的临床应用价值

而相对于热度消退的 CTC,目前液体活检的主要应用领域是利用血液进行肿瘤 ctDNA 检测。基于技术上的不断成熟,ctDNA 在临床的应用也取得了重大进展,主要表现包括早期诊断、分子分型或预后判断、残留病灶检测、疗效监测和克隆进化监测(见图 6-3)。

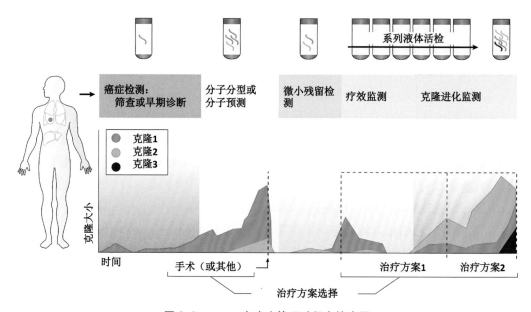

图 6-3 ctDNA 在癌症管理过程中的应用

(图片修改自参考文献[225])

1) ctDNA 用于肿瘤的早期诊断

癌症的早期诊断,尤其是在转移扩散之前,有助于疾病的早期干预从而改善患者的存活情况。肿瘤是一种基因病,肿瘤从良性到恶性的病变过程是随着时间的推移,积累了一系列突变导致的。这为实现肿瘤早期检测提供了窗口期。2014 年,Bettegowda 等[242]利用数字 PCR 技术检测 640 例不同癌症患者的血浆 ctDNA,在超过 75%的Ⅲ期肿瘤患者血液中检测到 ctDNA;甚至在 47%的Ⅰ期肿瘤患者中能检测到 ctDNA。Beaver 等也发现,采用数字 PCR 技术可以在早期乳腺癌患者中检测到 ctDNA[243]。在肺癌研究领域,Izumchenko 等[234]发现,对于Ⅰ期的 NSCLC CAPP-Seq 技术灵敏度可达到 50%,而对于Ⅱ～Ⅳ期的 NSCLC 检测灵敏度为 100%。在最新的研究中,研究者利用第二代基因测序技术研究了肺腺癌早期的一系列病理事件,包括非典型腺瘤样增生(AAH)、原位腺癌(AIS)、微小浸润性腺瘤(MIA)之间演变背后的基因驱动因素,首次在肺癌前期病变患者血液中发现了循环 DNA[244]。而来自香港中文大学的卢煜明教授团队报道了一种新的非侵入式检测方法,通过全基因组甲基化测序绘制 DNA 组织图谱,从而利用血浆 DNA 检测,鉴别其中的基因组突变组织来源,这种方法有望用于癌症诊断,并且实现肿瘤定位[245]。

2014 年,英国政府启动了关于 NSCLC 的大型前瞻性临床研究 TRACERx(Tracking Non-Small-Cell Lung Cancer Evolution through Therapy),旨在从患者被诊断那一天开始采集患者的样本,分析患者体内的基因变化,一直到患者死亡,探寻肿瘤异质性对治疗和预后的影响。TRACERx 计划招募 842 名早期肺癌(Ⅰ～ⅢA)患者,其中前 100 名患者的数据研究成果已经发表在 2017 年的《新英格兰医学杂志》(*the New England Journal of Medicine*)[232]和《自然》(*Nature*)[246]杂志上。研究剖析了早期肿瘤的异质性。目前在癌症的早期诊断方面,ctDNA 虽然具有一定的可行性,但是仍挑战重重。未来,除了 ctDNA 的检测方法需要不断完善与优化外,在降低背景噪声方面也需要不断改善。

2) 基线期的 ctDNA 用于预后评估

相关研究表明,血浆中的 ctDNA 浓度与肿瘤的大小、分期具有相关性。2014 年,Bettegowda 等[242]的研究还发现,Ⅳ期癌症患者血液中的 ctDNA 平均浓度要比Ⅰ期癌症患者高 100 倍。检测发现,Ⅰ期患者 5 ml 血液中特定的基因突变数量小于 10 个拷贝,而进展期的前列腺癌、卵巢癌和结直肠癌患者 5 ml 血液中同一基因突变的数量拷贝数却在 100～1 000 个之间。另外一项近期的研究则表明,ctDNA 的水平与复发性高级别的浆液性卵巢癌肿瘤大小密切相关。肿瘤大小每增加 1 cm³,血浆中的 ctDNA 突变频率增加 0.08%[247]。TRACERx 也发现血浆克隆等位基因变异频率(VAF)均值与通过影像学评估出的肿瘤体积有很好的线性相关关系,10 cm³ 肿块≈0.1% 血浆平均克隆 VAF≈$3.26×10^8$ 恶性肿瘤细胞[246]。当然,并非所有的癌症或患者的 ctDNA 都与癌症具有相关性。血浆中 ctDNA 水平与肿瘤分期的相关性表明 ctDNA 在预后评估中的应用潜力。很多研究表明,存在可检测水平 ctDNA 的患者的预后比不能检测到 ctDNA 的患者预后差。而且除了 ctDNA 的含量,ctDNA 的突变谱类型也有助于将患者群体依据分子亚型分为不同预后类型。

3) ctDNA 用于术后复发监测

在术后复发监测方面,2015 年,Turner 等发现追踪早期乳腺癌的 ctDNA 突变可以预测复发。该研究基于 55 例早期乳腺癌患者,采用第二代基因测序对治疗前的肿瘤活检组织 DNA 进行检测,发现 78% 的肿瘤至少有一个体细胞突变。通过采用 ddPCR 技术对基线、术后 2~4 周、随访期每 6 个月的血浆样本进行监测,发现术后 2~4 周和连续追踪血浆 ctDNA 均可以预测早期复发,但后者可以提高预测的灵敏度。通过 ctDNA 监测,发现分子复发的时间要比临床复发提前 7.5 个月。此外,研究者进一步发现采用靶向捕获测序分析 ctDNA 可以明确微小残留病变(minimal residual disease,MRD)的分子事件,证实了在系统性治疗后,克隆会发生转移。

2015 年,广岛大学的研究人员还发现,分析血浆 ctDNA 可以预测肝细胞癌的复发和疾病进展,尤其是 2 年内的肝外转移。此外,研究人员还发现在原发肿瘤组织中发现的突变中有 85% 在 ctDNA 中也有发现[248]。

Jeanne 等在 II 期结肠癌中也有类似发现。他们采用大规模并行测序探针技术(massively parallel sequencing-based assays)对 230 例共计 1 046 个血浆样本进行了 ctDNA 检测,发现术后 ctDNA 提供了病灶残留的直接证据,并可以提示术后高复发风险[209]。

而在 TRACERx 临床试验中,通过对 100 例患者中抽取的 96 例患者的血液样本进行检测,发现在 NSCLC 中存在的基因变异,并且可以通过 ctDNA 进行监测。他们分析了 24 例 NSCLC 患者术前及术后每个监测节点的克隆(亚克隆)SNV 变化以及 SNV 突变频率变化作图。在 14 例复发患者中,13 例(93%)在监测过程中有 2 个以上 SNV 检出;而在 10 例无复发患者中,仅有 1 例(10%)有 2 个以上 SNV 检出。该结果提示 ctDNA 在 NSCLC 患者术后监测过程中的应用价值[246]。

4) ctDNA 用于指导肿瘤靶向治疗

实施靶向治疗前大多需对肿瘤组织进行活检,了解肿瘤组织特定靶基因的突变情况,用来指导临床用药。当前肿瘤病理组织活检仍是临床诊断的"金标准",然而这是一种侵入性检查,有发生并发症的风险。此外,肿瘤组织的获取、保存和肿瘤异质性使病理组织活检在一定程度上受到限制。肿瘤病理组织活检或组织切片可能无法反映肿瘤内其他部分的情况及转移瘤之间的异质性。2014 年,欧洲药品管理局(EMA)人用医药产品委员会(CHMP)已建议批准易瑞沙标签 II 型变化更新,该更新将使医生能够采用血液 ctDNA 检测方法评估 EGFR 突变状态,鉴别出最可能从易瑞沙治疗中获益的 NSCLC 患者群体。而在临床研究中,研究者发现 ctDNA 可以更有效地揭示药物的耐药机制。2015 年,Thress 等通过第二代基因测序分析了对第三代 EGFR 酪氨酸酶抑制剂 AZD9291 耐药的晚期肺癌患者的 ctDNA,发现了 AZD9291 的耐药突变 EGFR C797S[249]。研究还发现非侵入性液体活检比手术活检更准确,由于肿瘤具有高度异质性,因此决定患者的治疗方案的时候,采取单一部位的活检存在局限性[244]。

5) ctDNA 用于疗效监测与克隆进化分析

ctDNA 的检测有助于治疗过程中肿瘤负荷的实时监测。研究表明患者体内 ctDNA 的动态变化与治疗效果关系密切,而且检测到这种变化的时间可能比临床确诊要早。如在乳腺癌患者治疗过程中,ctDNA 浓度随化疗过程而变化,这种反映疗效的变化趋势比其他检测手段要早,ctDNA 对乳腺癌复发的提示时间也要比影像学、血液检查(如 CA15-3)等技术早。在复发性卵巢癌中也存在类似的情况。在 NSCLC 患者中,*ALK* 重排发生并非很频繁(3%~8%),但却为原癌基因的靶向治疗研究提供了重要的范例。克唑替尼是第一个应用于临床的 ALK 抑制剂[25],克唑替尼的耐药通常是在治疗后 1 年或者 2 年内发生,主要的机制是 *ALK* 基因激酶区的突变和其他信号通路激活[250]。对 *ALK* 重排阳性的患者,了解耐药发生过程中肿瘤分子水平的变化,对于肺癌靶向治疗的研究具有重要的理论和临床意义。Shaw 等(2016)对 1 例克唑替尼耐药患者的多次活检组织进行全外显子组测序,发现在患者接受克唑替尼治疗前已经存在低丰度的 *ALK* C1156Y 亚克隆。治疗耐药后发现,该亚克隆迅速增殖并在第二次活检时占据了约 50% 的细胞比例[251]。尽管组织活检能不能代表肿瘤组织的全景仍是一个比较有争议的问题,但是该案例表明了 *ALK* 耐药研究和肿瘤克隆进化在靶向用药中的研究价值。

鉴于血浆 ctDNA 汇集了来自肿瘤组织各区域(原发灶内部不同亚克隆、原发灶和转移灶)凋亡细胞的 DNA 片段,所以对 ctDNA 的敏感测序技术,即"液体活检"技术,可以应用于检测肿瘤组织中的突变,特别是晚期肿瘤患者。Murtaza 等(2015)对一名转移性乳腺癌患者进行了三年的 ctDNA 监测,结果显示,血浆 ctDNA 与活检样本的突变频谱相匹配,可以反映肿瘤发展和相应药物治疗时分子特征的变化,在缺乏多次组织活检的条件下,液体活检可以作为活检的第二选择[252]。另一方面,肿瘤的发生、发展往往伴随着新突变的产生和原有突变的积累。在进化角度上,发生较早的突变,在系统进化树中的位置靠近主干,发生较晚的突变则位于分枝[见图 6-4(a)]。已有研究表明,肿瘤转移及化疗耐药伴随着肿瘤亚克隆结构的变化[253]。通常,组织活检较容易检出区域性的亚克隆群体[见图 6-4(b)],而血浆 ctDNA 中则涵盖了来自肿瘤不同克隆的 DNA 片段,也可以反映不同时间节点肿瘤克隆组成的动态变化[254],在应用于临床以检出药物靶位点或者抗性亚克隆群体的同时,也在监测肿瘤时间维度中的遗传进化研究中有着巨大的潜力。

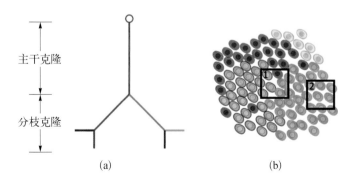

图 6-4　肿瘤分枝进化模型与组织取样偏倚性

(a)为肿瘤分枝进化模型;(b)为组织取样偏倚性

6.3.4 液体活检面临的问题及发展趋势

目前,概念验证研究为 ctDNA 临床应用的大型前瞻性研究提供了一个很好的开始,同时也证明了 ctDNA 或许会是药物开发、肿瘤内异质性与克隆进化研究的一个有用的科研工具。对比 ctDNA 指导下的治疗方案与标准治疗方案的随机对照试验将会非常明确,欧洲药品管理局于 2016 年发布了设计此类试验的指南。一些测试 ctDNA 分析用于治疗监测的临床实用性的试验正在进行中[64,244]。一项临床试验针对接受厄洛替尼治疗的 NSCLC 患者进行血浆的前瞻性监测,对发现耐药突变的患者实施其他扫描检测手段用来判断是否发生疾病进展[244]。另一项临床试验旨在阐明对晚期乳腺癌患者血浆样本靶向突变确认的有效性[64],该项研究的结果将会支持从血浆检出突变并将结果作为临床治疗方案确定的依据。综上,这些研究正将 ctDNA 探索性研究推向 ctDNA 主导临床决策的临床试验阶段。

液体活检技术的实施,需要对 cfDNA 与 ctDNA 的来源和生物学知识有更深入的了解[255]。关于细胞坏死、凋亡和主动释放各自所占比例,尤其是不同的治疗节点,都应该研究清楚。目前人们对于 cfDNA 释放与清理机制的有限了解阻碍了人们对当前研究的解释。在没有干预的情况下研究 ctDNA 检测的动态变化和再现性变得日益重要,因为我们的目的在于解释 ctDNA 信号对于治疗的反应。所有肿瘤亚型对于 ctDNA 库的构成是否是成比例的,还是受到肿瘤血管丰富程度或者代谢活动等生物学因素影响目前还并不清楚。cfDNA 与 ctDNA 片段长度的差异使得特定长度片段捕获的最优流程获取与提取方法提升成为可能。

尽管 ctDNA 分析与其他循环生物标志物相比能够提升灵敏度与特异性,但利用多种标志物或许能够为患者的病情提供更加全面的信息。比如,整体 cfDNA 浓度与疾病状况有关,同时也与预后相关[256]。对 cfDNA 的表观遗传分析可以识别肿瘤基因的超甲基化,或者细胞类型产生的 cfDNA 碎片都可以在没有体细胞突变的情况下提供肿瘤微环境的信息。其他循环核酸如 mRNA 和 miRNA 也可以提供附加信息[222]。由于多种核酸释放入血的相互独立的机制,靶向捕获多种核酸能够提高检测微小残留病变的灵敏性。主动释放的核酸或许是检测耐药亚克隆突变的首选,而接受治疗后死亡的细胞释放的片段则可以确定对治疗有反应的亚克隆群体。尽管可能从 cfDNA 推测出基因表型[257],但是外泌体 RNA、CTC 或者血小板测序能够提供更直接的证据。血浆中 cfDNA 同时与其他类型体液如尿液或脑脊液中 cfDNA 的分析能够提供相互补充的信息。Gormally 等十年余前做出的关于 cfDNA 相关的蛋白质特性能够为个体疾病与 cfDNA 生物学特性提供丰富信息的假设[258],如今也得到了印证[233]。

液体活检技术在临床上的运用与普及将取决于该技术对于患者与临床医生的实际优势、必备的器材与该技术的成本与效益的特性。组织活检仍将在癌症检查中占主导地位,尤其是对于组织学诊断与癌症类型的分类。目前,专业的实验室可以进行 CTC 与 ctDNA 样本的分析,但在未来如果可以建立合适的流程规范,医院实验室也可以做这些分析[259]。

具有临床意义灵敏度,用以确定个体热点突变的检测设备已经开始应用于组织与血浆样本。用于产妇血液样本 DNA 分析的单分子(第三代)测序的运用在 2015 年第一次进入大家的视线,随后该技术被证实还可检测出细胞系 DNA 的结构性突变。该技术的便携性在埃博拉病毒引发的流行病中实时基因组监测的运用中得到了体现[260]。目前,该平台受到高错误率的限制,使得点突变与 InDel 的检测遇到挑战。该平台遇到的另一个挑战便是短 DNA 片段的测序需要最优文库的制备[261]。测序的通量也有限制(目前在 150 Mb 左右),在不远的将来将有可能提升,特定的扩增也可以通过实时测序进行捕获[262]。这些研究提供了实时检测分子表达谱的可能性,同时免除了血液样本相对冗长复杂的 DNA 提纯过程。

欧洲药品管理局与美国 FDA 最初审批通过的作为伴随诊断手段的血浆突变的检测,与新兴的 ctDNA 指导下的临床试验,成为液体活检技术应用于个体肿瘤精准医疗道路上的里程碑。日益提升的技术为癌症的非侵入性分子分析拓宽了应用范围,为基因组研究与临床决策提供了信息。为了全面开发液体活检的应用潜力,对于 ctDNA 生物学特性的探索显得至为重要。至此,液体活检技术已经在一定领域内展现出其应用潜力,并已经开始用于患者并使之获益。

参考文献

[1] Zheng R, Zeng H, Zhang S, et al. National estimates of cancer prevalence in China, 2011[J]. Cancer Lett, 2016, 370(1): 33-38.

[2] Chen W, Zheng R, Baade P D, et al. Cancer statistics in China, 2015[J]. CA Cancer J Clin, 2016, 66(2): 115-132.

[3] Ettinger D S, Akerley W, Bepler G, et al. Non-small cell lung cancer[J]. J Natl Compr Canc Netw, 2010, 8(7): 740-801.

[4] Travis W D, Brambilla E, Nicholson A G, et al. The 2015 World Health Organization Classification of Lung Tumors: impact of genetic, clinical and radiologic advances since the 2004 classification[J]. J Thorac Oncol, 2015, 10(9): 1243-1260.

[5] Jemal A, Bray F, Center M M, et al. Global cancer statistics[J]. CA Cancer J Clin, 2011, 61(2): 69-90.

[6] The Cancer Genome Atlas Research Network. Comprehensive genomic characterization of squamous cell lung cancers[J]. Nature, 2012, 489(7417): 519-525.

[7] The Cancer Genome Atlas Research Network. Comprehensive molecular profiling of lung adenocarcinoma[J]. Nature, 2014, 511(7511): 543-550.

[8] George J, Lim J S, Jang S J, et al. Comprehensive genomic profiles of small cell lung cancer[J]. Nature, 2015, 524(7563): 47-53.

［9］ Imielinski M，Berger A H，Hammerman P S，et al. Mapping the hallmarks of lung adenocarcinoma with massively parallel sequencing［J］. Cell，2012，150(6)：1107-1120.

［10］ Iwakawa R，Kohno T，Totoki Y，et al. Expression and clinical significance of genes frequently mutated in small cell lung cancers defined by whole exome/RNA sequencing［J］. Carcinogenesis，2015，36(6)：616-621.

［11］ Howlader N，Noone A M，Krapcho M，et al. SEER cancer statistics review，1975-2012，National Cancer Institute［EB/OL］. https://seer.cancer.gov/archive/csr/1975_2012/.

［12］ 中国医师协会肿瘤医师分会，中国抗癌协会肿瘤临床化疗专业委员会. 中国表皮生长因子受体基因敏感性突变和间变淋巴瘤激酶融合基因阳性非小细胞肺癌诊断治疗指南（2015 版）［J］. 中华肿瘤杂志，2015，37(10)：796-799.

［13］ Lynch T J，Bell D W，Sordella R，et al. Activating mutations in the epidermal growth factor receptor underlying responsiveness of non-small-cell lung cancer to gefitinib［J］. N Engl J Med，2004，350(21)：2129-2139.

［14］ Paez J G，Janne P A，Lee J C，et al. EGFR mutations in lung cancer：correlation with clinical response to gefitinib therapy［J］. Science，2004，304(5676)：1497-1500.

［15］ Pao W，Miller V，Zakowski M，et al. EGF receptor gene mutations are common in lung cancers from "never smokers" and are associated with sensitivity of tumors to gefitinib and erlotinib［J］. Proc Natl Acad Sci U S A，2004，101(36)：13306-13311.

［16］ Ladanyi M，Pao W. Lung adenocarcinoma：guiding EGFR-targeted therapy and beyond［J］. Mod Pathol，2008，21(Suppl 2)：S16-S22.

［17］ Sordella R，Bell D W，Haber D A，et al. Gefitinib-sensitizing EGFR mutations in lung cancer activate anti-apoptotic pathways［J］. Science，2004，305(5687)：1163-1167.

［18］ Mok T S，Wu Y L，Thongprasert S，et al. Gefitinib or carboplatin-paclitaxel in pulmonary adenocarcinoma［J］. N Engl J Med，2009，361(10)：947-957.

［19］ Zhou C，Wu Y L，Chen G，et al. Erlotinib versus chemotherapy as first-line treatment for patients with advanced EGFR mutation-positive non-small-cell lung cancer(OPTIMAL，CTONG-0802)：a multicentre，open-label，randomised，phase 3 study［J］. Lancet Oncol，2011，12(8)：735-742.

［20］ Brose M S，Volpe P，Feldman M，et al. BRAF and RAS mutations in human lung cancer and melanoma［J］. Cancer Res，2002，62(23)：6997-7000.

［21］ Yang Y，Wislez M，Fujimoto N，et al. A selective small molecule inhibitor of c-Met，PHA-665752，reverses lung premalignancy induced by mutant K-ras［J］. Mol Cancer Ther，2008，7(4)：952-960.

［22］ Eberhard D A，Johnson B E，Amler L C，et al. Mutations in the epidermal growth factor receptor and in KRAS are predictive and prognostic indicators in patients with non-small-cell lung cancer treated with chemotherapy alone and in combination with erlotinib［J］. J Clin Oncol，2005，23(25)：5900-5909.

［23］ Pao W，Wang T Y，Riely G J，et al. KRAS mutations and primary resistance of lung adenocarcinomas to gefitinib or erlotinib［J］. PLoS Med，2005，2(1)：e17.

［24］ Eberlein C A，Stetson D，Markovets A A，et al. Acquired resistance to the mutant-selective EGFR inhibitor AZD9291 is associated with increased dependence on RAS signaling in preclinical models［J］. Cancer Res，2015，75(12)：2489-2500.

［25］ Kwak E L，Bang Y J，Camidge D R，et al. Anaplastic lymphoma kinase inhibition in non-small-cell lung cancer［J］. N Engl J Med，2010，363(18)：1693-1703.

[26] Wong D W, Leung E L, So K K, et al. The EML4-ALK fusion gene is involved in various histologic types of lung cancers from nonsmokers with wild-type EGFR and KRAS[J]. Cancer, 2009, 115(8): 1723-1733.

[27] Inamura K, Takeuchi K, Togashi Y, et al. EML4-ALK lung cancers are characterized by rare other mutations, a TTF-1 cell lineage, an acinar histology, and young onset[J]. Mod Pathol, 2009, 22(4): 508-515.

[28] Shinmura K, Kageyama S, Tao H, et al. EML4-ALK fusion transcripts, but no NPM-, TPM3-, CLTC-, ATIC-, or TFG-ALK fusion transcripts, in non-small cell lung carcinomas[J]. Lung Cancer, 2008, 61(2): 163-169.

[29] Choi Y L, Takeuchi K, Soda M, et al. Identification of novel isoforms of the EML4-ALK transforming gene in non-small cell lung cancer[J]. Cancer Res, 2008, 68(13): 4971-4976.

[30] Horn L, Pao W. EML4-ALK: honing in on a new target in non-small-cell lung cancer[J]. J Clin Oncol, 2009, 27(26): 4232-4235.

[31] Takeuchi K, Choi Y L, Togashi Y, et al. KIF5B-ALK, a novel fusion oncokinase identified by an immunohistochemistry-based diagnostic system for ALK-positive lung cancer[J]. Clin Cancer Res, 2009, 15(9): 3143-3149.

[32] Rikova K, Guo A, Zeng Q, et al. Global survey of phosphotyrosine signaling identifies oncogenic kinases in lung cancer[J]. Cell, 2007, 131(6): 1190-1203.

[33] Li H, Pan Y, Li Y, et al. Frequency of well-identified oncogenic driver mutations in lung adenocarcinoma of smokers varies with histological subtypes and graduated smoking dose[J]. Lung Cancer, 2013, 79(1): 8-13.

[34] Camidge D R, Bang Y J, Kwak E L, et al. Activity and safety of crizotinib in patients with ALK-positive non-small-cell lung cancer: updated results from a phase 1 study[J]. Lancet Oncol, 2012, 13(10): 1011-1019.

[35] Shaw A T, Kim D W, Nakagawa K, et al. Crizotinib versus chemotherapy in advanced ALK-positive lung cancer[J]. N Engl J Med, 2013, 368(25): 2385-2394.

[36] Solomon B J, Mok T, Kim D W, et al. First-line crizotinib versus chemotherapy in ALK-positive lung cancer[J]. N Engl J Med, 2014, 371(23): 2167-2177.

[37] Crinò L, Kim D, Riely G J, et al. Initial phase II results with crizotinib in advanced ALK-positive non-small cell lung cancer(NSCLC): PROFILE 1005[J]. J Clin Oncol, 2011, 29(15_suppl): 7514-7514.

[38] Shaw A T, Kim D W, Mehra R, et al. Ceritinib in ALK-rearranged non-small-cell lung cancer [J]. N Engl J Med, 2014, 370(13): 1189-1197.

[39] Ou S H, Ahn J S, De Petris L, et al. Alectinib in crizotinib-refractory ALK-rearranged non-small-cell lung cancer: a phase II global study[J]. J Clin Oncol, 2016, 34(7): 661-668.

[40] Onozato R, Kosaka T, Kuwano H, et al. Activation of MET by gene amplification or by splice mutations deleting the juxtamembrane domain in primary resected lung cancers[J]. J Thorac Oncol, 2009, 4(1): 5-11.

[41] Okuda K, Sasaki H, Yukiue H, et al. Met gene copy number predicts the prognosis for completely resected non-small cell lung cancer[J]. Cancer Sci, 2008, 99(11): 2280-2285.

[42] Kubo T, Yamamoto H, Lockwood W W, et al. MET gene amplification or EGFR mutation activate MET in lung cancers untreated with EGFR tyrosine kinase inhibitors[J]. Int J Cancer, 2009, 124(8): 1778-1784.

[43] Frampton G M, Ali S M, Rosenzweig M, et al. Activation of MET via diverse exon 14 splicing alterations occurs in multiple tumor types and confers clinical sensitivity to MET inhibitors[J]. Cancer Discov, 2015, 5(8): 850-859.

[44] Seo J S, Ju Y S, Lee W C, et al. The transcriptional landscape and mutational profile of lung adenocarcinoma[J]. Genome Res, 2012, 22(11): 2109-2119.

[45] Fan L, Strasser-Weippl K, Li J J, et al. Breast cancer in China[J]. Lancet Oncol, 2014, 15(7): e279-e289.

[46] Ligresti G, Libra M, Militello L, et al. Breast cancer: Molecular basis and therapeutic strategies (Review)[J]. Mol Med Rep, 2008, 1(4): 451-458.

[47] Munagala R, Aqil F, Gupta R C. Promising molecular targeted therapies in breast cancer[J]. Indian J Pharmacol, 2011, 43(3): 236-245.

[48] Jia W J, Jia H X, Feng H Y, et al. HER2-enriched tumors have the highest risk of local recurrence in Chinese patients treated with breast conservation therapy[J]. Asian Pac J Cancer Prev, 2014, 15(1): 315-320.

[49] Johnston S R, Yeo B. The optimal duration of adjuvant endocrine therapy for early stage breast cancer-with what drugs and for how long[J]. Curr Oncol Rep, 2014, 16(1): 358.

[50] Williams N, Harris L N. The renaissance of endocrine therapy in breast cancer[J]. Curr Opin Obstet Gynecol, 2014, 26(1): 41-47.

[51] 中国乳腺癌内分泌治疗专家共识专家组. 中国乳腺癌内分泌治疗专家共识(2015 版)[J]. 中国肿瘤杂志,2015,25(9): 755-759.

[52] Dodwell D, Wardley A, Johnston S. Postmenopausal advanced breast cancer: options for therapy after tamoxifen and aromatase inhibitors[J]. Breast, 2006, 15(5): 584-594.

[53] Osborne C K, Schiff R. Mechanisms of endocrine resistance in breast cancer[J]. Annu Rev Med, 2011, 62: 233-247.

[54] Robinson D R, Wu Y M, Vats P, et al. Activating ESR1 mutations in hormone-resistant metastatic breast cancer[J]. Nat Genet, 2013, 45(12): 1446-1451.

[55] Toy W, Shen Y, Won H, et al. ESR1 ligand-binding domain mutations in hormone-resistant breast cancer[J]. Nat Genet, 2013, 45(12): 1439-1445.

[56] Gelsomino L, Gu G, Rechoum Y, et al. ESR1 mutations affect anti-proliferative responses to tamoxifen through enhanced cross-talk with IGF signaling[J]. Breast Cancer Res Treat, 2016, 157(2): 253-265.

[57] Jeselsohn R, Yelensky R, Buchwalter G, et al. Emergence of constitutively active estrogen receptor-α mutations in pretreated advanced estrogen receptor-positive breast cancer[J]. Clin Cancer Res, 2014, 20(7): 1757-1767.

[58] Li S, Shen D, Shao J, et al. Endocrine-therapy-resistant ESR1 variants revealed by genomic characterization of breast-cancer-derived xenografts[J]. Cell Rep, 2013, 4(6): 1116-1130.

[59] Di Leo A, Jerusalem G, Petruzelka L, et al. Results of the CONFIRM phase III trial comparing fulvestrant 250 mg with fulvestrant 500 mg in postmenopausal women with estrogen receptor-positive advanced breast cancer[J]. J Clin Oncol, 2010, 28(30): 4594-4600.

[60] Robertson J F, Lindemann J P, Llombart-Cussac A, et al. Fulvestrant 500 mg versus anastrozole 1 mg for the first-line treatment of advanced breast cancer: follow-up analysis from the randomized 'FIRST' study[J]. Breast Cancer Res Treat, 2012, 136(2): 503-511.

[61] Lai A, Kahraman M, Govek S, et al. Identification of GDC-0810 (ARN-810), an orally

bioavailable selective estrogen receptor degrader（SERD）that demonstrates robust activity in tamoxifen-resistant breast cancer xenografts［J］. J Med Chem，2015，58(12)：4888-4904.

［62］ Finn R S，Dering J，Conklin D，et al. PD 0332991，a selective cyclin D kinase 4/6 inhibitor，preferentially inhibits proliferation of luminal estrogen receptor-positive human breast cancer cell lines in vitro［J］. Breast Cancer Res，2009，11(5)：R77.

［63］ Cristofanilli M，Turner N C，Bondarenko I，et al. Fulvestrant plus palbociclib versus fulvestrant plus placebo for treatment of hormone-receptor-positive，HER2-negative metastatic breast cancer that progressed on previous endocrine therapy（PALOMA-3）：final analysis of the multicentre，double-blind，phase 3 randomised controlled trial［J］. Lancet Oncol，2016，17(4)：425-439.

［64］ Hortobagyi G N，Stemmer S M，Burris H A，et al. Ribociclib as first-line therapy for HR-positive，advanced breast cancer［J］. N Engl J Med，2016，375(18)：1738-1748.

［65］ Urruticoechea A，Rizwanullah M，Im S A，et al. Randomized phase III trial of trastuzumab plus capecitabine with or without pertuzumab in patients with human epidermal growth factor receptor 2-positive metastatic breast cancer who experienced disease progression during or after trastuzumab-based therapy［J］. J Clin Oncol，2017，35(26)：3030-3038.

［66］ Perez E A，Romond E H，Suman V J，et al. Four-year follow-up of trastuzumab plus adjuvant chemotherapy for operable human epidermal growth factor receptor 2-positive breast cancer：joint analysis of data from NCCTG N9831 and NSABP B-31［J］. J Clin Oncol，2011，29(25)：3366-3373.

［67］ Slamon D，Eiermann W，Robert N，et al. Adjuvant trastuzumab in HER2-positive breast cancer［J］. N Engl J Med，2011，365(14)：1273-1283.

［68］ Santa-Maria C A，Nye L，Mutonga M B，et al. Management of metastatic HER2-positive breast cancer：where are we and where do we go from here［J］. Oncology（Williston Park），2016，30(2)：148-155.

［69］ Price-Schiavi S A，Jepson S，Li P，et al. Rat Muc4（sialomucin complex）reduces binding of anti-ErbB2 antibodies to tumor cell surfaces，a potential mechanism for herceptin resistance［J］. Int J Cancer，2002，99(6)：783-791.

［70］ Esteva F J，Guo H，Zhang S，et al. PTEN，PIK3CA，p-AKT，and p-p70S6K status：association with trastuzumab response and survival in patients with HER2-positive metastatic breast cancer ［J］. Am J Pathol，2010，177(4)：1647-1656.

［71］ Baselga J，Cortes J，Kim S B，et al. Pertuzumab plus trastuzumab plus docetaxel for metastatic breast cancer［J］. N Engl J Med，2012，366(2)：109-119.

［72］ Swain S M，Kim S B，Cortes J，et al. Pertuzumab，trastuzumab，and docetaxel for HER2-positive metastatic breast cancer（CLEOPATRA study）：overall survival results from a randomised，double-blind，placebo-controlled，phase 3 study［J］. Lancet Oncol，2013，14(6)：461-471.

［73］ Cameron D，Casey M，Press M，et al. A phase III randomized comparison of lapatinib plus capecitabine versus capecitabine alone in women with advanced breast cancer that has progressed on trastuzumab：updated efficacy and biomarker analyses［J］. Breast Cancer Res Treat，2008，112 (3)：533-543.

［74］ Lin N U，Guo H，Yap J T，et al. Phase II study of lapatinib in combination with trastuzumab in patients with human epidermal growth factor receptor 2-positive metastatic breast cancer：clinical outcomes and predictive value of early［18F］fluorodeoxyglucose positron emission tomography imaging（TBCRC 003）［J］. J Clin Oncol，2015，33(24)：2623-2631.

[75] Verma S, Miles D, Gianni L, et al. Trastuzumab emtansine for HER2-positive advanced breast cancer[J]. N Engl J Med, 2012, 367(19): 1783-1791.

[76] Ring A, Wheatley D, Hatcher H, et al. Phase I study to assess the combination of afatinib with trastuzumab in patients with advanced or metastatic HER2-positive breast cancer[J]. Clin Cancer Res, 2015, 21(12): 2737-2744.

[77] Morrow P K, Wulf G M, Ensor J, et al. Phase I/II study of trastuzumab in combination with everolimus (RAD001) in patients with HER2-overexpressing metastatic breast cancer who progressed on trastuzumab-based therapy[J]. J Clin Oncol, 2011, 29(23): 3126-3132.

[78] Andre F, O'Regan R, Ozguroglu M, et al. Everolimus for women with trastuzumab-resistant, HER2-positive, advanced breast cancer (BOLERO-3): a randomised, double-blind, placebo-controlled phase 3 trial[J]. Lancet Oncol, 2014, 15(6): 580-591.

[79] Saura C, Bendell J, Jerusalem G, et al. Phase Ib study of Buparlisib plus Trastuzumab in patients with HER2-positive advanced or metastatic breast cancer that has progressed on Trastuzumab-based therapy[J]. Clin Cancer Res, 2014, 20(7): 1935-1945.

[80] Brachmann S M, Hofmann I, Schnell C, et al. Specific apoptosis induction by the dual PI3K/mTor inhibitor NVP-BEZ235 in HER2 amplified and PIK3CA mutant breast cancer cells[J]. Proc Natl Acad Sci U S A, 2009, 106(52): 22299-22304.

[81] Chien A J, Cockerill A, Fancourt C, et al. A phase 1b study of the Akt-inhibitor MK-2206 in combination with weekly paclitaxel and trastuzumab in patients with advanced HER2-amplified solid tumor malignancies[J]. Breast Cancer Res Treat, 2016, 155(3): 521-530.

[82] Ting W-C, Chen L-M, Pao J-B, et al. Common genetic variants in Wnt signaling pathway genes as potential prognostic biomarkers for colorectal cancer[J]. PLoS One, 2013, 8(2): e56196.

[83] Markowitz S D, Bertagnolli M M. Molecular basis of colorectal cancer[J]. N Engl J Med, 2009, 361(25): 2449-2460.

[84] Jones S, Chen W D, Parmigiani G, et al. Comparative lesion sequencing provides insights into tumor evolution[J]. Proc Natl Acad Sci U S A, 2008, 105(11): 4283-4288.

[85] Vogelstein B, Papadopoulos N, Velculescu V E, et al. Cancer genome landscapes[J]. Science, 2013, 339(6127): 1546-1558.

[86] 陈慧，詹俊. 结直肠癌发生机制研究进展[J]. 胃肠病学,2013,18(3): 188.

[87] 冯滢滢,丁建华,赵克. 散发性结直肠癌的分子机制研究进展[J]. 实用肿瘤学杂志,2015,29(5): 471-475.

[88] Armaghany T, Wilson J D, Chu Q, et al. Genetic alterations in colorectal cancer[J]. Gastrointest Cancer Res, 2012, 5(1): 19-27.

[89] Pino M S, Chung D C. The chromosomal instability pathway in colon cancer[J]. Gastroenterology, 2010, 138(6): 2059-2072.

[90] Boland C R, Goel A. Microsatellite instability in colorectal cancer[J]. Gastroenterology, 2010, 138(6): 2073-2087. e3.

[91] Issa J P. CpG island methylator phenotype in cancer[J]. Nat Rev Cancer, 2004, 4(12): 988-993.

[92] Li X, Yao X, Wang Y, et al. MLH1 promoter methylation frequency in colorectal cancer patients and related clinicopathological and molecular features[J]. PLoS One, 2013, 8(3): e59064.

[93] Sepulveda A R, Hamilton S R, Allegra C J, et al. Molecular biomarkers for the evaluation of colorectal cancer: guideline from the American Society for Clinical Pathology, College of American Pathologists, Association for Molecular Pathology, and American Society of Clinical Oncology[J].

J Mol Diag，2017，19(2)：187-225.

［94］ Sargent D J，Marsoni S，Monges G，et al. Defective mismatch repair as a predictive marker for lack of efficacy of fluorouracil-based adjuvant therapy in colon cancer［J］. J Clin Oncol，2010，28 (20)：3219-3226.

［95］ Le D T，Uram J N，Wang H，et al. PD-1 blockade in tumors with mismatch-repair deficiency［J］. N Engl J Med，2015，372(26)：2509-2520.

［96］ Vogelstein B，Kinzler K W. Cancer genes and the pathways they control［J］. Nat Med，2004，10 (8)：789-799.

［97］ Cancer Genome Atlas Network. Comprehensive molecular characterization of human colon and rectal cancer［J］. Nature，2012，87(7407)：330-337.

［98］ Kwong L N，Dove W F. APC and its modifiers in colon cancer［M］//Nathke I S，McCarthney B M. APC Proteins. New York：Springer，2009：85-106.

［99］ Fodde R. The APC gene in colorectal cancer［J］. Eur J Cancer，2002，38(7)：867-871.

［100］ Vogelstein B，Fearon E R，Hamilton S R，et al. Genetic alterations during colorectal-tumor development［J］. N Engl J Med，1988，319(9)：525-532.

［101］ Baker S J，Fearon E R，Nigro J M，et al. Chromosome 17 deletions and p53 gene mutations in colorectal carcinomas［J］. Science，1989，244(4901)：217-221.

［102］ Hirai H，Arai T，Okada M，et al. MK-1775，a small molecule Wee1 inhibitor，enhances anti-tumor efficacy of various DNA-damaging agents，including 5-fluorouracil［J］. Cancer Biol Ther，2010，9(7)：514-522.

［103］ Bridges K A，Hirai H，Buser C A，et al. MK-1775，a novel Wee1 kinase inhibitor，radiosensitizes p53-defective human tumor cells［J］. Clin Cancer Res，2011，17(17)：5638-5648.

［104］ Rajeshkumar N，De Oliveira E，Ottenhof N，et al. MK-1775，a potent Wee1 inhibitor，synergizes with gemcitabine to achieve tumor regressions，selectively in p53-deficient pancreatic cancer xenografts［J］. Clin Cancer Res，2011，17(9)：2799-2806.

［105］ Osman A A，Monroe M M，Ortega Alves M V，et al. Wee-1 kinase inhibition overcomes cisplatin resistance associated with high-risk TP53 mutations in head and neck cancer through mitotic arrest followed by senescence［J］. Mol Cancer Ther，2015，14(2)：608-619.

［106］ Leijen S，van Geel R M，Sonke G S，et al. Phase II study with WEE1 inhibitor AZD1775 plus carboplatin in patients with TP53-mutated ovarian cancer refractory or resistant to first-line therapy within 3 months［J］. J Clin Oncol，2016，34(36)：4354-4361.

［107］ Amado R G，Wolf M，Peeters M，et al. Wild-type KRAS is required for panitumumab efficacy in patients with metastatic colorectal cancer［J］. J Clin Oncol，2008，26(10)：1626-1634.

［108］ Faulkner N E，Da Silva M M，Heim R A，et al. KRAS mutation analyses of more than 16,500 colorectal carcinomas［J］. The 2010 ASCO-NCI-EORTC Annual Meeting on Molecular Markers in Cancer，October 18-20，2010，Hollywood，Florida，USA.

［109］ Neumann J，Zeindl-Eberhart E，Kirchner T，et al. Frequency and type of KRAS mutations in routine diagnostic analysis of metastatic colorectal cancer［J］. Pathol Res Pract，2009，205(12)：858-862.

［110］ Roth A D，Tejpar S，Delorenzi M，et al. Prognostic role of KRAS and BRAF in stage II and III resected colon cancer：results of the translational study on the PETACC-3，EORTC 40993，SAKK 60-00 trial［J］. J Clin Oncol，2009，28(3)：466-474.

［111］ De Roock W，Claes B，Bernasconi D，et al. Effects of KRAS，BRAF，NRAS，and PIK3CA mutations on the efficacy of cetuximab plus chemotherapy in chemotherapy-refractory metastatic colorectal cancer: a retrospective consortium analysis[J]. Lancet Oncol, 2010, 11(8): 753-762.

[112] Irahara N, Baba Y, Nosho K, et al. NRAS mutations are rare in colorectal cancer[J]. Diagn Mol Pathol, 2010, 19(3): 157-163.

[113] Janku F, Lee J J, Tsimberidou A M, et al. PIK3CA mutations frequently coexist with RAS and BRAF mutations in patients with advanced cancers[J]. PLoS One, 2011, 6(7): e22769.

[114] Vaughn C P, ZoBell S D, Furtado L V, et al. Frequency of KRAS, BRAF, and NRAS mutations in colorectal cancer[J]. Genes Chromosomes Cancer, 2011, 50(5): 307-312.

[115] Cunningham D, Humblet Y, Siena S, et al. Cetuximab monotherapy and cetuximab plus irinotecan in irinotecan-refractory metastatic colorectal cancer[J]. N Engl J Med, 2004, 351(4): 337-345.

[116] Van Cutsem E, Peeters M, Siena S, et al. Open-label phase III trial of panitumumab plus best supportive care compared with best supportive care alone in patients with chemotherapy-refractory metastatic colorectal cancer[J]. J Clin Oncol, 2007, 25(13): 1658-1664.

[117] Saltz L B, Meropol N J, Loehrer P J Sr, et al. Phase II trial of cetuximab in patients with refractory colorectal cancer that expresses the epidermal growth factor receptor[J]. J Clin Oncol, 2004, 22(7): 1201-1208.

[118] Antonacopoulou A, Tsamandas A, Petsas T, et al. EGFR, HER-2 and COX-2 levels in colorectal cancer[J]. Histopathology, 2008, 53(6): 698-706.

[119] McKay J, Murray L, Curran S, et al. Evaluation of the epidermal growth factor receptor(EGFR) in colorectal tumours and lymph node metastases[J]. Eur J Cancer, 2002, 38(17): 2258-2264.

[120] Spano J P, Lagorce C, Atlan D, et al. Impact of EGFR expression on colorectal cancer patient prognosis and survival[J]. Ann Oncol, 2005, 16(1): 102-108.

[121] Yen L C, Uen Y H, Wu D C, et al. Activating KRAS mutations and overexpression of epidermal growth factor receptor as independent predictors in metastatic colorectal cancer patients treated with cetuximab[J]. Ann Surg, 2010, 251(2): 254-260.

[122] Hecht J R, Mitchell E, Neubauer M A, et al. Lack of correlation between epidermal growth factor receptor status and response to panitumumab monotherapy in metastatic colorectal cancer [J]. Clin Cancer Res, 2010, 16(7): 2205-2213.

[123] Petrelli F, Borgonovo K, Cabiddu M, et al. Cetuximab and panitumumab in KRAS wild-type colorectal cancer: a meta-analysis[J]. Int J Colorectal Dis, 2011, 26(7): 823-833.

[124] Ibrahim E M, Zekri J M, Bin Sadiq B M. Cetuximab-based therapy for metastatic colorectal cancer: a meta-analysis of the effect of K-ras mutations[J]. Int J Colorectal Dis, 2010, 25(6): 713-721.

[125] Ibrahim E M, Abouelkhair K M. Clinical outcome of panitumumab for metastatic colorectal cancer with wild-type KRAS status: a meta-analysis of randomized clinical trials[J]. Med Oncol, 2011, 28(1): 310-317.

[126] Zhou S W, Huang Y Y, Wei Y, et al. No survival benefit from adding cetuximab or panitumumab to oxaliplatin-based chemotherapy in the first-line treatment of metastatic colorectal cancer in KRAS wild type patients: a meta-analysis[J]. PLoS One, 2012, 7(11): e50925.

[127] Zhang L, Ma L, Zhou Q. Overall and KRAS-specific results of combined cetuximab treatment and chemotherapy for metastatic colorectal cancer: a meta-analysis[J]. Int J Colorectal Dis, 2011, 26(8): 1025-1033.

[128] Dahabreh I J, Terasawa T, Castaldi P J, et al. Systematic review: Anti-epidermal growth factor receptor treatment effect modification by KRAS mutations in advanced colorectal cancer[J]. Ann Intern Med, 2011, 154(1): 37-49.

[129] Keeton A B, Salter E A, Piazza G A. The RAS-effector interaction as a drug target[J]. Cancer Res, 2017, 77(2): 221-226.

[130] Mao C, Huang Y F, Yang Z Y, et al. KRAS p. G13D mutation and codon 12 mutations are not created equal in predicting clinical outcomes of cetuximab in metastatic colorectal cancer[J]. Cancer, 2013, 119(4): 714-721.

[131] Chen J, Ye Y, Sun H, et al. Association between KRAS codon 13 mutations and clinical response to anti-EGFR treatment in patients with metastatic colorectal cancer: results from a meta-analysis[J]. Cancer Chemother Pharmacol, 2013, 71(1): 265-272.

[132] De Roock W, Jonker D J, Di Nicolantonio F, et al. Association of KRAS p. G13D mutation with outcome in patients with chemotherapy-refractory metastatic colorectal cancer treated with cetuximab[J]. JAMA, 2010, 304(16): 1812-1820.

[133] De Roock W, Biesmans B, De Schutter J, et al. Clinical biomarkers in oncology: focus on colorectal cancer[J]. Mol Diagn Ther, 2009, 13(2): 103-114.

[134] Rizzo S, Bronte G, Fanale D, et al. Prognostic vs predictive molecular biomarkers in colorectal cancer: is KRAS and BRAF wild type status required for anti-EGFR therapy[J]. Cancer Treat Rev, 2010, 36(Suppl 3): S56-S61.

[135] Tejpar S, Bertagnolli M, Bosman F, et al. Prognostic and predictive biomarkers in resected colon cancer: current status and future perspectives for integrating genomics into biomarker discovery [J]. Oncologist, 2010, 15(4): 390-404.

[136] Gavin P G, Colangelo L H, Fumagalli D, et al. Mutation profiling and microsatellite instability in stage Ⅱ and Ⅲ colon cancer: an assessment of their prognostic and oxaliplatin predictive value [J]. Clin Cancer Res, 2012, 18(23): 6531-6541.

[137] Yuan Z X, Wang X Y, Qin Q Y, et al. The prognostic role of BRAF mutation in metastatic colorectal cancer receiving anti-EGFR monoclonal antibodies: a meta-analysis[J]. PLoS One, 2013, 8(6): e65995.

[138] Barras D. BRAF mutation in colorectal cancer: an update[J]. Biomark Cancer, 2015, 7(Suppl 1): 9-12.

[139] Parsons M T, Buchanan D D, Thompson B, et al. Correlation of tumour BRAF mutations and MLH1 methylation with germline mismatch repair(MMR) gene mutation status: a literature review assessing utility of tumour features for MMR variant classification[J]. J Med Genet, 2012, 49(3): 151-157.

[140] Cui D, Cao D, Yang Y, et al. Effect of BRAF V600E mutation on tumor response of anti-EGFR monoclonal antibodies for first-line metastatic colorectal cancer treatment: a meta-analysis of randomized studies[J]. Mol Biol Rep, 2014, 41(3): 1291-1298.

[141] Xu Q, Xu A T, Zhu M M, et al. Predictive and prognostic roles of BRAF mutation in patients with metastatic colorectal cancer treated with anti-epidermal growth factor receptor monoclonal antibodies: A meta-analysis[J]. J Dig Dis, 2013, 14(8): 409-416.

[142] Taieb J, Zaanan A, Le Malicot K, et al. Prognostic effect of BRAF and KRAS mutations in patients with stage III colon cancer treated with leucovorin, fluorouracil, and oxaliplatin with or without cetuximab: a post hoc analysis of the PETACC-8 trial[J]. JAMA Oncol, 2016, 2(5):

643-653.

[143] Rubenstein J H, Enns R, Heidelbaugh J, et al. American gastroenterological association institute guideline on the diagnosis and management of Lynch syndrome[J]. Gastroenterology, 2015, 149 (3): 777-782.

[144] De Roock W, De Vriendt V, Normanno N, et al. KRAS, BRAF, PIK3CA, and PTEN mutations: implications for targeted therapies in metastatic colorectal cancer[J]. Lancet Oncol, 2011, 12(6): 594-603.

[145] Mao C, Liao R Y, Qiu L X, et al. BRAF V600E mutation and resistance to anti-EGFR monoclonal antibodies in patients with metastatic colorectal cancer: a meta-analysis[J]. Mol Biol Rep, 2011, 38(4): 2219-2223.

[146] Van Cutsem E, Köhne C H, Láng I, et al. Cetuximab plus irinotecan, fluorouracil, and leucovorin as first-line treatment for metastatic colorectal cancer: updated analysis of overall survival according to tumor KRAS and BRAF mutation status[J]. J Clin Oncol, 2011, 29(15): 2011-2019.

[147] Tol J, Dijkstra J R, Klomp M, et al. Markers for EGFR pathway activation as predictor of outcome in metastatic colorectal cancer patients treated with or without cetuximab[J]. Eur J Cancer, 2010, 46(11): 1997-2009.

[148] Prahallad A, Sun C, Huang S, et al. Unresponsiveness of colon cancer to BRAF(V600E) inhibition through feedback activation of EGFR[J]. Nature, 2012, 483(7388): 100-103.

[149] Corcoran R B, Ebi H, Turke A B, et al. EGFR-mediated reactivation of MAPK signaling contributes to insensitivity of BRAF-mutant colorectal cancers to RAF inhibition with vemurafenib[J]. Cancer Dis, 2012, 2(3): 227-235.

[150] Yang H, Higgins B, Kolinsky K, et al. Antitumor activity of BRAF inhibitor vemurafenib in preclinical models of BRAF-mutant colorectal cancer[J]. Cancer Res, 2012, 72(3): 779-789.

[151] Yaeger R, Cercek A, O'Reilly E M, et al. Pilot study of vemurafenib and panitumumab combination therapy in patients with BRAF V600E mutated metastatic colorectal cancer[C]// American Society of Clinical Oncology. 50th Annual Meeting, Chicago, IL, USA, 30 May-3 June, 2014.

[152] Connolly K, Brungs D, Szeto E, et al. Anticancer activity of combination targeted therapy using cetuximab plus vemurafenib for refractory BRAFV600E-mutant metastatic colorectal carcinoma [J]. Curr Oncol, 2014, 21(1): e151-e154.

[153] Tabernero J, Chan E, Baselga J, et al. VE-BASKET, a Simon 2-stage adaptive design, phase II, histology-independent study in nonmelanoma solid tumors harboring BRAF V600 mutations (V600 m): Activity of vemurafenib(VEM) with or without cetuximab(CTX) in colorectal cancer (CRC)[C]// American Society of Clinical Oncology. 50th Annual Meeting, Chicago, IL, USA, 30 May-3 June, 2014.

[154] Hong D S, Morris V K, Fu S, et al. Phase 1B study of vemurafenib in combination with irinotecan and cetuximab in patients with BRAF-mutated advanced cancers and metastatic colorectal cancer[C]//American Society of Clinical Oncology. 50th Annual Meeting, Chicago, IL, USA, 30 May-3 June, 2014.

[155] Hong D S, Morris V K, El Osta B, et al. Phase Ib study of vemurafenib in combination with irinotecan and cetuximab in patients with metastatic colorectal cancer with BRAFV600E mutation [J]. Cancer Discov, 2016, 6(12): 1352-1365.

[156] Capalbo C, Marchetti P, Coppa A, et al. Vemurafenib and panitumumab combination tailored therapy in BRAF-mutated metastatic colorectal cancer: a case report[J]. Cancer Biol Ther, 2014, 15(7): 826-831.

[157] Bendell J C, Atreya C E, André T, et al. Efficacy and tolerability in an open-label phase I/II study of MEK inhibitor trametinib(T), BRAF inhibitor dabrafenib(D), and anti-EGFR antibody panitumumab(P)in combination in patients(pts)with BRAF V600E mutated colorectal cancer (CRC)[C]//American Society of Clinical Oncology. 50th Annual Meeting, Chicago, IL, USA, 30 May-3 June, 2014.

[158] Corcoran R B, Atreya C E, Falchook G S, et al. Phase 1-2 trial of the BRAF inhibitor dabrafenib (D)plus MEK inhibitor trametinib(T)in BRAF V600 mutant colorectal cancer(CRC): Updated efficacy and biomarker analysis[C]//American Society of Clinical Oncology. 50th Annual Meeting, Chicago, IL, USA, 30 May-3 June, 2014.

[159] Al-Marrawi M Y, Saroya B S, Brennan M C, et al. Off-label use of cetuximab plus sorafenib and panitumumab plus regorafenib to personalize therapy for a patient with V600E BRAF-mutant metastatic colon cancer[J]. Cancer Biol Ther, 2013, 14(8): 703-710.

[160] Galal K M, Khaled Z, Mourad A M. Role of cetuximab and sorafenib in treatment of metastatic colorectal cancer[J]. Indian J Cancer, 2011, 48(1): 47-54.

[161] Napolitano S, Martini G, Rinaldi B, et al. Primary and acquired resistance of colorectal cancer to anti-EGFR monoclonal antibody can be overcome by combined treatment of regorafenib with cetuximab[J]. Clin Cancer Res, 2015, 21(13): 2975-2983.

[162] Mei Z, Duan C, Li C, et al. Prognostic role of tumor PIK3CA mutation in colorectal cancer: a systematic review and meta-analysis[J]. Ann Oncol, 2016, 27(10): 1836-1848.

[163] Karapetis C S, Jonker D, Daneshmand M, et al. PIK3CA, BRAF, and PTEN status and benefit from cetuximab in the treatment of advanced colorectal cancer — results from NCIC CTG/ AGITG CO. 17[J]. Clin Cancer Res, 2014, 20(3): 744-753.

[164] Yang Z Y, Wu X Y, Huang Y F, et al. Promising biomarkers for predicting the outcomes of patients with KRAS wild-type metastatic colorectal cancer treated with anti-epidermal growth factor receptor monoclonal antibodies: A systematic review with meta-analysis[J]. Int J Cancer, 2013, 133(8): 1914-1925.

[165] Molinari F, Frattini M. Functions and regulation of the PTEN gene in colorectal cancer[J]. Front Oncol, 2014, 3: 326.

[166] Kothari N, Kim R, Jorissen R N, et al. Impact of regular aspirin use on overall and cancer-specific survival in patients with colorectal cancer harboring a PIK3CA mutation[J]. Acta Oncol, 2015, 54(4): 487-492.

[167] Bartley A N, Hamilton S R. Select biomarkers for tumors of the gastrointestinal tract: present and future[J]. Arch Pathol Lab Med, 2014, 139(4): 457-468.

[168] Wang Z H, Gao Q Y, Fang J Y. Loss of PTEN expression as a predictor of resistance to anti-EGFR monoclonal therapy in metastatic colorectal cancer: evidence from retrospective studies[J]. Cancer Chemother Pharmacol, 2012, 69(6): 1647-1655.

[169] Shen Y, Yang J, Xu Z, et al. Phosphatase and tensin homolog expression related to cetuximab effects in colorectal cancer patients: a meta-analysis[J]. World J Gastroenterol, 2012, 8(21): 2712-2718.

[170] Stingl J C, Parmar S, Huber-Wechselberger A, et al. Impact of CYP2D6 * 4 genotype on

progression free survival in tamoxifen breast cancer treatment[J]. Curr Med Res Opin, 2010, 26 (11): 2535-2542.

[171] Goetz M P, Rae J M, Suman V J, et al. Pharmacogenetics of tamoxifen biotransformation is associated with clinical outcomes of efficacy and hot flashes[J]. J Clin Oncol, 2005, 23(36): 9312-9318.

[172] Province M A, Goetz M P, Brauch H, et al. CYP2D6 senotype and adjuvant tamoxifen: Meta-analysis of heterogeneous study populations[J]. Clin Pharmacol Ther, 2014, 95(2): 216-227.

[173] Schroth W, Antoniadou L, Fritz P, et al. Breast cancer treatment outcome with adjuvant tamoxifen relative to patient CYP2D6 and CYP2C19 genotypes[J]. J Clin Oncol, 2007, 25(33): 5187-5193.

[174] Lim H S, Ju Lee H, Seok Lee K, et al. Clinical implications of CYP2D6 genotypes predictive of tamoxifen pharmacokinetics in metastatic breast cancer[J]. J Clin Oncol, 2007, 25(25): 3837-3845.

[175] Terrazzino S, Cargnin S, Del Re M, et al. DPYD IVS14+ 1G> A and 2846A> T genotyping for the prediction of severe fluoropyrimidine-related toxicity: a meta-analysis [J]. Pharmacogenomics, 2013, 14(11): 1255-1272.

[176] Deenen M J, Tol J, Burylo A M, et al. Relationship between single nucleotide polymorphisms and haplotypes in DPYD and toxicity and efficacy of capecitabine in advanced colorectal cancer[J]. Clin Cancer Res, 2011, 17(10): 3455-3468.

[177] Magnani E, Farnetti E, Nicoli D, et al. Fluoropyrimidine toxicity in patients with dihydropyrimidine dehydrogenase splice site variant: the need for further revision of dose and schedule[J]. Intern Emerg Med, 2013, 8(5): 417-423.

[178] Black A J, McLeod H L, Capell H A, et al. Thiopurine methyltransferase genotype predicts therapy-limiting severe toxicity from azathioprine[J]. Ann Intern Med, 1998, 129(9): 716-718.

[179] Evans W E, Hon Y Y, Bomgaars L, et al. Preponderance of thiopurine S-methyltransferase deficiency and heterozygosity among patients intolerant to mercaptopurine or azathioprine[J]. J Clin Oncol, 2001, 19(8): 2293-2301.

[180] Weinshilboum R. Inheritance and drug response[J]. N Engl J Med, 2003, 348(6): 529-537.

[181] Hu Z Y, Yu Q, Pei Q, et al. Dose-dependent association between UGT1A1 * 28 genotype and irinotecan-induced neutropenia: low doses also increase risk[J]. Clin Cancer Res, 2010, 16(15): 3832-3842.

[182] Innocenti F, Undevia S D, Iyer L, et al. Genetic variants in the UDP-glucuronosyltransferase 1A1 gene predict the risk of severe neutropenia of irinotecan[J]. J Clin Oncol, 2004, 22(8): 1382-1388.

[183] Donson A M, Addo-Yobo S O, Handler M H, et al. MGMT promoter methylation correlates with survival benefit and sensitivity to temozolomide in pediatric glioblastoma[J]. Pediatr Blood Cancer, 2007, 48(4): 403-407.

[184] Weller M, Tabatabai G, Kästner B, et al. MGMT promoter methylation is a strong prognostic biomarker for benefit from dose-intensified temozolomide rechallenge in progressive glioblastoma: the DIRECTOR trial[J]. Clin Cancer Res, 2015, 21(9): 2057-2064.

[185] Hegi M E, Diserens A C, Gorlia T, et al. MGMT gene silencing and benefit from temozolomide in glioblastoma[J]. N Engl J Med, 2005, 352(10): 997-1003.

[186] Olaussen K A, Dunant A, Fouret P, et al. DNA repair by ERCC1 in non-small-cell lung cancer

and cisplatin-based adjuvant chemotherapy[J]. N Engl J Med，2006，355(10)：983-991.

[187] Yan L，Shu-Ying Y，Shan K，et al. Association between polymorphisms of ERCC1 and survival in epithelial ovarian cancer patients with chemotherapy[J]. Pharmacogenomics，2012，13(4)：419-427.

[188] Giovannetti E，Pacetti P，Reni M，et al. Association between DNA-repair polymorphisms and survival in pancreatic cancer patients treated with combination chemotherapy [J]. Pharmacogenomics，2011，12(12)：1641-1652.

[189] Rosell R，Danenberg K D，Alberola V，et al. Ribonucleotide reductase messenger RNA expression and survival in gemcitabine/cisplatin-treated advanced non-small cell lung cancer patients[J]. Clin Cancer Res，2004，10(4)：1318-1325.

[190] Gong W，Zhang X，Wu J，et al. RRM1 expression and clinical outcome of gemcitabine-containing chemotherapy for advanced non-small-cell lung cancer：a meta-analysis[J]. Lung Cancer，2012，75(3)：374-380.

[191] Gemmati D，Ongaro A，Tognazzo S，et al. Methylenetetrahydrofolate reductase C677T and A1298C gene variants in adult non-Hodgkin's lymphoma patients：association with toxicity and survival[J]. Haematologica，2007，92(4)：478-485.

[192] Robien K，Schubert M M，Bruemmer B，et al. Predictors of oral mucositis in patients receiving hematopoietic cell transplants for chronic myelogenous leukemia[J]. J Clin Oncol，2004，22(7)：1268-1275.

[193] Jemal A，Bray F，Center M M，et al. Global cancer statistics[J]. CA Cancer J Clin，2011，61(2)：69-90.

[194] Howlader N，Altekruse S F，Li C I，et al. US incidence of breast cancer subtypes defined by joint hormone receptor and HER2 status[J]. J Natl Cancer Inst，2014，106(5). doi：10. 1093/jnci/dju055.

[195] Sparano J A，Gray R J，Makower D F，et al. Prospective validation of a 21-gene expression assay in breast cancer[J]. N Engl J Med，2015，373(21)：2005-2014.

[196] Dowsett M，Sestak I，Buus R，et al. Estrogen receptor expression in 21-gene recurrence score predicts increased late recurrence for estrogen-positive/HER2-negative breast cancer[J]. Clin Cancer Res，2015，21(12)：2763-2770.

[197] van't Veer L J，Dai H，van de Vijver M J，et al. Gene expression profiling predicts clinical outcome of breast cancer[J]. Nature，2002，415(6871)：530-536.

[198] Cardoso F，van't Veer L J，Bogaerts J，et al. 70-gene signature as an aid to treatment decisions in early-stage breast cancer[J]. N Engl J Med，2016，375(8)：717-729.

[199] Diehl F，Schmidt K，Choti M A，et al. Circulating mutant DNA to assess tumor dynamics[J]. Nat Med，2007，14(9)：985-990.

[200] Garcia-Murillas I，Schiavon G，Weigelt B，et al. Mutation tracking in circulating tumor DNA predicts relapse in early breast cancer[J]. Sci Transl Med，2015，7(302)：302ra133.

[201] 陈万青，郑荣寿，张思维，等. 2013 年中国恶性肿瘤发病和死亡分析[J]. 中国肿瘤，2017，26(1)：1-7.

[202] Andre T，Boni C，Navarro M，et al. Improved overall survival with oxaliplatin，fluorouracil，and leucovorin as adjuvant treatment in stage II or III colon cancer in the MOSAIC trial[J]. J Clin Oncol，2009，27(19)：3109-3116.

[203] Cassidy J，Clarke S，Diaz-Rubio E，et al. Randomized phase III study of capecitabine plus

oxaliplatin compared with fluorouracil/folinic acid plus oxaliplatin as first-line therapy for metastatic colorectal cancer[J]. J Clin Oncol，2008，26(12)：2006-2012.

[204] Pino M S, Chung C D. Microsatellite instability in management of colorectal cancer[J]. Expert Rev Gastroenterol Hepatol，2011，5(3)：385-399.

[205] Poulogiannis G，Frayling I M，Arends M J. DNA mismatch repair deficiency in sporadic colorectal cancer and Lynch syndrome[J]. Histopathology，2010，56(2)：167-179.

[206] 支文雪,石素胜. 微卫星不稳定性在结直肠癌中的意义[J]. 国际肿瘤学杂志,2012,39(12)：935-938.

[207] 秦琼,应建明,吕宁,等. DNA 错配修复与结肠癌预后和疗效预测的相关性[J]. 中华肿瘤杂志,2014,36(11)：844-848.

[208] Guastadisegni C，Colafranceschi M，Ottini L，et al. Microsatellite instability as a marker of prognosis and response to therapy：a meta-analysis of colorectal cancer survival data[J]. Eur J Cancer，2010，46(15)：2788-2798.

[209] Tie J，Wang Y，Tomasetti C，et al. Circulating tumor DNA analysis detects minimal residual disease and predicts recurrence in patients with stage II colon cancer[J]. Sci Transl Med，2016，8(346)：346ra392.

[210] Wood L D，Parsons D W，Jones S，et al. The genomic landscapes of human breast and colorectal cancers[J]. Science，2007，318(5853)：1108-1113.

[211] Cancer Genome Atlas Network. Comprehensive molecular characterization of human colon and rectal cancer[J]. Nature，2012，487(7407)：330-337.

[212] Diamantis A，Magiorkinis E，Koutselini H. Fine-needle aspiration(FNA)biopsy：historical aspects[J]. Folia Histochem Cytobiol，2009，47(2)：191-197.

[213] Gerlinger M，Rowan A J，Horswell S，et al. Intratumor heterogeneity and branched evolution revealed by multiregion sequencing[J]. N Engl J Med，2012，366(10)：883-892.

[214] Cusnir M，Cavalcante L. Inter-tumor heterogeneity[J]. Hum Vaccin Immunother，2012，8(8)：1143-1145.

[215] Hayes D F，Paoletti C. Circulating tumour cells：insights into tumour heterogeneity[J]. J Intern Med，2013，274(2)：137-143.

[216] Patch A M，Christie E L，Etemadmoghadam D，et al. Whole-genome characterization of chemoresistant ovarian cancer[J]. Nature，2015，521(7553)：489-494.

[217] Crowley E，Di Nicolantonio F，Loupakis F，et al. Liquid biopsy：monitoring cancer-genetics in the blood[J]. Nat Rev Clin Oncol，2013，10(8)：472-484.

[218] Koffler D，Agnello V，Winchester R，et al. The occurrence of single-stranded DNA in the serum of patients with systemic lupus erythematosus and other diseases[J]. J Clin Invest，1973，52(1)：198-204.

[219] Sorenson G D，Pribish D M，Valone F H. Soluble normal and mutated DNA-sequences from single-copy genes in human blood[J]. Cancer Epidemiol Biomarkers Prev，1994，3(1)：67-71.

[220] Mazel M，Jacot W，Pantel K，et al. Frequent expression of PD-L1 on circulating breast cancer cells[J]. Mol Oncol，2015，9(9)：1773-1782.

[221] Karachaliou N，Mayo-de-Las-Casas C，Molina-Vila M A，et al. Real-time liquid biopsies become a reality in cancer treatment[J]. Ann Transl Med，2015，3(3)：36.

[222] Schwarzenbach H，Hoon D S，Pantel K. Cell-free nucleic acids as biomarkers in cancer patients[J]. Nat Rev Cancer，2011，11(6)：426-437.

［223］Garcia-Olmo D C, Dominguez C, Garcia-Arranz M, et al. Cell-free nucleic acids circulating in the plasma of colorectal cancer patients induce the oncogenic transformation of susceptible cultured cells［J］. Cancer Res, 2010, 70(2): 560-567.

［224］Trejo-Becerril C, Perez-Cardenas E, Taja-Chayeb L, et al. Cancer progression mediated by horizontal gene transfer in an in vivo model［J］. PLoS One, 2012, 7(12): e52754.

［225］Wan J C, Massie C, Garcia-Corbacho J, et al. Liquid biopsies come of age: towards implementation of circulating tumour DNA［J］. Nat Rev Cancer, 2017, 17(4): 223-238.

［226］Thierry A R, Mouliere F, Gongora C, et al. Origin and quantification of circulating DNA in mice with human colorectal cancer xenografts［J］. Nucleic Acids Res, 2010, 38(18): 6159-6175.

［227］Dawson S J, Tsui D W, Murtaza M, et al. Analysis of circulating tumor DNA to monitor metastatic breast cancer［J］. N Engl J Med, 2013, 368(13): 1199-1209.

［228］Siravegna G, Marsoni S, Siena S, et al. Integrating liquid biopsies into the management of cancer ［J］. Nat Rev Clin Oncol, 2017, 14(9): 531-548.

［229］Szallasi Z. Another surprising role for exosomes? Improving next-generation sequencing-based cancer diagnostics in liquid biopsies［J］. Ann Oncol, 2016, 27(4): 557-558.

［230］Coumans F A, Doggen C J, Attard G, et al. All circulating EpCAM+CK+CD45- objects predict overall survival in castration-resistant prostate cancer［J］. Ann Oncol, 2010, 21(9): 1851-1857.

［231］Willipinski-Stapelfeldt B, Riethdorf S, Assmann V, et al. Changes in cytoskeletal protein composition indicative of an epithelial-mesenchymal transition in human micrometastatic and primary breast carcinoma cells［J］. Clin Cancer Res, 2005, 11(22): 8006-8014.

［232］Jamal-Hanjani M, Wilson G A, McGranahan N, et al. Tracking the evolution of non-small-cell lung cancer［J］. N Engl J Med, 2017, 376(22): 2109-2121.

［233］Forshew T, Murtaza M, Parkinson C, et al. Noninvasive identification and monitoring of cancer mutations by targeted deep sequencing of plasma DNA［J］. Sci Transl Med, 2012, 4 (136): 136ra168.

［234］Newman A M, Bratman S V, To J, et al. An ultrasensitive method for quantitating circulating tumor DNA with broad patient coverage［J］. Nat Med, 2014, 20(5): 548-554.

［235］Wen L, Li J, Guo H, et al. Genome-scale detection of hypermethylated CpG islands in circulating cell-free DNA of hepatocellular carcinoma patients［J］. Cell Res, 2015, 25(12): 1376.

［236］Lobb R J, Becker M, Wen S W, et al. Optimized exosome isolation protocol for cell culture supernatant and human plasma［J］. J Extracell Vesicles, 2015, 4: 27031.

［237］Rider M A, Hurwitz S N, Meckes D G Jr. ExtraPEG: A polyethylene glycol-based method for enrichment of extracellular vesicles［J］. Sci Rep, 2016, 6: 23978.

［238］Melo S A, Luecke L B, Kahlert C, et al. Glypican-1 identifies cancer exosomes and detects early pancreatic cancer［J］. Nature, 2015, 523(7559): 177-182.

［239］San Lucas F A, Allenson K, Bernard V, et al. Minimally invasive genomic and transcriptomic profiling of visceral cancers by next-generation sequencing of circulating exosomes［J］. Ann Oncol, 2016, 27(4): 635-641.

［240］Allard W J, Matera J, Miller M C, et al. Tumor cells circulate in the peripheral blood of all major carcinomas but not in healthy subjects or patients with nonmalignant diseases［J］. Clin Cancer Res, 2004, 10(20): 6897-6904.

［241］Cristofanilli M, Budd G T, Ellis M J, et al. Circulating tumor cells, disease progression, and survival in metastatic breast cancer［J］. N Engl J Med, 2004, 351(8): 781-791.

[242] Bettegowda C, Sausen M, Leary R J, et al. Detection of circulating tumor DNA in early- and late-stage human malignancies[J]. Sci Transl Med, 2014, 6(224): 224ra224.

[243] Beaver J A, Jelovac D, Balukrishna S, et al. Detection of cancer DNA in plasma of patients with early-stage breast cancer[J]. Clin Cancer Res, 2014, 20(10): 2643-2650.

[244] Izumchenko E, Chang X, Brait M, et al. Targeted sequencing reveals clonal genetic changes in the progression of early lung neoplasms and paired circulating DNA[J]. Nat Commun, 2015, 6: 8258.

[245] Sun K, Jiang P, Chan K C, et al. Plasma DNA tissue mapping by genome-wide methylation sequencing for noninvasive prenatal, cancer, and transplantation assessments[J]. Proc Natl Acad Sci U S A, 2015, 112(40): E5503-E5512.

[246] Abbosh C, Birkbak N J, Wilson G A, et al. Phylogenetic ctDNA analysis depicts early stage lung cancer evolution[J]. Nature, 2017, 545(7655): 446-451.

[247] Parkinson C A, Gale D, Piskorz A M, et al. Exploratory analysis of TP53 mutations in circulating tumour DNA as biomarkers of treatment response for patients with relapsed high-grade serous ovarian carcinoma: a retrospective study[J]. PLoS Med, 2016, 13(12): e1002198.

[248] Zhao Y, Gong P, Chen Y, et al. Dual suppression of estrogenic and inflammatory activities for targeting of endometriosis[J]. Sci Transl Med, 2015, 7(271): 271ra279.

[249] Thress K S, Paweletz C P, Felip E, et al. Acquired EGFR C797S mutation mediates resistance to AZD9291 in non-small cell lung cancer harboring EGFR T790M[J]. Nat Med, 2015, 21(6): 560-562.

[250] Katayama R, Lovly C M, Shaw A T. Therapeutic targeting of anaplastic lymphoma kinase in lung cancer: a paradigm for precision cancer medicine[J]. Clin Cancer Res, 2015, 21(10): 2227-2235.

[251] Shaw A T, Friboulet L, Leshchiner I, et al. Resensitization to crizotinib by the lorlatinib ALK resistance mutation L1198F[J]. N Engl J Med, 2016, 374(1): 54-61.

[252] Murtaza M, Dawson S J, Pogrebniak K, et al. Multifocal clonal evolution characterized using circulating tumour DNA in a case of metastatic breast cancer[J]. Nat Commun, 2015, 6: 8760.

[253] Yates L R, Gerstung M, Knappskog S, et al. Subclonal diversification of primary breast cancer revealed by multiregion sequencing[J]. Nat Med, 2015, 21(7): 751-759.

[254] Swanton C, Govindan R. Clinical implications of genomic discoveries in lung cancer[J]. N Engl J Med, 2016, 374(19): 1864-1873.

[255] Thierry A R, El Messaoudi S, Gahan P B, et al. Origins, structures, and functions of circulating DNA in oncology[J]. Cancer Metastasis Rev, 2016, 35(3): 347-376.

[256] Spindler K L, Pallisgaard N, Andersen R F, et al. Changes in mutational status during third-line treatment for metastatic colorectal cancer-results of consecutive measurement of cell free DNA, KRAS and BRAF in the plasma[J]. Int J Cancer, 2014, 135(9): 2215-2222.

[257] Ulz P, Thallinger G G, Auer M, et al. Inferring expressed genes by whole-genome sequencing of plasma DNA[J]. Nat Genet, 2016, 48(10): 1273-1278.

[258] Gormally E, Caboux E, Vineis P, et al. Circulating free DNA in plasma or serum as biomarker of carcinogenesis: practical aspects and biological significance[J]. Mutat Res, 2007, 635(2-3): 105-117.

[259] Long-Mira E, Washetine K, Hofman P. Sense and nonsense in the process of accreditation of a pathology laboratory[J]. Virchows Arch, 2016, 468(1): 43-49.

[260] Quick J，Loman N J，Duraffour S，et al. Real-time，portable genome sequencing for Ebola surveillance[J]. Nature，2016，530(7589)：228-232.

[261] Wei S，Williams Z. Rapid short-read sequencing and aneuploidy detection using MinION nanopore technology[J]. Genetics，2016，202(1)：37-44.

[262] Loose M，Malla S，Stout M. Real-time selective sequencing using nanopore technology[J]. Nat Methods，2016，13(9)：751-754.

7 分子诊断技术在移植配型和法医物证鉴定中的应用

分子诊断的核心技术为基因诊断,它是当代医学发展的重要前沿领域之一。自 20 世纪 80 年代 PCR 技术问世以来,基因检测不断发展壮大,应用越来越广泛。例如,通过 DNA 测序技术对人类白细胞抗原(HLA)进行高分辨率分型,极大地提高了移植配型的成功率,降低了成本,也为治疗争取了宝贵的时间。在法医学领域,DNA 检测技术更是掀起了一场技术革命,使物证鉴定从个体排除上升到做同一认定的水平。荧光标记多基因座微卫星 DNA(即短串联重复,STR)复合扩增检测是当前法医物证鉴定最主要的技术手段。近年来新一代基因测序技术不断革新,检测周期越来越短,在检测通量、数据质量和成本控制等方面都有质的飞跃,在新时代精准医疗的大背景下为分子诊疗和基因鉴定的高效便捷发展提供了强有力的支撑。

7.1 分子诊断技术在移植配型中的应用

器官移植是 20 世纪医学史上的奇迹,数十万人通过器官移植获得了新生。其中,移植配型是影响器官移植存活率的重要因素。HLA 作为重要的移植抗原在移植免疫中起着关键的作用,分子诊断技术在移植配型中的应用使 HLA 配型在 20 世纪 80 年代后期进入 DNA 分型时代,极大地提高了临床移植的成功率,而其技术的改进和更新对提高 HLA 的配型质量至关重要。

7.1.1 人类白细胞抗原

7.1.1.1 人类白细胞抗原概述

1) 概述

HLA 基因位于人类染色体 6p21.31 区域,由一系列紧密连锁的基因座组成,是迄今为止人们所知道的最复杂的人类遗传多态性系统[1]。HLA 在移植免疫反应中起主导作用(见图 7-1)。早期应用血清学的方法对 HLA 进行了分型[2],随着现代分子诊断技术的发展,运用分子生物学技术对 HLA 基因进行测定已经成为 HLA 分型的"金标准"。

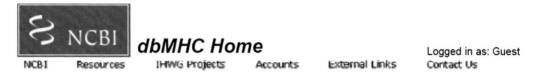

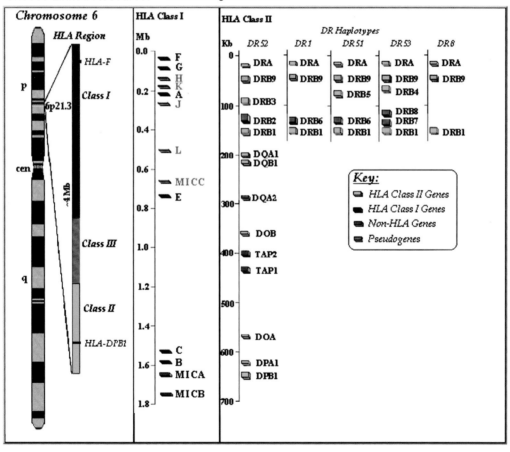

图 7-1　HLA 基因结构

　　分子诊断技术给 HLA 带来的发展不仅使器官移植和造血干细胞移植成为一项有效的治疗手段,而且给移植免疫学带来了突破性进展。HLA 遗传区域中存在控制免疫反应的基因,以及 HLA 参与免疫活性细胞的相互作用等,表明 HLA 几乎涉及每一个水平的生命活动。正因为如此,HLA 的应用被扩展到基础医学、临床医学、预防医学和社会医学等各个方面。预期该领域将会继续出现有深远影响的发现,而且可为人类最终消灭肿瘤和某些遗传性疾病等做出贡献。

2) HLA 研究简史

1952 年在白细胞减少症患者血清中发现有白细胞凝集素。

1956 年 Snell 等在研究小鼠的移植排斥反应时发现,H-2 系统在移植反应中起重要作用。

1958 年 Dausset 发现了人类第一个白细胞抗原 Mac,它相当于现在的 HLA-A2 抗原。

1964 年 Baim 等发现混合淋巴细胞反应(mixed leukocyte reaction,MLR)。

1967 年 HLA 配型用于肾移植。

1970 年建立微量淋巴细胞细胞毒试验。

1975 年确定 D_W 特异性。

1984 年确定 DQ 和 DR 的特异性。HLA 同移植和疾病有关。

1991 年 HLA Ⅱ类分子基因分型。

1996 年 HLA Ⅰ类分子基因通过 PCR 进行分型;HLA Ⅰ类分子基因分型用于人类学研究。

2002 年 HLA 用于 DNA 分析、疾病关联研究和造血干细胞(HSCT)移植。

2008 年 HLA 用于 HSCT 移植、癌症杀伤细胞免疫球蛋白样受体(KIR)、细胞因子和感染研究。

2012 年 HLA 和 *KIR* 基因全球分布研究。

2017 年第二代基因测序和 SNP 在 HLA 和 *KIR* 基因研究中的应用。

3) HLA 分型及生物学功能

HLA 主要分为 HLA Ⅰ类分子和 HLA Ⅱ类分子,HLA Ⅰ类分子包含 HLA-A、HLA-B、HLA-C、HLA-E、HLA-F、HLA-G。HLA Ⅱ类分子包含 HLA-DR、HLA-DQ、HLA-DP、HLA-DM、HLA-DO。

HLA 具有诸多对人体具有重要意义的生物学功能[3]。具体如下。

(1) 识别自我的标记:HLA Ⅰ类分子分布于所有有核细胞表面。其抗原特异性在于肽链抗原决定簇的特定氨基酸顺序。这些抗原可被外来物质如某种病毒或化学物质加以改变,当这些基因产物被改变之后,便成为自身免疫原,成为免疫排除的靶子,这称为"靶功能"。其实质在于"识别自我",以保证机体的完整性。因此,分布于所有细胞及其多态性的这一特点十分重要。

(2) HLA 的限制作用:是指一个指定的 T 细胞只识别结合在宿主自身 HLA 分子上的多肽抗原。

(3) 抗原呈递作用:HLA Ⅰ类分子是内源性抗原的呈递分子,HLA Ⅱ类分子是外源性抗原的呈递分子,它们在抗原的处理与加工编辑中发挥着重要的作用。

（4）调节免疫应答作用：HLA 可形成 MHC-抗原肽-TCR 复合物，启动免疫应答，在 T 细胞受体（TCR）特异性识别抗原呈递细胞（APC）所呈递的抗原肽过程中，必须同时识别与抗原肽结合成复合物的 MHC 分子，才能产生 T 细胞激活的信号。MHC 具有限制性，免疫细胞间相互作用时，除细胞受体识别相应抗原决定簇外，细胞间还必须识别相应的 MHC 分子。MHC 分子是 T 细胞活化的共刺激分子 CD4-MHC Ⅱ 和 CD8-MHC Ⅰ 的重要组成成分，调节免疫应答强弱。

7.1.1.2 人类白细胞抗原命名原则

1）人类白细胞抗原的基因命名

WHO HLA 命名委员会 1987 年起负责 HLA 系统的国际命名及管理，基本采取数字和字母结合的命名方法。

2）命名原则

HLA 等位基因的名称，依次由座位名字、星号以及代表等位基因的 4～9 位数字和符号表示[4,5]。命名的基本原则有：① HLA 座位用大写字母右上角加星号表示。② 星号后第 1、第 2 位数字通常对应血清学特异性。③ 第 3、第 4 位数字代表等位基因，表示编码的氨基酸序列不同，一般按被发现的先后次序编号。④ 第 5、第 6 位表示外显子中的同义取代，即碱基突变不改变所编码的氨基酸序列，因此对应的 HLA 抗原分子结构也未改变。⑤ 第 7、第 8 位代表内含子区域中的碱基取代。内含子碱基取代不改变外显子编码的氨基酸序列，所以不影响 HLA 抗原特异性。⑥ 对等位基因选择特别表达情况，用第 9 位后的后缀字母表示。字母 L 表示在细胞表面低表达；S 表示编码的抗原不在细胞膜上，而是以可溶性分子形式存在；C 表示其产物存在于细胞内的细胞质，而不在细胞表面表达；A 表示相应蛋白质异常表达；Q 代表该突变影响正常表达，但尚未确认；N 代表无效等位基因，此基因不产生完整的 HLA 抗原分子。

3）人类白细胞抗原等位基因命名原则的演变

到 2018 年 4 月，HLA 系统已经检测出 18 181 个等位基因。在 2010 年，为了适应 HLA 等位基因不断增加，开始使用冒号（：）作为分隔符号来命名，新的命名格式可以预留无限量的位置来命名尚未发现的新等位基因。

7.1.1.3 人类白细胞抗原基因遗传多态性

HLA 基因是迄今为止发现多态性最多的基因系统之一，HLA 基因遗传区包含的遗传位点众多，等位基因数量庞大[6]。已检测出的 HLA 等位基因数已超过 1 万个，并且还在继续增长之中。根据 IMGT/HLA 数据库 3.32 版本（2018 年 4 月发布），HLA 等位基因数已达 18 181 个，其中 HLA-A 位点为 4 200 个、HLA-B 位点为 5 091 个、HLA-C 位点为 3 854 个、HLA-DRB1 位点为 2 165 个、HLA-DQB1 位点为 1 196 个（见表 7-1）。

HLA 基因多态性主要来自基因突变，其机制主要包括编码区碱基突变、碱基缺失或插入、基因重组，非编码区碱基突变、碱基缺失或插入 DNA 片段。编码区中发生沉默突变可引起无效等位基因[7]。

表 7-1　HLA 等位基因数（IMGT/HLA 数据库 3.32 版本）

HLA 等位基因	数　量
HLA Ⅰ类分子基因	13 327
HLA Ⅱ类分子基因	4 857
HLA 等位基因	18 181
非 HLA 等位基因	182
序列保密的等位基因	15

7.1.1.4　人类白细胞抗原基因结构

HLA 基因外显子和内含子结构[8]：HLA Ⅰ类分子基因含有 8 个外显子，1 号外显子编码前导区，2 号、3 号、4 号外显子编码 HLA 分子细胞外的 3 个活动区，决定 HLA 血清学特异性。HLA Ⅱ类分子基因含有 6 个外显子，1 号外显子编码前导区和第 1 活性区起始的氨基酸，第 1 活性区剩下的氨基酸由 2 号外显子编码。3 号外显子编码第 2 活性区。2 号外显子编码 HLA 分子的多肽结合区 ARD，含有大部分决定等位基因的序列，HLA 基因分型通常集中在这个区域。HLA Ⅰ类分子基因的 cDNA 序列长度为 1 098 bp，编码 365 个氨基酸。HLA Ⅱ类分子基因的 cDNA 序列长度为 801 bp，编码 266 个氨基酸。在 HLA Ⅱ类分子基因中，HLA-DR 单体型基因结构最为复杂，已检出 2 000 多个等位基因，对应 24 种血清学方法检出的 DR 抗原特异性[9]。

7.1.2　移植配型

7.1.2.1　移植发展史

器官移植是 20 世纪最伟大的医学成就之一，它经过了数个世纪的发展历程，许多探索者为此付出艰辛努力。进入 90 年代后，移植免疫学新的理论不断提出并得到修正和完善[10,11]。尤其是分子诊断技术的发展不仅为人们提供了丰富的研究和分析手段，同时也为解决困扰人们多年的棘手问题（如免疫耐受的诱导和异种移植）提供了潜在的有价值的解决手段。

7.1.2.2　移植免疫学

1）移植物抗宿主反应

移植物抗宿主反应（graft versus host reaction，GVHR）是指移植物中的免疫活性细胞识别宿主抗原而活化、增殖并介导免疫应答、直接或间接攻击受者靶器官的一种排斥反应。GVHR 可引起移植物受者全身性的组织损伤，称为移植物抗宿主病（graft versus host disease,GVHD)。产生 GVHR 的条件有三个：① 宿主与移植物之间组织相容性不合；② 移植物中具备足够数量的免疫活性细胞(如骨髓移植)；③ 移植物受者处于免疫无功能或免疫功能极度低下的状态。

2) 移植免疫耐受

供者器官进入受者体内，打破受者免疫系统的固有平衡状态。经过复杂的相互作用，再达成新的平衡，移植物适应受者体内的免疫环境而被长期接受。在移植临床应用中也有如下规律：移植后早期所用免疫抑制剂剂量较大，随着移植物生存期的延长，免疫抑制剂可逐渐减量，少数长期存活患者甚至可以停用免疫抑制剂。

3) 供者淋巴细胞输注

供者淋巴细胞输注可以诱导移植物抗白血病反应(graft versus leukemia reaction,GVLR)。同基因造血干细胞移植后白血病复发率高于异基因造血干细胞移植；异基因造血干细胞移植中未发生移植物抗宿主病的患者白血病复发率高于未去除 T 细胞的造血干细胞移植者；异基因造血干细胞移植后复发者一旦出现移植物抗宿主病，也可能获得完全缓解。

4) 宿主抗移植物反应

在同种异体器官移植中，移植器官所带来的供者 HLA 抗原是移植抗原，能被受者的免疫系统识别为外来异物而产生排斥反应，即宿主抗移植物反应(host versus graft reaction,HVG)。排斥反应是肾脏等器官移植失败的主要原因。已有证据表明宿主抗移植物反应与供、受者之间的 HLA 配型匹配程度有关，配型匹配程度越高，排斥反应越小，移植成功率也就越高。

5) 嵌合体检测

多种嵌合体检测技术已被广泛地应用在移植排斥反应的监测中，使用 PCR 技术特异性扩增 STR 遗传标记和 SNP 位点，可以提示移植免疫的风险和可能出现的排斥反应。

7.1.2.3 移植配型的临床应用

1) 造血干细胞移植

干细胞具有能复制并分化为造血细胞和免疫活性细胞的能力。造血干细胞移植根据干细胞来源的不同可以分为自体移植、同基因(syngeneic)移植和异基因(allogeneic)移植。同基因造血干细胞移植(syn-HSCT)指同卵双生同胞间的移植，由于供、受者在遗传学上相同，故与自体造血干细胞移植一样，不存在免疫不相容问题。异基因造血干细胞移植的干细胞在遗传上与受者细胞起源不同。异基因造血干细胞移植更易发生排斥反应，移植前供、受者间必须进行严格的组织相容性配型，选择与受者最匹配的供者。

2) 器官移植：肾、肝、胸腔脏器(心、肺)、胰腺与胰岛、角膜

20 世纪初，由于血管吻合技术的进步，开启了外科医生开展器官移植的时代。从 1905 年突破血管吻合技术瓶颈以来，研究人员开展了各种器官移植的实验研究；从

20 世纪 50 年代初期的人体器官移植失败经验中,研究人员正式提出移植失败的原因是免疫反应[12]。1954 年,美国哈佛大学的移植小组首次成功地完成同卵双生子之间的肾移植,证实了组织相容性的重要性。同时,也极大地促进和推动了 HLA 的基础研究和组织配型技术的发展。从 20 世纪 60 年代到 80 年代初期的 20 多年里,HLA 与器官移植的关系受到广泛重视[13]。逐渐积累的大量器官移植临床随访资料分析显示,HLA 配型在活体亲属移植中的重要意义为大家所公认[12,14-19]。HLA 配型相容性程度在器官移植中,仍然是影响移植物长期存活的主要因素之一。

7.1.3 分子诊断技术在移植配型中的应用

7.1.3.1 在移植配型中应用的分子诊断技术分类

随着分子诊断技术的发展,其在移植配型中的应用获得飞速发展,为更准确地选择合适的移植供者提供了技术上的保证[20]。移植配型也从 20 世纪的血清学技术进入 21 世纪以分子生物学为基础的后基因组时代。

随着分子诊断技术的发展,以分子生物学为基础的 HLA 分型技术日渐成熟,主要应用以下技术。

1) RFLP 分型

1984 年,第 9 届国际组织相容性工作组会议推荐,使用 RFLP 检测 HLA 基因片段多态性。在 HLA 基因的核苷酸序列不同部位存在多个不同的酶切位点。利用一组限制性核酸内切酶消化和切割基因 DNA 或 PCR 扩增产物序列中的这些位点,形成各种大小不等的 DNA 片段。通过琼脂糖凝胶电泳、聚丙烯酰胺凝胶电泳或放射自显影等方法进行限制片段长度多态性分析。由于不同等位基因碱基序列不同和限制性内切酶的酶切位点分布不同,限制性内切酶的识别位点和酶切位点数目改变,因此,产生了数量和长度均不同的酶切片段,出现了不同的 DNA 条带型。由此,可鉴定 HLA 基因的特异性。

2) 序列特异性引物扩增分型

根据 HLA 基因核苷酸序列的多态性和已知的 DNA 序列,设计一系列等位基因型别序列特异性引物。引物的 3′ 端碱基根据多态性序列与其严格互补。因此,每一型别都有特定的引物对相对应。通过特定的 PCR 反应体系扩增各等位基因的型别特异性DNA 片段,产生相对应的特异性扩增产物条带。如果是纯合子,产生一条与特异引物相对应的扩增带;如果是杂合子则产生两条与特异引物对应的扩增带。其特异性可精确到分辨出一个碱基的差异。扩增产物仅需借助常规的琼脂糖凝胶电泳,即可根据是否存在特异性产物的电泳条带直接进行 HLA 基因分型。

3) PCR-序列特异性寡核苷酸探针分型

采用 PCR 技术,用位点间或组间特异性引物扩增目的基因 DNA,将产物转移到固相支持物上,利用序列特异性寡核苷酸探针(SSOP),通过杂交的方法进行扩增片段的分析和鉴定。探针与 PCR 产物在一定条件下杂交,具有高度的特异性,严格遵循碱基互补配对原则(见图 7-2)。

1. 加入20 μl血清样本,5 μl Ⅰ类或Ⅱ类磁珠

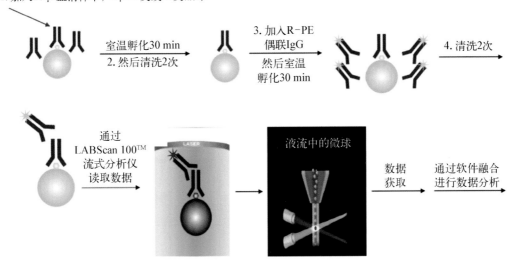

图 7-2　PCR-序列特异性寡核苷酸探针技术

4) PCR-直接测序法分型

PCR-直接测序法分型是在核酸的酶学和生物化学基础上由桑格和马克萨姆等创立并发展起来的一门重要的 DNA 技术学。

Sanger 法测序技术是用双脱氧核苷酸作为链终止试剂,通过聚合酶的引物延伸产生一系列大小不同的分子后再进行分离的一种 DNA 测序方法(见图 7-3)。核酸模板在 DNA 聚合酶、单向的测序引物、4 种单脱氧核苷三磷酸(dNTP)存在条件下沿 DNA 的 5′→3′方向进行复制,如果在反应系统中加入 4 种双脱氧核苷三磷酸(ddNTP),且用不同的荧光标记 4 种不同的 ddNTP,由于双脱氧核苷没有 3′-OH,一旦掺入,该复制的核酸链就停止延伸;若复制链的 3′端掺入单脱氧核苷,复制链还可以继续允许下一个对应的核苷酸掺入,直到掺入 ddNTP。如此,反应体系中便合成以双脱氧核苷为 3′端的一系列长度不等的核酸片段。将反应体系中的核酸片段通过毛细管凝胶电泳进行分离,并应用激光聚焦荧光扫描检测装置,直接读取 DNA 序列(见图 7-4)。

7.1.3.2　分子诊断技术在移植配型中应用的展望

分子诊断技术在最近十余年得到了惊人的发展,新的测序技术也在迅猛发展,并已纷纷运用到 HLA 分型及移植配型中。

1) 第二代基因测序技术

第二代基因测序技术的核心思想是边合成边测序,即通过捕捉新合成的末端的标

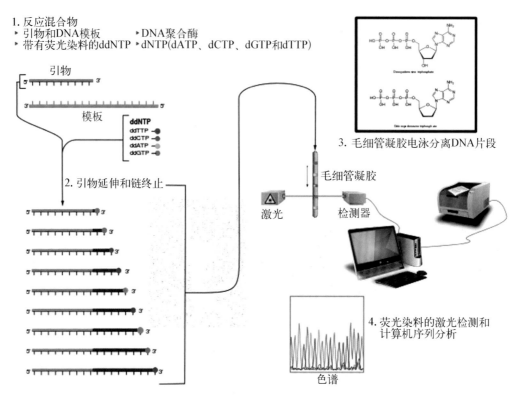

图 7-3　Sanger 法测序技术

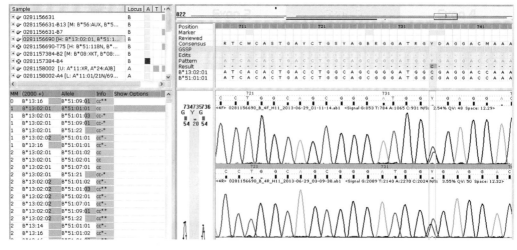

图 7-4　DNA 序列的读取

记确定 DNA 的序列,现有的技术平台主要包括 Roche 公司的 454 FLX Pyrosequencer、Illumina 公司的 Solexa 和 Genome Analyzer、ABI 公司的 SOLiD™ Sequencer[21-24],工作流程如图 7-5 所示。首先,Roche 公司的 454 FLX Pyrosequencer 测序片段比较长,高质量的读长(read)能达到 400 bp,其原理是在 DNA 聚合酶、ATP 硫酸化酶、荧光素酶和双磷酸酶的作用下,将每一个 dNTP 的聚合与一次化学发光信号的释放偶联起来,通过检测化学发光信号的有无和强度,达到实时检测 DNA 序列的目的。其次,Illumina 公司的 Solexa 测序性价比最高,不仅机器的售价比其他两种低,而且运行成本也低。Illumina 公司的 Genome Analyzer 测序基本原理是边合成边测序,具体地说,是将基因组 DNA 的随机片段附着到光学透明的玻璃表面[即流动槽(flow cell)],这些 DNA 片段经过延伸和桥式扩增后,在流动槽上形成了数以亿计的"簇"(cluster),每个"簇"是具有数千份相同模板的单分子簇,然后利用带荧光基团的四种特殊脱氧核糖核苷酸,通过可逆性终止的边合成边测序(SBS)技术对待测的模板 DNA 进行测序。第三,ABI 公司的 SOLiD 测序准确度高,是目前第二代基因测序技术中准确度最高的。它的原理是用连接法测序获得基于"双碱基编码原理"的 SOLiD 颜色编码序列,随后通过数据分析比

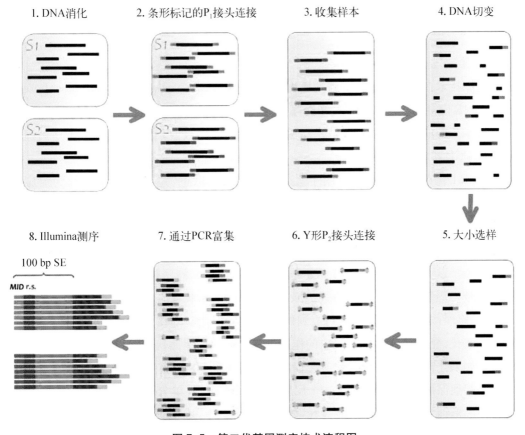

图 7-5　第二代基因测序技术流程图

较原始颜色序列与转换成颜色编码的参考(reference)序列,把 SOLiD 颜色序列定位到参考序列上,同时校正测序错误,并可结合原始颜色序列的质量信息发现潜在的 SNP 位点。

目前主要的 3 种第二代基因测序技术分别为 Roche 公司的 454 测序技术、ABI 公司的 SOLID 测序技术及 Illumina 公司的 Solexa 和 Hiseq 测序技术。第二代基因测序技术在移植配型中的应用如图 7-6 所示。

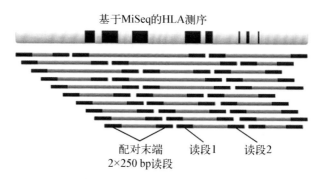

图 7-6　第二代基因测序技术在移植配型中的应用

2) 第三代基因测序技术

测序技术在近几年中又有新的里程碑式进展。以单分子实时(single-molecule real-time,SMRT)测序技术和纳米孔单分子测序技术为代表的测序技术,被称为第三代基因测序技术。与前两代基因测序技术相比,他们最大的特点就是单分子测序,测序过程无须进行 PCR 扩增。

SMRT 测序技术其实也应用了边合成边测序的思想,并以 SMRT 芯片为测序载体。基本原理是:DNA 聚合酶和模板结合,4 色荧光标记 4 种核苷酸(即 dNTP),在核苷酸配对阶段,不同核苷酸的加入会发出不同的光,根据光的波长与峰值可判断进入的核苷酸类型。同时这个 DNA 聚合酶是实现超长读长的关键之一,读长主要跟酶的活性保持有关。它主要受激光对其造成的损伤影响。SMRT 测序技术的一个关键是怎样将反应信号与周围游离核苷酸的强大荧光背景区别出来。他们利用的是零模波导孔(ZMW)原理:如同微波炉壁上可看到的很多密集小孔。小孔直径有考究,如果直径大于微波波长,能量就会在衍射效应的作用下穿透面板而泄露出来,从而与周围小孔相互干扰。如果孔径小于波长,能量不会辐射到周围,而是保持直线状态(光衍射的原理),从而可起到保护作用。同理,在一个反应管(SMRTCell:单分子实时反应孔)中有许多这样的圆形纳米小孔,即零模波导孔,外径 100 多纳米,比检测激光波长小(数百纳米),激光从底部打上去后不能穿透小孔进入上方溶液区,能量被限制在一个小范围(体积为

20×10^{-21} L)里,正好足够覆盖需要检测的部分,使得信号仅来自这个小反应区域,孔外过多游离核苷酸单体依然留在黑暗中,从而实现将背景降到最低。另外,可以通过检测相邻两个核苷酸之间的测序时间,检测一些碱基修饰情况。如果碱基存在修饰,则通过聚合酶时的速度会减慢,相邻两个峰之间的距离增大,可以通过这个直接检测甲基化等信息。SMRT 测序技术的测序速度很快,每秒约 10 个 dNTP。但是其测序错误率比较高(这几乎是目前单分子测序技术的通病),达到 15%,但好在它的出错是随机的,并不会像第二代基因测序技术那样存在测序错误的偏向,因而可以通过多次测序进行有效的纠错。

纳米孔单分子测序技术与以往的测序技术皆不同,它是基于电信号而不是光信号的测序技术。该技术的关键之一是,研究人员设计了一种特殊的纳米孔,孔内共价结合有分子接头。当 DNA 碱基通过纳米孔时,它们使电荷发生变化,从而短暂地影响流过纳米孔的电流强度(每种碱基所影响的电流变化幅度是不同的),灵敏的电子设备检测到这些变化从而鉴定所通过的碱基。

纳米孔单分子测序技术(和其他第三代基因测序技术)有望解决目前测序平台的不足,纳米孔测序的主要特点是:读长很长,在几十 kb,甚至 100 kb;错误率目前介于 1%~4%,且是随机错误,而不是聚集在读取的两端;数据可实时读取;通量很高(30× 人类基因组有望在一天内完成);起始 DNA 在测序过程中不被破坏;以及样品制备简单又便宜。理论上,它也能直接测定 RNA 的序列。

纳米孔单分子测序计算还有另一大特点,它能够直接读取甲基化的胞嘧啶,而不必像传统方法那样对基因组进行亚硫酸氢盐处理。这对于在基因组水平直接研究表观遗传相关现象有极大的帮助,该方法的测序准确性可达 99.8%,而且一旦发现测序错误也能较容易地进行纠正。但目前似乎还没有应用该技术的相关报道。

3) 其他测序技术

目前还有一种基于半导体芯片的新一代革命性测序技术——Ion Torrent 6。该技术使用了一种布满小孔的高密度半导体芯片,一个小孔就是一个测序反应池[25]。当 DNA 聚合酶把核苷酸聚合到延伸中的 DNA 链上时,会释放出一个氢离子,反应池中的 pH 值发生改变,位于池下的离子感受器感受到氢离子信号,氢离子信号再直接转化为数字信号,从而读出 DNA 序列。这一技术的发明人同时也是 454 测序技术的发明人之一——Jonathan Rothberg,这一技术的文库和样本制备跟 454 技术很像,甚至可以说就是 454 技术的翻版,只是测序过程中不是通过检测焦磷酸荧光显色,而是通过检测氢离子信号的变化获得序列碱基信息。Ion Torrent 6 相比于其他测序技术来说,不需要昂贵的物理成像等设备,因此,成本相对来说会低,体积也会比较小,同时操作也更为简单,速度也相当快,除了 2 天文库制作时间,整个上机测序可在 2~3.5 小时内完成,不过整个芯片的通量并不高,目前是 10G 左右,但非常适合小基因组和外显子验证的测序。

相信随着分子生物学技术的不断发展并且更多地运用到移植配型中,将会有越来越多的患者受益于这一精准医学的发展成果。

7.2　分子诊断技术在法医物证鉴定中的应用

分子诊断技术的本质为 DNA 检测技术,其应用为法医学带来了一场技术革命。通过分子生物学手段检测生物体内可遗传的 DNA 多态性,可实现个体识别和亲权鉴定。DNA 分析为法医物证检验提供了科学、可靠和快捷的手段,使物证鉴定从个体排除过渡到了可以作同一认定的水平,是当前法医物证鉴定最主要的技术手段。

显而易见,基因鉴定与分子生物学技术的发展密不可分,因而随着分子生物学的一次次革新,基因鉴定也在迅猛发展。法医 DNA 检测技术经历了多位点 DNA 指纹图谱分析技术、扩增片段长度多态性分析技术、线粒体 DNA 检测技术三大技术革命。目前已发展到以荧光标记多基因座 STR 复合扩增检测技术、线粒体 DNA 检测技术和 SNP 分析技术为主导的技术体系。DNA 检测技术在侦查破案、寻找被拐卖儿童、确认无名尸源,以及证实犯罪等方面都发挥了显著的作用,为打击违法犯罪提供了强有力的科学武器[26]。

7.2.1　微卫星 DNA 长度多态性及检验

STR 是生物体内一种高度多态性和可遗传的遗传标记,多数位于非编码区中,通常由 2～6 bp 的核心序列串联重复而成。STR 多态性即 DNA 长度多态性。STR 广泛存在于人类基因组中,估计有 20 万～50 万个。根据其分布于染色体的不同,分为常染色体 STR 与性染色体 STR。

STR 重复单位按碱基数不同称为二、三、四、五和六核苷酸序列。这些重复单位碱基的组成形式称为基序(motif)。法医物证鉴定大多应用四核苷酸 STR 基因座。一些常见的常染色体 STR 基因座基序见表 7-2。

表 7-2　常见 STR 基因座的基序

基　因　座	核　心　基　序
TPOX	$[AATG]_{4-16}$
D3S1358	$[AGAT]_{9-15}[AGAC]_{2-3}[AGAT]_2$
CSF1PO	$[AGAT]_{5-16}$
D5S818	$[AGAT]_{6-18}$
D7S820	$[GATA]_{5-16}$
TH01	$[AATG]_{3-12}$
vWA	$TCTA[TCTG]_{3-4}[TCTA]_n$

(续表)

基 因 座	核 心 基 序
D13S317	$[TATC]_{5-17}$
D16S539	$[GATA]_{4-16}$
D18S51	$[AGAA]_{7-27}$
D19S433	$[AAGG]AAAG[AAGG]TAGG[AAGG]_n$
Penta D	$[AAAGA]_{5-17}$
Penta E	$[AAAGA]_{5-26}$
D1S1656	$[TAGA]_m[TGA]_{0-1}[TAGA]_n[TAGG]_{0-1}[TG]_5$
D12S391	$[AGAT]_{8-17}[AGAC]_{6-10}[AGAT]_{0-1}$
D2S441	$[TCTA]_{8-17}$
D10S1248	$[GGAA]_{8-19}$

法医 DNA 分型的研究和应用从 DNA 长度多态性开始,早期通过 RFLP 技术分析检测小卫星 DNA(即可变数目串联重复,VNTR)位点,构建 DNA 指纹图谱(DNA fingerprint)。20 世纪 90 年代中期以后,随着现代化 DNA 检测设备 DNA 测序仪的问世,应用 PCR 与高分辨率的凝胶电泳技术分析 STR 基因座多态性,即 STR 分型技术渐渐普及开来。

STR 等位基因片段长度多在 500 bp 以内,通过 PCR 技术进行扩增,阳性率和检测灵敏度高,因而其成为法医物证鉴定中主流的遗传标记。结合荧光标记多基因座复合扩增,可以大大提高检测信息量,简便、快速、易于自动化,重复性好,荧光标记 STR 分型检测迅速发展为法医物证鉴定最常规的技术方法。

荧光标记 STR 分型检测技术主要包括以下几步:

(1) 样本 DNA 提取与定量;

(2) PCR 扩增,通常 1～10 ng 模板 DNA 就足够;

(3) 由测序仪上样,通过毛细管凝胶电泳分离扩增产物;

(4) 由专用的软件自动采集及分析数据,判断样本的基因型及其片段长度(见图 7-7)。

STR 分型适用于法医物证鉴定的突出优点有[27]:

(1) 高灵敏度:标准模板量为 1～10 ng。适于微量检材的检验,可用于指纹、头皮屑及吻痕等非常规生物检材。

(2) 高鉴别能力:复合扩增多基因座,可以节约检材和试剂,提高效率。

(3) 高种属特异性:PCR 引物均是针对人类基因座进行设计并经过种属特异性的有效性验证。

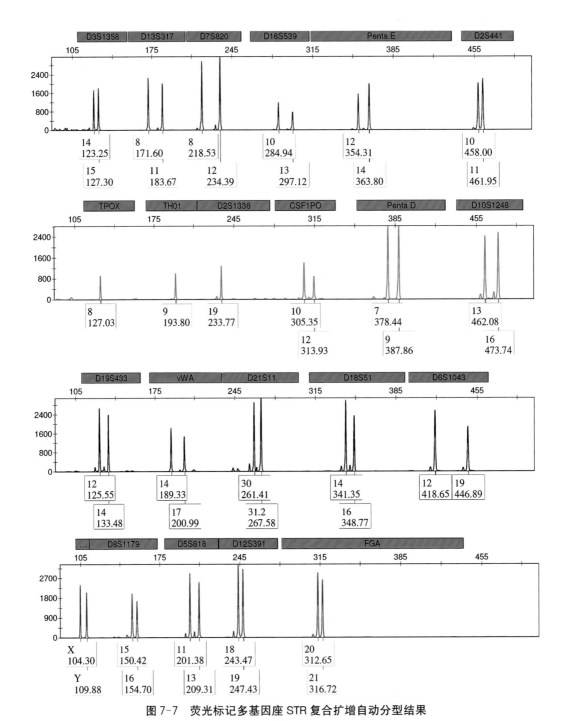

图 7-7 荧光标记多基因座 STR 复合扩增自动分型结果

每个峰下面的方框内,第一行是 STR 等位基因型的命名,第二行是每个峰对应片段的相对大小

（4）高准确性：与 VNTR 相比，STR 等位基因片段长度较短，同一基因座各等位基因间长度差异不大，不易发生小片段基因优势扩增而造成的信号强度巨大差异。

（5）高标准化：专业软件分析的数字化结果有利于数据储存、交换、联网检索，也是建立标准化法医 DNA 数据库的基础。

自从第二代基因测序技术问世以来，测序速度越来越快，测序成本越来越低。运用第二代基因测序技术，对一份微量生物检材进行一次实验，就可以同时获得 STR、SNP 等各种类型遗传标记的大量信息，包括 STR 各等位基因之间精细的序列差异、未知的稀有 STR 等位基因等得以展示，这是现有 PCR-毛细管电泳（PCR capillary electrophoresis，PCR-CE）技术无法做到的。某些以前因为序列突变引起 STR 分型失败甚至错误的案例通过第二代基因测序技术得以重新检测和纠正，还原了真相[28]。第二代基因测序技术对传统的 PCR-CE 技术平台可谓是一次巨大的冲击，但在数据分析方法、数据库兼容、伦理学风险等方面还有很多不成熟和需要评估的地方，所以第二代基因测序技术目前在法医学领域的应用尚处于起步阶段。质疑和挑战阻挡不了技术的一次次进步和革新，正如荧光标记 STR 复合扩增分型技术能逐渐代替 RFLP 分析 DNA 指纹图谱技术一样，未来第二代基因测序乃至再下一代基因测序技术在法医 DNA 分析中发挥显著的作用指日可待。

7.2.2 常染色体微卫星 DNA 分型

DNA 分析方法科学工作组（Scientific Working Group on DNA Analysis Methods，SWGDAM）对一个 STR 基因座能否成为法医 DNA 分析的遗传标记会进行一系列的法医学应用评估，包括涉及遗传标记的基本特征（如遗传方式、染色体定位、检测技术和多态性类型等）、种属特异性、检测灵敏度、分型稳定性、可重复性、群体遗传学调查、抗 PCR 抑制剂干扰能力等方面。目前已通过评估并在全世界范围内常用的常染色体 STR 基因座约数十个，如 D1S1656、TPOX、D2S441、D3S1358、FGA、CSF1PO、D5S818、D6S1043、D7S820、D8S1179、D10S1248、TH01、vWA、D12S391、D13S317、Penta E、D16S539、D18S51、D19S433、D21S11、D22S1045 等，分别来自人类 1～22 号常染色体。

荧光标记复合扩增检测系统对荧光染料的开发带动了 STR 分型技术的飞速发展。不同荧光染料标记的基因座之间等位基因片段长度范围可以重叠。根据荧光的颜色及等位基因片段的大小就可区别不同的基因座。荧光染料越多，可以组合染料的发射波长相差越大，干扰越小，可以包容用于检测的 STR 就越多。从四色、五色到如今的六色荧光标记，可检测的 STR 基因座从十几个发展到二十多个，大大提高了检测信息量。不少商用试剂盒在常染色体 STR 的基础上，还联合了少数常见的 Y 染色体 STR 一起扩增，如 Promega 公司的 PowerPlex® Fusion 6C 试剂盒共可检测 27 个 STR，个体识别能力已达到 2.30×10^{-32}（即在人群中随机抽取两个无关个体拥有完全相同基因型的概率）。部分国内外常用的常染色体荧光复合扩增试剂盒相关信息如表 7-3 所示。

表 7-3 常染色体荧光复合扩增试剂盒

试剂盒名称	STR 基因座	基因座数量
AmpFISTR Idenifiler	Amel，D8S1179，D21S11，D7S820，CSF1PO，D3S1358，TH01，D13S317，D16S539，D2S1338，D19S433，vWA，TPOX，D18S51，D5S818，FGA	16
AGCU 17+1	Amel，D3S1358，D13S317，D7S820，D16S539，Penta E，TPOX，TH01，D2S1338，CSF1PO，D19S433，vWA，D5S818，FGA，D6S1043，D8S1179，D18S51，D21S11	18
Goldeneye 20A	Amel，D3S1358，TH01，D21S11，D18S51，vWA，D8S1179，TPOX，FGA，D5S818，D13S317，D7S820，D16S539，CSF1PO，D2S1338，D6S1043，D12S391，D19S433，Penta D，Penta E	20
Microreader 21ID	Amel，D19S433，D5S818，D21S11，D18S51，D6S1043，D3S1358，D13S317，D7S820，D16S539，CSF1PO，Penta D，D2S441，vWA，D8S1179，TPOX，Penta E，TH01，D12S391，D2S1338，FGA	21
AGCU 21+1	Amel，D6S474，D22S1045，D12ATA63，D10S1248，D1S1677，D11S4463，D1S1627，D3S4529，D2S441，D6S1017，D4S2408，D19S433，D17S1301，D1GATA113，D18S853，D20S482，D14S1434，D9S1122，D2S1776，D10S1435，D5S2500	22
Microreader 23sp	Amel，D6S477，D18S535，D19S253，D15S659，D11S2368，D20S470，D1S1656，D22-GATA198B05，D16S539，D7S3048，D8S1132，D4S2366，D21S1270，D13S325，D9S925，D3S3045，D14S608，D10S1435，D12S391，D2S1338，D17S1290，D5S2500	23
AmpFISTR GlobalFiler	Amel，D3S1358，vWA，D16S539，CSF1PO，TPOX，Y indel，D8S1179，D21S11，D18S51，DYS391，D2S441，D19S433，TH01，FGA，D22S1045，D5S818，D13S317，D7S820，SE33，D10S1248，D1S1656，D12S391，D2S1338	24
HuaXia Platinum	Amel，D7S820，D12S391，D18S51，TH01，D2S441，FGA，D3S1358，D10S1248，D21S11，D5S818，TPOX，D8S1179，CSF1PO，D22S1045，vWA，D2S1338，D6S1043，D13S317，D19S433，Penta E，D16S539，D1S1656，Penta D，Y indel	25
STRtyper-26G	Amel，D3S1358，D1S1656，D6S1043，D13S317，Penta E，D16S539，D18S51，D2S1338，CSF1PO，Penta D，TH01，vWA，D21S11，D7S820，D5S818，TPOX，D8S1179，D12S391，D19S433，FGA，D2S441，D10S1248，D22S1045，DYS391，Y indel	26
PowerPlex Fusion 6C	Amel，CSF1PO，FGA，TH01，vWA，D1S1656，D2S1338，D2S441，D3S1358，D5S818，D7S820，D8S1179，D10S1248，D12S391，D13S317，D16S539，D18S51，D19S433，D21S11，DYS391，SE33，Penta D，Penta E，D22S1045，TPOX，DYS570，DYS576	27

为了便于异地查询犯罪嫌疑人的 DNA 信息和满足串案、并案的需求,1990 年美国联邦调查局(Federal Bureau of Investigation,FBI)建立 DNA 联合检索系统(Combined DNA Index System,CODIS,http：//www. fbi. gov/about-us/lab/biometric-analysis/codis),第一批挑选了 13 个常染色体 STR 基因座(CSF1PO、D3S1358、D5S818、D7S820、D8S1179、D13S317、D16S539、D18S51、D21S11、FGA、TH01、TPOX 和 vWA)为核心基因座(core loci)。随后,许多多态性好、稳定少突变的 STR 基因座逐渐被发现和应用。从 2010 年开始 FBI 启动新增核心基因座计划,经过逐年严格的筛选和评估,2017 年 1 月,FBI 发布了新修订后的核心基因座,新增 7 个常染色体 STR 基因座(D1S1656、D2S441、D2S1338、D10S1248、D12S391、D19S433、D22S1045),加上之前的 13 个常染色体 STR 基因座,现在共有 20 个核心基因座。

在欧洲,1998 年,国际刑警组织(International Criminal Police Organization,ICPO)提出了采用 TH01、vWA、FGA 和 D21S11 为欧洲标准基因座(European Standard Set of loci,ESS)。1999 年,又增加了 3 个基因座 D3S1358、D8S1179 和 D18S51。2001 年,欧盟理事会批准了上述 7 个基因座作为欧洲标准基因座。2009 年 4 月,欧盟理事会批准欧洲标准基因座扩展到 12 个,新增 5 个常染色体基因座 D10S1248、D22S1045、D2S441、D1S1656 和 D12S391。由此,欧洲标准基因座与美国 DNA 联合检索系统的基因座有交叉重叠,可以互相分析比对,在全世界范围内为建立规范化、科学化的法医学 DNA 分析数据库起到了示范与推动作用,也为联合破案、打击犯罪奠定了基础。目前,许多商用的 STR 分型试剂盒都包含了欧洲标准基因座和 DNA 联合检索系统核心基因座,在中国又增加了适合中国人群的常染色体 STR 如 Penta D、Penta E、D6S1043 等。

近年来,第二代基因测序技术异军突起,分析 STR 比传统 PCR-CE 平台更为精细化,可以充分展示 STR 等位基因重复区和侧翼序列的真实差异,除了更准确地定位不同基因型以外,还能挖掘出 STR 基因座里新的稀有的等位基因型,于是只需更少的基因座位点即可达到现有的个体识别率[29]。

7.2.3 短片段微卫星 DNA 分型

对那些严重降解的生物检材,如陈旧骨骼、牙齿、腐败的肌肉组织等,DNA 大片段通常已断裂成小片段,常规 STR 分型技术可能无法检测出片段较大的基因座,表现为扩增效率随片段增大而显著降低,出现等位基因缺失或完全丢失的情况(见图 7-8)。通过改进 DNA 提取方法、提高模板 DNA 的纯度和浓度、优化扩增体系、提高扩增灵敏度、增加循环次数等方法,在一定程度上提高了对降解检材的 STR 检出灵敏度,但都不能从根本上解决问题。

短片段 STR 分型技术,简称 miniSTR 分型技术,就是在对困难的一步步摸索过程中发展起来的。在常规 STR 扩增体系中,为了得到理想的扩增片段长度,优化复合检

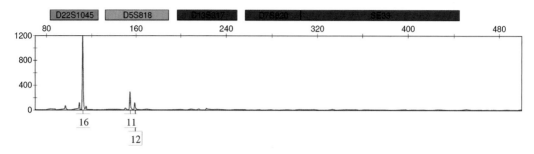

图 7-8　对 DNA 降解的样本进行 STR 分型,长片段严重丢失

测体系,提高扩增效率,大片段 STR 基因座的 PCR 引物均远离 STR 重复区域。而 miniSTR 分型技术通过重新设计引物,使其结合在更靠近核心重复区的侧翼序列上,从而减小了扩增产物的片段大小。传统 STR 基因座的长度范围在 500 bp 以内,而 miniSTR 基因座的长度范围缩短到 300 bp 以内。显然,在同等扩增条件下,使用 miniSTR 分型技术能提高对微小片段 DNA 扩增的阳性率及灵敏度。近年来又通过第二代基因测序技术的整合优化,miniSTR 分型技术成为常规 STR 基因座检测的有效补充。除了对高度腐败样本的检测具有无法比拟的优势以外,miniSTR 分型技术对那些混有环境污染物的检材也很有效。因为环境污染物大多是 PCR 的抑制剂,而 miniSTR 引物设计的特殊性使 PCR 扩增的成功率有很大提高,基因座分型也随之更易检出[30]。

　　2006 年 1 月,ABI 公司发布 miniSTR 商用试剂盒,通过改良的引物扩增 D7S820 等 8 个基因座,产物长度在 70～283 bp 的范围,均比之前传统 AmpFISTR Identifer 试剂盒中相应的基因座片段短。表 7-4 列出了 AmpFISTR MiniFiler 试剂盒的 miniSTR 基因座与传统 STR 分型相比等位基因长度的缩减。

表 7-4　AmpFISTR MiniFiler 试剂盒中基因座片段长度的缩减

基因座	扩增产物片段的缩减(nt)	基因座	扩增产物片段的缩减(nt)
D7S820	−129	D18S51	−168
D13S317	−99	D16S539	−157
D21S11	−33	FGA	−87
D2S1338	−183	CSF1PO	−201

nt,核苷酸

为了保持数据库的兼容性,大多数 miniSTR 基因座仍选用传统的 STR 基因座。此外,一些等位基因较少、片段长度范围较窄的新基因座也逐渐被选用,以增加复合检测的基因座数目,进一步提高识别能力。2006 年 10 月,美国国家标准与技术研究院(National Institute of Standards and Technology,NIST)为建立 miniSTR 分型系统而筛选的 D10S1248、D14S1434、D22S1045、D4S2364、D2S441、D3S3053 和 D6S474 等 26 个非 DNA 联合检索系统基因座通过了评估。其中 D10S1248、D22S1045 和 D2S441 三个基因座后来被收录为新的欧洲标准基因座和新的 DNA 联合检索系统核心基因座。

值得注意的是,miniSTR 的引物设计尽可能地靠近核心重复区,最大限度地缩短了扩增片段的长度,因此也带来了一些问题。例如,在引物结合的侧翼序列上如果发生碱基缺失或插入,就有可能扩增和分型出不同长度的基因型,影响 miniSTR 结果与数据库的分析比对,也会使 miniSTR 与传统 STR 分型结果不一致而造成干扰。另外,当 PCR 扩增产物长度过小时,剩余在引物上的染料污斑(dye blobs)会使电泳图谱中的产物峰变宽,信号变弱,影响数据的准确读出[30]。这些局限性提示 miniSTR 分型技术仍需在很多技术细节上进一步探讨和完善。

7.2.4 性染色体微卫星 DNA 分型

人类染色体共有 23 对,其中 22 对为常染色体,男女共有;剩下 1 对为性染色体,男女不同,男性为 XY,女性为 XX。与常染色体一样,性染色体上也有许多可用于法医 DNA 分析的遗传标记,如 STR、SNP 等。因性染色体有独特的遗传方式,在一些特殊的犯罪案件如性犯罪案件中,性染色体遗传标记的分析具有独一无二的优势,甚至会为侦破案件带来突破性进展。目前,常用的性染色体遗传标记仍为 STR。关于性染色体 STR 分型技术的研究已成为法医界新兴的关注方向之一。

7.2.4.1 Y 染色体微卫星 DNA 分型

在 XY 性别决定系统中,男女均有 X 染色体,而 Y 染色体为男性独有,拥有 6 000 万个碱基对。在 Y 染色体两端各有一小部分区域为假常染色体区(pseudoautosomal region,PAR),在减数分裂过程中,这一区域可与 X 染色体相应区段进行交换重组。其余 Y 染色体区域为 Y 染色体非重组区(non-recombining region of the human Y chromosome,NRY)。NRY 按照结构又可分为异染色质区和常染色质区(见图 7-9)。现已将常染色质区完全测序,其中包含的基因较少,共有 156 个转录单位。除了极少的可能突变,Y 染色体上的基因只能由父亲传递给儿子,且序列结构特征稳定地遗传下去。因此,Y 染色体上留着基因族谱的印记,即一个父系家族中所有男性拥有完全相同的 Y 染色体非重组区(突变除外)。这种父系遗传的独特方式,使 Y 染色体微卫星 DNA(Y-STR)研究在男性相关的法医学实践,如父系家族的亲权鉴定、混合斑中

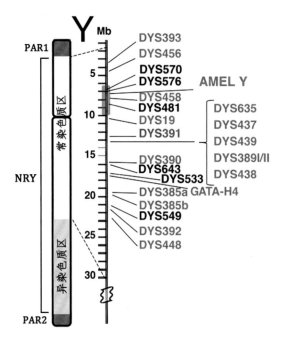

图 7-9　人类 Y 染色体结构及部分 Y-STR 标记

PAR,假常染色体区;NRY,Y 染色体非重组区(图片修改自参考文献[31])

男性成分的检出、不同男性生物检材的区分、无名男尸的身份确定、追溯重构父系家族史等之中都有重要的应用价值。

Y-STR 大多具有复杂的串联重复结构,常常含有两种以上不同的基序。根据著名的 Y-STR 单倍型数据库 Y-STR 单倍型参考数据库(Y-STR Haplotype Reference Database, YHRD, http://www.yhrd.org)和美国 Y-STR 数据库(US Y-STR Database, http://www.usystrdatabase.org)的数据,目前发现并命名的 Y 染色体特异的 STR 基因座有 400 多个,主要位于 NRY 的常染色质区,其中一半以上为四核苷酸和五核苷酸重复。表 7-5 列出了部分 Y-STR 基因座基序的信息。

表 7-5　常见 Y-STR 基因座的基序

基 因 座	核 心 基 序
DYS19(DYS394)	$[TAGA]_3 tagg[TAGA]_n$
DYS385 a/b	$[aagg]_{6-7}[GAAA]_n$
DYS388	$[ATT]_n$
DYS389 I	$[TCTG]_3[TCTA]_n$
DYS389 II	$[TCTG]_n[TCTA]_n N_{48}[TCTG]_3[TCTA]_n$
DYS390	$[tcta]_2[TCTG]_n[TCTA]_n[TCTG]_n[TCTA]_n tca[tcta]_2$
DYS391	$[tctg]_3[TCTA]_n$
DYS392	$[TAT]_n$
DYS393(DYS395)	$[AGAT]_n$
DYS437	$[TCTA]_n[TCTG]_{1-3}[TCTA]_4$
DYS438	$[TTTTC]_1[TTTTA]_{0-1}[TTTTC]_n$
DYS439(GATA A4)	$[GATA]_n$

（续表）

基 因 座	核 心 基 序
DYS444	$[ATAG]_n$
DYS447	$[TAATA]_n[TAAAA]_1[TAATA]_n[TAAAA]_1[TAATA]_n$
DYS448	$[AGAGAT]_n N_{42}[AGAGAT]_n$
DYS456	$[AGAT]_n$
DYS458	$[GAAA]_n$
DYS522	$[GATA]_n$
DYS643	$[CTTTT]_n$

　　Y-STR 主要位于 NRY 的常染色质区，不参与和 X 染色体的同源重组。所以 Y-STR 基因座呈现的是连锁遗传（linkage inheritance）方式，即所有 Y-STR 的等位基因会组合在一起整体遗传给下一代。由此，将所有 Y-STR 基因座整体看成一个遗传标记，称为单倍型（haplotype）。一组类似的单倍型构成单倍类群（haplogroup），Y 染色体 DNA 单倍群遵循父系遗传。Y-STR 单倍型无纯合子与杂合子之分，无需大规模的随机调查进行 Hardy-Weinberg 平衡的验证。因此，对 Y-STR 进行法医学应用参数的评估，比常染色体 STR 更简便。

　　由于在连锁遗传中，Y-STR 的个体识别能力有限，只有联合检测更多的 Y-STR 基因座以提高分析效能。早期发现的 Y-STR 基因座数量有限，欧洲 Y 染色体分型学会（European Y chromosome typing community）挑选了九个核心基因座以建立"最小单倍型"（minimal haplotype，MH），分别为 DYS19、DYS385 a/b、DYS3891、DYS389II、DYS390、DYS391、DYS392、DYS393，为建立 Y-STR 数据库以及推广 Y-STR 的应用奠定了基础。后来，随着发现的 Y-STR 基因座越来越多，DNA 分析方法科学工作组在最小单倍型的基础上又增加了 DYS438 和 DYS439，即"扩展单倍型"（extended haplotype，EH），不断充实 Y-STR 数据库和修正 Y-STR 鉴定通用标准。现在，除了这些 Y-STR 核心基因座以外，许多商业试剂盒已经加入越来越多的 Y-STR，如表 7-6 所示。

　　Y-STR 分型用于法医物证鉴定有着特殊的意义：

　　（1）Y 染色体为正常男性特有。除极个别女性样品中也可以扩增出 DYS391 和 DYS393 以外[32]，在男女混合斑的鉴定中，采用 Y-STR 检测可以不受女性样品的干扰。

表 7-6　Y-STR 荧光复合扩增试剂盒

试剂盒名称	STR 基因座	基因座数量
AmpFISTR Yfiler	DYS19, DYS385 a/b, DYS389 Ⅰ, DYS389 Ⅱ, DYS390, DYS391, DYS392, DYS393, DYS437, DYS438, DYS439, DYS448, DYS456, DYS458, DYS635, Y-GATA H4	17
PowerPlex Y23	DYS576, DYS389 Ⅰ, DYS448, DYS389 Ⅱ, DYS19, DYS391, DYS481, DYS549, DYS533, DYS438, DYS437, DYS570, DYS635, DYS390, DYS439, DYS392, DYS643, DYS393, DYS458, DYS385 a/b, DYS456, Y-GATA H4	23
AGCU-Y24	DYS391, DYS389 Ⅰ, DYS439, DYS389 Ⅱ, DYS438, DYS643, DYS456, DYS458, DYS437, DYS635, DYS448, DYS527 a/b, Y-GATA H4, DYS447, DYS19, DYS392, DYS522, DYS393, DYS388, DYS390, DYS385 a/b, DYS444	24
Goldeneye 26Y	DYS456, DYS549, Y-GATA H4, DYS439, DYS19, DYS392, DYS643, DYS391, DYS388, DYS570, DYS635, DYS448, DYS437, DYS533, DYS393, DYS389 Ⅰ, DYS390, DYS389 Ⅱ, DYS438, DYS576, DYS460, DYS458, DYS481, DYS385 a/b, DYS449	26
Microreader 29Y	DYS393, DYS19, DYS392, DYS549, Y-GATA H4, DYS460, DYS458, DYS481, DYS635, DYS448, DYS533, DYS456, DYS389 Ⅰ, DYS389 Ⅱ, DYS390, DYS438, DYS391, DYS439, DYS437, DYS385 a/b, DYS643, DYS570, DYS576, DYS627, DYS449, DYS518, DYF387S1 a/b	29

（2）Y 染色体 NRY 的序列结构稳定地由父系遗传下去。除突变外，同一父系家族中所有男性成员的 NRY 应该是相同的，Y-STR 分型结果也是一样的。因此，Y-STR 分型在父系亲缘关系鉴定中有一定的适用性。例如，在缺少父亲的亲子鉴定中，可由其父系亲属叔伯等做参照辅助评估。另外，在父系溯源的人类学中 Y-STR 分型技术也有着特殊的指导意义。Y-STR 基因座多态性分布呈现明显的种族、地域性群体差异，因此，通过 Y-STR 分型可以推断种族、群体的父系来源。

（3）虽然 Y-STR 单倍型的多态性较低，提供的信息有限，但在某些特殊情况如性犯罪案件的侦破中，往往 Y-STR 分型只过滤男性群体和家族，能缩小筛查范围，提供侦查线索。最后联合常染色体 STR 分型复合检测，反而提高了个体识别率，加强了证据的可靠性。2016 年，"全国十大悬案之首"的"白银案"告破就是充分运用了新型的 Y-STR 分型技术对嫌犯高承勇进行初步锁定，然后经过指纹和常染色体 STR 比对最终确定[33]。可见，Y-STR 分型技术在某些特殊案件的侦破中能起到关键而先锋的作用。

值得一提的是，DNA STR 分型技术用于破案，极大地依赖于全国性统一通用的 DNA 数据库的建立、完善和共享。在常染色体 STR 数据库的基础上，对 Y 染色体等位基因信息建库,用以实现信息储存、查询比对、信息共享,必定成为常染色体 STR 库的有益补充。通过 Y-STR 库的运用,能够更加有效地发挥 DNA 技术的威力。但目前我国公安系统的 DNA 数据库总量仍远远不足,达不到对总人口一定的覆盖率[34]。Y-STR 库的建立更是刚刚起步。在全国范围内广泛地采集 DNA 样本和数据,以科学的标准建立起完整的 DNA 数据库,以及安全和高效地使用数据库进行比对和查找,未来依然任重而道远。

7.2.4.2　X 染色体微卫星 DNA 分型

X 染色体是 XY 性别决定系统中一种特殊的性染色体,男女均有。女性有大小形态相同的一对 X 染色体(XX),其中一条来自父亲,一条来自母亲。两条 X 染色体在减数分裂时期可以发生同源重组,来自父亲或母亲的基因随机地遗传给子代。男性只有一条 X 染色体,只能来自母亲,也只能遗传给女儿。这样特殊的遗传方式决定着 X 染色体微卫星 DNA(X-STR)具有伴性遗传的特征。

X 染色体长约 153 Mb,有 900～1 200 个基因。用于 X-STR 基因座相关信息参考的 Chx-STR 网站(http://www.chrx-str.org),目前用于法医学研究和实践的 X-STR 基因座有 55 个。因为 X-STR 基因座均位于同一条染色体上,当两个 X-STR 非等位基因座的物理距离很近时,有可能发生两个基因座连锁遗传的现象。紧密连锁在一起的遗传标记簇,成为连锁群(linkage group)。目前,X-STR 基因座包含 4 个连锁群。部分常见 X-STR 基因座的基序、定位及连锁群信息如表 7-7 所示。

表 7-7　常见 X-STR 基因座的基本信息

基因座	染色体定位	核心基序	连锁群
DXS6807	p22.33	GATA	
DXS10148	p22.31	AAGA	连锁群 1
DXS8378	p22.31	CTAT	连锁群 1
DXS9902	p22.2	GATA	
DXS10079	q12	AGAR	连锁群 2
DXS6803	q21.2	TCTA	
DXS6789	q21.33	TATS	
GATA172D05	q23	TAGA	
GATA165B12	q25	AGAT	
HPRTB	q26.2	AGAT	连锁群 3
GATA31E08	q27.1	AGGG/AGAT	

（续表）

基因座	染色体定位	核心基序	连锁群
DXS10134	q28	GAAA	连锁群 4
DXS7423	q28	TCCA	连锁群 4

　　与常染色体和 Y 染色体 STR 不同，X-STR 并没有公认的核心基因座，只有若干复合分型系统分别选用一批 X-STR 基因座联合进行检验。例如，X-STR Decaplex 系列选取了 DXS9898、DXS9902、DXS7132、DXS8378、DXS7133、DXS7423、GATA172D05、GATA31E08、DXS6809 和 DXS6789 共 10 个 X-STR 基因座。部分国内外 X 染色体荧光复合扩增试剂盒相关信息如表 7-8 所示。

表 7-8　X-STR 荧光复合扩增试剂盒

试剂盒名称	STR 基因座	基因座数量
Mentype Argus X-8	DXS7132、DXS7423、DXS8378、DXS10074、DXS10101、DXS10134、DXS10135、HPRTB	8
Investigator Argus X-12	DXS10135、DXS10148、DXS10103、DXS10101、DXS10134、DXS10146、DXS7423、DXS10074、HPRTB、DXS7132、DXS8378、DXS10079	12
AGCU X12	Amel、DXS7133、DXS8378、DXS981、DXS7424、DXS6789、DXS10159、GATA165B12、DXS101、DXS7423、GATA31E08、DXS10164、DXS10162	13
Goldeneye 17X	Amel、DXS6795、DXS9902、DXS8378、HPRTB、DXS6810、GATA165B12、DXS7132、DXS7424、DXS6807、DXS6803、GATA172D05、DXS6800、DXS10134、GATA31E08、DXS10159、DXS6789	17
Microreader 19X	Amel、DXS6795、DXS6803、DXS6807、DXS9907、DXS7423、GATA172D05、DXS101、DXS9902、DXS7133、DXS6810、GATA31E08、DXS6800、DXS981、DXS10162、DXS6809、GATA165B12、DXS10079、DXS10135、HPRTB	19

　　在进行 X-STR 基因座分型检验时，男性样本和女性纯合子样本会显示一个等位基因单峰，女性杂合子样本会显示两个等位基因峰。但在某些 X 染色体数目异常的患者个体如多 X 综合征和特纳综合征女性中，进行 X-STR 分型时可能出现等位基因数目异常的现象。这时候，就需要特别注意与多人混合斑或者污染进行仔细区分。另外，当检验多个 X-STR 时，必须考虑连锁的可能性，若存在连锁则要以单倍型来统计各种概

率,不能简单地将各个基因座的概率相乘。

相比 Y-STR 仅由父亲传给儿子,X-STR 有更复杂的遗传方式,所以 X-STR 分型在有女性参与的特殊案件和复杂的亲缘关系鉴定中有更广泛的应用价值。

(1) 父亲的 X 染色体以单倍体形式传给女儿,在父女关系的亲权鉴定中,尤其是生母缺失的情况下,若父亲与女儿的 X-STR 分型结果不一致,在排除突变的情况下,可以排除父女关系。另外,同父的姐妹之间会拥有相同的父源 X 染色体。在同父异母姐妹关系的亲权鉴定中,在排除母源 X-STR 等位基因之后,姐妹在剩下的基因座上应有一个相同的父源等位基因。若不符合该规律,在排除突变的情况下,就可以排除两人为同一父亲所生。

(2) 儿子的 X 染色体只能来自母亲,他会把这唯一的 X-STR 等位基因遗传给女儿。所以祖母与孙女在每个 X-STR 基因座上应拥有一个相同的等位基因。在隔代的祖母与孙女的亲缘关系鉴定中,在排除母源 X-STR 等位基因以后,孙女与争议祖母没有相同的等位基因,在排除突变的情况下,就可以排除祖孙关系。

(3) 在涉及乱伦的亲子鉴定中,若两个争议父亲为父子关系时,由于父子之间常染色体 STR 会有一定的遗传关系,用常染色体 STR 鉴定亲子关系时有可能分不清真正的父亲。而父子的 X-STR 之间却没有任何关联,可以视为无关个体,可用于亲子鉴定分析。

(4) 其他一些复杂的亲缘关系鉴定,如生父或生母缺失的情况下,姑姑-侄女、姨-外甥等关系鉴定也可以用 X-STR 分型进行分析。

同 Y-STR 一样,X-STR 分型结果不具有唯一性。因此,X-STR 分型在法医学鉴定中只有排除的价值,不能用于认定。要做出肯定的结论,必须与常染色体 STR 联合检测判断。在目前司法部颁发的各种亲缘关系鉴定规范中,也明确规定性染色体遗传标记的检测只作为常染色体检测基础上的补充检验。

7.2.5 线粒体 DNA 多态性及检验

线粒体 DNA(mitochondrial DNA,mtDNA)是人类基因组的一部分,属于细胞核外 DNA。与核基因组相比,线粒体基因组有许多有趣的性质,如:DNA 呈闭环双链,不为核膜包被;DNA 不被蛋白质压缩;基因组没有包含那么多内含子、间隔序列、前导序列等;相邻基因有碱基的重叠。线粒体基因组的复制和转录过程与核基因组也有明显不同,一些密码子与通用密码子不同,而是与一些紫色非硫细菌相似。mtDNA 有 37 个编码基因,合成的蛋白质十分有限,都是线粒体产生能量的氧化磷酸化和 ATP 形成途径中的必要组分。核基因组与线粒体基因组的比较如表 7-9 所示。

表 7-9　人类核基因组与线粒体基因组比较

特　性	核基因组	线粒体基因组
大小	3×10^9 bp	约 16 568 bp
单个细胞内拷贝数	2	>1 000
占整体 DNA 的含量	99.75%	0.25%
结构	线性,与组蛋白结合成核小体,再组装成染色体	闭环双链,无组蛋白包裹
遗传方式	按照孟德尔遗传定律	按照母系遗传
染色体配对	双倍型	单倍型
生殖重组	是	否
编码基因数(个)	20 000～30 000	37
内含子	有	无
遗传密码	AUG 为起始密码子 UGA 为终止密码子 AGA/AGG 是精氨酸密码子 AUA 是异亮氨酸密码子	AUN 是起始密码子 UGA 是色氨酸的密码子 AGA/AGG 是终止密码子 AUA 是甲硫氨酸密码子
复制	双向对称复制	D 环复制(单向复制)
转录	大多数基因独立转录	全部基因产生多顺反子
DNA 修复	有	无
突变率	低	高,是核 DNA 的 10 倍

在线粒体基因组的非编码区(D 环),拥有两个高变异率的区域,无修复系统,不受选择压力的影响,因此积累了较多的变异,多态性很好。对 mtDNA 多态性的研究多集中在这个区域。mtDNA 有 STR 和 SNP 两种多态性。其中 STR 常见 1～2 bp 重复,重复次数一般在 10 以下。现常用的多态性较好的 STR 位点只有一个,即位于 D 环中 514～523 位核苷酸处的 CA 重复。

mtDNA 比核 DNA 存活的时间长很多,表现为母系遗传。这与核基因组有很大的差异,也是法医学可以利用的最大特点。mtDNA 不经过生殖重组,仅来自卵子,所以直接由母亲传递给孩子,再由女性子代一代一代传下去。mtDNA 单倍群遵循母系遗传,通过突变向多态性的稳定积累,可以用于人类群体起源和演化的研究[35]。

与体内核基因只有两个拷贝不同的是,mtDNA 在一个细胞中有数百到数万个拷贝,所以 mtDNA 多态性在个体识别中的突出优势是检测灵敏度高,结合 PCR 技术更提高了检出率。而且 mtDNA 的闭环结构不易受核酸外切酶的影响,不易降解,可以进行遗骸白骨、牙齿等陈旧性、腐败性检材的检验。在一些含有角化细胞如毛干、指甲中,核DNA大部分已降解,但线粒体仍然存在,所以mtDNA检验对这些检材尤其有实用性。

多拷贝性使mtDNA存在不同突变比例的状态。同一个细胞、组织或个体存在两种不同的mtDNA序列的现象称为异质性(heteroplasmy)。所以,同一个体检材的mtDNA序列测序结果前后有可能不一致,这就给个体识别鉴定增加了难度,排除同一性的结论需要非常谨慎。如果在序列多个位置上出现差异,可以考虑是混合样本或者污染。如果多份检材的异质性出现在序列的同一位置,反而如同一个独特的标记一般,对认定同一性(或同一母系来源)有利。例如,在沙皇与其兄弟的遗骸中检出了相同的mtDNA异质性而最终确认了沙皇尼古拉斯二世(Nicholas Ⅱ)遗骸的身份[36]。为了减少随机误差与异质性的混淆,mtDNA测序通常会取用多份检材复核,并要求从正、反链双向测序,重复多次。目前,利用第二代基因测序的方法可以更方便地得到线粒体基因组的信息,且由于是通过双向测序获得,有关异质性位点的结果就更加准确可靠。

当前mtDNA的检测方法极为灵敏,少量的外源DNA都会给结果造成影响,所以mtDNA的检验要特别注意对污染的控制。另外,建立mtDNA数据库包括异质性数据库,收集更多不同多态性遗传标记在人群中的分布信息,进行法医学评估,以及进一步对mtDNA的遗传规律进行深入研究等,都是未来急需实施和探讨的。

7.2.6　二等位基因遗传标记

二等位基因遗传标记(biallellic markers)是指人群中只有两个等位基因,即只有二态的遗传标记,主要包括单核苷酸多态性和插入/缺失(InDel)多态性。由于近年来第二代基因测序技术的迅速发展,满足了大批量样本及多基因位点分型的要求,大大地缩短了分析时间,某些SNP兼具STR无法表达的特殊性质如表型刻画等,二等位基因遗传分析在个体识别、表型预测、祖先推断等法医鉴定和人类学考古方面表现出越来越大的应用潜力。

7.2.6.1　单核苷酸多态性

基因组中特定部位单个核苷酸的差异引起DNA序列多态性,即SNP。碱基的变化方式主要为转换和颠换(InDel归结为另一种多态性)。二等位标记最为常见,即一个SNP由两种碱基组成,存在两种形式,并在人群中形成三种基因型。例如,某SNP是A或G两种形式,可能的基因型有AA、AG、GG三种。这种二态性、非此即彼的SNP就是一种二等位基因标记。由于单核苷酸有四种A、G、C、T,所以二等位的SNP共有6种类型:A/G、A/C、A/T、G/C、G/T、C/T。

SNP广泛存在于人类基因组中,约有300万个,远远高于STR基因的数量。SNP的遗传突变率比STR低,具有较高的稳定性。SNP的片段更短,可小于100 bp,更适合PCR扩增,对分析高度降解的生物检材特别有利。SNP检测不局限于电泳,可通过新的测序技术做到更大的通量,可用的小型检验设备更易于便携;与 STR 扩增原理不同,分型数据中没有影子峰等伪峰,更易于数据自动化分析。某些 SNP 与人类表型(如肤色、头发颜色、眼睛颜色、面貌特征等)相关,可实现对人体的生物特征刻画。这些 SNP 遗传标记的优势使其在法医学应用中具有很大的价值,成为继 RFLP、STR 之后的第三代遗传标记。

根据 2007 年 8 月在丹麦召开的第 22 届国际法医遗传学大会的讨论,SNP 的法医学应用分为四种系统:个体识别 SNP(individual identification SNP,IISNP);祖先信息 SNP(ancestry informative SNP,AISNP);系谱信息 SNP(lineage informative SNP,LISNP);表型信息 SNP(phenotype informative SNP,PISNP)。分类的各 SNP 的筛选要求和应用方向如表 7-10 所示。

表 7-10　SNP 的法医学应用系统

系 统 名 称	筛 选 要 求	应 用 范 围
个体识别 SNP(IISNP)	需要极低的耦合概率,即在群体中任意两个无关个体拥有相同多个 SNP 基因型组合的概率要接近 0	个体识别、亲权鉴定
祖先信息 SNP(AISNP)	人群特异性 SNP,可推断生物地理群体的祖先	推断祖先、种族来源
系谱信息 SNP(LISNP)	一套紧密连锁的 SNP 基因型组合,即单倍型组,包含 X-SNP、Y-SNP、mtDNA	亲缘关系、家系鉴定
表型信息 SNP(PISNP)	肤色、眼睛颜色、头发颜色、耳廓特征、面貌特征、身高等相关的 SNP 位点	人体生物特征刻画、疑犯追踪

由于 SNP 基因的二等位性质,多态性比 STR 降低,需要更多的 SNP 遗传标记联合使用,才能达到与多等位基因 STR 标记相当的识别能力。理论上 50 个 SNP 可以达到常用 STR 基因座的识别率,可区分全球所有的无关个体[37]。由于不同人群中 SNP 位点的基因频率不尽相同,实际需要 50～100 个 SNP 才能相当于 10～16 个 STR 基因座的识别率。在实际应用中,以第二代基因测序技术为基础的法医新一代试剂盒通常一次性地复合扩增 STR 与 SNP,对一定数量的常染色体 STP、性染色体 STR 以及个体识别、祖先信息、表型信息相关 SNP 进行联合检测,大大提高了识别鉴定能力。2014 年,第二代基因测序平台两大巨头 Thermo Fisher 公司(收购了 Life Technologies 公司)和 Illumina 公司(收购了 Solexa 公司)分别推出了适配各自旗下测序系统 Ion PGM 与 MiSeq FGx 的试剂盒——为 Ion PGM 设计的人类个体识别试剂盒(124 个常染色体 SNP 和 34 个 Y-SNP 位点)和祖先来源推断试剂盒(165 个常染色体 SNP 位点)与为 MiSeq FGx 配套的 Forenseq DNA signature Prep 试剂盒(27 个常染色体 STR、24 个

Y-STR、7 个 X-STR、94 个个体识别 SNP、22 个表型 SNP 和 56 个地域祖先来源 SNP 位点)。

利用 SNP 分析样本时有较大的难度,对于只有两个等位基因的图谱,很难区分是一个杂合子的单一样本,还是两个纯合子组合或一个杂合子与一个纯合子组合的混合样本。另外,目前尚无公认的核心 SNP 位点,尚未建立统一的检测标准和平台,不利于大规模推广 SNP 检测技术。更为关键的阻碍在于,STR 数据库容量庞大,而法医 DNA 分析对 STR 数据已形成"路径依赖"。无论是从系统安全性还是数据价值保护来看,使用新遗传标记 SNP 带来的益处与风险和代价相比可谓微不足道[34]。这就是为什么 SNP 检测技术近年来作为热点反复被提及,但是由于缺乏系统性的研究和成熟的应用体系,仍然只是常规 STR 基因分型的有益补充。未来乘着第二代、第三代基因测序技术迅速发展的风帆,检验时间大幅缩短,测序成本大幅降低,检测设备小型化、智能化、相关标准和体系有效建立,新一代遗传多态性标记的法医 DNA 检测技术有望迈向成熟和完善。

7.2.6.2　插入/缺失多态性

InDel 是指在基因中插入或缺失一个到数百个碱基的 DNA 片段,从而形成 DNA 长度的多态性。2006 年,第一个人类基因组 InDel 图谱创建完成,把 InDel 大致分为 5 类[38]:① 单碱基对的插入/缺失;② 单碱基对的重复插入;③ 多碱基对(2～15 个)的重复插入;④ 转座子的插入;⑤ 随机序列的插入/缺失。关于单碱基对和多碱基对的重复插入,其实就是一种 VNTR 或 STR。在法医 DNA 鉴定中被选作遗传标记的 InDel 通常是第三种。据统计,人类基因组中约有 100 万个 InDel。其中 70% 以上的二等位基因 InDel 是 2～4 个核苷酸长度的差异(见图 7-10)。

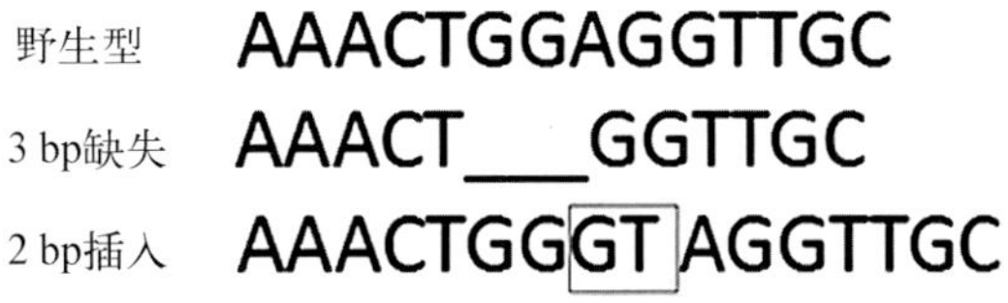

野生型　　AAACTGGAGGTTGC
3 bp 缺失　AAACT___GGTTGC
2 bp 插入　AAACTGGGTAGGTTGC

图 7-10　InDel 标记插入或缺失的结构示意图

Alu 家族是灵长类动物基因组中短散在重复序列(short interspersed repeated sequence,SINE)中最大的一个家族,因其每个重复单位中含有限制性核酸酶 *Alu* I 的识别位点 AGCT 而得名。Alu 家族成员的平均长度为 300 bp,拷贝数达 100 万个左右。Alu 序列是基因组中最活跃的遗传元件之一,常以各种方式插入基因组 DNA 序列中。在所有已知的基因内含子中,几乎都发现了 Alu 序列,可见 Alu 元件是一种极具普遍性和多样性的 InDel 标记。

InDel 与 SNP 近似,均源自单突变事件,突变频率约为 10^{-8},比 STR 低得多,较为稳定。扩增片段小于 50 bp,适用于降解的 DNA 样本。可用毛细管电泳平台,分型数据便于自动化分析。可以说,InDel 兼具 STR 和 SNP 的某些优势,是理想的法医学遗传标记。某些商用常染色体试剂盒(如 AmpFISTR GlobalFiler 和 STRtyper26G)常选择

Y 染色体的少数几个 STR 和一个 InDel 一起纳入检测系统,以增加识别鉴定能力。

关于二等位基因遗传标记 InDel 的研究始发于分子生物学及生物医学领域,聚焦基因表型方面,而在法医学领域的研究起步较晚,所关注的是非编码区的 InDel 信息对于个体识别、亲权鉴定及人类学溯源的作用。西班牙学者建立了 48 个 InDel 位点的始祖多态位点(ancestry informative marker,AIM)检测系统,能有效区分欧洲、非洲、美洲土著不同地区的人种,以及有效识别巴西混合人群中的遗传亚结构[39]。我国学者建立了 30 个 InDel 位点的检测系统,在中国汉族、回族、维吾尔族、蒙古族和藏族 5 个人群中的匹配概率达到 10^{-11}[40]。还有研究将连锁在染色体上的 2～3 个 InDel 位点同时作为 InDel 标记以提高遗传分析效率,结果显示累计排除率和累计个体识别率分别为 0.998 9 和 0.999 999 999 999 4[41]。

InDel 位点扩增片段短,是检测降解生物检材的有利标记。有报道联合使用 50 个 SNP 与 38 个 InDel 遗传标记分析 35 年前的遗骨,随机匹配概率达 10^{-19}[42]。在复杂的亲缘关系鉴定中,有研究对 100 对叔侄和祖孙二联体分别使用 15 个 STR 和 38 个 InDel 进行遗传分析,发现在二联体检测结果均相符的情况下,使用了 InDel 的组别在计算结果时更容易得出正确的非父结论[43]。由于 X 染色体在男女两性中的差别以及遗传的特殊性,X-InDel 也被广泛应用于调查人群的遗传结构,评估混合人群中各血统的比例以及用于亲权关系鉴定和个体识别案件[44-46]。

随着第二代基因测序的普及,测序成本进一步降低,以及公共数据库不断壮大,联合检测 SNP 和 InDel 的应用范围还将继续拓展,在复杂的亲缘鉴定、种族鉴定以及陈旧性生物检材的个体识别等法医学领域会发挥更大的作用。

7.2.6.3 DNA 甲基化

表观遗传学是后基因组时代的研究热点之一,专门研究 DNA 核苷酸序列不变化而基因表达发生可遗传变化的现象,包括 DNA 甲基化、基因组印记、基因沉默、RNA 编辑等。对甲基化 SNP 位点的研究则是法医学和表观遗传学交叉学科领域的一次重要尝试,并为法医学某些特殊高难案例打开了一扇希望的大门。在人类基因组中,70% 的甲基化修饰集中在 CpG 胞嘧啶。由于 CpG 的甲基化状态丰富了邻近位置 SNP 的多态性,这些 SNP 等位基因特异性的甲基化就成为一种非常好的二等位基因标记。有研究表明,在 DNA 序列无差别的情况下,双生子体内的 DNA 甲基化修饰,即 CpG 甲基化位点有差异[47]。这就为法医学一大难题——同卵双生子的个体鉴别提供了新思路。另外,有报道采用 DNA 甲基化标记可有效识别孕妇外周血中的胎儿 DNA[48],为产前无创亲权鉴定开辟了新途径。不同的 DNA 甲基化还可以提示性别、年龄、组织来源、病理状态、死因、祖源信息等[49]。随着第二代基因测序的应用和推广,人类基因组不同器官或不同时期的甲基化位点图谱陆续绘制完成,必将给法医 DNA 分析实践带来更多的机遇。

　　DNA 检测技术应用于法医物证鉴定不过 30 多年的时间，却随着分子生物学的发展不断更新换代，应用的人类遗传标记已历经三代。从第一代操作烦琐而趋于淘汰的 RFLP，发展到第二代现在大量普及的 STR，直至以 SNP 系统为主的第三代标记逐步声名鹊起。InDel、Alu 重复序列、DNA 甲基化表观遗传标记等的应用冲破了传统技术在特殊疑难案例中的局限性，成为经典标记的有效补充。检测的对象由 DNA 长度多态性转向更精细的 DNA 序列多态性，检测的方式也由单一的普通凝胶电泳，到毛细管电泳，再到微阵列芯片、飞行时间质谱、变性高效液相色谱等多种非电泳分型技术，大大地提高了 DNA 检测的效率和精度。

　　第二代基因测序技术以其惊人的高通量测序能力和高分辨率的精度对传统测序进行了革命性的改良，也使以前只敢想却无法实施的法医学设想得以尝试和应用，如检测个体或地域性特异的微生物种属[50]，辨别与案件线索相关的动物、植物来源[51,52]，以及推断嫌疑人相貌、人种信息等[53]。第二代基因测序技术有可能从微量的生物检材中挖掘出破案所需的全部遗传学信息，这对法医物证工作者来说无疑是科学执法的最新利器。

　　荧光标记多基因座 STR 复合扩增检测技术仍是法医学界在国际范围内公认的主要的鉴定手段。该技术不仅技术原理成熟，技术资源丰富，还依此建立和不断扩充可以通用比对的 DNA 数据库。除非具有明显的技术优势和更低的成本，STR 技术才有被取代的可能。第二代基因测序缺乏系统性的研究、评估和开放的可供交流共享的平台，因此距离法医学常规应用还有距离。未来技术的发展和更替不可避免，如何使新旧互相支撑，互为补充，在大数据时代将法医物证的相关遗传标记与其他医学相关标记如疾病诊断、遗传缺陷筛查等标记整合在一个技术框架下为人类更好地服务，是 DNA 检测工作者的重要任务。

参考文献

[1] 赵桐茂. 人类血型遗传学[M]. 北京：科学出版社，1987：159-160,338.

[2] 赵桐茂. HLA 分型原理和应用[M]. 上海：上海科学技术出版社，1984.

[3] 何球藻，吴厚生. 医学免疫学[M]. 上海：上海医科大学出版社，1997.

[4] Bodmer J G, Marsh S G, Albert E D, et al. Nomenclature for factors of the HLA system, 1996 [J]. Tissue Antigens, 1997, 49(3 Pt 2)：297-321.

[5] Marsh S G, Albert E D, Bodmer W F, et al. Nomenclature for factors of the HLA system, 2004 [J]. Tissue Antigens, 2005, 65(4)：301-369.

[6] Mohanakumar T. The Role of MHC and Non-MHC Antigens in Allograft Immunity[M]. Georgetown：R. G. Landes Company, 1994.

[7] 夏穗生. 临床移植医学[M]. 杭州：浙江科学技术出版社，1999.

[8] The MHC Sequencing Consortium. Complete sequence and gene map of a human major

histocompatibility complex[J]. Nature，1999，401(6756)：921-923.

[9] Karp D R，Marthandan N，Marsh S G，et al. Novel sequence feature variant type analysis of the HLA genetic association in systemic sclerosis[J]. Hum Mol Genet，2010，19(4)：707-719.

[10] 谭建明,周永昌,唐孝达.组织配型技术与临床应用[M].北京：人民卫生出版社,2002.

[11] 周佩军,唐孝达.器官移植后的嵌合现象与免疫耐受[J].国外医学免疫学分册,1997,20(5)：255.

[12] Naesens M，Kuypers D R，De Vusser K，et al. The Histology of Kidney Transplant Failure：a long-term follow-up study[J]. Transplantation，2014，98(4)：427-435.

[13] Frohn C，Fricke L，Puchta J C，et al. The effect of HLA-C matching on acute renal transplant rejection[J]. Nephrol Dial Transplant，2001，16(2)：355-360.

[14] West L J. ABO-incompatible hearts for infant transplantation[J]. Curr Opin Organ Transplant，2011，16(5)：548-554.

[15] Jaramillo A，Fernandez F G，Kuo E Y，et al. Immune mechanisms in the pathogenesis of bronchiolitis obliterans syndrome after lung transplantation[J]. Pediatr Transplant，2005，9(1)：84-93.

[16] Lau C L，Patterson G A. Current status of lung transplantation[J]. Eur Respir J Suppl，2003，47：57s-64s.

[17] Dobbels F，Hames A，Aujoulat I，et al. Should we retransplant a patient who is non-adherent? A literature review and critical reflection[J]. Pediatr Transplant，2012，16(1)：4-11.

[18] Stuart A J，Romano V，Virgili G，et al. Descemet's membrane endothelial keratoplasty versus Descemet's stripping automated endothelial keratoplasty for corneal endothelial failure [J]. Cochrane Database Syst Rev，2018，6(6)：CD012097.

[19] Rémont L，Duchesne B，La C，et al. Updates in corneal transplantation[J]. Rev Med Liege，2014，69(9)：490-496.

[20] Sanger F，Nicklen S，Coulson A R. DNA sequencing with chain-terminating[J]. Proc Natl Acad Sci U S A，1977，74(12)：5463-5467.

[21] Mardis E R. Next-generation DNA sequencing methods[J]. Annu Rev Genomics Hum Genet，2008，9：387-402.

[22] Shendure J，Ji H. Next-generation DNA sequencing [J]. Nat Biotechnol，2008，26 (10)：1135-1145.

[23] Metzker M L. Sequencing technologies — the next generation[J]. Nat Rev Genet，2010，11(1)：31-46.

[24] Niedringhaus T P，Milanova D，Kerby M B，et al. Landscape of next-generation sequencing technologies[J]. Anal Chem，2011，83(12)：4327-4341.

[25] Rothberg J M，Hinz W，Rearick T M，et al. An integrated semiconductor device enabling non-optical genome sequencing[J]. Nature，2011，475(7356)：348-352.

[26] 庞晓东,陈学亮,荣海博,等.法医 DNA 专用检测平台关键技术研究——法医 DNA 检测技术的现状及展望[J].警察技术,2014(1)：3-7.

[27] 侯一平.法医物证学[M].4 版.北京：人民卫生出版,2016：50-70.

[28] Revoir A，Ballard D J，Syndercombe Court D. Report into a discordant result at D16S539 between SGM Plus® and PowerPlex® ESI 16 kits in a criminal case sample and implications for the UK National DNA Database upgrade[J]. Sci Justice，2014，54(1)：95-97.

[29] 王乐,叶健,白雪,等.二代测序技术及其在法医遗传学中的应用[J].刑事技术,2015,40(5)：353-358.

[30] Butler J M，Shen Y，McCord B R．The development of reduced size STR amplicons as tools for analysis of degraded DNA[J]．J Forensic Sci，2003，48(5)：1054-1064．

[31] Butler J M，Hill C R，Coble M D．Variability of new STR loci and kits in US population groups [EB/OL]．http：//www.promega.com.cn/resources/profiles-in-dna/2012/variability-of-new-str-loci-and-kits-in-us-population-groups/．

[32] González-Neira A，Elmoznino M，Lareu M V，et al．Sequence structure of 12 novel Y chromosome microsatellites and PCR amplification strategies[J]．Forensic Sci Int，2001，122(1)：19-26．

[33] 侯安山．DNA 检验：用一个细胞锁定疑凶[J]．知识就是力量，2016(10)：18-21．

[34] 刘冰．现阶段我国 DNA 数据库发展的几个关键问题[J]．刑事技术，2015，40(4)：318-323．

[35] 周雪平，张伟娟，贾振军，等．线粒体 DNA 的研究进展及其法医学应用[J]．法医学杂志，2004，20(2)：113-115．

[36] Ivanov P L，Wadhams M J，Roby R K，et al．Mitochondrial DNA sequence heteroplasmy in the Grand Duke of Russia Georgij Romanov establishes the authenticity of the remains of Tsar Nicholas II[J]．Nat Genet，1996，12(4)：417-420．

[37] Amorim A，Pereira L．Pros and cons in the use of SNPs in forensic kinship investigation：a comparative analysis with STRs[J]．Forensic Sci Int，2005，150(1)：17-21．

[38] Mills R E，Luttig C T，Larkins C E，et al．An initial map of insertion and deletion(INDEL) variation in the human genome[J]．Genome Res，2006，16(9)：1182-1190．

[39] Santos N P，Ribeiro-Rodrigues E M，Ribeiro-Dos-Santos A K，et al．Assessing individual interethnic admixture and population substructure using a 48-insertion-deletion(INSEL)ancestry-informative marker(AIM)panel[J]．Hum Mutat，2010，31(2)：184-190．

[40] Li C T，Zhang S H，Zhao S M．Genetic analysis of 30 InDel markers for forensic use in five different Chinese populations[J]．Genet Mal Res，2011，10(2)：964-979．

[41] Huang J，Luo H，Wei W，et al．A novel method for the analysis of 20 multi-Indel polymorphisms and its forensic application[J]．Electrophoresis，2014，35(4)：487-493．

[42] Rui P，Phillips C，Alves C，et al．Insertion/deletion polymorphisms：A multiplex assay and forensic applications[J]．Forensic Sci Int Genet Suppl，2009，2(1)：513-515．

[43] Pinto N，Magalhães M，Conde-Sousa E，et al．Assessing paternities with inconclusive STR results：The suitability of bi-allelic markers[J]．Forensic Sci Int Genet，2013，7(1)：16-21．

[44] Edelmann J，Hering S，Augustin C，et al．Indel polymorphisms-An additional set of markers on the X-chromosome[J]．Forensic Sci Int Genet Suppl Ser，2009，2(1)：510-512．

[45] Freitas N S C，Resque R L，Ribeiro-Rodrigues E M，et al．X-linked insertion/deletion polymorphisms：forensic applications of a 33-markers panel[J]．Int J Legal Med，2010，124(6)：589-593．

[46] Pereira R，Pereira V，Gomes I，et al．A method for the analysis of 32 X chromosome insertion deletion polymorphisms in a single PCR[J]．Int J Legal Med，2012，126(1)：97-105．

[47] Fraga M F，Ballestar E，Paz M F，et al．From the cover：Epigenetic differences arise during the lifetime of monozygotic twins[J]．Proc Natl Acad Sci U S A，2006，102(30)：10604-10609．

[48] Poon L L，Leung T N，Lau T K，et al．Differential DNA methylation between fetus and mother as a strategy for detecting fetal DNA in maternal plasma[J]．Clin Chem，2002，48(1)：35-41．

[49] Kader F，Ghai M．DNA methylation and application in forensic sciences[J]．Forensic Sci Int，2015，249：255-265．

[50] 萨日娜，蔡令艺，武会娟，等．宏基因组学在法医学鉴定中的应用[J]．法医学杂志，2017，33(4)：

397-401.

［51］郑秀芬，凌凤俊，程建波，等.法医 DNA 分析的其他应用［J］.刑事技术，2002(4)：29-33.

［52］杨雪莹，宋炳轲，裴黎，等.植物物证的 DNA 条形码鉴定分析［J］.中国法医学杂志，2015，30(2)：
189-190.

［53］Mehta B，Daniel R，Phillips C，et al. Forensically relevant SNaPshot® assays for human DNA
SNP analysis：a review［J］. Int J Legal Med，2017，131(1)：21-37.

8 临床分子诊断技术在精准医疗中的应用展望

分子诊断技术是对标本进行核酸或蛋白质的精准定性定量检测以获取疾病病理变化、预防预测、预后判断、疗效考察等信息并直接指导临床疾病诊断和治疗的技术,在精准医疗中具有重要的意义。本章从临床分子诊断技术研发背景出发,介绍其在感染性疾病、遗传性疾病和肿瘤疾病方面的运用现状,最后对面临的问题及发展趋势进行了展望。

8.1 临床分子诊断技术展望

从 1953 年人类发现 DNA 双螺旋结构,到 1990 年"人类基因组计划"实施,再到现在,通过对人体 DNA/RNA 检测,人们已经能够了解自己的基因信息,预知身体患疾病的风险。基因检测也逐渐成为一个关系到人类生命健康的重要新兴产业。美国医学界在 2011 年首次提出了"精准医疗"的概念,这是一种将个人基因、环境与生活习惯差异考虑在内的疾病预防与处置的新兴方法[1]。2015 年 1 月,时任美国总统奥巴马提出投入 2.15 亿美元开展"精准医疗计划",呼吁美国要增加医学研究经费,推动个体化基因组学研究[2]。2015 年 3 月,我国科技部提出了"中国精准医疗计划",短期目标是针对恶性肿瘤、高血压、糖尿病、出生缺陷和罕见病,创制精准治疗方案,长期目标是扩展到其他疾病领域,到 2030 年前投入 600 亿元进行重点开发。这标志着现在中国乃至全球已经进入了精准医疗时代。

精准医疗的前提是精准诊断,而临床分子诊断是精准诊断最重要的技术平台和技术保障。临床分子诊断学是以临床疾病的诊断治疗为目的,通过各种分子生物学方法如酶免疫测定(enzyme immunoassay,EIA)、放射免疫测定(radioimmunoassay,RIA)、荧光免疫测定(fluorescence immunoassay,FIA)、化学发光免疫测定(chemiluminescent immunoassay,CLIA)等免疫测定方法及 PCR 和核酸杂交等基因检测方法,从分子水平上对患者的血液、体液等标本进行核酸或蛋白质的定性定量检测分析以获取感染病原体、疾病病理变化、预防预测、预后判断、疗效考察等信息并直接指导临床疾病诊断和治疗的一门新学科。

迄今为止,虽然临床分子诊断只有 30 多年的历史,但对疾病诊断的影响是突破性的。后基因组时代的功能基因组研究,揭示了编码药物代谢酶基因型影响特定药物的治疗效果。基于细胞信号转导途径研究的肿瘤靶向治疗,疗效与通路中相应靶点所涉及的基因突变相关。特定的基因型和基因突变的检测使得特定疾病的诊疗进入到精准医疗的时代,从而使临床实验室从疾病治疗的后台走向前台。随着组学的深入研究,临床分子诊断方法将在更深层次揭示疾病的本质,指导临床诊断和治疗,许多临床分子诊断项目已成为国内外医疗机构的常规项目,广泛应用于临床各科。当前,应用于临床实验室分子检测的生物学技术主要包括核酸分子杂交、PCR 和基因测序 3 种基本技术,以及进一步发展的实时荧光定量 PCR(qPCR)技术、基因芯片技术、第二代基因测序技术及其联合应用。临床分子诊断学的发展历史已经揭示了其发展方向,现将未来临床分子诊断学技术的发展趋势总结如下。

8.1.1 检测系统的更新

首先,临床检验的发展方向无疑是自动化与高通量,临床分子诊断也是如此。自动化带来了"检测系统"的概念,即检测仪器、试剂和校准品的一体化,从而避免了同一试剂在不同实验室配不同仪器所带来的结果不确定的问题[3]。在临床分子诊断领域,自动化首先将在目前手工操作且对结果影响最大的核酸提取上实现,然后是结果的分析判断,在这方面软件将起到最为关键的作用。当然最终目标,是实现从核酸提取到扩增检测、结果报告全过程的自动化。国外一些厂家如罗氏、凯杰已实现了这一点,但对于国内企业来说,由于我国整体工业水平(尤其是原材料工业和精密加工工业)与西方发达国家还有差距,在国产仪器设备的基础上实现临床检验的自动化尚需时日。相信随着我国基础工业的进步及下游工业的全球化,临床分子诊断的自动化与高通量在国内临床实验室的应用将逐步扩大。

其次,检测系统对样本的要求发生变化。一方面样本微量化,先进的检测系统对标本的需求量将非常小,只需要少量标本就可以进行分析;另一方面,新的检测系统需要的样本将趋于无创无损化,以减少对患者的伤害,如产前分子诊断的应用,从有创性的采集绒毛、羊水和脐带血到只要采集母亲的外周血,通过母亲外周血中的胎儿 DNA 或 RNA 的检测进行胚胎诊断。

8.1.2 检测技术与策略的革新

(1) 从利用 qPCR 技术、基因芯片技术和高通量基因测序技术等单一技术的诊断发展到有机组合多项技术的联合诊断,将进一步提高临床分子诊断技术的灵敏度、特异性和准确性。另外,也包括临床分子诊断技术与其他临床检验技术联合应用,特别是免疫标记技术。

(2)临床分子诊断将从定性诊断发展到半定量和定量诊断。随着核酸标记技术,特别是荧光标记技术的发展,qPCR 技术等方法将日益成熟,使临床疾病的早期精准检测成为可能。

(3)新技术的快速发展和引入,将为临床分子诊断技术注入新的力量。第三代基因测序技术的发展使测序更快、更高通量、成本更低;基因组编辑工具(如 CRISPR-Cas9)为基因测序提供了前所未有的能力,让人们以快速的、可扩展的和更具成本效益的方式研究遗传变异,而且有应用于临床治疗的潜能;太赫兹无标记检测等新兴生物检测技术也将为临床分子诊断打开新的思路及展现更广阔的前景。

8.1.3　临床分子标志物的多样化

癌症的早期诊断非常重要,但也异常困难。例如,甲胎蛋白对于肝细胞癌的诊断特异性好,但是检测到甲胎蛋白增高时肝癌往往已属于晚期,缺乏足够的敏感性。因此,需要寻找特异性和敏感性均较好的新基因标志物以早期诊断癌症。从传统的 DNA 诊断发展到核酸及其表达产物(RNA、蛋白质)的全面诊断,其中血清中的微 RNA 较稳定,可能成为较特异、敏感的新基因标志物,有望改变目前很难早期诊断癌症的现状。

8.1.4　临床分子诊断的应用范围扩大

(1)遗传性疾病的临床分子诊断。首先,临床分子诊断在遗传性疾病诊断上从单基因遗传病(如白化病、早老症、血红蛋白病、血友病 A、囊性纤维化、脆性 X 综合征)、获得性疾病(感染病原体等)的诊断发展到多基因遗传病(肿瘤、心脑血管疾病、代谢性疾病、神经系统疾病、自身免疫性疾病)的诊断。另外,遗传性疾病的第二代基因测序将有望解决小家系中散发的遗传性疾病患者的基因诊断。由于家系小,患者数目少,连锁分析难以达到理想的检测限值,难以定位致病基因。而候选基因筛查的工作事倍功半。这样的患者亟需通过个体基因组测序解决分子诊断中的难题。相信在不久的将来,单基因遗传病的基因诊断会提升到一个全新的水平。到那时,散发的遗传性疾病患者也将通过快速且价格低廉的全基因组测序得到明确的基因诊断。在遗传性疾病基因诊断的基础上,产前诊断,特别是无创性、以母体血浆为检测样本的,针对胎儿游离 DNA、胎儿有核红细胞的单细胞、痕量 DNA 分子的产前基因诊断将极大地拓展临床分子诊断的市场。据目前统计,每年我国出生的患有遗传性疾病的新生儿占相当大的比例,给社会和家庭带来了巨大的精神和经济压力,在怀孕早期对其进行诊断、指导后期妊娠极其必要,而目前进行产前诊断的常规方法主要为有创手段,可能导致流产、感染和畸形。当前,临床分子诊断学的最新研究热点是寻求无创产前筛查的新方法。借助产前分子诊断,可以建立遗传性疾病产前诊断新方法的模型,为临床上更好地检测遗传性疾病提供新的技术支持。近年来的临床实践证明,行之有效的遗传性疾病产前预测,在疾病的早期预防和治疗上具有无穷潜力。

(2)感染性疾病的临床分子诊断。传统的微生物鉴定和感染诊断依赖于各种表型方法,如革兰染色、形态学、生理生化和血清学检查。由于表型方法获得检测结果需时长,加之某些微生物难以在体外常规培养,传统病原学检测手段远不能满足临床需求。随着分子生物学技术的快速发展,临床分子诊断技术为感染性疾病的快速诊断、分子流行病学调查、微生物的快速鉴定、病原菌的致病性和抗生素的耐受性研究等提供了重要的检测手段。这些新技术的应用,作为传统培养法的补充,提高了检测的灵敏度、准确性和诊断效率。例如,21世纪初发生了严重急性呼吸综合征(severe acute respiratory syndrome,SARS)的流行,它的病因SARS-CoV是一种新的病原体,当新的病原体产生并造成流行的时候,病原体感染诊断的最好、最快的方法就是检测新病原体的核酸。同时临床上也迫切需要一种快速检测耐药性的方法,典型的例子是结核分枝杆菌的耐药性检测,用现有的培养方法检测耐药性需要一个多月才能出结果,往往在耐药性结果出来的时候,患者已经出现了严重的并发症。而对结核分枝杆菌耐药基因的检测可以在当天获得患者耐药性的结果,帮助医生选择有效的药物治疗方法。随着分子生物学技术和计算机技术的不断发展,病原微生物的检测将向着快速、简便和高度自动化的方向发展。未来基因测序、基因芯片技术和质谱技术等检测方法将在病原微生物检测及鉴定等领域中得到广泛的发展与应用。尽管有许多方面需要进一步改进和提高,但可以预测在不久的将来,随着微生物分子诊断技术的自动化,人们不仅可以简单、方便地检测几乎所有的病原微生物,还可以同步检测是否存在耐药基因及耐药位点的突变,更好地为临床诊断和治疗服务。

(3)肿瘤的临床分子诊断。临床分子诊断技术广泛适用于临床各种疾病,特别是对恶性肿瘤的诊断及治疗具有重要应用价值。肿瘤本质上是由一系列基因变异的积累导致的一种复杂遗传性疾病,不同的肿瘤类型和进展阶段均可能携带不同的变异信息,正是这种异质性导致临床治疗效果差异巨大。肿瘤精准医疗主要是通过基因测序技术检测分析基因以获知变异信息,从而制定出更具针对性和有效性的防治措施。不断革新的临床分子诊断技术,具有便捷性和精准性,一方面基因测序只需患者血液甚至唾液,无需传统的病理切片,可减少诊断过程中对患者身体造成的损伤;另一方面,通过基因测序,可找出癌症的突变基因,从而迅速确定对症药物,省去患者尝试各种治疗方法的时间,提升了治疗效率。同时,基于精准医疗的肿瘤早期筛查具有重大意义与发展前景,应用基因测序技术可检测出全部基因序列,再经过数据分析,建立肿瘤风险预测模型,即可获得基因所传递的疾病信息。未来的检测只需检测肿瘤易感基因就可筛查出高危人群或患病人群,进而采取相应的预防或诊治措施。该方法不仅高效,对筛查对象伤害小,而且灵敏度高,作为肿瘤的一种筛查手段更易被人们接受和普及。早期筛查可以早期发现肿瘤、提高治愈率,也可以提高人们对肿瘤的认识,促使人们树立定期检查的健康意识[4]。

8.1.5　临床分子诊断实验室标准化的健全

"质量保证"是为某一产品或服务满足特定的质量要求提供充分可信性所必要的、有计划的和系统的措施,用在临床分子诊断中,就是为临床分子诊断检验报告满足准确及时的质量要求提供充分可信性所必要的、有计划的和系统的措施,对可能会影响测定结果的每一步骤都要写出标准操作程序和有效的室内质量控制(质控)方法。缺乏标准化,则不同试剂、不同方法、不同实验室间的测定结果就无法一致,没有可比性,也无法对一种方法、一种试剂进行适当的评价。

与临床生化测定相比,临床分子诊断的室内质控并不太受重视,可能是由于室内质控品来源有限,而且对室内质控不知从何做起。室内质控的缺乏使得在定性分子诊断、实验室间常有结果不一致的情况出现,尤其是弱阳性标本。而定量测定则存在不同实验室间结果离散度大的问题。实验室应该对上述测定分析前的质控问题高度重视,而且要使用可靠一致的质控品或校准品进行统计学室内质控,这是解决各实验室结果可比性差同时也是保证检验质量的最为有效的途径。国家应尽快制订并批准分子遗传的诊断标准,对临床分子诊断应用于遗传性疾病的诊断提供法律法规保障,这将对标准化临床分子诊断产生重要影响。

8.1.6　新医疗模式的产生与相关法律法规的健全

运用分子生物学技术,对人体基因 DNA/RNA 进行检测,并通过遗传学、基因组学信息对检测结果进行解读及判定。从而使人们能了解自己的基因信息,预知身体患疾病的风险。第二代基因测序技术不仅把基因组测序成本降至一千美元之内,更将时间缩短至 3 天。可以说,基因检测技术正悄然走进寻常百姓家。2013 年,在美国接受基因检测的人数超过 500 万,带来产业规模超过 50 亿美元。据不完全统计,在我国的近14 亿人口中,有大约 1/5(近 3 亿人)需要进行疾病易感基因检测。

可以预见,大量的临床分子诊断需求将促进新的大型基因健康产业链的形成。一方面,现在国内能够对基因检测结果进行解读和判定的人才非常缺乏,未来通过遗传咨询师专业培训等途径,基因检测行业的专业人才将逐渐增多。同时,将涌现一大批与基因检测相关的企业,传统的医疗模式也将发生改变,中国大健康产业的发展要和国际先进接轨。精准医疗将能服务于更多的普通百姓,让每个人都能享受到独特的定制诊断服务,让全民健康生活进入新时代。

精准医学是医学发展的要求和目标,精准医疗是这个时代大众对健康的需求,也是医学和临床发展的需求,在这个发展过程中,科技创新是唯一的动力,而一个好的政策才可以让精准医学的技术发展得更好。由于精准医学目前刚刚起步,一定会遇到在技术创新、法律法规、伦理层面等的挑战。新产业发展,政策引导非常关键。如果法律法规不完善、隐私保护缺失,则会影响国内精准医疗落地。特别是由于精准医学将改变原有的诊疗模式,如基因数据的应用、数据的分析和治疗方案的提出都属于医疗界的巨大创新,在精确医疗的实践中必然需要解决一系列支付、伦理、医患矛盾等问题,所以非常需要政策来引导。与此同时,从业者非常有必要将技术向老百姓用得起的方向努力,而不是过度地夸大,不然这个行业的发展也会受挫。

临床分子诊断学正方兴未艾,面临众多的机遇和挑战。随着分子诊断技术的不断发展,以及对疾病分子机制研究和探讨的不断深入,临床分子诊断学未来将建立起一系列在临床医学领域高度敏感和特异的分子诊断理论、方法和技术,成为有效进行疾病诊断的新型临床手段与思路。特别是在感染性疾病、肿瘤和遗传性疾病领域,不仅有效弥补了传统方法的不足,更为疾病预防、诊断、治疗监测及预后评估提供了重要证据。

综上所述,临床分子诊断技术的应用,促进了疾病的分子诊断、治疗与预后监测、精准治疗以及针对高危人群的疾病相关基因筛查和预防性分析。分子诊断技术的发展推动了精准医疗的进展,相信随着更多新技术的广泛应用,其可以为临床提供更及时有效的诊断结果,更好地为临床服务。

8.2 临床分子诊断技术在疾病精准预防、精准诊断和精准治疗中的应用

分子诊断学是以分子生物学理论为基础,以 DNA、RNA 或蛋白质分子为材料,利用分子生物学的技术和方法研究人体内源性或外源性遗传物质的存在、结构或表达调控的变化,从而为疾病的预防、诊断、治疗和转归提供信息和依据。分子诊断学的核心是分子诊断技术,即使用分子检测方法在分子水平上为疾病的病因确认、预测预防、临床诊断和个体化的药物治疗等提供直接信息,它对感染性疾病、遗传性疾病和肿瘤的早期诊断、个体化治疗、疗效观察、预后判断和耐药性分析等产生了重大影响。精准医疗是以个体化医疗为基础,随着基因组测序技术快速进步以及生物信息与大数据科学的交叉应用而发展起来的新型医学概念与医疗模式。精准医疗依据患者内在的生物学信息以及临床症状和体征,为患者量身定制健康医疗和临床决策实施方案。其旨在利用人类基因组及相关系列技术对疾病分子生物学基础的研究数据,整合个体或全部患者的临床电子医疗数据,最终实现对于疾病和特定患者进行个性化精准治疗的目的以及提高疾病诊治与预防的效益[5]。目前,临床分子诊断技术主要用于感染性疾病、遗传性

疾病、肿瘤药物基因组学，涵盖了大部分人类疾病的诊断和治疗领域。常用的临床诊断技术包括 qPCR、流式细胞术、核酸测序、基因芯片等。许多新技术的不断涌现大大促进了分子诊断技术的临床应用，新一代的分子诊断技术使实现精准医疗成为可能。分子诊断技术在精准医疗中的应用包括以下几个方面。

8.2.1 感染性疾病的精准分子诊断

病原微生物导致的感染性疾病仍然是严重威胁人类健康的一个重要方面。近年来，各种新型感染性疾病包括 SARS、手足口病、埃博拉病毒和寨卡病毒引起的感染性疾病等严重威胁着人类健康，感染性疾病仍是当今公共卫生问题的热点。分子诊断技术不仅可以用于准确的病因学诊断、病原体基因分型和耐药基因检测，还可以用于考察治疗效果、判断复发和发现使用药物后才出现的耐药菌株。因此，分子诊断技术在人类感染性疾病病原体的种属鉴定、早期诊断、基因分型、耐药检测和分子流行病学调查显示出独特的功能。由于病原微生物具有强大的进化能力和对各种环境的高度适应能力，感染性疾病存在一些亟待解决的难题，如疾病的早期诊断、机体的耐药性、疾病的有效预防和救治等[6]。第二代基因测序和大数据分析等为病原微生物的分型提供了现实条件，病原体基因组学分析为感染性疾病的精准治疗提供了强大的支持。

细菌感染性疾病是临床感染性疾病的主要部分，及时准确的细菌检测结果具有重要的临床意义。分子诊断技术已用于结核分枝杆菌、淋病奈瑟菌、O157 型大肠杆菌和幽门螺杆菌的特异基因和耐药基因检测。Xpert MTB/RIF 技术被认为是目前最先进的一种检测结核分枝杆菌及耐药性的方法，qPCR 是目前诊断淋病奈瑟菌、O157 型大肠杆菌和幽门螺杆菌的主要生物学方法。目前，细菌基因诊断已经在感染性疾病精准医疗的很多环节展开，并且正在迅猛发展。Lee 等用第二代基因测序技术建立了一个变形链球菌 miRNA 数据库，通过生物信息学分析发现了大量高丰度非连续的 miRNA[7,8]。Zhao 等[9]将第二代基因测序筛选出来的生物标记用于病原细菌的鉴定与监测，Dehingia 等[10]将肠道菌群基因型分析用于感染性疾病流行病学分析。

病毒是感染性疾病另一种最常见的病原体，病毒基因具有更简单、突变性强的特点。早期、快速、准确地检测病毒是当今临床实验室共同面临的问题。分子诊断技术已用于病毒性肝炎、艾滋病、鼻咽癌、宫颈癌以及优生优育相关的病毒分子诊断。目前，第二代基因测序已经广泛应用于病毒的耐药性和流行病学研究，其他一些致病病毒包括巨细胞病毒、SARS‐CoV、人流行性感冒（流感）病毒、EB 病毒、诺如病毒、鼻病毒、轮状病毒、水痘‐带状疱疹病毒等的基因组学研究也取得了很大进展，为其流行病学和耐药性研究提供了数据支持。Belanov 等[11]报道了人流感病毒 A 两个亚型的全基因组，分别发现 481 个和 533 个氨基酸位点突变，提供了新型流感病毒分子标记，有助于疫苗株的选择。基于全基因组 RNA 干扰（RNAi）筛选有助于确定不同病毒感染的宿主蛋白质,由于病毒识别存在群体和个体差异,现有的高通量 RNAi 筛选策略需要进一步优化。基于测序技术获取 HIV 的全基因组研究 HIV 的发病机制和 HIV 的耐药检测,有助于更好地了解病毒在患者体内的进化,有望最终改善患者的预后[12]。

除了细菌和病毒,感染性疾病常见的病原体还包括支原体、衣原体、真菌和寄生虫。分子诊断技术已用于沙眼衣原体、肺炎衣原体、肺炎支原体、解脲脲原体、梅毒螺旋体、弓形虫、溶组织内阿米巴、疟原虫、念珠菌、新型隐球菌以及烟曲霉的基因检测。其他病原微生物基因组在精准医疗方面也取得了一定进展。Hagiwara 等基于测序技术对曲霉菌感染患者进行了基因组分析,研究了基因缺失与发生烟曲霉慢性感染可能性的关系,揭示了烟曲霉基因组在感染和治疗中的动态变化[13]。Andersson 等用 Illumina 测试平台获取了阴道拭子的宏基因组,揭示宏基因组数据具有强大的从多个类群的细菌分型诊断标本的潜力[14]。

8.2.2 遗传性疾病的精准分子诊断和预防

遗传性疾病主要包括染色体病、单基因遗传病(即符合孟德尔遗传规律的)和多基因遗传病(即不符合孟德尔遗传规律的,受多种因素影响)。遗传性疾病的分子诊断具有更准确、更可靠和可以进行早期诊断的优点,有利于在临床上对遗传性疾病进行早期预防、早期诊断和早期治疗,从而减少或控制相关遗传性疾病的发生、减轻症状和改善患者预后。

染色体病的常用分子诊断技术包括荧光原位杂交(FISH)、多重连接探针扩增(MLPA)、qPCR、全基因组扩增比较基因组杂交芯片(aCGH)和单核苷酸多态性-微阵列比较基因组杂交技术(SNP-array)等。FISH 技术已用于产前快速诊断、植入前遗传学诊断、染色体微缺失综合征的分子诊断。MLPA 主要用于常见的 13、18、21、X 和 Y 染色体非整倍体的产前诊断,以及染色体微缺失、微重复和染色体标记的诊断。aCGH 和 SNP-array 已广泛用于临床携带者夫妇、新生儿和植入前遗传学诊断(PGD)、植入前遗传学筛查(PGS)的染色体异常检测,是对染色体病和基因疾病预防的重要生物新技术,可使怀孕率增高及减少染色体异常导致的流产。产前诊断是遗传性疾病精准预防的重要手段,为降低出生缺陷、提高出生质量和发展优生优育提供了关键支持。目前,产前诊断的"金标准"是对羊水或脐带血进行染色体核型分析,但取样具有有创性。基于第二代基因测序技术,采用孕妇外周血进行胎儿染色体非整倍体基因检测,为无创产前诊断提供了新的检测途径。

单基因遗传病分为常染色体遗传病、X 连锁遗传病和线粒体遗传病。镰状细胞贫血的分子诊断方法包括酶切片段电泳和 DNA 印迹法。新开发了多种诊断地中海贫血的芯片检测阅读系统,可快速、准确地检测全血样本中珠蛋白基因上的多个基因位点突变,为地中海贫血的精准诊断提供了重要参考依据。对听力异常人群家系成员耳聋基因的筛查有助于及早发现药物性耳聋敏感人群。对新生儿遗传性耳聋基因进行检测有助于为耳聋的临床诊断和预防提供依据。遗传性耳聋基因芯片检测是耳聋临床诊断的新一代分子检测方法,成为实现规模化、标准化、高通量、高效率耳聋基因诊断、药物性耳聋预警以及耳聋出生缺陷预防的强有力措施。

多基因遗传病包括糖尿病、高血脂、高血压、支气管哮喘、溃疡和自身免疫性疾病等。群体与家系研究表明,1型糖尿病是多基因遗传病。其遗传易感性与人类白细胞抗原(HLA)复合体某些等位基因密切相关。1型糖尿病的易感性基因包括 HLA-DR 型和 HLA-DQ 型基因中的部分等位基因。DQA52 位精氨酸是 1 型糖尿病的易感因子。2 型糖尿病的发生与胰岛素基因、胰岛素受体基因、葡萄糖激酶基因和线粒体基因的基因突变有相关性。2 型糖尿病的分子诊断包括胰岛素启动子突变的检测、胰岛素受体基因突变的检测和通过 PCR-单链构象多态性(PCR-SSCP)检测线粒体基因变异。家族性高胆固醇血症的发病机制是细胞膜表面的低密度脂蛋白(LDL)受体缺陷或异常导致体内 LDL 代谢异常。家族性高胆固醇血症的分子诊断策略是 LDL 受体基因突变的检测。家族性载脂蛋白 B-100 缺陷症的分子诊断策略是载脂蛋白 B-100 基因突变的分子诊断。常见的高血压相关基因包括血管紧张素原基因和血管紧张素转换酶基因。目前,临床分子诊断技术可以对多基因遗传病的易感性进行检测并做出诊断,为预防这些疾病的发生应进行生活方式、饮食习惯等针对性的改变。

8.2.3　肿瘤的精准分子诊断和治疗

肿瘤的精准治疗是通过分子医学和生物信息学等多学科综合技术手段,同时、快速、灵敏、特异检测肿瘤标志物、肿瘤药物敏感性、肿瘤干细胞分子标志物等,寻找肿瘤新型分子靶向标志物,为肿瘤的精准治疗提供指导。目前肿瘤精准治疗的主要基础是与肿瘤遗传相关的易感癌基因的发现和在分子水平对这些基因变化的检测,由此提供生物指标和信息,从而达到个体化和预见性的治疗。

分子诊断技术已成熟地应用于肿瘤的分子诊断。分子标志物诊断技术已经用于慢性粒细胞白血病、乳腺癌、结直肠癌、肺癌等肿瘤的临床诊断和分型,为肿瘤的预测、诊断、治疗、预后和转归提供分子水平的诊断信息。肿瘤疾病的常用分子诊断技术包括 FISH、PCR 基因芯片等。FISH 是主要用于检测肿瘤染色体易位的常用技术,主要用于初诊和复发的检测。PCR 是检测融合基因、确定染色体易位的首选方法。qPCR 是研究微小残留病变的首选手段。

肿瘤疾病的精准分子治疗包括间接法和直接法。间接法是基于肿瘤标志物检测及诊断和统计/数学信息模型选择最佳治疗方案。直接法是基于患者肿瘤的二维(2D)细胞培养、三维组织或类器官培养(3D organoid culture)和患者源性异种移植(patient-derived xenograft,PDX)模型筛选抗癌药物并选择最佳治疗方案[15]。生物大数据和信息库、癌症组学类技术和患者源性直观抗癌药物筛选为肿瘤的精准治疗提供了关键支持。生物大数据和信息库包括癌症基因组图谱（The Cancer Genome Atlas，TCGA）项目、国际癌症基因组联盟（International Cancer Genome Consortium，ICGC）计划。TCGA 项目数据已宣告完成，为 33 种不同癌症的基因和分子变化提供综合全景图，以对癌症生物学、发病分子机制和治疗获得深入了解。ICGC 项目旨在绘制 50 种不同类型的癌症基因图谱，每种癌症包括 500 个标本，总共 25 000 个癌症患者的标本。ICGC 项目创立了一个免费使用的基因组大数据，可用于肿瘤的精准治疗和寻找新的肿瘤靶向治疗药物。癌症组学类技术主要基于最新的分子诊断技术，包括生物芯片、第二代基因测序、Panomics 技术和 NanoString 技术。其中，第二代基因测序是 TCGA 和 ICGC 绘制完整的人类癌症基因图谱的主要工具，可以检测单核苷酸变异、插入或缺失、拷贝数异常、结构变异、基因融合、甲基化及表达，是精准医疗的核心技术。有研究基于 Panomics 技术检测乳腺癌组织中 14 种基因的 miRNA 表达水平以及 *CYP2D6* 基因的多态性，用于筛选最佳靶向药物。NanoString 技术是基于核酸分子与探针杂交后对探针上的颜色分子条形码进行直接探测、计数而实现多重定量的检测技术。其核心技术包括分子条形码和单分子成像技术。基因表达谱研究（800 个基因分析通量）、小 RNA 分析、拷贝数多样性分析可帮助第二代基因测序进行后期验证。患者源性直观抗癌药物筛选基于二维细胞培养、体外组织培养（histoculture）、患者源性异种移植和三维类器官培养。与二维细胞培养的方法相比，新的三维类器官的组织结构与它们起源的组织样本高度相似，该模型具有基质结构和功能，后者能影响肿瘤组织和结构、治疗反应、多细胞耐药和药物渗透等。尤其是该模型能提供肿瘤微环境，因此可以用来更加准确地筛选抗肿瘤药物等。

8.3 临床分子诊断技术面临的问题和发展趋势

自从 2011 年，美国国立卫生研究院在《迈向精准医疗：构建生物医学研究知识网络和新的疾病分类体系》报告中提出了精准医疗的概念并进行了系统性阐述，精准医疗正式迈进了人类疾病的诊疗模式。特别在 2015 年，美国总统奥巴马正式将"精准医疗计划"提升至国家层面，计划在数年时间内完成 100 万人的全基因组测序，并整合具体临床数据，从而打通从基因组数据到临床应用的道路[2,3]。因此，精准医疗成为全球各研究机构和医学界新的聚焦点，并将引领一个医学新时代。

精准医疗是一种建立在了解个体基因特征、环境及生活方式基础上的疾病诊断、治疗和预防的创时代医疗模式。其核心是以在基因组测序技术快速发展基础上获取的基因组信息作为临床诊疗的出发点。可见，分子诊断技术在精准医疗中占据了举足轻重的位置，并且已经在肿瘤的个体化诊疗[4,16]、对高风险阿尔茨海默病的预防[17]、糖尿病等慢性病的预防和治疗[18]以及遗传性疾病的诊疗和预防[19]等方面都取得了显著的效果,对患者生存时间的延长和生存质量的提高都起到至关重要的作用。但不可避免的是,随着检测技术的进步和人类对疾病诊疗要求的不断提高,分子诊断技术在精准医疗的前进过程中仍面临着诸多问题。

无可置疑的是,在基因水平基因测序是精准医疗发展成熟的重要基石。从1977年的第一代基因测序技术发展至今已有40年的时间,基因测序技术已经取得了突破性的进展。第二代基因测序技术使测序成本大幅度降低,其中Illumina公司的每个基因组测序成本已经从2007年的1000万美元降到了现在的1000美元,这使基因测序不再局限于科学研究,而开始走入人们的生活。第二代基因测序技术在实现测序的高通量和低成本方面取得了很大的突破,但其是建立在PCR扩增基础上的检测,样品必须经过多重加工,如打断、加接头、反转、扩增和割胶等,所以检测需要有多流程操作经验者以确保测量结果的重复性和准确性[20]。目前,第三代基因测序技术已经不需要经过PCR扩增,即可实现对每一条DNA分子的单独测序。然而现有的第三代基因测序技术的测序错误率比较高,达不到满意的测序精确度。由于每代基因测序技术都有其固有的优缺点,在没有新技术出现的情况下,如何根据实际情况选择合适的测序技术显得尤为重要,也可利用"2+3"模式,即结合第二代基因测序技术的高精准度和第三代基因测序技术的长读长来实现特殊需求。由此可见,测序技术的发展无疑是分子诊断技术在精准医疗计划实施中的一个挑战。

为最大化地实现基因在精准医疗中不可替代的作用,大规模基因测序是基本前提,而一定数量的队列和样本库又是实现大规模基因测序的前提。目前我国有些地区已开展大规模的队列研究或建立大样本库,如复旦大学金力院士等已开展了泰州人群健康跟踪调查,完成了20万居民的调查和随访,同时建立了生物样本库,为后续检测等相关科学研究奠定了坚实的基础。此外,北京大学詹启敏院士等进行了中国食管癌人群调查和研究,纳入了60余万例食管癌的健康/医疗标准数据,获得了1万多例食管癌患者的GWAS数据,及400多例患者的完整基因组、转录组和蛋白质组数据,为中国食管癌早日实现精准医疗做出了贡献。2015年6月,全国生物样本标准化技术委员会被正式批复成立,负责生物样本的采集、处理、存储、管理、分发和应用等国家标准的制、修订工作,标志着我国生物样本标准化建设迈出了实质性一步,为我国开展大数据研究、精准医疗计划等的实现提供了必要的前提。开展大规模的队列研究和建立样本库在人力物力财力上都需要极大的支持,而大部分科研机构无法支撑此类研究。诸多分析方法的出现为解决上诉问题提供了一个满意的答案。其中常用的荟萃分析[21,22]可充分利用各研究机构的研究结果,进行数据的汇总分析,形成一个较大规模的统计分析。这样既解决了大样本量的需求,又实现了数据的合理利用。值得注意的是,此类分析方法都有一定的适用范围,切记不可刻意挑选数据来达到自己理想的结果。相对于全部疾病而言,已进行基因检测的疾病还只是"冰山一角"。特别对于一些罕见性遗传病,其中80%均有基因变异,由于样本数量较少,相关研究困难,无法及时有效实施临床检测。对于疾病的诊断、治疗和预防,大规模基因测序任重而道远。

基因组学发展至今,人类渐渐地发现基因测序是较容易的,真正的困难来自可靠的数据分析解读。事实上,早在2010年的冷泉港会议"个性化基因组学"上其组织者华盛顿大学医学院的Mardis教授就已提出,并发文指出:1 000美元即可完成个体全基因组测序,但需要100倍的价格(10万美元)才能正确解读数据并应用于临床[23]。准确的基因检测结果的解读是目前能否实现精准诊断、治疗和预防的瓶颈。同时,基因检测是否可被正确解读也成了衡量临床是否需要开展第二代基因测序的标准之一[24]。在检测出的众多基因变异中,挑选出与疾病相关的并具有一定临床意义的基因变异是基因检测迈向临床应用的关键。目前,精准医疗在遗传性疾病的诊断中应用最为广泛。2015年美国医学遗传学与基因组学学会、分子病理学会和美国病理学家协会联合开发了变异分类系统和标准术语的指南[25],为遗传性疾病精准医疗的实施打下了基础。利用美国临床遗传学会变异指南中的致病突变权重评分体系对检测出的基因变异进行筛选,更有利于将基因检查结果直接应用于临床。而对于非遗传性疾病而言,这样的致病突变权重评分体系是值得模仿和推广的。精准医学对肿瘤患者的个体化治疗有极其重要的作用。例如,对于乳腺癌、肺癌、结直肠癌和白血病等,可依据患者的分子检测结果设计个体化的治疗方案,既能够提高生存率,又能够减少化疗带来的不良影响[26]。对测序结果的充分解读有利于寻找对治疗和判断预后更有效的生物标志物。目前,与癌症相关的单基因突变,如KRAS基因突变在对结直肠癌化疗的指导方面,已证明可用于判断预后和预测治疗。然而,单基因突变的分析是无法完全破解癌症的复杂性的。对癌症这种多基因共同影响的疾病,进行全基因组水平的分析,寻找有临床价值的变异基因,绘制详细致病基因谱,并建立致病突变权重评分体系对其诊断、治疗及预后的判断可能具有决定性的意义。

在分子诊断技术发展的大时代里,各个基因检测机构使用的数据库通常是网上公开可查的全球基因数据库,如美国的NCBI、欧洲的EBI等,主要来源于美洲、欧洲以及部分非洲等非亚洲人群,但目前可进行临床应用的临床基因数据库尚未建立。其可能存在的原因主要包括三个方面。一是目前全球基因数据库中的数据来源于全球各机构,但技术平台的限制和一些不可靠的算法导致了错误的测序结果和注释。而临床意义一定是建立在对准确基因测序结果的准确解读和分析上,否则基因测序报告将不具有指导意义和临床价值。二是现有数据大多以基础科研为出发点,缺乏临床的严谨性,可能会混淆变异致病性而造成临床变异意义的不准确性,而且,流水线式生物信息学分析并不适用于个体化的诊断[27]。三是对于异质性较大的肿瘤,在组织取样上需要建立操作标准,以免无法代表肿瘤全貌而增加诊断和治疗的不确定性。在一定程度上,多点取材可有效规避此问题,但如何避免肿瘤种植的风险尚待研究和明确。因此,需要严格筛选和培养从事临床基因诊断的人员,来开展临床遗传学检测和诊断,规范化地分类数据和存档,最大限度地提高结果的可靠性和真实性。

为了深入研究生命现象,阐明生命活动的规律,仅在基因组层次上取得突破性的进展是远远不够的。因为基因只是遗传信息的载体,而生命活动的直接执行者是蛋白质。在一定程度上可以认为人体疾病本质上是蛋白质的疾病,是由于蛋白质的数量、结构、活性、运动、相互作用等发生错误而造成的。目前,常规的生化分析方法可以测定少数蛋白质的变化以反映机体功能的改变,如白蛋白和球蛋白的含量反映肝脏功能,肌酸激酶反映急性心肌梗死、病毒性心肌炎等。但是很多疾病发生的病因和病理是非常复杂的,常常不能用一个指标甚至几个指标就说明情况,所以蛋白质组学必须从整体出发,分析细胞内动态变化的蛋白质组成和活动规律,才能精准诊断和治疗疾病。往往一些蛋白质标志物是细胞或器官已发生病变后才释放到血液等体液中的,在疾病的诊断和预后方面有很高的准确性和特异性,但在疾病的早期预警和预测方面有较大不足。充分利用现有的蛋白质氨基酸序列数据库、蛋白质结构域与家族数据库、蛋白质高级结构及分类数据库、蛋白质双向电泳(2-DE)图谱数据库和蛋白质相互作用数据库,继续深入探索表达蛋白质组学和功能蛋白质组学,为精准医疗添砖加瓦。

基因表达和蛋白质调控的下游存在诸多信号通路,而其最终产物即代谢产物,主要参与生物体的新陈代谢、维持生物体的正常功能和生长发育。可见,代谢产物处于生命活动调控的终端,比基因组学、蛋白质组学更接近生物体的表型。代谢产物可更密切地反映细胞所处的环境,该环境依赖于细胞所摄取的营养状况、接触的药物,以及影响细胞生长发育的其他外在因子。代谢组学技术已可以用于疾病的诊断及风险因子的分析[24]、早期预判机体组织的病变[28]和整体上深度解析疾病的病理学机制[29]等。代谢组学在癌症上的运用主要包括寻找代谢标志物和分析癌细胞代谢通路的最佳干预靶点。虽然目前代谢标志物对卵巢癌的预测分析已成功应用于临床,但大多数代谢产物的发现和研究仍停留在科研水平,无法开展临床实践。因此,大规模探寻癌症的代谢标志物,认识癌细胞的代谢通路,有益于综合评价癌症治疗的效果,对癌症的治疗有重大意义。在正常状态下,每个个体都保持最稳定的代谢表型,当发生应激时,代谢表型就会发生相应的改变。可见,随着代谢组学技术的迅速发展和多元统计学在生物信息分析中的广泛运用,代谢物的高通量分析和新生物代谢标志物的发现将促进代谢组学在精准医疗中疾病监测方面的运用。瞄准个体最稳定的代谢表型,可实现从整体上监测健康状态的精准医疗。

临床分子诊断的结果作为精准诊断、治疗和预后判断的客观依据,除上诉可能面临的问题外,还需要考虑社会学、伦理学、法律法规和经济等诸多因素的影响。目前,我国已出台《医疗机构临床基因扩增检验实验室管理办法》和《医疗机构临床基因扩增检验实验室工作导则》(卫办医政法〔2010〕194 号文件)来规范临床分子诊断的操作和检测,同时提供了法律法规的保护。医生和社会都应充分认识临床分子诊断可能造成的不良效应,如健康人易感基因的筛查是否涉及隐私问题,检测结果是否对受检者其他家庭成员存在潜在影响,是否会造成心理压力和社会歧视问题,是否会利用基因库实施特殊的用途等。特别对于产前分子诊断,虽已有专项规定《中华人民共和国母婴保健法》和《中华人民共和国母婴保健法实施办法》,可保障其安全、有效及合理地实施,但是也不可避免地存在医疗纠纷的风险。经济问题也是临床分子诊断无法广泛实施的一个基本问题,基因检测和解析的费用超出了普通患者的经济承受能力。

总体而言,精准医疗的长远目标是健康管理。首先,通过基因组测序,人们被告知将来可能会患有的疾病,以便更好地预防。其次,通过定期检查实现疾病的早期预警,通过控制和改善症状恢复器官功能;如果不幸患病,诊断将更容易;确诊后的治疗手段将按照个体的身体状况、对药物的敏感性和疾病的有效作用靶点等量身制定,确保得到最佳的治疗和产生最小的不良反应;准确地评估患者的疗效和预后情况并指导后续护理、饮食等。最终,有效地延长患者的生存时间,改善患者的生存质量。对于全人类而言,精准医疗将给每个人的健康和生活带来全新的体会和机会。

参考文献

[1] National Research Council (US) Committee on A Framework for Developing a New Taxonomy of Disease. Toward Precision Medicine: Building a Knowledge Network for Biomedical Research and a New Taxonomy of Disease[M]. Washington, D. C. : National Academies Press, 2011.

[2] Ashley E A. The precision medicine initiative: a new national effort[J]. JAMA, 2015, 313(21): 2119-2120.

[3] 刘玉兰,董振南,郭广宏,等. 临床实验室检验自动化[J]. 标记免疫分析与临床,2012,19(1): 63 - 64.

[4] Lv Y, Lin S Y, Hu F F, et al. Landscape of cancer diagnostic biomarkers from specifically expressed genes[J]. Brief Bioinform, 2019, bbz131. doi: 10.1093/bib/bbz131.

[5] 何明燕,夏景林,王向东. 精准医学研究进展[J]. 世界临床药物,2015,36(6): 418-422.

[6] Fauci A S, Morens D M. The perpetual challenge of infectious diseases[J]. N Engl J Med, 2012, 366(5): 454-461.

[7] Lee H J, Hong S H. Analysis of microRNA-size, small RNAs in Streptococcus mutans by deep sequencing[J]. FEMS Microbiol Lett, 2012, 326(2): 131-136.

[8] 刘鹏飞,任贺. 精准医疗在感染性疾病中的应用[J]. 生物医学工程与临床,2017,21(1): 96-102.

[9] Zhao W, Chen J J, Foley S, etal. Biomarker identification from next generation sequencing data for pathogen bacteria characterization and surveillance [J]. Biomark Med, 2015, 9 (11): 1253-1264.

[10] Dehingia M, Devi K T, Talukdar N C, et al. Gut bacterial diversity of the tribes of India and

comparison with the worldwide data[J]. Sci Rep, 2015, 5: 18563.

[11] Belanov S S, Bychkov D, Benner C, et al. Genome-wide analysis of evolutionary markers of human influenza A (H1N1) pdm09 and A (H3N2) viruses may guide selection of vaccine strain candidates[J]. Genome Biol Evol, 2015, 7(12): 3472-3483.

[12] Van Laethem K, Theys K, Vandamme A M. HIV-1 genotypic drug resistance testing: digging deep, reaching wide[J]. Curr Opin Virol, 2015, 14: 16-23.

[13] Hagiwara D, Takahashi H, Watanabe A, et al. Whole-genome comparison of Aspergillus fumigatus strains serially isolated from patients infected with Aspergillosis[J]. J Clin Microbiol, 2014, 52(12): 4202-4209.

[14] Andersson P, Klein M, Lilliebridge R A, et al. Sequences of multiple bacterial genomes and a Chlamydia trachomatis genotype from direct sequencing of DNA derived from a vaginal swab diagnostic specimen[J]. Clin Microbiol Infect, 2013, 19(9): 405-408.

[15] 杭渤,束永前,刘平,等. 肿瘤的精准医疗: 概念、技术和展望[J]. 科技导报,2015,33(15): 14-21.

[16] Galazi M, Rodriguez-Vida A, Ng T, et al. Precision medicine for prostate cancer[J]. Expert Rev Anticancer Ther, 2014, 14(11): 1305-1315.

[17] Schelke M W, Hackett K, Chen J L, et al. Nutritional interventions for Alzheimer's prevention: a clinical precision medicine approach[J]. Ann N Y Acad Sci, 2016, 1367(1): 50-56.

[18] Fradkin J E, Hanlon M C, Rodgers G P. NIH Precision Medicine Initiative: implications for diabetes research[J]. Diabetes Care, 2016, 39(7): 1080-1084.

[19] Brownstein Z, Friedman L M, Shahin H, et al. Targeted genomic capture and massively parallel sequencing to identify genes for hereditary hearing loss in Middle Eastern families[J]. Genome Biol, 2011, 12(9): R89.

[20] Chakradhar S. Tumor sequencing takes off, but insurance reimbursement lags[J]. Nat Med, 2014, 20(11): 1220-1221.

[21] Serretti A, Kato M, Ronchi D D, et al. Meta-analysis of serotonin transporter gene promoter polymorphism (5-HTTLPR) association with selective serotonin reuptake inhibitor efficacy in depressed patients[J]. Mol Psychiatry, 2007, 12(3): 247-257.

[22] Wirapati P, Sotiriou C, Kunkel S, et al. Meta-analysis of gene expression profiles in breast cancer: toward a unified understanding of breast cancer subtyping and prognosis signatures[J]. Breast Cancer Res, 2008, 10(4): R65.

[23] Mardis E R. The $1,000 genome, the $100,000 analysis[J]. Genome Med, 2010, 2(11): 84.

[24] Zhang V W, Bean L J H. Reporting clinical molecular genetic laboratory results[M]//Hu P, Hegde M, Lennon P A. Modern Clinical Molecular Techniques. New York: Springer, 2012: 87-93.

[25] Richards S, Aziz N, Bale S, et al. Standards and guidelines for the interpretation of sequence variants: a joint consensus recommendation of the American College of Medical Genetics and Genomics and the Association for Molecular Pathology[J]. Genet Med, 2015, 17(5): 405-424.

[26] Reimers M S, Engels C C, Kuppen P J, et al. How does genome sequencing impact surgery[J]. Nat Rev Clin Oncol, 2014, 11(10): 610-618.

[27] Bell C J, Dinwiddie D L, Miller N A, et al. Carrier testing for severe childhood recessive diseases by next-generation sequencing[J]. Sci Transl Med, 2011, 3(65): 65ra4.

[28] Ebbels T, Cavill R. Bioinformatic methods in NMR-based metabolic profiling[J]. Prog Nucl Mag

Res Sp，2009，55(4)：361-374.

[29] Holmes E，Loo R L，Stamler J，et al. Human metabolic phenotype diversity and its association with diet and blood pressure[J]. Nature，2008，453(7193)：396-400.

9

临床分子诊断的质量控制

精准医疗是把个体化治疗与最新检测技术结合起来的高水平医疗技术,要做到精准医疗,首先必须做好精准检测。近年来,随着分子诊断技术的不断革新,分子诊断技术在遗传性疾病、肿瘤、器官移植、出生缺陷等多个领域得到了广泛应用,很多检测结果已不仅仅起到辅助诊断的作用,而是对精准医疗具有决策性意义。随之而来,临床对分子诊断的期望值和质量要求也逐步提高。由于分子诊断技术在质控物、质控方法、误差数据分析等质量控制因素上的特殊性,现已不能简单地将现有的质量控制方法应用于分子诊断检测,临床实验室必须提高质量控制水平,建立一套与分子诊断相适应的、完整的精准质量控制体系,为精准医疗提供更加可靠的保障。

9.1 质量管理体系的概念与建立

9.1.1 质量管理体系的概念

质量管理体系是指在质量方面指挥和控制组织的建立方针和目标并实现这些目标的相互关联或相互作用的一组要素。临床分子诊断检测的结果受诸多因素的影响,如标本的采集、运送与保存各个环节的控制,仪器设备与环境设施的管理,实验方法与实验试剂、材料等,任何一个因素出现问题都可能影响检测结果的准确性。因此,需建立一套完整的质量管理体系,保证可能出现的各个环节与因素均处于受控状态,从而为临床诊断与治疗提供准确、及时、可靠的实验数据支持。质量管理体系主要由四个部分组成:组织结构、程序、过程和资源。四个部分彼此相对独立,相互作用。

1) 组织结构

组织结构是指一个组织为行使其职能,按某种方式建立的职责权限及相互作用关系。其本质为实验室人员的分工协作关系,目的是为了实现质量方针、目标,内涵为实验室职工在职、责、权方面的结构体系。图 9-1 为某检验科组织结构示意图。

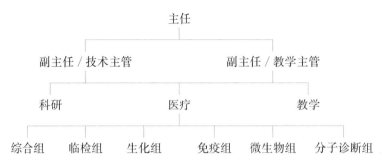

图9-1　某检验科组织结构示意图

2）程序

程序是指进行某项活动所规定的途径。程序主要以文件的形式体现，程序性文件是实验室工作人员的行为规范和准则，明确规定与之对应的工作应该由谁去做、怎么做等。凡是形成文件的程序，均称为"文件化程序"或"书面程序"。建立程序性文件必须实事求是、因地制宜，严格、客观地反映本实验室的客观现实与整体情况。

3）过程

过程是指将输入转化为输出的一组彼此相关的资源和活动。任何一个过程均包括输入和输出，输入是实施过程的依据，输出是完成过程的结果，完成过程需投入资源与活动。分子诊断实验室的过程包括检验项目的申请、标本的采集运送、标本的检测、报告发出、实验数据的应用等，可将其过程分为分析前质量控制、分析中质量控制、分析后质量控制。

4）资源

资源包括人员、设备、设施、资金、技术与方法等。衡量一个实验室的资源保障，主要反映在检验工作所需的各种仪器、设备、设施和一批具有丰富经验、有资历的技术人员与管理人员。为使所出具检验报告达到高质量、高水准，检验科室需不断将实验室与临床工作相结合，做好全面管理、人才培养、仪器设备等方面的工作。

9.1.2　质量管理体系的建立

质量管理体系的建立，首先应是自我认识与自我评价的过程，然后才是引进国内国际先进管理经验、不断发展的过程。医学实验室建立质量管理体系应符合以下要求：注重质量策划、注重整体优化、强调预防为先、一切以满足患者和临床医护部门的要求为中心、强调过程概念、重视质量和效益的统一、强调持续的质量改进与强调全员参与。图9-2描述了质量管理体系的结构框架[1]。

质量管理体系的建立包括以下4个阶段：

1）质量管理体系的策划与准备

该阶段是成功建立实验室质量管理体系的关键阶段。从决策层、管理层到普通实

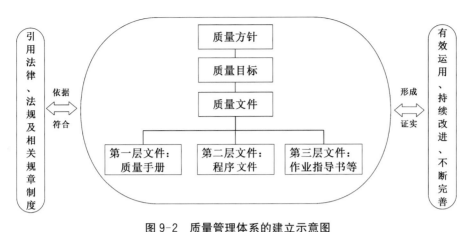

图 9-2 质量管理体系的建立示意图

（图片修改自参考文献[1]）

验操作人员，对实验室人员进行全员教育培训，让每个人都认识到质量管理体系的重要性；对本实验室进行现状调查与分析，合理选择质量管理体系要素；结合实验室自身情况，制定质量方针与目标，明确质量管理体系的出发点；调整组织结构，配备资源保障。

2）质量管理体系文件的编制

质量管理体系文件的编制是建立标准化质量管理体系过程中的一项重要工作，质量管理体系文件一般分为三个层次：质量手册、程序文件、其他质量文件（报告、作业指导书等）。编制质量管理体系文件应注意将质量控制落实到检验的每一个环节，文件应具有系统性、法规性、增值效用、见证性与适应性。临床分子诊断需规范精准检验，特别是个体化诊断领域的质量管理体系文件，如根据检测标本类型建立标准的采集、运送及存储的方法，根据检测目的基因或蛋白质建立标准化实验操作程序等。例如，引入体系文件是第二代基因测序质量管理和质量保证标准化的一个关键措施，测序实验室需严格遵守《医疗机构临床实验室管理办法》《医疗机构临床基因扩增检验实验室管理办法》《孕妇外周血胎儿游离 DNA 产前筛查与诊断技术规范》等相关规定，制定第二代基因测序实验室的质量管理体系文件。着重质量保证程序与计划的制定，包括用于监测质量保证的预定质量控制检查点，以及使用的设备、试剂与标准程序等。明确测序工作流程中每个阶段污染识别的质量控制方法，包括初始样品评估、碎片化步骤、最终的文库评估、测序过程中错误率的监测以及重点关注读取质量的原始数据分析等阶段[2,3]。

3）质量管理体系的运行

质量管理体系文件是质量管理体系运行的依据，质量管理体系运行的第一步就是对所有成员进行质量管理体系文件的培训，让所有成员熟悉、理解并落实与自己相关的文件。当质量管理体系试运行后，需及时进行内部评审、程序评审、管理评审，查找不符合项目并制定预防、纠正措施，保证质量管理体系的正常运作。

4）质量管理体系的持续性改进

质量管理体系文件的持续性改进在质量管理体系中占有重要地位,大致分为以下几个阶段：查找需改进项目信息、制定改进方法并进行试运行、对实施情况进行评价、确定改进措施。随着精准医疗的发展,临床分子诊断技术平台越来越多样化,需不断完善各种新技术新方法的运用与标准化,保证质量管理体系的持续性改进。

9.2 临床分子诊断质量控制的要素

9.2.1 实验室环境与设施

随着分子诊断新技术、新项目的不断引进与发展,临床分子诊断项目对技术层面的要求越来越高,必须严格地对实验室设施与环境加以控制,以确保检验活动顺利进行。临床分子诊断涉及多种组学技术,如基因扩增、基因测序、分子杂交等,但目前运用仍以基因扩增检测技术为主。在临床实验室中,基因扩增产物或标本之间容易发生交叉污染,造成假阳性结果出现,影响临床医生对疾病的判断,因此国家对临床基因扩增实验室、人类免疫缺陷病毒(HIV)初筛实验室等特殊实验室要求严格,特殊实验室均需遵循国家规定的准入制度,经相关权威机构验收合格后,才能出具相应的临床报告。

9.2.1.1 基因扩增检验实验室

国家卫生部(现国家卫健委)在卫办医政发〔2010〕194 号《医疗机构临床基因扩增检验实验室管理办法》中对临床基因扩增(PCR)检验实验室进行规范化管理。基因扩增检验实验室原则上应设置四个分区：试剂储存和准备区、标本制备区、扩增区、扩增产物分析区(见图 9-3)。各区域物理空间、通风情况完全独立,各区间设标本传递窗、缓冲间,减少各区域、室内外空气交换；空调通风尽量采用全送全排的空调系统,严格控制气流压力,保证各区域的不同压力要求；各区域配备移液器、冰箱、离心机、可移动紫外灯、

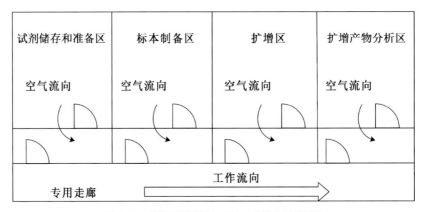

图 9-3 基因扩增检验实验室(部分)平面图

手套等相应设施设备、消耗品等,标识明确,专区专用,严禁带出;工作人员进入不同区域时,需在缓冲区换该区域工作服,不得将工作服带出或混穿;实验室的清洁应按照从试剂储存和准备区、标本制备区、扩增区到扩增产物分析区单一方向进行;实验室应严格监测、控制并记录环境温度、湿度、生物消毒等情况。

临床分子诊断实验室应根据本室的具体情况如检验项目类型、采用的检测技术平台等,决定实验室分区数量及空间大小。扩增产物分析区可分为2～3个区,测序、质谱及芯片杂交等应在不同的区域内进行。

9.2.1.2 人类免疫缺陷病毒检测实验室

HIV检测实验室主要是指对人体血液、血液衍生物及其他体液等进行HIV、HIV抗体及相关免疫指标检测的所有实验室的统称,HIV检测实验室设置需符合国家卫生部(现国家卫健委)发布的《全国艾滋病检测工作管理办法》及中国疾病预防控制中心发布的《全国艾滋病检测技术规范》的规定。我国根据艾滋病检测实验室的职能、开展检测工作的性质及范围,将其分为三类实验室,分别为HIV参比实验室、HIV检测确证实验室(包括HIV确诊中心实验室与HIV确证实验室)、HIV检测筛查实验室(包括HIV筛查中心实验室、HIV筛查实验室与HIV筛查点)。HIV参比实验室设在中国疾病预防控制中心,HIV确诊中心实验室及HIV筛查中心实验室分别设置于省级疾病预防控制中心及市(地)级疾病预防控制中心,HIV确证实验室、HIV筛查实验室与HIV筛查点可设置于各级医院和卫生防疫部门。

9.2.2 方法学选择及检测系统性能评价

9.2.2.1 方法学选择

随着临床分子诊断检测平台的多样化发展,目前除了传统PCR技术、分子杂交技术外,实时荧光定量PCR(qPCR)技术、测序技术、基因芯片技术等也越来越多地应用于临床。在此前提下,必须重视分子诊断技术的方法学选择,把前沿科技与传统方法交替结合,做到规范化管理。例如,基因芯片具有高通量、高敏感度、微型化等特点,已逐渐成为产前诊断的技术发展方向,但由于基因芯片与其靶序列选择密切相关,而某些染色体表型与临床的关系还不明确,在基因芯片新技术发展完善前,临床应用中做好方法学选择及检测系统性能评价,必须把基因芯片技术与传统"金标准"——染色体核型分析交替结合应用[4]。

9.2.2.2 方法学评价

方法学评价是通过实验途径测定分析方法的技术性能,主要通过检测系统性能评价实施。实验方法学选择与评价是临床检验质量控制的一项重要基础工作,旧方法更新或新项目开展前,实验室必须考虑临床需求和实验特点,根据可靠性与适用性原则,严格对其进行方法学评价。为了保证检验结果的准确性,实验室需保证有良好的检测系统和相应的评估措施,对检测系统性能进行验证、证实与评价。

1) 参考物的选择

实验室人员根据项目特点,结合本室的具体条件,选择一种具有一定准确度、可重复性的分析方法,不同的检验目的对方法性能及参照物的级别要求均不相同。国际临床化学和检验医学联合会(IFCC)根据准确度与紧密度的不同,将分析方法分为决定性方法、参考方法和常规方法三级。参考物也称标准品,是一类具有一种或几种物理或化学成分已经充分确定的物质,可用于校准仪器、评价测定或给其他物质定值的物质。通常把参考物分为一级参考物、二级参考物、校准物与控制物。

2) 定量实验的方法学评价

定量实验结果可以给出具体数值,其方法学选择的内容包括:准确度、精密度、检测限、生物参考区和可报告范围等。具体可参照国家卫生计生委(现国家卫健委)2013 年发布的 WS/T 420-2013《临床实验室对商品定量试剂盒分析性能的验证》,2016 年发布的 WS/T 492-2016《临床检验定量测定项目精密度与正确度性能验证》等。

3) 定性实验的方法学评价

定性实验可得出阳性或阴性、有反应或无反应的结果。在临床应用中,不同厂家的试剂、不同实验方法可能会得到不一样的结果,为保证日常检验结果的一致性与可比性,需对定性实验的性能验证及方法学进行评价。国家卫生计生委 2017 年发布的 WS/T 505-2017《定性测定性能评价指南》,从定性测定方法、性能验证时机与准备、样本的采集与处理、重复性研究方法学比较数据分析等方面对定性测定性能评价进行了规范。

9.2.3 仪器与试剂及其他外部供应品

1) 仪器设备的质量管理

(1) 维护、校正与管理。

实验室需建立完整、规范的仪器设备资料与档案,完善维护与管理制度,建立使用登记制度;操作人员需掌握实验室仪器设备的使用规则、校正方法、维护保养方法;国家《计量法》将计量器具的检定分为强制检定和非强制检定,计量仪器(如天平、加样仪器等)的正确性对实验结果特别是定量实验结果影响巨大,分子诊断实验室应根据相关要求,制定计量仪器检修计划、校正计划,定时送至计量部门检修;精密仪器如荧光定量PCR 仪、微量分析天平、流式细胞仪、测序仪等,实验室需将日常管理、维护校正等责任到人,做好应用培训,规定使用年限;对于大型仪器,如质谱仪、数字 PCR 仪等,实验室需做到定期、必要时校准,建立校准登记制度。

(2) 应用培训、使用权限及使用环境。

新仪器设备投入使用前,需对使用人员进行应用培训、维修培训,培训内容包括仪器的基本工作原理、操作程序、保养方法、常见故障排除、质控及校正、结果分析等。培训的方式应包括仪器理论知识培训、实验室具体操作演示等;实验室应对仪器设备的使用权限进行分级,如日常使用及保养权限、校正权限、维修权限等,明确使用权限已规范仪器设备的使用;分子诊断实验室的仪器如 qPCR 仪、测序仪等,对安装环境如温度、湿度、电压等要求严格,实验室必须高度重视仪器安装、使用环境及安全用电。

2) 试剂及耗材的质量管理

临床分子诊断实验室工作中使用的试剂、耗材等外部供应品与实验结果的准确性紧密相关,实验室应建立试剂耗材管理控制程序,对影响检验工作的试剂、耗材等的采购、验证及验收、使用评价等进行控制,规范化管理。

(1) 试剂的管理。

对化学试剂,应保证其存放环境空气流通、湿度及温度适宜,按照其用途、品级等分类保管,保证不同化学试剂的保存条件,如见光易分解的试剂应避光保存;对于有毒有害试剂、危险试剂应存放于带锁的专柜中,专人专放,保障试剂及使用人的安全;对于生物试剂,可按病原体核酸检测试剂、人基因检测试剂、自配试剂等进行分类管理,实验室应按要求进行使用前评价,严格按照产品说明书及相关规定如保存条件、试剂有限期等进行保存及使用;所有的试剂需有专用存放地,并由专人负责,其购买、签收、入库、领用、出库、使用情况等需有完整的管理制度。

(2) 耗材的管理。

分子诊断实验室使用的耗材一般为玻璃器皿、一次性塑料制品及其他日常消耗品,如烧杯、量筒、吸样头、离心管、口罩、手套等。耗材存放地应阴凉干燥、通风良好,无菌耗材如发生包装破损等情况,应停止使用;对于使用后的吸管、离心管、采血管等物品,需统一回收,分类后进行无害化处理。

9.2.4 组织与人员

从事分子诊断专业技术人员的技能水平及素质对检验质量起着十分重要的作用,精准检验要求临床分子诊断人员除了具有熟练的操作技能外,还应具有全面、专业的知识储备,了解最新科学研究进展,具备与临床医生、患者沟通的能力,做一名精准医学的实施者。

1) 人员组成与管理

在精准检验的大背景要求下,临床分子诊断技术人员已不仅限于检验医学专业相关人员,实验室应适当选择具有交叉学科背景的复合型人才,需要包括医学、生物学、数据分析等方面,扩充分子诊断队伍,为精准医学提供有力的技术支持[5]。

实验室应记录人员的资质,包括受教育信息、培训信息、经历及技能证明,保证是专业技术人员并能承担分子诊断工作,从事分子诊断的专业技术人员应经过有资质的培训机构培训合格并取得上岗证后方可从事分子诊断工作,如从事临床基因扩增检验工作需获得临床基因扩增检验实验室技术人员上岗培训合格证。

2)人员培训与学习

定期组织培训和学习,除了质量管理体系、所分派的工作过程与程序、实验室信息系统、患者信息保密等常规学习外,还应保证每个人熟悉代谢组学、基因组学及生物信息学等最新研究成果,特别是精准医疗前提下互联网大数据的应用。保证每个人都能及时掌握最新的分子诊断技术,如第二代基因测序、基因芯片等,提高检验的水平与工作人员的综合素质。在精准检验的要求下,专业技术人员必须具备相应的临床诊疗知识,以帮助临床医生做出正确的判断,充分将检验资源应用于临床。

3)技术评估与表现评估

建立人员能力评估机制,保证人员能力与其承担的分子诊断工作相适应,定期对人员进行技术考核与评估,必要时应进行再培训。除技术能力以外,还应从实验数据解释和咨询能力等方面,对人员进行表现评估,以保持和改进医疗服务质量,增强实验室人员的能力水平。

4)继续教育与专业发展

随着分子诊断技术的迅速发展,精准医疗要求临床分子诊断从业人员具备更高的教育背景与专业知识水平,实验室应制定人员继续教育计划,把继续教育落实到每一个专业技术人员,并定期评估继续教育计划的有效性。

9.2.5 信息系统

临床实验室信息系统(laboratory information system,LIS)是以临床实验室科学管理理论和方法为基础,借助现代通信技术、网络技术、计算机技术、数字化和智能化技术等手段,对实验室各种信息进行综合管理,进而从整体上提高实验室综合效能的人机系统,也称为临床实验室管理系统(clinical laboratory management system,CLMS)。

1)人员管理

分子诊断实验室应制订文件化程序保证患者信息的保密性;实验室工作人员应进行信息系统使用培训;规定实验室所有使用信息系统人员的职责与权限,包括访问患者的数据与信息、输入患者的数据和检验结果、修改患者的数据或检验结果、授权发布检验结果和报告等行为的职责与权限,防止非授权者违规操作。

2)信息系统管理

分子诊断实验室应制订应急措施,以便在信息系统失效或停机时维持服务;制订信息系统安全保护措施,以防止数据的篡改、丢失;定期对信息系统进行维护。

9.3　临床分子诊断分析前、分析中、分析后的质量控制

9.3.1　临床分子诊断分析前质量控制

临床分子诊断分析前质量控制是全面质量控制的前提。在临床分子诊断中,分析前阶段按时间顺序包括由医生申请到分析检验启动的整个过程,具体包括检验申请、患者准备与识别、原始标本采集、运送至实验室、实验室内部传递至实验室接收。检验前过程大部分都是在实验室以外由临床医生、护士及受检患者等完成,因此检验前过程是最易出现问题的环节。

1) 检验申请及患者准备

不同患者病因不同,同一疾病在不同病程时表现也不同,因此临床医生合理选择分子诊断项目是检验结果发挥其临床价值的前提。分子诊断实验室人员,应肩负起整合、运行及监督的责任,做好与临床医生、患者的咨询与沟通。需向临床科室提供检验项目明细,对开展的新项目应主动深入临床科室进行宣讲,以便临床医生正确选择临床意义明确、最合适的项目,提出检验要求;主动向临床医生介绍分子诊断项目的临床意义,帮助临床医生向患者合理解释检验结果;分子诊断实验室还应及时接受临床科室的反馈意见,了解临床对分子诊断的需求。

分子诊断项目对样本质量、样本采样时间、送检及样本处理等要求较高,合格的标本是正确检验的前提,应为患者做好解释工作,告知患者采样注意事项、可能会发生的风险等;为患者提供分子诊断实验室服务的信息,包括实验室地址及开放时间、患者准备说明、投诉程序等,对需患者自采的样品需特别说明,以保证合格标本的采集。

2) 标本采集、运送及分析前保存

标本采集、运送及保存是分子诊断分析前质量控制的重要环节。分子诊断涉及的标本繁多,如血清(血浆)、胸腔积液、腹水、脱落细胞、活检组织等,各种标本的采集、运送及分析前保存方法也各不相同,为保证得到高质量的检测结果,分子诊断实验室必须完善分析前质量控制制度。必须制定不同类型标本采集的标准操作规程(SOP),规定标本采集时间、标本类型、采集量和分子诊断样品留取的具体要求等,将标本采集规范化、标准化;加强与采样人员的沟通,减少标本采集过程的误差;加强管理,明确各部门责任,提高全员质量控制意识。除此之外,因为分子诊断一般都涉及核酸、基因的检测,实验室必须制定标本集中采集的防污染措施。

每一名分子诊断技术人员都必须确保标本的及时和适当的运送与保存,分子诊断实验室应该结合分子检测项目分散采集、小样本量运输及样本时效性要求严格等特点,制定本实验室的标本运送及分析前保存规范,对标本运输的方式、设备、温度和质量监控等进行要求,严格运送人员、运送条件、送检地点及不合格标本拒收程序等要求与记录。

9.3.2 临床分子诊断分析中质量控制

临床分子诊断分析中阶段是指从样品经过前处理后进入仪器或手工处理程序开始直到报告发出这一阶段,包括操作人员的准备、标本处理、检验分析、室内质量控制与室间质量评价等。实验室应参加相关实验室间比对计划,如外部质量评价计划及能量验证。

1) 操作人员的准备

在临床分子诊断的日常工作中,通常涉及核酸提取、仪器操作、结果分析、报告复核等,为了保证稳定的检测结果,要求分子诊断技术人员具有相应的教育水平、专业资质等,保证人员的能力与其承担的岗位相适应;分子诊断实验室负责人应至少具有中级专业技术职称,从事分子诊断工作三年及以上;检验技术人员具有相应学历与执业资格,应经过专业培训,持证上岗;授权签字人应至少具备中级专业技术职称,从事申请认可授权签字领域专业技术工作至少三年。

2) 项目 SOP 的编制

每个分子诊断项目均需编制详细的、可操作性强的 SOP,包括检验目的、原理与方法、样品类型、患者准备、所需试剂与仪器等,具体可参照《医学实验室质量和能力认可准则》(ISO 15189:2012 版);所有的 SOP 及作业指导书应形成文件,可设置台卡,便于查询。

3) 检测系统的建立

检测系统应包括方法学评估、仪器校准、建立体系参考范围、危急值报告等。由于分子诊断项目发展迅速,不断诞生新项目、新方法,建立检测系统尤为重要。

4) 检验程序的验证及确认

在常规应用前,实验室应对检验程序进行独立验证,确定定量检测的精密度、正确度、线性、测量和(或)可报告范围等分析性能,定性检测的测定下限、特异性、准确度等性能;对于非标准方法、实验室设计的方法、修改过的确认方法等,实验室应进行确认,由授权人员审核及记录确认结果。

5) 检验程序示例

以下是脱落细胞内病毒 DNA 的提取操作程序。

目的:明确脱落细胞内病毒 DNA 的提取操作程序,规范检验人员操作。

适用范围:使用某公司细胞 DNA 快速提取试剂盒。

标本类型:宫颈脱落细胞(由妇科医生于阴道镜下采集)

原理:在高温作用下,用细胞裂解液裂解细胞,使细胞内的病毒 DNA 暴露,蛋白质变性,用乙醇沉淀 DNA 后离心,去除上清,晾干后加溶解液制成 DNA 悬液。

使用试剂与仪器:细胞 DNA 快速提取试剂盒(某公司)、多用途旋涡混合器

（Vortex‐Genie 2，美国 Scientific Industries 公司）、低温高速离心机（SL16R，美国 Thermo Fisher Scientific 公司）、制冷加热型金属浴（美国 Thermo Fisher Scientific 公司）。

注意事项：该试剂盒于室温干燥条件下可保存 12 个月，2～8℃下可保存 24 个月。2～8℃保存下，若溶液产生沉淀，应在使用前置于 37℃水浴中溶解沉淀。

操作步骤：在提取管上一一标记样本唯一编号；根据样本类型取样本 500～1 000 µl，加入提取管中（如果细胞量少可以加大体积至 2 ml）；13 000 rpm 离心 5 min，小心弃掉上清，收集底部沉淀；加入 500 µl 细胞保存液，使用旋涡混合器震荡 5～10 sec，重悬细胞；13 000 rpm 离心 5 min，尽量弃净上清；加入 50 µl 细胞裂解液，使用旋涡混合器震荡 10～15 sec，充分重悬细胞；将上述提取管置于 100℃金属浴中，孵育 10 min；取出提取管，13 000 rpm 离心 10 min，保留上清待用。

（注：脱落细胞内病毒 DNA 的提取操作程序由中国人民解放军陆军军医大学第一附属医院检验科提供。）

9.3.3　临床分子诊断分析后质量控制

临床分子诊断分析后阶段，一般指标本分析后检验结果发出直至临床应用这一阶段，包括结果复核、临床材料保留和储存、样品与废物的处置以及检验结果的格式化、发布、报告与留存等。对于分子诊断，该阶段主要包括检验结果的复核与报告发出、检验结果的解释及与临床的沟通、检验后样品的储存与处置。

1）检验结果的复核与报告发出

分子诊断实验室应有专门人员对检测结果进行评审，以确保标本进行了 SOP 所规定的操作、质控体系结果正常等；应制定结果复核程序，规定检验结果复核标准、批准权限，确保检验报告在发布前得到复核；应定期对项目结果进行横向自查，及时发现是否出现污染、试剂失活等问题。

检验结果一般以检验报告单的形式发放，实验室应建立检验报告发放和管理的制度，保证检验结果信息的正确、完整和及时发放。检验报告单是连接临床分子诊断实验室、临床医生和被检患者的桥梁，实验室出具的检验报告单应符合通俗化、标准化及个性化的原则，既要有统一的格式和书写内容要求，也要符合患者个体的真实情况，将质量控制的理念贯穿始终。

2）检验结果的解释及与临床的沟通

实验室应综合检验结果及临床信息，为临床医生和患者解释检验结果的具体含义，为患者疾病的个体化诊疗提供建议。

3）检验后样品的储存、保留与处置

实验室应明确规定原始标本及实验室其他样品（如核酸提取物、PCR 扩增产物等）

的保存条件、期限及地点,专人负责及登记,以便追溯、复查;凝胶图像、斑点杂交条带等实物结果及 PCR 原始结果等电子数据,均需通过电脑保存、拍照、扫描等方式作为技术记录保存;不再使用检验样品的安全处置应符合《废弃物处理法》及其他相关规定。

9.4 临床分子诊断检验结果的质量保证

9.4.1 室内质量控制

室内质量控制(internal quality control,IQC)是指由实验室工作人员采用一定的方法与步骤连续测定稳定样品中的特定成分,并采用一定方法进行分析,以监控本实验室工作的精密度,提高本实验室批内、批间样品检测的一致性,以此判断检验报告是否可以发出。实验室应制定室内质量控制程序,以清楚认识实验室的测量不确定性、溯源保证性、室间质量评价等,以保证实验室检测的稳定性及精密性。作为分子诊断实验室要特别注意质量控制程序中需有针对核酸检测防污染的具体措施。

1) 质控物

专门用于质量控制目的的标本称为质控品,目前分子诊断检测一般使用试剂商(或仪器商)配置的物质或明确的患者标本作为质控物,不可控的质控物不利于整个检测过程的监控,分子诊断实验室可考虑使用独立的第三方质控物进行每日的质控工作。临床分子诊断理想的质控物应具有以下特点:基质一致性、稳定性、结果确定性、安全性、单批次可大量制备性。定性检测项目每次实验应设置阴性、弱阳性和(或)阳性质控物,定量检测项目每次实验应设阴性、弱阳性和阳性质控物。

2) 质控数据

根据室内质量控制的应用不同,可将其分为统计学质量控制与非统计学质量控制。对于定性检测,如基因多态性、基因突变等,一般采用非统计学方法进行室内质量控制,而对于定量检测,一般使用统计学的方法进行室内质量控制。实验室应制定质控数据监测程序,宜采用统计学和非统计学过程控制技术连续监测检验系统性能,由专人负责质控数据的日常监控、记录、保存与定期评审上报,防止质控失控时检验结果发出。目前,很多分子诊断检测系统包含数据采集软件,用于采集质量控制数据,实验室需制作质控图对质控数据加以分析。

质控图是针对检验过程质量进行设计、记录,进而评价检验过程是否处于控制状态的统计图。对于定量检测项目质控图应包括质控结果、质控物相关信息、质控图的中心线和控制界限、分析仪器信息、方法学信息、每个数据点的日期与时间、干扰行为记录等,对于定性检测项目应包括阴、阳性检测结果等。临床实验室使用的质控图有:Levy-Jennings 质控图(见图 9-4)、Westgard 质控图及 Z-分数图。

质控规则是解释质控数据、判断分析批次是否在控的标准,实验室常用的规则有

Levy-Jennings 质控规则、Westgard 多规则质控。例如，对于定量的基因检测项目，可收集质控数据建立质控均值、控制界限，绘制 Levy-Jennings 质控图并在质控图上记录每日的质控结果，以监测检测系统的误差趋势，然后用 Westgard 多规则监测检测多程，采取改进措施并防止检测失控[6]。

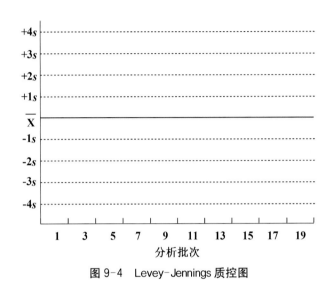

图 9-4　Levey-Jennings 质控图

1）失控后处理

实验室应以本室制订的质控评价体系为依据，判断是否在控，制定质控失控处理流程。当质控品的测定结果与质控规则相违背时，应记录失控情况并及时上报质控负责人，确认失控原因，妥善处理。失控处理流程一般包括立刻停止该批次报告审核、发布，查找及分析失控原因，填写失控记录、处理与纠正措施，审核处理措施流程与结果等。

2）质量控制方法的评价与设计

临床检验质量控制方法评价和设计的工具有功效函数图法、操作过程规范图法、六西格玛质量控制理论。

9.4.2　室间质量评价

室间质量评价（external quality assessment，EQA）是指多家实验室分析同一样品，由外部独立机构收集和反馈实验室测定结果，以此来评价实验室对某类或某一项目的检测能力，也称为能力验证（proficiency test，PT）。由于分子诊断技术具有复杂性及多样性，我国分子诊断的质量监督体系还不够完善，分子诊断实验室应按照中国合格评定国家认可委员会（CNAS）提出的 CNAS-RL02《能力验证规则》的要求参加相应的能力验证/室间质评，保留其结果与证书。

室间质量评价能帮助实验室判断本室的检测能力及与总体检测水平的差异；帮助

实验室及时发现问题并纠正与改进；为实验室选择更好仪器、试剂与检测方法提供依据；是实验室质量保证的客观依据，也可作为实验室认可的支撑材料。

9.4.3 实验室认可与认证

国际标准化组织（ISO）于 2003 年发表了 ISO 15189《医学实验室质量与能力的专用要求》，专门对医学实验室管理和技术的质量与能力进行了规范。2007 年，中国合格评定国家认可委员会发表了 CNAS-CL02《医学实验室质量和能力认可准则》及 CNAS-CL36《医学实验室质量和能力认可准则在分子诊断领域的应用说明》，至今已更新至第三版（详见 9.3），为我国临床实验室的规范化、标准化建设，指导我国实验室管理水平和综合实力的提升提供了标准化依据。

实验室认可是指由认可机构对认证机构、检查机构、实验室的能力与执业资格予以承认的合格评定活动，是由国家认可机构统一组织、实施的。认证是指由认证机构证明产品、服务、管理体系符合相关标准和技术规范要求的合格评定活动，认证是第三方行为。认证与认可都属于合格评定的范畴，认证的对象为供方的产品、服务与工艺，而认可的对象为实施认证、检验和检查的机构或人员。

9.5 临床分子诊断质量控制相关法律、法规、规章制度

近年来，为了规范检验过程、提高检验质量、确保检验人员的安全，国家相继制定、发布了一系列与临床实验室、分子诊断等有关的法律、法规，部分简述如下：

1)《医疗机构临床基因扩增检验实验室管理办法》

本文件是卫办医政发〔2010〕194 号文件，为规范临床基因扩增检验实验室管理，保证临床诊断科学、合理，保障患者的合法权益，制定了本办法。本办法对实验室管理具有指导作用，内容包括实验室审核和设置、实验室的质量管理及监督管理等部分。

2)《医学检验实验室基本标准（试行）》及《医学检验实验室管理规范（试行）》

本文件是 2016 年国卫医〔2016〕37 号文件，为完善医疗服务体系，推进区域医疗资源共享，制定了本标准与规范。《医学检验实验室基本标准（试行）》的内容包括诊疗科目、科室设置、人员、房屋与设施、分区布局、设备、规章制度等，《医学检验实验室管理规范（试行）》的内容包括机构管理、质量管理、安全与感染防控、人员培训与职业安全防护、监督与管理等。

3) CNAS-CL02《医学实验室质量和能力认可准则》（ISO 15189：2012，IDT）及 CNAS-CL36《医学实验室质量和能力认可准则在分子诊断领域的应用说明》

CNAS-CL02《医学实验室质量和能力认可准则》（ISO 15189：2012，IDT）于 2012 年发布，现已更新至第三版，主要规定了医学实验室质量和能力的要求。CNAS-CL36

《医学实验室质量和能力认可准则在分子诊断领域的应用说明》是对 CNAS-CL02 在分子诊断领域的进一步说明,规定了 CNAS 对分子诊断领域的认可要求,包括病原体核酸和人体基因等领域涉及的核酸扩增试验、杂交试验以及核酸电泳分析等。

4)《孕妇外周血胎儿游离 DNA 产前筛查与诊断技术规范》

本文件是国卫办妇幼发〔2016〕45 号文件,为规范应用第二代基因测序等分子遗传技术检测孕期母体外周血中胎儿游离 DNA 片段以评估胎儿常见染色体非整倍体异常风险,制订本规范。本规范规定了该检测项目的基本要求、适用范围、临床服务流程、检测技术流程以及质量控制指标等内容。

本章以分子诊断实验室为立足点,主要从质量管理体系,分子诊断实验室的相关法律法规,分子诊断分析前、分析中、分析后质量控制,检验结果的质量保证,信息系统的质量控制等方面,着重介绍临床分子诊断的质量控制。

我国临床分子诊断质量管理还存在诸多问题,如 SOP 文件可操作性不强、仪器设备维护与校准不到位、标准质控物缺乏、人员培训形式化等。分子诊断实验室还需加强风险意识和风险管理,把规范管理和操作落实到分子诊断检验的每个环节,进一步提高质量管理水平,让"每一个检测数据都关乎一个生命"的理念深入每名分子诊断技术人员的行为中,使临床分子诊断的管理、质量和技术能力与精准检验相适宜,与临床诊断、治疗、预后、预测和健康管理等要求相适宜,为精准医疗提供有力保障。

参考文献

[1] 李艳,李山.临床实验室管理学[M].北京:人民卫生出版社,2012.

[2] Rehm H L,Bale S J,Bayrak-Toydemir P,et al. ACMG clinical laboratory standards for next-generation sequencing[J]. Genet Med,2013,15(9):733-747.

[3] Endrullat C,Glökler J,Franke P,et al. Standardization and quality management in next-generation sequencing[J]. Appl Transl Genom,2016,10:2-9.

[4] 范佳鸣,曾艳,张丽芳.基因芯片在产前诊断中的研究进展[J].中国优生与遗传杂志,2016,24(3):4-5,47.

[5] 吴聪,方超萍,俞靖龙,等.精准医学给予检验医学的机遇与挑战[J].中华检验医学杂志,2017,40(1):14-16.

[6] 胡丽涛,何法霖,王薇,等.分子诊断质量控制面临的问题[J].临床检验杂志,2012,30(6):466-467.

缩　略　语

英文缩写	英文全称	中文全称
ABPA	allergic bronchopulmonary aspergillosis	变应性支气管肺曲霉病
ACE	angiotensin converting enzyme	血管紧张素转换酶
ACMG	American College of Medical Genetics and Genomics	美国医学遗传学与基因组学学会
ACOG	American College of Obstetricians and Gynecologists	美国妇产科医师学会
ADPKD	autosomal dominant polycystic kidney disease	常染色体显性遗传多囊肾病
ADRB1	adrenergic receptor β1	肾上腺素能受体 β1
ADRB2	adrenergic receptor β2	肾上腺素能受体 β2
AFM	atomic force microscope	原子力显微镜
AFP	α-fetoprotein	甲胎蛋白
AGT	angiotensinogen	血管紧张素原
AI	aromatase inhibitors	芳香化酶抑制剂
AIM	ancestry informative marker	始祖多态位点
AISNP	ancestry informative single nucleotide polymorphism	祖先信息单核苷酸多态性
ALK	anaplastic lymphoma kinase	间变性淋巴瘤激酶
AMCA	aminomethylcoumarin acetate	氨甲基香豆素乙酸酯
AML	acute myeloid leukemia	急性粒细胞白血病
AMP	Association for Molecular Pathology	美国分子病理学会
APD	avalanche photodiode	雪崩光电二极管
ARMS	amplification refractory mutation system	扩增受阻突变系统
ARMS-PCR	amplification refractory mutation system-PCR	扩增受阻突变系统- PCR
ARPKD	autosomal recessive polycystic kidney disease	常染色体隐性遗传多囊肾病
ASCO	American Society of Clinical Oncology	美国临床肿瘤学会
ASCP	American Society for Clinical Pathology	美国临床病理学会

（续表）

英文缩写	英文全称	中文全称
ASD	atrial-septal defect	房间隔缺损
ASO	allele-specific oligonucleotide	等位基因特异的寡核苷酸
BMD	Becker muscular dystrophy	贝克肌营养不良
BrdU	5-bromo-2-deoxyuridine	5-溴-2-脱氧尿苷
CACNA1A	voltage-dependent calcium channel α1A subunit	电压依赖性钙通道 α1A 亚基
CACNA1C	voltage-dependent calcium channel α1C subunit	电压依赖性钙通道 α1C 亚基
CAP	College of American Pathologists	美国病理学家学会
CAPP-Seq	cancer personalized profiling by deep sequencing	癌症个体化深度测序
CCD	charge coupled device	电荷耦合器件
cDNA	complementary DNA	互补 DNA
CFDA	China Food and Drug Administration	国家食品药品监督管理总局（现国家市场监督管理总局）
cfDNA	circulating free DNA	循环游离 DNA
cffDNA	cell-free fetal DNA	（母血中）胎儿游离 DNA
CHD	congenital heart disease	先天性心脏病
CIMP	CpG island methylator phenotype	CpG 岛甲基化表型
CIN	chromosome instability	染色体不稳定性
CL	cutaneous leishmaniasis	皮肤利什曼病
CLMS	clinical laboratory management system	临床实验室管理系统
CNAS	China National Accreditation Service for Conformity Assessment	中国合格评定国家认可委员会
CNV	copy number variation	拷贝数变异
CODIS	Combined DNA Index System	DNA 联合检索系统
CPIC	Clinical Pharmacogenetics Implementation Consortium	临床药物基因组学实施联盟
CRS	consensus repeating sequence	共识重复序列
CSF	colony stimulating factor	集落刺激因子
CSP	circumsporozoite protein	环子孢子蛋白
CTC	circulating tumor cell	循环肿瘤细胞
ctDNA	circulating tumor DNA	循环肿瘤 DNA

（续表）

英文缩写	英文全称	中文全称
ddPCR	droplet digital PCR	微滴式数字 PCR
DGGE	denaturing gradient gel electrophoresis	变性梯度凝胶电泳
DHPLC	denaturing high performance liquid chromatography	变性高效液相色谱
DID	drug-induced deafness	药物性耳聋
DM	diabetes mellitus	糖尿病
DMD	Duchenne muscular dystrophy	迪谢内肌营养不良
dNTP	deoxy-ribonucleoside triphosphate	脱氧核苷三磷酸
DS	Down syndrome	唐氏综合征
dsDNA	double-stranded DNA	双链 DNA
EDTA	ethylenediamine tetraacetic acid	乙二胺四乙酸
EGFR	epidermal growth factor receptor	表皮生长因子受体
EH	extended haplotype	扩展单倍型
ELISA	enzyme-linked immunosorbent assay	酶联免疫吸附试验
EMA	European Medicines Agency	欧洲药品管理局
EMBL-EBI	European Molecular Biology Laboratory-European Bioinformatics Institute	欧洲生物信息研究所
emPCR	emulsion PCR	乳液 PCR
EMT	epithelial-mesenchymal transition	上皮-间质转化
EOPM	easy operating pathogen microarray	泛病原体基因芯片
EQA	external quality assessment	室间质量评价
ER	estrogen receptor	雌激素受体
ESBL	extended-spectrum β-lactamase	超广谱 β-内酰胺酶
ESS	European Standard Set of loci	欧洲标准基因座
ET-2	endothelin-2	内皮素-2
EV	extracellular vesicle	胞外囊泡
FAP	familial adenomatous polyposis	家族性腺瘤性息肉病
FBI	Federal Bureau of Investigation	美国联邦调查局
FCHL	familial combined hyperlipidemia	家族性混合型高脂血症
FD	familial dysbetalipoproteinemia	家族性异常 β 脂蛋白血症
FDA	Food and Drug Administration	（美国）食品药品监督管理局

（续表）

英文缩写	英文全称	中文全称
FDB	familial defective apolipoprotein B-100	家族性载脂蛋白 B-100 缺陷症
FH	familial hypercholesterolaemia	家族性高胆固醇血症
FHTG	familial hypertriglyceridemia	家族性高甘油三酯血症
FIGC	familial intestinal gastric cancer	家族性肠型胃癌
FISH	fluorescence *in situ* hybridization	荧光原位杂交
FITC	fluorescein isothiocyanate	异硫氰酸荧光素
flu-A	influenza A virus	甲型流感病毒
flu-B	influenza B virus	乙型流感病毒
FTP	file transfer protocol	文件传输协议
GAPDH	glyceraldehyde-3-phosphate dehydrogenase	甘油醛-3-磷酸脱氢酶
GAPPS	gastric adenocarcinoma and proximal polyposis of the stomach	胃腺癌和胃近端息肉
GCGR	glucagon receptor	胰高血糖素受体
GCK	glucokinase	葡萄糖激酶
GC-MS	gas chromatography mass spectrometry	气相色谱质谱联用
GDM	gestational diabetes mellitus	妊娠糖尿病
GVHD	graft versus host disease	移植物抗宿主病
GWAS	genome-wide association studies	全基因组关联分析
GWLS	genome-wide linkage studies	全基因组连锁研究
Hb	hemoglobin	血红蛋白
HBOC	hereditary breast and ovarian cancer syndrome	遗传性乳腺癌-卵巢癌综合征
HBV	hepatitis B virus	乙型肝炎病毒
HCV	hepatitis C virus	丙型肝炎病毒
HDA	helicase-dependent isothermal DNA amplification	依赖解旋酶 DNA 恒温扩增技术
HDGC	hereditary diffuse gastric cancer	遗传性弥漫性胃癌
HER2	human epidermal growth factor receptor-2	人类表皮生长因子受体 2
HGA	human granulocytic anaplasmosis	人粒细胞无形体病
HGP	Human Genome Project	人类基因组计划
HIV	human immune deficiency virus	人类免疫缺陷病毒
HLA	human leukocyte antigen	人类白细胞抗原

（续表）

英文缩写	英文全称	中文全称
hMPV	human metapneumovirus	人偏肺病毒
HNF	hepatocyte nuclear factor	肝细胞核因子
HNPCC	hereditary non-polyposis colorectal cancer	遗传性非息肉性结直肠癌
HOOF-Prints	hypervariable octameric oligonucleotide finger-prints	高变八聚体寡核苷酸指纹
HPLC	high-performance liquid chromatography	高效液相色谱法
HPV	human papilloma virus	人乳头瘤病毒
HRM	high-resolution melting	高分辨率熔解（曲线）
IAA	insulin autoantibodies	胰岛素自身抗体
ICPO	International Criminal Police Organization	国际刑警组织
IEM	inborn error of metabolism	先天性代谢缺陷
IF	immunofluorescence	免疫荧光法
IFA	indirect immunofluorescence assay	间接免疫荧光法
IFI	invasive fungal infections	侵袭性真菌感染
IFN	interferon	干扰素
IGF1	insulin-like growth factor 1	胰岛素样生长因子 1
IISNP	individual identification SNP	个体识别 SNP
IL	interleukin	白细胞介素
Im-PCR	immuno PCR	免疫 PCR
InDel	insertion/deletion	插入/缺失（突变）
INS	insulin	胰岛素
iPCR	inverse PCR	反向 PCR
IQC	internal quality control	室内质量控制
IRS-1	insulin receptor substrate-1	胰岛素受体底物 1
ISPD	International Society for Prenatal Diagnosis	国际产前诊断学会
ITS	internal transcribed spacer	内转录间隔区
JPS	juvenile polyposis syndrome	幼年性息肉综合征
LADA	latent autoimmune diabetes in adults	成人隐匿性自身免疫性糖尿病
LAMP	loop-mediated isothermal amplification	环介导恒温扩增技术
LCM-Raman	laser confocal micro-Raman spectroscopy	激光共聚焦显微拉曼光谱

（续表）

英文缩写	英文全称	中文全称
LDLR	low density lipoprotein receptor	低密度脂蛋白受体
LD-PCR	long distance-PCR	长链 PCR
LFIA	lateral flow immunoassay	侧流免疫测定
LiPA	line probe assay	线性探针检测
LIS	laboratory information system	（临床）实验室信息系统
LISNP	lineage informative SNP	系谱信息 SNP
LOC	lab-on-a-chip	缩微芯片实验室
LPL	lipoprotein lipase	脂蛋白脂肪酶
MALBAC	multiple annealing and looping-based amplification cycles	多次退火环状循环扩增技术
MALDI-TOF MS	matrix-assisted laser desorption/ionization time-of-flight mass spectrometry	基质辅助激光解吸电离-飞行时间质谱
MAP	MYH-associated polyposis	MYH 相关性息肉病
MAPH	multiplex amplifiable probe hybridization	多重扩增探针杂交
MCH	mean corpuscular hemoglobin	红细胞平均血红蛋白量
MCTA-Seq	methylated CpG tandems amplification and sequencing	甲基化 CpG 短串联扩增与测序技术
MCV	mean corpuscular volume	红细胞平均体积
MDA	multiple displacement amplification	多重置换扩增
MH	minimal haplotype	最小单倍型
MLPA	multiplex ligation-dependent probe amplification	多重连接探针扩增
MLST	multilocus sequence typing	多位点序列分型
MLVA	multiple locus variable-number tandem repeat analysis	多位点可变数目串联重复序列分析
MMR	mismatch repair gene	错配修复基因
MODY	maturity-onset diabetes of the young	年轻的成年发病型糖尿病
M-PCR	multiplex PCR	多重 PCR
MPSS	massively parallel signature sequencing	大规模平行测序技术
MRD	minimal residual disease	微小残留病变
mRNA	messenger RNA	信使 RNA
MS	mass spectrometry	质谱法

英文缩写	英文全称	中文全称
MSI	microsatellite instability	微卫星不稳定性
MS/MS	tandem mass spectrometry	串联质谱法
MSP1	merozoite surface protein 1	裂殖子表面蛋白 1
MTB	*Mycobacterium tuberculosis*	结核分枝杆菌
mtDNA	mitochondrial DNA	线粒体 DNA
MTHFR	methylenetetrahydrofolate reductase	亚甲基四氢叶酸还原酶
NA	nucleoside analogues	核苷类似物
NAAT	nucleic acid amplification technology	核酸扩增技术
NADH	reduced nicotinamide adenine dinucleotide	还原型烟酰胺腺嘌呤二核苷酸
NASBA	nucleic acid sequence-based amplification	依赖核酸序列的扩增技术
NBS	newborn screening	新生儿筛查
NCBI	National Center for Biotechnology Information	美国国家生物技术信息中心
NCCN	National Comprehensive Cancer Network	美国国家综合癌症网络
ncRNA	non-coding RNA	非编码 RNA
NEMA	nicking endonuclease-mediated isothermal amplification	切刻核酸内切酶恒温扩增技术
NGS	next-generation sequencing	下一代测序
NIPT	non-invasive prenatal testing	无创产前检测
NIST	National Institute of Standards and Technology	（美国）国家标准与技术研究院
NP-PCR	nested primers-PCR	巢式 PCR
NRY	non-recombining region of the human Y chromosome	Y 染色体非重组区
NSCLC	non-small cell lung cancer	非小细胞肺癌
NSHL	non-syndromic hearing loss	非综合征性耳聋
NT	nuchal translucency	胎儿颈项透明层
NTM	non-tuberculous mycobacteria	非结核分枝杆菌
OFC	occipito-frontal head circumference	枕额头围
OMIM	Online Mendelian Inheritance in Man	在线人类孟德尔遗传数据库
OMP	outer membrane proteins	外膜蛋白
PAR	pseudoautosomal region	假常染色体区
PC-1	polycystin-1	多囊蛋白-1

（续表）

英文缩写	英文全称	中文全称
PC-2	polycystin-2	多囊蛋白-2
PCA	principal component analysis	主成分分析
PCR-CE	PCR capillary electrophoresis	PCR-毛细管电泳（技术）
PCR-CSGE	PCR-conformation sensitive gel electrophoresis	PCR-构象敏感凝胶电泳（技术）
PCR-DGGE	PCR-denaturing gradient gel electrophoresis	PCR-变性梯度凝胶电泳（技术）
PCR-RFLP	PCR-restriction fragment length polymorphism	PCR-限制性片段长度多态性（分析）
PCR-SSCP	PCR-single strand conformation polymorphism	PCR-单链构象多态性（分析）
PCR-SSOP	PCR-sequence specific oligonucleotide probe	PCR-序列特异性寡核苷酸探针
PD-1	programmed death-1	程序性死亡受体-1
PD-L1	programmed death ligand-1	程序性死亡配体-1
PHA	phytohemagglutinin	植物凝集素
PISNP	phenotype informative SNP	表型信息 SNP
PIV-1	parainfluenza virus type-1	副流感病毒 1 型
PJS	Peutz-Jeghers syndrome	Peutz-Jeghers 综合征
PKD	polycystic kidney disease	多囊肾病
PKU	phenylketonuria	苯丙酮尿症
PLS-DA	partial least squares discriminant analysis	偏最小二乘法判别分析
PMT	photomultiplier tube	光电倍增管
PNA	peptide nucleic acid	肽核酸
PNA-FISH	peptide nucleic acid-fluorescence *in situ* hybridization	肽核酸-荧光原位杂交
POCT	point-of-care testing	即时检验
PPARγ	peroxisome proliferator activated receptor gamma	过氧化物酶体增殖物激活受体 γ
PTO	promoter template oligonucleotide	启动子模板核苷酸
PYP	photoactive yellow protein	光敏黄蛋白
qPCR	real-time quantitative PCR	实时荧光定量 PCR
RAAS	renin-angiotensin-aldosterone system	肾素-血管紧张素-醛固酮系统
RAPD	random amplified polymorphic DNA	随机扩增多态性 DNA
RCA	rolling circle amplification	滚环扩增技术
RFLP	restriction fragment length polymorphism	限制性片段长度多态性

（续表）

英文缩写	英文全称	中文全称
RhV	rhinovirus	鼻病毒
RIDA	rapid isothermal detection and amplification	快速恒温检测放大技术
RIF	rifampicin	利福平
ROS1	*c-ros* oncogene 1 receptor tyrosine kinase	*c-ros* 原癌基因 1 受体酪氨酸激酶
RPA	recombinase polymerase amplification	重组酶聚合酶扩增技术
RRS	resonance Raman scattering	共振拉曼散射
RSV-A	respiratory syncytial virus type A	呼吸道合胞病毒 A 型
RSV-B	respiratory syncytial virus type B	呼吸道合胞病毒 B 型
RT-PCR	reverse transcription PCR	反转录 PCR
SARS-CoV	severe acute respiratory syndrome coronavirus	严重急性呼吸综合征冠状病毒
SAT	simultaneous amplification and testing	实时荧光核酸恒温扩增检测技术
SBH	sequencing by hybridization	杂交测序
SCLC	small cell lung cancer	小细胞肺癌
SDA	strand displacement amplification	链置换扩增技术
SDS	sodium dodecylsulfate	十二烷基硫酸钠
SERS	surface enhanced Raman scattering	表面增强拉曼散射
SFMBT1	Scm-like protein 1 with four MBT domains	含有 4 个 MBT 结构域的 Scm 样蛋白 1
SHL	syndromic hearing loss	综合征性耳聋
SINE	short interspersed repeated sequence	短散在重复序列
SLC12A3	sodium-chloride transporter 12A3	钠氯离子转运蛋白 12A3
SLC4A4	sodium-chloride transporter C4A4	钠氯离子转运蛋白 C4A4
SLRNA	spliced leader RNA	剪接前导序列 RNA
SMRT	single-molecule real-time(sequencing)	单分子实时(测序)
SNP	single nucleotide polymorphism	单核苷酸多态性
SNP-array	SNP array-based comparative genomic hybridization	单核苷酸多态性-微阵列比较基因组杂交技术
SNV	single nucleotide variants	单核苷酸位点变异
SOLiD	sequencing by oligo ligation detection	寡聚物连接检测测序
SOP	standard operating procedure	标准操作规程
SPIA	single primer isothermal amplification	单引物恒温扩增技术

（续表）

英文缩写	英文全称	中文全称
SSB	single-stranded DNA binding protein	单链 DNA 结合蛋白
SSCP	single-strand conformation polymorphism	单链构象多态性
ssDNA	single-stranded DNA	单链 DNA
SSUrRNA	small subunit ribosomal RNA	核糖体小亚基 rRNA
STR	short tandem repeat	微卫星 DNA（短串联重复）
SV	structural variation	（染色体）结构变异
SWGDAM	Scientific Working Group on DNA Analysis Methods	DNA 分析方法科学工作组
SWSV	square-wave stripping voltammetry	方波溶出电压
T1DM	type 1 diabetes mellitus	1 型糖尿病
T2DM	type 2 diabetes mellitus	2 型糖尿病
TAM	tamoxifen	他莫昔芬
TAm-Seq	tagged-amplicon deep sequencing	标记扩增深度测序
TCF7	transcription factor 7	转录因子 7
TCGA	The Cancer Genome Atlas	癌症基因组图谱
TERS	tip enhanced raman scattering	针尖增强拉曼散射
TG	triglyceride	甘油三酯
TGE+MPS	targeted genomic enrichment with massively parallel sequencing	靶向基因富集大规模平行测序
TGF-β family	transforming growth factor-β family	转化生长因子-β 家族
THz-TDS	terahertz time-domain spectrometer	太赫兹时域光谱
Tm	melting temperature	解链温度
TMA	transcription mediated amplification	转录介导的扩增技术
TNF	tumor necrosis factor	肿瘤坏死因子
TNF-α	tumor necrosis factor-α	肿瘤坏死因子α
TOF	tetralogy of Fallot	法洛四联症
TPN	total parenteral nutrition	全胃肠外营养
TSO	template switch oligonucleotide	模板转换核苷酸
UCP2	uncoupling protein 2	解偶联蛋白 2
UCSC	University of California，Santa Cruz	加利福尼亚大学圣克鲁兹分校
VL	visceral leishmaniasis	内脏利什曼病

（续表）

英文缩写	英文全称	中文全称
VNTR	variable number of tandem repeat	小卫星 DNA（即可变数目串联重复）
VSD	ventricular septal defect	室间隔缺损
WES	whole exome sequencing	全外显子组测序
WGS	whole genome sequencing	全基因组测序
WHO	World Health Organization	世界卫生组织
WWOX	WW domain containing oxidoreductase	包含氧化还原酶的 WW 结构域
xMAP	flexible multi-analyte profiling	灵活的多重分析
YHRD	Y-STR Haplotype Reference Database	Y-STR 单倍型参考数据库

索 引